티칭 필라테스 매뉴얼

Pilates–A Teachers' Manual

기초에서 심화까지

티칭 필라테스 매뉴얼

옮긴이 임 규 돈 외

V. Geweniger
A. Bohlander

Pilates–A Teachers' Manual

Exercises with Mats and Equipment for Prevention and Rehabilitation

With 781 figures and 24 tables

영 문 출 판 사

■ **옮긴이** (가나다 순)

김정한 국제피트니스 전문지도자 협회장
김항진 모던 필라테스 대표
김효철 원광디지털대학교 한방미용예술학과 교수
박현식 국제나은병원 재활센터 차장
이경은 모던 필라테스 학회장
이진환 대구보건대학교 물리치료과 교수
임규돈 모던 필라테스 명예 회장
정연옥 동원대학교 보건운동관리과 교수
정형국 안산대학교 물리치료과 교수
채윤원 광주보건대학교 물리치료과 교수

Pilates-A Teachers' Manual by Verena Geweniger and Alexander Bohlander

기초에서 심화까지
티칭 필라테스 매뉴얼

2016년 5월 23일 초판인쇄
2016년 5월 30일 초판발행

지은이 : V. Geweniger and A. Bohlander
옮긴이 : 임 규 돈 외
발행인 : 박 병 조
발행처 : 도서출판 영문출판사
등 록 : 1987년 12월 21일 제2-419호
주 소 : 서울시 강남구 삼성동 69-1
전 화 : (02) 514-5590, 776-5590
팩 스 : (02) 756-8943
홈페이지 : www.ymsbook.net
E-mail : yeongmunsa@empal.com
정 가 : 40,000원
ISBN 978-89-7224-389-2 93510

※ 파본은 교환해 드립니다.

Andry Vleeming의 추천글

19세기 후반 동안과 1차 세계대전이 시작하기 전에, 유럽에 "La Belle Époque" – "Beautiful Era" 이 전파되었다. 이 기간은 낙관주의가 만연했고, 새로운 기술과 의학적 발견이 크게 이루어졌다. 1차 세계대전의 두려움과 비교하여 이 시기를 "황금시대" 라 불렀고, "La Belle Époque" 에서 나왔다. 이 시기 동안 개발된 건강과 웰빙의 문화적 혁명은 유럽, 특히 독일의 특정 연령대에서 크게 확산되었다. 철학자, 역사가, 이론가인 Friedrich Jahn과 스웨덴의 Per Henrik Ling의 영향을 받아, 고대 그리스 체조가 수정 발전되었다. 이런 새로운 접근법을 실행할 때, Leo Kofler, Elsa Gindler, Rudolf Laban, Hede Kallmeyer, Bess Mensendieck, Joe Pilates와 같은 개인이 신체 운동에 대한 새로운 원리와 윤리에 대해 연구를 했다. 그들은 특히 운동을 통해 자가 – 인식의 과학에 초점을 맞추었다.

Joseph Pilates는 신체 훈련과 정신 훈련을 엮으려고 했던 많은 유럽사람 중의 한 명이었다. 트레이너와 댄서들이 정신, 신체 및 뇌 사이의 관계를 탐구하기 시작했다. Alexander, Cohen, Bartenieff와 고 Felden krais 등은 내적 자각과 민감성에 대해 그들의 클라이언트들을 교육시키고자 하는 절박한 바람을 공유했다. 조절을 향상시키기 위해, 이것을 의식적으로 움직임과 결합시켰다.

Belle Époque에서 나온 이런 운동의 출현은 인간에 대한 새로운 개념이었고, 독특한 책임감과 잠재성을 가진 사람으로서 우리를 현실화했다. 궁극적으로, 자가 – 인식에 대한 이들 개념은 신체의 자각을 증가시키는 쪽으로 발전했고, 또 자신의 행위와 행동에 대한 책임감을 수용하는 쪽으로 발전했다(Hanna 1986).

바디워크의 이런 영감적 운동은 유럽과 독일에서 크게 활성화되었다. 이런 세계적 변화의 조류는 북 아메리카까지 전파되었다. 1960년대, 사람과 문화적 변화의 혁명과 개인에 대한 책임감은 전형적인 아메리카 현상으로서 확인되었다. 그러나 이런 움직임의 뿌리는 유럽 특히, 독일에 있다.

Joseph Pilates와 Clara는 자각, 적절한 호흡, 척추의 정렬 및 몸통 근육의 강화를 가르치는데 집중하였다. 뉴욕으로 이주한 후, 그들은 자신들을 따르는 많은 제자들을 얻었는데, 일반적으로 제자들은 지역사회에서 댄스와 예술을 하던 사람들이었고, 필라테스 운동을 통해 놀랍고 새로운 경험을 하게 되었다. George Balanchine과 Martha Graham이 초기 제자였고, 나중에 더 많은 제자들이 그들을 따랐다. 그들은 Pilates 부부로부터 자기 자신만의 체성 개념을 얻었다. Joe Pilates는 필라테스의 철학 구축에 전념했고, Friedrich von Schiller의 주문: "신체를 형성하는 마음" 라는 것을 반복했다. 자각과 의식을 운동에 통합하는 이런 중대한 과정은 1981년 노벨상을 수상한 심리학자인 Roger Sperry의 말에 의해 가장 잘 표현되었다.

》 긴박한 뇌 처리과정의 속성으로서 내적 경험은 그들 자신의 권리, 규정 및 동역학에서 인과 구조가 된다. 내적 고유수용성 패턴을 인지하는 학습은 근본적으로 눈으로 확인하는 학습과 크게 다르지 않다.

》 20세기 과학적 유물론에 의해 거부된 내적 경험의 전체 세계는 과학 부위로 인증되고 포함된다 (Hanna 1986에 따르면).

끝으로, 20세기 말경, 과학은 운동조절, 피드-포워드 기전, 그리고 환자의 운동과 훈련에 대한 아이디어를 받아들였다.

과거의 지혜 특히, 필라테스 방법을 새로운 통찰력과 오늘날 연구와의 연결은 단순하지 않다. 현대 연구는 사람의 운동 양상을 흥미롭게 표현하고 있고, 또 만성 환자와 건강한 사람의 운동 양상을 구분하고 있다. 다른 운동 과제가 운동 양상의 다른 패턴을 이끌어낸다는 현실이 본 책의 요점이다. 예측불가능의 높은 수준과 결합된 높은 하중의 과제는 충분한 근력과 안정성을 보장하기 위해 운동계의 경직된 반응을 좋아하는 것 같다. 높은 예측가능을 가진 낮은 하중의 과제는 보다 통제된 전략을 이끌어낸다. 후자의 전략은 하중을 공유하고, 편측 운동을 일으킨다. 반대로, 강직한 패턴은 근육-근막계의 강직과 경련을 일으키고, 양측 근육 활성을 이끌어낸다. 이런 이중 운동 패턴 기전은 검은색과 흰색을 반드시 구분하지 않고, 커다란 회색 부위가 존재한다. 정상 환경 아래에서, 이중 패턴은 여러 과제를 성공적으로 실행하는 뛰어난 반응이다. 그러나 문헌은 10명의 만성 환자가 낮은 하중과 높은 예측가능성 과제를 실행할 때, 강직한 전략을 적응하는 경향이 있다고 밝혔다. 많은 환자는 뇌의 감각피질과 운동피질이 다시 신경계를 작성하는 방법으로 정상 운동 패턴을 변화시킨다. 부정적응의 보상성 패턴을 일으키는 뇌의 가소성을 이용한다. 새로운 패턴은 습관화되고, 인대와 근막이 매우 빠르게 새로운 상황에 적응한다는 것을 학습으로 통해 배웠다. 이런 구조적, 근육과 근막의 변화가 빠른 회복을 해칠 수 있다.

물론, 여전히 기능적으로 활동하면서 약간의 불만을 가진 많은 사람들이 오늘날의 일상 스타일의 결과로서 운동 패턴의 변화를 이끌어낸다. 정서적 과정도 이런 시나리오에서 큰 부분을 차지한다. 예를 들어, 움직임의 두려움은 뇌의 사전에 프로그래밍된 운동 패턴, 특히 뇌간의 수도주위 회백질(PAG)에 저장된 프로그램을 연다. 두려움도 수용의 결과이며, 치료사, 트레이너 및 의사로부터 여러분의 신체에 대한 정보를 받아들이는데 혼동을 줄 수 있다: "여러분은 여러분 자신의 척추 관절증을 정확하게 정의해야 하고, 우리는 검사를 통해 여러분의 골반이 불안정하다는 것을 밝혀내야 하고, 파열된 인대가 있는지를 확인해야 한다". 그런 메시지는 불행하게도 커다란 두려움을 일으키고, 결과적으로 운동 패턴을 변화시킨다. 말은 매우 큰 힘을 가지고 있다. 그러므로 클라이언트와 환자에게 그들의 상태에 대한 정보를 그들에게 전달할 때 우리는 매우 조심해야 한다.

Joe Pilates가 달성하고자 원했던 것이 명확하게 보이는 것 같다: 환자와 클라이언트를 내적 근력과 외적 근력과 자신감으로 다시 가져가는 타당한 훈련 방법. 수 세기 동안, 몸과 정신의 분리가 엄격하게 이루어져 왔다. 필라테스 방법은 내적 측면으로부터 운동 자각을 촉진하고, 안팎으로부터 운동을 촉진한다. 사실, 이 방법은 최근 데이터에 의해 증명되고 확인된다. Pilates와 마찬가지로, 몇 년 후 Thomas Hanna가 자신의 신체를 분석하는 주요 열쇠로서 자가-인지를 장려했다. Hanna는 클라이언트와 환자를 관찰하기 위해 우리가 바꿀 수 없는 2가지 관점을 가져야 한다고 지적했다. 제 3의 관점에서, 그리고 외부에서 클라이언트 신체를 분석하는 외적 관찰이 존재한다. 반대로, 첫 번째 사람은 내적으로 자각을 관찰하고, 클라이언트가 느끼는 것을 인지한다. 이런 통찰력을 이용하여, 우리는 Hanna가 "신체의 첫째 사람 조절"이라고 부르는 것을 달성하기 위해, 입력/자각 훈련에 초점을 맞추어야 하고, 동시에 클라이언트의 내적 자각을 촉진한다.

Pilates는 오늘날의 중요한 주제인 몸통 조절에 대한 효율적인 운동 패턴의 실행을 권장했다. 사실, 골반이 충분하게 외적으로 고정되지 못하고, 엉치뼈가 엉덩뼈

고리 안에서 자가 지지되지 못할 때, 우리는 골반의 지레대로서 다리와 척추를 어떻게 사용하는가? 이것은 예상되는 피드-포워드 반응이다(Paul Hodges, Jaap van Dieen과 Jaceck Cholewicki의 업적을 참고한다).

골반과 아래쪽 척추뼈의 힘 폐쇄(force closure)와 자가 부목은 다리와 척추를 효율적으로 사용할 수 있는 전제 조건이다. 힘이 어려운 조건에서 증가할 때, 우리는 운동형상학적 사슬의 다른 요소를 위한 자가 부목의 수준에 적응해야 한다. 던지기와 걷기를 하는 동안의 팔과 다리와 같은 지레대를 어떻게 이용할 수 있는가? 중심에서 바깥쪽으로 가는 힘-폐쇄 시스템을 위해 최적의 조건으로 시작한다. 만약 이것이 그런 경우라면, 팔, 척추, 다리 등의 근육과 근막은 사실 분리되어 있지 않고 함께 작용한다는 것을 반드시 인지할 필요는 없다.

여러분은 국소해부학이 매우 유용하고, 신체를 이해하는데 필요한 도구임을 다시 한 번 알아야 한다. 불행하게도, 그것은 기능적 단위로서 신체가 어떻게 작용하는지를 설명해 주지 않는다. 다행스럽게, 논리적인 기능적 접근은 Joe Pilates가 효율적인 훈련이라고 고려했던 중심이었다.

오늘날의 필라테스 교재들은 우리가 이들 수수께끼를 이해하는데 도움을 주는 개념을 명확하게 잘 설명하고 있다. 특히, 그것은 무수히 많은 지적 모델을 만들어 냈던 임상가, 트레이너 및 댄서의 지혜를 보여주고 있다. 본 책은 Joe Pilates가 전신 운동, 호흡, 집중, 중심화, 정교 및 균형잡힌 근육-근막 발달을 통해 그의 운동 방법을 어떻게 개발했는지를 명확하게 설명하고 있다.

최근, 하버드 대학 출신인 정신-육체 연구자인 Herbert Benson은 깊고 느린 가로막 호흡이 정신-육체 기법의 중심이라는 것을 보여줌으로서 이런 통찰력을 지지했다. 적절한 호흡은 효율적인 스트레스 해결책이고, 경직된 전략을 조절된 전략으로 회복시킨다. 정신-육체 기법을 보여준 Benson의 동료인 Alice Domar는 적절한 호흡을 이용하여 두려움 뿐만 아니라 심각한 PMS의 증상을 감소시켰다.

나는 모든 임상가, 댄서, 치료사는 물론 필라테스 강사들에게도 이 책을 기꺼이 추천한다. 본 책의 저자들은 많은 에너지를 가졌고, 독자들을 위해 새로운 정보를 제공하고 있다. 그들은 많은 통찰력을 책에 제시했고, 필라테스 방법에 대한 현대 해석을 이끌어냈다. 과거, 특히 Pilates의 업적으로부터 나온 무수히 많은 지적 아이디어를 독일어 책에서 보여주고 있다.

Prof. Dr. Andry Vleeming
Medical faculty of New England
Department of Anatomy
Maine, USA

Medical Faculty
Department of Rehabilitation and Kinesiotherapy
University of Ghent
Belgium

Christine Becker의 추천글

필라테스는 몸과 정신을 조화롭게 만드는 경이로운 운동이다. 나는 수년 동안 필라테스 운동을 수행해 왔고, 개인적으로 많은 도움을 받았다. 필라테스의 다양성과 복잡성 때문에, 연령이나 피트니스 수준에 맞는 적절한 프로그램의 개발이 필요하다. 나는 정형외과 의사로서, 나의 환자들에게 필라테스 운동을 추전해 왔는데, 그 이유는 긴장을 촉진하지 않고 안정성과 가동성을 얻을 수 있기 때문이다.

Christine Becker
Orthopedic Specialist
Klinik am Ring
Cologne

저자 서문

물리치료사, 체육강사 및 필라테스 강사를 위한 본 책은 전문가를 위한 최초의 책이고, 이상적인 토대를 제공하고, 현대 필라테스의 수행을 안내해 준다. 우리는 필라테스 방법의 전통적 토대를 형성하는 기록과 설명 뿐만 아니라, 스포츠 과학과 운동 연구의 현대 개념을 가져 왔다.

일상 연습에서 일상 활동까지, 명확하게 설명되고 쉽게 적용되는, 훈련, 분석 및 교육의 기본적인 방법을 운동 자체에 연결시켰다.

필라테스 장비에 대한 이론적 배경과 실행을 통해 가장 중요한 매트 운동을 명확하게 제시하고 있다.

우리의 의도는 필라테스 발달을 억제하는 장벽, 독단적 사고, 제한적 정의를 초월하는 것이다. 본 책은 일반적인 어휘를 사용하여, 필라테스 강사들 사이의 의사소통을 촉진하고, 관련 분야의 전문가들과 아이디어를 교환한다.

수십 년 동안 수백만 명의 사람을 성공적으로 가르쳐 왔고, 그들의 증상을 완화시켜 행복하게 만들었고, 또 그들의 몸을 균형잡게 만들었던, 필라테스 훈련의 긍정적인 효과와 영향이 근본적 원리의 결과로서 더 많이 이용될 수 있어야 한다.

Joseph Pilates의 한 명 제자에게 "당신은 왜 필라테스를 하는가" 라고 물었을 때, 그는 "삶의 도전을 이겨내어, 삶을 즐기기 위해" 라고 대답했다. 이런 관점에서 볼 때, 우리는 필라테스 강사의 삶이 더 좋아지는데 기여하길 희망하고, 또 증상이 감소되어 클라이언트가 더욱 편안하고 즐겁게 필라테스를 수행할 수 있도록 기여하는데 있다.

Joseph Hubert Pilates는 필라테스 운동에 대해 포괄적이고 단일화된 지식을 구축했고, 필라테스 운동을 위해 헌신적으로 노력했다. 우리는 본 책이 Joseph Hubert Pilates의 업적을 올바르게 평가하길 희망하고, 또 그의 넓은 시야를 반영하길 원한다. 우리는 매트 운동 뿐만 아니라 장비 운동도 설명하고 있다.

저자

Mühtal and Cologne, Spring 2014

역자 서문

본 책은 독일어 교재를 영어로 번역한 책을 다시 한국어로 번역한 것이어서, 원저자의 의도를 완전하게 전달하는데 약간의 어려움이 있을 것으로 생각된다. 그러나 본 교재가 필라테스 운동에 대한 많은 내용을 담고 있으며 특히, 파워하우스 근육과 팔이음뼈 근육과 골반대 근육의 연결을 그림으로 잘 나타내고 있어서 필라테스를 처음 접하는 사람과 필라테스 강사, 물리치료사 등의 전문가들이 보고 싶은 책이다. 다른 필라테스 교재보다 많은 내용을 담고 있고, 필라테스의 원리와 적용 방법을 다양하게 설명하고 있다. 책의 내용이 다소 어려운 점이 있지만, 본 책이 가진 장점이 매우 많다. 많은 필라테스 전문가나 물리치료사들이 꼭 가져야 할 내용을 필수적으로 다루었다.

본 역자들은 필라테스의 용어를 한국어로 재해석하지 않고, 가급적 원어를 쓰는 이유도 필라테스 전문가들이 볼 책이라고 생각되었기 때문이다. 본 책이 매트 운동과 기구운동을 균형있게 소개하고 있다는 점도 매우 흥미로웠다.

끝으로 본 책이 출간되는데 많은 도움을 주신 영문출판사 박병조 사장님과 직원분들에게 감사드린다.

역자 일동

감사의 글

우리는 조언과 도움으로 우리의 프로젝트를 지지해 준 모든 사람에게 감사드리고 싶다.

- 본 책의 출간에 도움을 주신 Springer-Verlag Heidelberg에 감사드린다. 책을 출간하는 동안, 우리는 필라테스 전문가와 출판사의 전문적 조언, 특히 Mrs. M. Botsch에게 감사드린다.
- 연구와 개발을 하는 동안, 우리는 스태프와 동료로부터 많은 지지를 받아 왔다.
- 필라테스 역사의 사진을 제공해 주신 Elizabeth Anderson과 Pliates Method Alliance (PMA)에게 감사드리고, 또 역사에 대한 정보를 제공해 주신 Deborah Lesson과 Stacey Redfield에게도 감사드린다.
- 운동 사진에 보여지는 필라테스 장비를 제공해 준 Sissel/NovaCare 사에게 감사드린다.
- 우리는 본 책을 헌신적으로 번역해 준 Joanna Mountifield에게도 감사드린다.
- 끝으로, 항상 우리를 지지하고 격려해 준 가족들에게도 감사드린다.
- 우리는 Joseph Pilates와 그의 파트너인 Clara Zeuner에게 감사드리고, 그들은 우리들의 삶을 변화시키고 풍요롭게 만들어 주었다.

저자

Mühtal and Cologne, Spring 2014

저자 소개

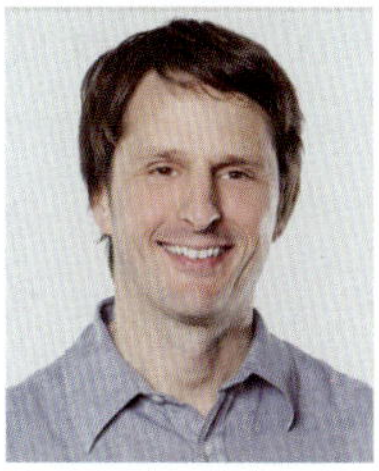

Alexander Bohlander

그는 1964년에 태어났고, 유럽에서 유명한 필라테스 전문가이다. 그는 1991년 물리치료사로서 일해 왔고, 1995년 alternative health practitioner 자격을 취득했고, 2005년 Osteopathy 학교를 졸업했다. 그는 치료와 재활에 필라테스 훈련을 통합한, first German medical practice의 공동 설립자이다. 그는 1998년 Dormagen에서 작은 필라테스 스튜디오를 겸비한 물리치료실을 개설했다. 그는 2000년 독일에서 북극성 강사 훈련 회사를 설립했고, 이 회사는 유럽 전역의 선도적인 필라테스 관련 회사의 모습이 되었고, 미국을 방문해 배웠던 훈련코스를 제공해 주었다. 2002년 Alexander는 Cologne에 SPRINGS health center를 개설하여, 전인적 치료 뿐만 아니라 필라테스 훈련 스펙트럼을 확장시켰다. 2009년과 2013년에 2개의 필라테스 스튜디오를 Cologne에서 새롭게 개설했다. Alexander는 오늘날 전 세계를 대상으로 활동하는 필라테스 강사가 되었고, 그의 전인적 접근법은 치료와 예방의 관점으로 필라테스 훈련을 확장시키고 있다.

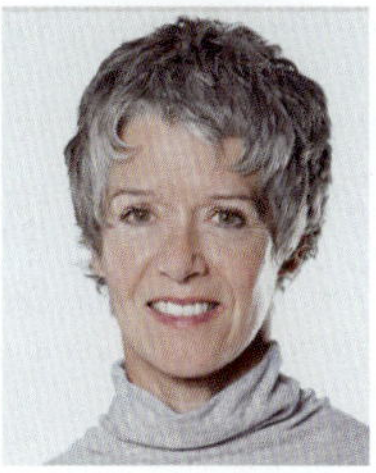

Verena Geweniger

그녀는 1951년에 태어났으며, 스포츠 관련 학교를 졸업했고, 남아프리카 공화국에서 외국인을 위한 독일 학교에서 교육을 받았다. 1980년대 그녀는 발레와 "floorwork"로 알려진 필라테스 운동을 접하게 되어 필라테스를 배우고 좋아하게 되었다. 독일로 돌아온 후, 1987년에 그녀는 Darmstadt 인근에서 기능적 체조 스튜디오를 개설했다. 그녀는 발란스 바디 필라테스 장비 제조사인 Ken Endelman를 통해 1997년에 Alexander Bohlander와 만났고, Cologne에서 Alexander가 제공하는 필라테스 훈련 과정에 참가하여, Elizabeth Larkam과 Brent Anderson으로부터 교육을 받았다. 몇 년 후, Verena는 London의 Alan Herdmand에 머물면서 필라테스 운동 레퍼토리에 깊은 지식을 갖게 되었고, 미국 Miami의 Polestar Education Center에서 근무했고, 뉴욕에서 전통 필라테스를 가르쳤다. 2001년, 그녀는 PMA 창립에 인게이지했고, PMA를 위해 Pilates floor program을 가르쳤다. Verena는 독일에서 필라테스를 설립하고 개발하는데 힘을 써 왔고, 그녀의 업적은 많은 출판물로 나타났다. 그녀는 2006년 독일 필라테스 협회의 설립에 노력했고, 현재까지 그녀는 독일 필라테스 협회의 회장으로 헌신하고 있다.

목차

1 서론 ······ 1

Verena Geweniger, Alexander Bohlander

1.1 왜 필라테스가 예방적인 운동인가? ······ 2

1.2 왜 필라테스를 치료 분야에 사용하는가? ······ 3

참고문헌 ······ 3

2 역사 ······ 5

Verena Geweniger, Alexander Bohlander

2.1 Joseph Pilates는 누구인가? ······ 6

2.2 필라테스가 물리치료와 어떻게 통합되었는가? ······ 9

2.3 오늘날 유럽과 전세계에서 필라테스의 위치는? ······ 9

참고문헌 ······ 10

3 필라테스의 개념 ······ 11

Verena Geweniger, Alexander Bohlander

3.1 철학 ······ 12

3.2 전통적인 운동 원칙 ······ 12

3.3 전통적 운동 시리즈 ······ 13

3.4 전통적인 교수법과 방법론 ······ 15

3.4.1 클래스의 전통적 구조 ······ 16

참고문헌 ······ 17

4 예방 운동으로서의 필라테스 : 기초 ······ 19

Verena Geweniger, Alexander Bohlander

4.1 방법론적 정의 ······ 20

4.1.1 운동범주 ······ 20

4.1.2 기능적 그룹 ······ 22

4.1.3 기능해부학 ······ 23

4.1.4 기능적 생체역학 ······ 31

4.1.5 필라테스 용어 ······ 34

4.1.6 흔한 질환과 금기증 ······ 39

4.2 진전 (난이도를 높임) 과 후퇴 (난이도를 줄임) 의 매개변수 ······ 43

4.3 평가 기법 ······ 44

4.4 실수 ······ 55

4.5 작은 도구의 이용 ······ 61

참고문헌 ······ 61

5 운동 ······ 63

Verena Geweniger, Alexander Bohlander

5.1 **사전** ······ 65
5.1.1 Breathing ······ 66
5.1.2 Pelvic Clock ······ 68
5.1.3 Shoulder Drops ······ 70
5.1.4 Chest Lift ······ 72
5.1.5 Dead Bug ······ 74
5.1.6 Side to Side ······ 76
5.1.7 Bridging Ⅰ ······ 78
5.1.8 Roll Over Ⅰ ······ 80
5.1.9 Assisted Roll Up/Roll Down ······ 82
5.1.10 Book Opening ······ 84
5.1.11 Side Kick Series Ⅰ ······ 86
5.1.12 Side Lift ······ 88
5.1.13 Spine Stretch Ⅰ ······ 90
5.1.14 Mermaid Ⅰ ······ 92
5.1.15 Scarecrow ······ 94
5.1.16 Swan ······ 96
5.1.17 Dart ······ 98
5.1.18 Quadruped ······ 100
5.1.19 Roll Down ······ 102
5.1.20 Standing Balance ······ 104
5.2 **필라테스 운동: 진전 (난이도를 높임) 을 위한 프로그램** ······ 106
5.2.1 Hundred ······ 106
5.2.2 Roll Up ······ 108
5.2.3 Roll Over Ⅱ ······ 110
5.2.4 Single Leg Circles ······ 112
5.2.5 Rolling Like a Ball ······ 114
5.2.6 Single Leg Stretch ······ 116
5.2.7 Criss-Cross ······ 118
5.2.8 Bridging Ⅱ ······ 120
5.2.9 Mermaid Ⅱ ······ 124
5.2.10 Spine Stretch Ⅱ ······ 128
5.2.11 Spine Twist ······ 130
5.2.12 Swan Dive ······ 132
5.2.13 Single Leg Kick ······ 134
5.2.14 Side Kick Series ······ 136
5.2.15 Swimming ······ 140
5.2.16 Leg Pull Front ······ 142

5.2.17 Side Bend ······ 144
5.2.18 Standing Single Leg Balance ······ 146
5.3 **전환 (Transitions) 과 스트레치 (Stretches)** ······ 148
5.3.1 전환 ······ 148
5.3.2 스트레치 ······ 152
참고문헌 ······ 154

6 **강좌별 프로그램** ······ 157
Verena Geweniger, Alexander Bohlander
6.1 **필라테스 매트 프로그램: 초급자** ······ 156
6.2 **필라테스 매트 프로그램: 중급자** ······ 161
6.3 **필라테스 매트 프로그램: 고급자** ······ 166
6.4 **운동 순서: 폼 롤러를 이용한 필라테스** ······ 172
6.5 **튼튼한 척추를 위한 필라테스 매트 프로그램** ······ 180
6.6 **남성을 위한 필라테스 매트 프로그램** ······ 187
6.7 **임산부를 위한 필라테스 매트 프로그램** ······ 196
6.8 **골다공증을 위한 필라테스 매트 프로그램** ······ 201
6.9 **필라테스 운동과 기능적 그룹** ······ 206
참고문헌 ······ 207

7 **치료적 필라테스 : 기본 원리** ······ 209
Verena Geweniger, Alexander Bohlander
7.1 **ICF 분류와 치료적 필라테스** ······ 210
7.2 **재활 단계** ······ 210
7.2.1 급성 단계 ······ 210
7.2.2 아급성 단계 ······ 211
7.2.3 능동 재활 ······ 212
7.2.4 재활후 단계 ······ 212
7.2.5 통증과 재활 ······ 212
7.3 **근력과 필라테스 훈련** ······ 213
7.4 **유연성과 필라테스 훈련** ······ 214
7.5 **중립 부위와 동적 안정성** ······ 215
참고문헌 ······ 217

8 **치료적 필라테스 : 적용** ······ 219
Verena Geweniger, Alexander Bohlander
8.1 **필라테스 장비** ······ 220
8.1.1 리포머 ······ 221
8.1.2 캐딜락 (Trapeze Table) ······ 221
8.1.3 체어 ······ 221

8.1.4 스파인 코렉터 ······ 222
8.1.5 전통적인 필라테스 소도구 ······ 222
8.2 **필라테스 장비를 이용한 운동** ······ 224
8.2.1 리포머 ······ 224
8.2.2 캐딜락 ······ 248
8.2.3 체어 ······ 262
8.3 **매트 위에서의 치료적 운동** ······ 270
8.4 **훈련 측면** ······ 271
8.4.1 비교: 장비와 매트 ······ 271
8.4.2 근육사슬에서의 운동 ······ 271

9 치료적 필라테스: 임상 질환/환자 예제 ······ 273

Verena Geweniger, Alexander Bohlander

9.1 **정형외과적 질환(만성/급성)** ······ 274
9.1.1 만성 허리 증후군 ······ 274
9.1.2 충돌증후군 ······ 275
9.2 **신경계 질환** ······ 275
9.2.1 부분 마비를 가진 원반절개술 이후의 문제 ······ 275
9.2.2 다발성 경화증 ······ 276
9.3 **기타 질환** ······ 277
9.3.1 종양 ······ 277
9.3.2 류마티스 관절염 ······ 277
9.3.3 섬유성근육통 ······ 278
9.3.4 번아웃 증후군/증식성 근긴장이상 ······ 278
9.4 **수술** ······ 278
9.4.1 엉덩관절과 무릎관절의 TEP(완전 관내장치) 이후의 문제 ······ 278
9.4.2 인대나 힘줄의 수술 ······ 278
9.5 **요약** ······ 278
9.6 **저 위험 고위험 모델과 "초급자에서 전문가"** ······ 278
9.6.1 저 위험 고위험 모델 ······ 280
9.6.2 "초급자에서 전문가" ······ 281

10 필라테스와 운동학습 ······ 263

Verena Geweniger, Alexander Bohlander

10.1 **운동학습과 예방** ······ 284
10.2 **재활에서의 운동학습** ······ 286
참고문헌 ······ 288

11 일반 교육과 특수 교육 ······ 289

Verena Geweniger, Alexander Bohlander

11.1 **일반적인 지시** ······ 290

11.1.1 교육적 전략 ······ 290

11.2 **특별한 지시** ······ 299

참고문헌 ······ 300

12 필라테스 훈련의 수행을 위한 기초 ······ 301

Verena Geweniger, Alexander Bohlander

12.1 **예방적 필라테스** ······ 302

12.1.1 § 20 SGB: 필라테스 강좌 조성에 대한 현재의 위치 ······ 302

12.1.2 스포츠 재활협회와 기능 훈련 ······ 302

12.1.3 외래 재활 ······ 303

12.1.4 물리치료 장비 ······ 303

12.2 **기록과 효율성의 근거** ······ 303

12.2.1 재활 ······ 304

12.2.2 물리치료 ······ 303

12.2.3 필라테스 스튜디오 ······ 304

부록 ······ 305

용어 해설 ······ 306

해부학적 위치와 방향에 대한 설명 ······ 308

연구 문헌 ······ 312

유용한 접촉과 주소 ······ 314

참고문헌과 추천도서 ······ 316

찾아보기 ······ 319

서론

Verena Geweniger, Alexander Bohlander

1.1 왜 필라테스가 예방적인 운동인가? – 2

1.2 왜 필라테스를 치료 분야에 사용하는가? – 3

참고문헌 – 3

1

1.1 왜 필라테스가 예방적인 운동인가?

▪ 건강한 생활양식 장려

예방(치료보다는 **예방**)이란 주제의 정책적 흥미와 사회적 흥미가 요즘만큼 크게 이슈화된 적은 없었다. 건강관리 비용이 크게 증가되고, 또 개인에 대한 의료 서비스의 제한이 겹치는 시기에는, 건강한 삶을 장려하고 건강하지 못한 습관을 피하는 것이 더욱 중요해진다.

WHO(세계보건기구)는 규칙적인 심혈관 운동 이외에, 적어도 1주일에 2번 정도의 주요 근육군을 위한 **근력 강화 훈련**을 권장하고 있다(WHO 2011).

❗ Joseph Pilates에 의한 개발된 포괄적인 전신 훈련 프로그램 – 특히 스포츠과학과 스포츠의학의 최근 소견을 반영하는 현대적 운동 프로그램 양식 – 은 오늘날의 "예방을 위한 운동"의 이상적인 토대를 제공한다.

목적은 **개인의 책임감**을 일깨우는 것이다. Joseph Pilates는 zanow원저(Pilates 1934, 1945, in Gallagher and Kryzanowska 2000)에서 다음과 같이 강조했다:

- **매트 프로그램**은 장소에 관계없이 큰 불편없이 누구나 수행할 수 있다.
- Pilates에 개발된 **장비 프로그램**은 예방이나 재활을 위한 효율적이고 혁신적인 치료적 운동을 제시하고 있다.

Joseph Pilates가 자주 인용하는, 로마의 시인이자 철학자인 von Juvenal(60–140 AD 경)의 격언인 **"마음이 몸을 향상시키는 것"**은 **"몸이 마음을 향상시킨다"**는 말로 전환될 수 있다.

» 근육을 훈련하는 사람은 신선한 영양분과 성장 물질로 뇌를 먹여 살리고 있다. 즉, 새로운 신경세포를 성장시킨다(Blech 2007, p6).

▪ 자연스런 운동

스포츠와 건강은 본래 긍정적으로 관련되어 있다. 현대 문명으로 확인된 스포츠(피트니스 훈련, 경기 스포츠 및 기타 스포츠)는 **자연스럽고 규칙적인 운동**으로 대체되지 않고, 오히려 비균형적 패턴이나 한쪽 운동 패턴으로 인해 약증이나 문제를 초래할 수 있다. "운동을 많이 할수록, 반드시 더 좋아지는 것은 아니다".

"운동은 삶이다(Andrew Taylor Still, Osteopathy 창시자)", 일반적으로 이것은 "스스로 움직이면 축복이 따라 온다"말로 수용된다. 그러나 운동의 기회를 제한하는 사회와 환경에서는 이런 지식 통합이 더욱 어려워진다. **운동의 이해**(appreciation of movement)는 일반적으로 건강한 생활양식과 밀접하게 연결된다. Joseph Pilates는 이런 자각을 반영했고, 1930년 다음과 같은 내용을 **권장**했다:

- 건강하게 음식을 섭취하라.
- 태양과 신선한 공기를 즐겨라.
- 충분한 수면을 취하라.
- 규칙적으로 운동하라.
- 스포츠를 통해 여러분의 몸을 가꿔라.

▪ 운동의 사회적 중요성

이 시기의 많은 주장들은 오늘날 그들의 타당성과 시사성을 유지한다. 2010년, the Research Institute of the AOK(WIdO)는 다음과 같이 발표했다:

- 근육 및 뼈대계의 문제는 건강 이슈이다. 인구의 절반(47%)이 허리 통증으로 고생하고 있다. 놀랍게도, 이런 소견은 20세 이하 젊은 사람의 1/3에 적용된다.
- 2009년, **허리 통증**은 노동을 할 수 없게 만드는 가장 흔한 질환이었고, 호흡질환 다음으로 비근무 일수의 원인이 되는 가장 흔한 질환이었다(absenteeism Report 2010년, http://www. wido.de).

2007년, Blech는 **신체 비활동**으로 매년 200만명이 사망한다고 언급했다(WHO report, Blech 2007, p 237 참고). 2011년에는 사망이 320만명으로 증가되었고, 67만명 이상이 60세 이전에 사망했다. 당뇨병과 심혈관 질환의 약 30%도 신체 비활동과 관련될 수 있다(htpp:// www.who.int).

Joseph Pilates는 "Return to Life"에서 이들 요소의 사회적 중요성을 개괄적으로 언급했다. 건강한 생활양식의 삶에 대한 개인의 책임감은 개인적 수준과 환경적 수준 양쪽 모두에서 변화의 가능성이 나타난다. 이런 관점에서 볼 때, 필라테스 운동은 예방적인 측면에서 건강, 수행과 전반적인 성공에 있어 귀중한 가치를 제공한다.

1.2 왜 필라테스를 치료 분야에 사용하는가?

필라테스와 만성 질환

사람이 신체 분절들을 합한 것보다 더 큰 의미를 갖듯이, 건강도 질환의 부재보다 큰 의미를 갖는다. 치료 분야에서 의미를 얻어 왔던 **건강생성**(salutogenesis)**의 개념**에 따르면, 건강 문제를 가진 사람은 질병의 관점에서 더 이상 단순하게 받아들이지 못한다. **신체 증상은 신체에 보다 집중**하도록 우리를 다급하게 만든다. **통증**은 우리에게 건강한 생활양식을 능동적으로 추구하도록 경고하는 것이다. 의사, 치료사와 환자는 증가된 자각으로 조심스럽게 행동할 것이다.

이런 접근의 특징은 **사람을 전인적**으로 인지하는 것이다. 구조적으로나 기능적으로, 인체는 건강한 상태 뿐만 아니라 질병 상태에서도 복잡한 상호시스템을 가진 완전체이다. 이것 이외에, 해석과 인지의 과정과 심리사회적 현상의 영향은 신체적 웰빙을 결정하는 인자이다.

방법론적 접근에 있어서, 필라테스 운동은 신체 자원 간의 상호연결을 강조하고 있다. 정확히 이런 이유 때문에, 필라테스 운동이 근육뼈대계의 만성 질환을 특징짓는 악순환 고리를 효율적으로 깨뜨리는데 이용된다.

필라테스와 급성 질환

수 년 동안, 필라테스 방법이 **급성 질환**의 물리치료와 재활치료에 성공적으로 통합되어 왔지만, **오늘날 유럽에서는 제한적으로 인지되고 있다.**

"조기 기능적 치료"란 용어는 필라테스 훈련을 수용하고 있고, 치료 분야와 재활 분야에서 중요한 개념이다. 무엇보다도, **훈련의 원칙**이 중요하다: 다른 운동에서는 거의 가질 수 없는, 장기간의 효과를 가진 전인적 재활 과정을 촉진한다.

치료적 환경에서, 일상 활동의 요구와 손상을 예방하는 예방적 환경으로의 **매끄러운 전이**는, 필라테스의 중요 개념이다. 훈련을 통해 신체 능력의 획득을 경험했다면, 많은 환자들은 두 번 다시 이전의 증상으로 고생하지 않을 것이다.

필라테스 훈련은 환자에게 제공할 수 있는 재활분야의 물리치료사나 다른 전문가의 서비스 범위를, 실제적으로 확장시키는 것으로 나타난다.

참고문헌

Blech J (2007) Bewegung, die Kraft, die Krankheiten besiegt und das Leben verlängert. Fischer, Frankfurt/Main

Gallagher S, Kryzanowska R (2000) The complete writings of Joseph H. Pilates: Your HEALTH 1934 – Return to life through contrology 1945, The authorized editions. Bainbridge Books, Philadelphia (PA)

WHO (2011) Global Recommendations on Physical Activity for Health. http://www.who.int/dietphysicalactivity/factsheet_recommendations/en/index.html. Cited 21 May 2011

역사

Verena Geweniger, Alexander Bohlander

2.1 Joseph Pilates는 누구인가? – 6

2.2 필라테스가 물리치료와 어떻게 통합되었는가? – 9

2.3 오늘날 유럽과 전세계에서 필라테스의 위치는? – 9

참고문헌 – 10

2

2.1 Joseph Pilates는 누구인가?

우리가 알고 있는 것을 바탕으로, Joseph Pilates(그림 2.1)는 40세 이전에는 흥미롭고 다양한 삶을 살았다. 그가 개발한 훈련 개념이 역사적인 관점에서 잘 이해될수록, Joseph Pilates의 삶에 대해 간단하게 기술할 것이다.

■ Pilates의 삶에 대한 약력

1883. 9.12	Hubertus Joseph Pilates 탄생. 어머니(Helena, 1860–1901)와 아버지(Heinrich Friedrich(Fritz) Pilates, 자물쇠장사 1859–?) 사이에서 태어남.
1900	Engelbeck의 양조장에서 일함.
1905	11.30일 Gelsenkirchen에서 딸 Helene(Leni) Friedrich이 태어남(첫째 부인 Maria Friedrich[1913년 사망) 사이에서).
1912	Pilates는 영국에서 직장을 구하고 살았음.
1913	여동생 Anna Helena(1886)과 남동생 Clemens Friedrich(1890)가 미국으로 이민감.
1914	Isle of Man에서 구류되었음.
1919	독일 Hamburg로 돌아옴. 두 번째 결혼을 함(Elfriede, 1879–1931).
1924	Berlin에서 "Universal Reformer"로 알려진 장비를 특허 등록함.
1925	현금 800 달러를 가지고, 일등석을 타고 처음으로 미국 여행을 함. 이때 직업은 교사였고, 나이는 41세 였음.
1926	현금 500 달러를 가지고 이등석을 타고, 두 번째 미국 여행을 함. 배에서 평생의 동반자가 될 Anna Clara Zeuner (1883.6.2.–1976)를 만남.
1929	스튜디오 개설. 사업자 카드에 출생년도를 1880년을 바꿈.
1934	"Your Health(Deine Gesundheit)"를 출간함.
1935	미국으로 귀화. 직업: Director of Physical Culture. 미혼.
1937	Clara Zeuner 귀화. 직업: Assistant Director of Physical Culture. 미혼. 주소: Pilates와 같은 아파트에서 거주.
1938	쿠바 여행.
1939–1951	Pilates는 Jacob's Pillow, Berkshire Mountains에서 댄서를 위한 여름 캠프를 정기적으로 열었음. Pilates와 Clara는 그 곳에서 집을 구함.
1940	Canadian Newspaper가 그의 스튜디오 "high-class exercise salon"를 방문함. 운동당 10달러를 받음.
1942	세계 2차 대전때 Pilates의 미군 입대: 1. "Person who will always know your address": Clara. 2는 5세때 오른쪽 눈 실명을 의미한다.
1945	"Return to Life Through Contrology" 출간함. 그는 62세 때 사진을 찍어서 매트 운동을 어떻게 하는지를 보여주었다.
1967	뉴욕의 병원에서 9월에 Pilates 사망. Clara이 1972년까지 스튜디오를 이어 받음(PMA Pilates Study Guide 2005).
1976	Anna Clara Zeuner 사망.
1977	Romana Kryzanowska가 스튜디오를 이어 받음.

■ 사실과 전설

Mönchengladbach City Archive의 도움으로 이루어진 광범위한 연구를 통해, 2007년 독일 필라테스 협회는 다음과 같은 의견을 밝혔다.

- Hubertus Joseph Pilates는 **1883년 12월 9일** 오전 0시 30분, Mönchengladbach City Waldhausener Street 20 번지에 멀리 떨어지지 않은 집에서, Helena와 Heinrich Friedrich Pilates 사이의 9남매 중 2번째로 태어났다.
- 1929년에 발급된 Pilates의 비즈니스 카드에는 **출생년도**가 실제보다 3살이 더 많은 **1880년**으로 되어 있었는데(Stacey Redfield, March 2011에 의한 정보에 따르면), 그 이유는 아직 알려지지 않았다. 이런 기록에 반박을 하지만, 그 날짜는 신문기사나 문헌에 기록된 것이다. 2007년 독일 필라테스 협회가 Pilates의 출생 증명을 확인한 후에, 출생년도가 올바르게 교정되었다.
- 2007년 Pilates Method Alliance(PMA)의 행사에서, 그의 오랜 친구이자 변호사인 John Steel도 Pilates의 **출생년도에 대해 정확하게 알지 못한다**고 말했다. 그에 따르면, Pilates는 세금을 납부하지 못할 만큼 항상 바빴다고 했다(PMA 매뉴얼, 2007).

Pilates로부터 들었던 많은 **이야기들**.

- **어린 시절**, 그는 매우 약하고 병(천식, 구루병, 류마티스성 열 및 결핵 등)을 달고 살았다. 1920년대는

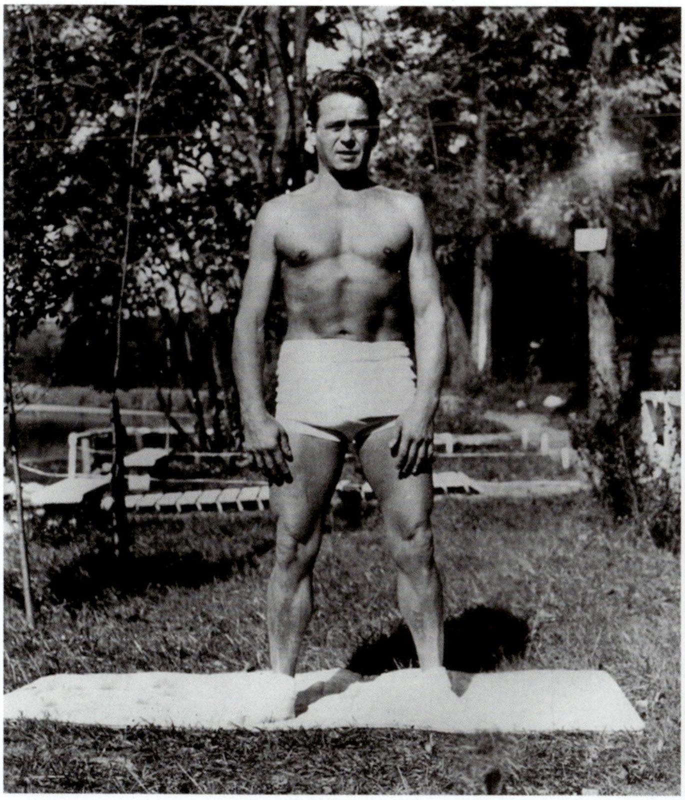
a

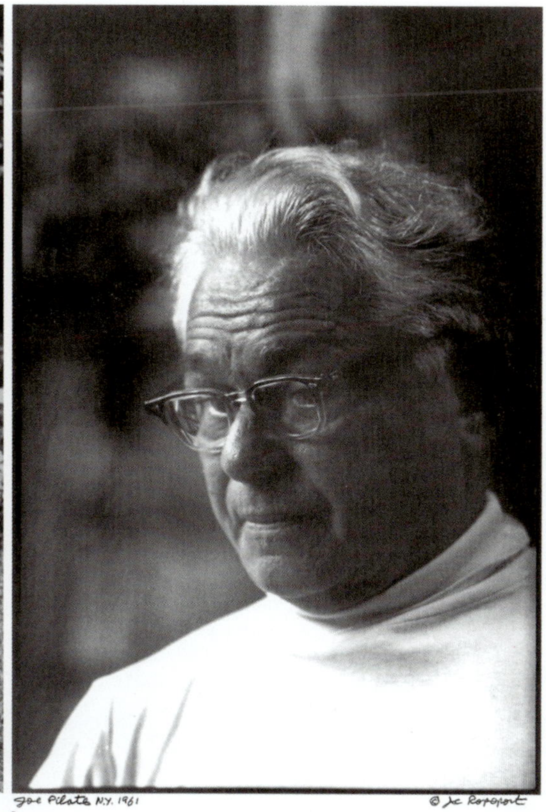

b

그림 2.1 Joseph Pilates

"피트니스 산업"이 붐이었고, "10억 달러의 산업"이 되었다. 많은 피트니스 프로그램은 모든 종류의 고통을 극복하기 위한 레시피로서 그들의 시스템을 홍보했다. 홍보 활동으로 필라테스가 병약한 몸을 강철같이 만들 수 있다는 Pilates의 주장은 틀림없는 사실이다(Redfield 2011 a, Part Ⅱ).

- **14세 때**, 그는 해부학 카드를 위한 모델을 한 적이 있었다. 그의 아버지도 역할 모델을 제공했다; 잘 훈련된 Fritz Pilates는 P.E.와 District of Dusseldorf의 스포츠 강사의 미팅 때 찍힌 사진에 보여질 수 있다(City Archives of Mönchenglad bach에 감사드림).
- Pilates는 보디빌딩, 복싱, 체조 및 쿵푸로 자신의 몸을 강화시켰다.
- **1912년부터**, 그는 복서와 호신술 강사로서 영국에서 일했고, 또 서커스에서는 "살아있는 그리스 동상"으로 활동했다(PMA Pilates Study Guide 2005).
- 영국에서(1914) 억류되었을 때, 그는 침대 스프링을 실험했고, 훈련 장비로 마음에 담아두었다. "Reformer"인 그의 첫 번째 장비는 저항을 위해 스프링 대신에 무게판을 사용했다.
- **전쟁 후**, 그는 Hamburg 경찰에서 호신술을 가르쳤고, Max Schmeling, Rudolf von Laban과 Mary Wigman과 접촉을 했다(PMA Pilates Study Guide 2005).
- 미국을 2번째로 여행했을 때, 그는 Chemnitz에서 간호사와 유치원 선생을 했던 Anna Clara Zeuner를 만났다. Pilates와 Clara가 결혼했다는 증거는 없다. 1937년 Clara의 귀화 자격에 따르면, 그들은 같은 아파트에서 살았지만, 결혼을 하지 않았다(City Archives of Mönchengladbach에 감사드림).
- **1926년**, 그는 "복싱 체육관"에서 근무했다.
- 그는 담배, 위스키, 맥주 및 여자를 좋아했다(Grant와 Fletcher 2001). 그는 자신의 책에서 건강한 생활양식의 이점을 계속 설명했다: 좋은 공기에서 운동을 하고, 차가운 물로 샤워하고, 마사지 스펀지로 문지르고, 몸을 단련하기 위해 겨울엔 옷을 적게 입고, 여름에는 햇볕에 많이 노출된다("Return to Life" 1945, in Gallagher & Kryzanowska 2000, pp 38, 59).

2

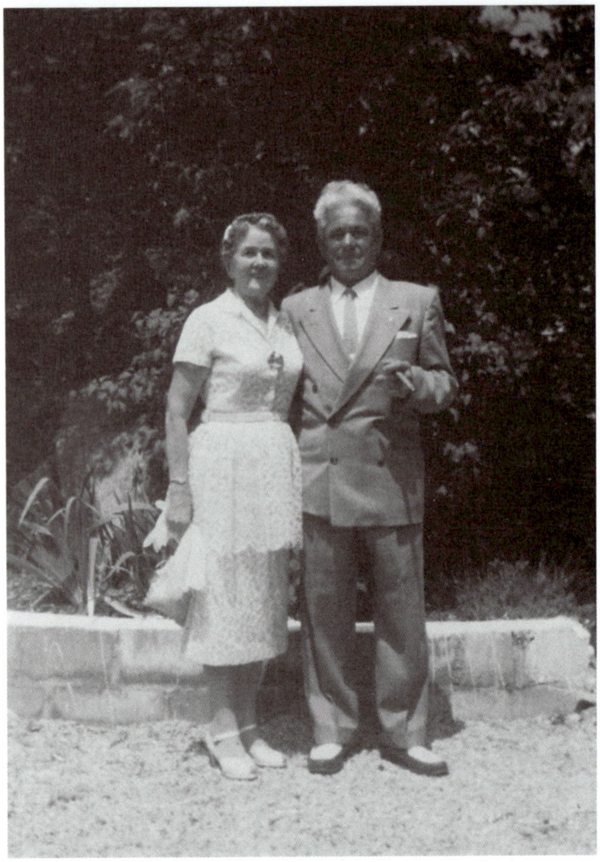

그림 2.2 Clara Zeuner와 Joseph Pilates

- 그의 두 조카인, Mary Pilates와 Irene Zeuner Zelonka는 스튜디오에서 그를 도왔고, 그의 좋은 학생이었다(PMA Pilates Study Guide 2005).
- Clara의 조카인 Irene Zeuner-Zelonka는 생의 마지막 5년 동안에는 스튜디오를 방문하지 않았다(Stacey Redfield, March 2011에 의한 정보에 따르면).
- Pilates의 제자인 Mary Bowen에 따르면, **1966년 이후** Pilates는 천식으로 고생을 많이 했다.
- Pilates는 1967년 10월 9일인 **84세**에 사망했다. 그가 죽은 날, 그는 매우 화가 나 있었고, 도망가는 것을 막기 위해 경호원이 방 밖에 배치되기도 했다(Mary Bowen에 따르면).

Pilates 사망 이후

Joseph Pilates의 **1세대 제자들**은 미국에서 그들의 스튜디오를 열었다. 아래는 Pilates의 제자들이다:

- **Carola Trier**
  1940년 이후부터 Pilates의 제자였고, 댄서이면서 아크로바트였고, 2001년에 사망했다. 그의 제자로는 Deborah Lesson이 있다.
- **Eve Gentry**
  댄서이고, 1938-1968까지 학생이었고, 1960년 이후에 뉴욕대학교와 Santa Fe에서 학생들을 가르쳤다.
- **Bob Seed**
  하키 선수였고, John Steel에 따르면, 라이벌 스튜디오와 경쟁을 했다.
- **Ron Fletcher**
  Graham 댄서였고, 1970년에 Hollywood에서 스튜디오를 개설했다.
- **Romana Kryzanowska**
  댄서였고, Clara가 사망한 이후, 그녀의 스튜디오를 물려받아, 1977년까지 운영했다.
- **Kathy Grant**
  댄서였고, 1972년 이후부터 자신의 클래스를 운영했다.
- **Lolita San Miguel**
  댄서였고, 푸에르토리코에서 가르쳤다.
- **Bruce King**
  Merce Cunningham Company에서 댄서로 일했다. 1970년대 뉴욕에서 자신의 스튜디오를 개설했다.
- **Mary Bowen**
  융 심리분석가였고, 1960년대 이후부터 필라테스를 배웠고, 1975년에 Massachusetts에서 스튜디오를 개설했다.
- **Robert Fitzgerald**
  1960년 쯤 스튜디오를 개설했다. Carola Trier와 함께 그는 1970년대 영국에 필라테스를 도입한 Alan Herdman의 스승이었다.

■ 최근의 발전

1995	"필라테스"라는 용어가 Webster 사전에 등록되었다.
1996-2000	법적 분쟁: 뉴욕 스튜디오가 필라테스를 트레이드마크로 등록하려고 시도했지만, 거절당했다. "필라테스"라는 운동은 한 사람이 소유할 수 없는, 일반적인 운동방법으로 정립되었다.
2001	필라테스 방법의 전통을 고수할 목적으로 미국에서 PMA 협회가 설립되었다.
2006	독일 필라테스 협회(DPVe.V)가 창설됨.
2007	PMA에 따르면, 전세계에서 1200만명 이상이 필라테스 운동을 하고 있다고 함. (http://www.pilates.com).
2009	스위스 필라테스 협회가 창설됨.
2011	호주 필라테스 협회가 창설됨.

2.2 필라테스가 물리치료와 어떻게 통합되었는가?

Joseph Pilates는 기능적 재활에 대한 개념을 개발했다. Pilates가 환자와 함께 운동할 때, 환자들의 요구에 맞게 운동을 **수정**했지만, 운동 프로그램 설정을 하지 않았다(Kathy Grant가 말했듯이, Deborah Lesson 2011).

필라테스는 매우 효율적이었다. PMA의 창립회의 때, 전문 댄서인 Ron Fletcher와 Kathy Grant에 회상에 따르면, 손상을 당했지만, Joseph Pilates로부터 운동을 배운 후에는 손상 이전 보다 더 춤을 잘 출 수 있었고, 더 빠르게 회복되었다고 말한다(Grant와 Fletcher 2001).

뉴욕시 Lennox Hill 병원의 **정형외과의사인** Dr. Henry Jordan은 Pilates의 좋은 친구였을 뿐만 아니라, 필라테스 운동의 지지자였다. 그는 환자와 학생들이 운동할 수 있도록 Pilates에게 소개해 주었다. 그 중의 한 명이 Carola Trier 였다. 그녀는 1940년 Radio City Music Hall에서 춤을 추다가 무릎 손상을 당했다. 나중에 그녀는 2명의 남자인 Jordan과 Pilates와 친하게 지냈다. 그녀는 Jordan과 함께 의학 교육을 공부했고, 또 Pilates는 그녀에게 두 번째 커리어를 주었다. 즉, 그녀는 1950년대 후반에 자신의 스튜디오를 개설했다.

1960년, Lennox Hill **병원의 신문**은 "전직 댄서가 재활센터를 어떻게 운영하는지"를 자세히 다루었다. Jordan은 정형외과적 문제를 가진 환자를 종종 Carola Trier에게 소개해 주었다. 그들은 근력 강화와 기능 향상을 이루기 위해, Joseph Pilates가 개발한 장비를 이용한 "program with heavy resistance"를 실시했다.

재활을 위해 환자를 Carola Trier에게 보내려고 할 때는, Trier에게 수술에 참관하도록 허락하여, 그녀가 손상 부위를 정확하게 알도록 했다. 이것이 필라테스 개념을 치료에 통합하는 최초의 시도였다.

필라테스를 치료에 접목시키는 획기적인 일은 샌프라시스코에 있는 St. Francis 병원에서 운영된 최초의 댄서 클리닉에서 이루어졌다. 댄서 클리닉은 **James Garrick** 박사에 의해 1983년에 설립되었다. 그는 Los Angees의 Ron Fletcher(http://www. fletcherpilates. com)로부터 필라테스 훈련을 받았다.

❗ 정형외과의사인 Dr. Henry Jordan은 필라테스를 치료에 접목시킨 최초의 사람이다. 그러나 필라테스를 치료에 획기적으로 접목시킨 사람은 James Garrick였고, 그는 댄서 클리닉을 최초로 설립한 사람이다.

2.3 오늘날 유럽과 전세계에서 필라테스의 위치는?

1990년 초, Romana Kryzanowska가 전통 필라테스 자격 과정을 최초로 설계했다. 그 이후 Pilates의 많은 다른 추종자들이 운동시설을 설립했고, 그들은 **전통적인 필라테스 운동 방법을 근거**로 자신들의 방법을 개척해 나갔다. 오늘날 가장 많이 알려진 사람은 Romana의 제자인 댄서 Moira Merrithew와 카이로프랙터 Howard Sichel, Feldenkrais 강사인 Elizabeth Larkam, 물리치료사인 Brent Anderson, Julie Lobdell와 Rael Isacowitz 등이다.

필라테스 방법이 성장하는데 도움을 준 사람들에게 감사드리고, **가장 최근의 과학적 원리**에 의해 예방 뿐만 아니라 재활에 적합한 시스템으로서 오늘날 필라테스가 전 세계적으로 수용되고 있다.

창의적인 필라테스 개념은 오늘날까지 이어졌고, 필라테스 방법이 건강과 피트니스 산업의 근본이었다. 필라테스는 **전 세계적으로 잘 알려진** 방법일 뿐만 아니라, 강사 훈련이 전 세계적으로 이루어지고 있다.

"Balance Body"로 불리는 필라테스 장비를 선도적으로 제조하는 회사의 경영자인 Ken Endelmand은, 필라테스 방법을 개발하고 전파한 다른 주역이었다. 1999년 그의 진취적 기업 정신에 감사드렸다. 필라테스라는 이름에 대한 권리는 법정 명령에 의해 해제되었고, 모든 사람들이 필라테스라는 용어를 사용할 수 있다.

오늘날 1200만명 이상의 사람들이 필라테스 운동을 하고 있지만(http://www.pilates.com), 근본 철학을 정확하게 반영하지 못할 만큼 티칭이 많이 왜곡되거나 희석되고 있다. **깊은 지식**이 없을 경우에, 많은 피트니스 스튜디오를 위한 "legs, bums, tums" 프로그램의 부가적인 또 다른 피트니스의 트렌드가 된다.

참고문헌

Grant K, Fletcher R (2001) Oral communication. Founding meeting of the PMA, Miami 2001, Miami 2001

Redfield S (2011a) Whisper down Pilates Part I & II. http://www.physicalmethods.com. Cited 20 March 2011

Redfield S (2011b) Chasing Joe Pilates. http://www.physicalmethods.com. Cited 20 March 2011

Pilates Method Alliance (2005) The PMA Pilates Certification Exam Study Guide. Pilates Method Alliance Inc., Miami (FL)

Pilates Method Alliance (2007) Handbuch der PMA-Tagung "Pilates for everybody" 2007. Pilates Method Alliance Inc., Miami (FL)

Pilates Method Alliance (2007) The PMA Pilates Certification Exam Study Guide. Pilates Method Alliance Inc., Miami (FL)

필라테스의 개념

Verena Geweniger, Alexander Bohlander

3.1 철학 – 12

3.2 전통적인 운동 원칙 – 12

3.3 전통적 운동 시리즈 – 13

3.4 전통적인 교수법과 방법론 – 15
3.4.1 클래스의 전통적 구조 – 16

참고문헌 – 17

3

3.1 철학

필라테스 훈련은 단순히 운동들을 수집해 놓은 것만이 아니라, 그의 철학적 이념과 **건강과 웰빙의 비전**에 바탕을 두고 있다. 그의 책, " Your Health (1934)"와 " Return to Life Through Contrology–The Basic Funda men-tals of a Natural Physical Education (1945)"에서, Pilates는 필라테스 운동 방법의 내용과 이론적 토대를 설명하고 있다(Gallagher와 Kryzanowska 2000). 그들의 핸드북(PMA Pilates Study Guide 2005, p18)에서, Pilates Method Alliance(PMA)는 이 책의 바탕이 되는 필라테스 철학의 **3가지 기본 원칙**을 설명하고 있다.

❶ 필라테스 철학의 3가지 기본 원칙:
- 전신 건강
- 헌신
- 호흡

▪ 전신 건강

(인용: Pilates' s Return to Life in Gallagher와 Kryzanowska 2000).

많은 일상 활동을 기쁘고 즐거운 마음으로 수행하는 선제 조건은 체력 즉, 잘 훈련된 신체와 정신을 조절할 수 있는 능력이다. 신체적, 정신적 및 영적 균형을 이루어야 한다. **좋은 균형**은 아래를 통해 성취된다:

- 신체 운동
- 적절한 영양
- 개인 관리 및 위생
- 좋은 수면 습관
- 좋은 공기와 햇볕 아래에서 이루어지는 충분한 운동
- 일, 여가 및 휴식 사이의 균형(오늘날에는 일-"삶의 균형"으로 불림)

▪ 헌신: 무엇을 위해 자신을 완전히 바침

(인용: Pilates's Return to Life in Gallagher와 Kryzanowska 2000).

생명이 다할 때까지 우리가 수련을 통해 노력한다면, 신체적 능력과 정신적 능력을 최상으로 성취할 수 있다. 우리의 전체 삶은 이런 방법에 초점을 맞추어야 한다. 3개월 동안 1주에 4번씩 **조절 운동**(contrology exercise)을 의식적으로 수행하면, 정신적 강화와 영적 웰빙의 수준이 새롭게 경험될 것이다.

▪ 호흡

필라테스의 경우, 호흡은 "내부 샤워(internal shower)"와 비교될 수 있고, **정확한 호흡의 학습**은 최상의 목적이고, 다른 목적들보다 우선한다. 지속적이고 조절된 들숨과 특히 날숨은 다음을 촉진한다:

- 적절한 신체 기능을 촉진하고
- 기본적인 신체 변화를 이끌어내고
- 신체를 정화하고
- 신체를 활력하고, 강화하고, 고무시킨다.

3.2 전통적인 운동 원칙

▪ 필라테스 철학의 반영

많은 다른 운동가들처럼, Pilates도 동물의 움직임 패턴으로부터 운동의 영감을 얻었다. **조절학**(controloy)으로 불리는 그의 방법은 초기 문명의 운동과 동양 무술에 크게 영향을 받았다. Pilates는 신생아의 일자형 척추가 최소의 변형을 나타내기 때문에 이상적인 척추라고 확신했다(Return to Life, 1945, in Gallagher와 Kryzanowska 2000, p59). **척추**는 사람의 실제 나이를 반영한다.

만약 여러분의 나이가 30세인데 척추가 굳어 있다면 여러분은 늙은 사람일 것이고, 반대로 여러분의 나이가 60세이지만 척추가 유연하다면 여러분은 젊은 사람일 것이다(Return to Life, 1945, in Gallagher와 Kryzanowska 2000, p58).

이러한 특정 기간 동안에는 유럽에서도 체조 프로그램, 일반적인 운동 및 보디빌딩이 더 이상 일반화되지 않았다.

20세기 초 개혁운동과 산업화의 뚜렷한 발전으로 무수히 많은 출판물과 팜플렛이 **자연스러운 운동**(natural movement)의 장점을 홍보했다. 공기 좋은 곳에서의 춤과 걷기는 초기에 로맨틱한 운동 개념으로 인식되었지만, 늦어도 1940년대와 1950년대까지 뉴욕의 도시 환경에서 소위 새로운 **생활양식 질환**으로 불리게 되었다. 자연스럽고 근원적인 운동의 부족은 우리에게 친숙한 근육뼈대계 질환을 유발시켰다.

필라테스 장비를 이용한 운동 프로그램은 많은 부분에서 마루운동의 형태를 띤다. 이런 장비의 특정 구조는 아래와 같은 다양한 훈련 목적을 허용한다:

- 저항 운동을 통한 근력 증가
- 보조 운동을 통한 가동성 향상
- 불안정 표면을 이용한 복합 운동을 통한 협응력 향상

운동하는 사람들은 일관성 있고 정확한 연습을 통해, 잘못된 운동 습관에서 실질적으로 향상시킬 수 있다. Pilates는 **운동의 일상 반복**과 결합한 수련을 통해, 새로운 운동 패턴과 운동 기술의 설정에 성공했고, 자연스럽고 근원적인 움직임을 다시 얻을 수 있었다.

열쇠는 통증 회피 기전을 일으키지 않고 **통증 없는 움직임**을 할 수 있게 하는데, 이것은 다른 문제를 야기할 수 있는 잘못된 자세를 막아준다.

위의 방법적 접근법과 매트 운동과 장비 운동사이의 정교한 연결은 다양한 장비와 재료를 선택할 수 있는 오늘날의 입장에서 볼 때도, 필라테스 운동 개념이 독특하다는 것을 잘 보여주고 있다.

■ 훈련 원리의 진화

Pilates로부터 훈련을 받은 후세 강사들은 그의 다양하고 광범위한 업적을 더욱 확장시켰다. 우리는 모든 레슨(▶**개요 3.1**)의 토대를 만들기 위해, 전통적인 **필라테스 운동 원리**를 개정했다(PMA Pilates Study Guide 2005, p19).

개요 3.1 필라테스 운동 원칙

- 전신 운동(whole body movement)
- 호흡(breathing)
- 근육 균형 발달(balanced muscle development)
- 집중(concentration)
- 조절(control)
- 중심화(centering)
- 정교(precision)
- 리듬(Rhythm)

다음과 같은 목적을 위해 **필라테스 방법**을 적용한다:

- 전신 운동을 수행하기 위해
- 의식적인 호흡으로 자연스런 운동을 촉진하기 위해
- 근력과 유연성의 균형잡힌 발달을 통해 효율적으로나 생체역학적으로 관절을 부하하기 위해
- 지속적으로 정신을 집중하기 위해
- 통제된 움직임을 통해 효율적인 에너지 사용과 같은, 각 운동에 필요한 만큼의 근력만 사용하기 위해
- 강한 중심으로부터 신체의 모든 움직임을 시작하기 위해
- 정확하고 정제된 움직임을 수행하기 위해
- 호흡을 통해 자연스런 운동 리듬을 얻고 근력을 자극하기 위해
- (PMA Pilates Study Guide 2005, p19)

3.3 전통적 운동 시리즈

Pilates가 가르쳐 왔던 운동들은 **전통적인** 운동으로 간주되고, 그들 운동의 우수성은 제자들의 노트, 역사 기록물, 사진 및 입으로 전달되는 교수법을 통해 알 수 있다. Pilates가 자신의 운동을 수년에 걸쳐 수정해 왔고 또 특정 학생들을 위해 운동을 바꾸어 왔던 것처럼, 필라테스 운동에도 많은 운동 분야들이 존재한다(Kathy Grant와 Ron Fletcher, 2001의 인터뷰에서). 결과적으로 봤을 때, "전통적인 운동과 비전통적인 운동", 또는 "순수 운동과 비순수 운동"에 대한 논쟁은 난해하고, 궁극적으로 불필요하다. " Return to Life"와 그 후에 출간된 책이나 제자들의 훈련 가이드라인을 비교해 보면, 약간의 모순된 진술이 드러난다.

매트 운동이든 장비를 이용한 운동이든 간에, 운동들은 **설정된 순서**로 수행된다. 한 운동에서 다음 운동으로 넘어갈 때는 과도기 포즈를 통해 부드럽게 이루어지는 **운동의 흐름**(flow of Movement)과, 매끄러운 운동 합병이 이루어진다. 운동 순서의 설정을 통해 강사는 운동을 더 쉽게 가르칠 수 있고, 환자들이나 클라이언트들은 운동을 더 빠르게 기억할 수 있다. 근육 기억(muscle memory)은 미리 설정된 운동 순서로 운동이 이루어질 때 활성화된다(Ungaro 2002, p22). 이것은 운동의 흐름(flow of Move ment)이 된다.

Pilates Method Alliance는 ▶개요 3.2-▶개요 3.4에서 운동들과 그들의 운동순서를 기록하였다 (PMA Pilates Study Guide 2005, p66-71).

개요 3.2 초급자 운동 시리즈

1. Hundred
2. Roll Up
3. Single Leg Circles
4. Rolling Like a Ball
5. Single Leg Stretch
6. Double Leg Stretch
7. Spine Stretch
8. Side Kicks
9. Seal

개요 3.3 중급자 운동 시리즈

1. Hundred
2. Roll Up
3. Single Leg Circles
4. Rolling Like a Ball
5. Single Leg Stretch
6. Double Leg Stretch
7. Single Straight Leg
8. Double Straight Leg
9. Criss-Cross
10. Spine Stretch
11. Open Leg Rocker
12. Saw
13. Single Leg Kick
14. Neck Pull
15. Spine Twist
16. Side Kicks
17. Teaser
18. Swimming
19. Seal

개요 3.4 고급자 운동 시리즈

1. Hundred
2. Roll Up
3. Roll Over
4. Single Leg Circles
5. Rolling Like a Ball
6. Single Leg Stretch
7. Double Leg Stretch
8. Single Straight Leg Stretch
9. Double Straight Leg Stretch
10. Criss-Cross
11. Spine Stretch
12. Open Leg Rocker
13. Corkscrew
14. Saw
15. Swan Dive
16. Single Leg Kick
17. DoubleLeg Kick
18. Neck Pull
19. Scissors
20. Bicycle
21. Soulder Bridge
22. Spine Twist
23. Jackknife
24. Side Kick Series
25. Teaser
26. Hip Circle
27. Swimming
28. Leg Pull Front
29. Leg Pull
30. Kneeling Side Kick
31. Side Bend
32. Boomerang
33. Seal
34. Crab
35. Rocking on Stomach
36. Control Balance
37. Push Up

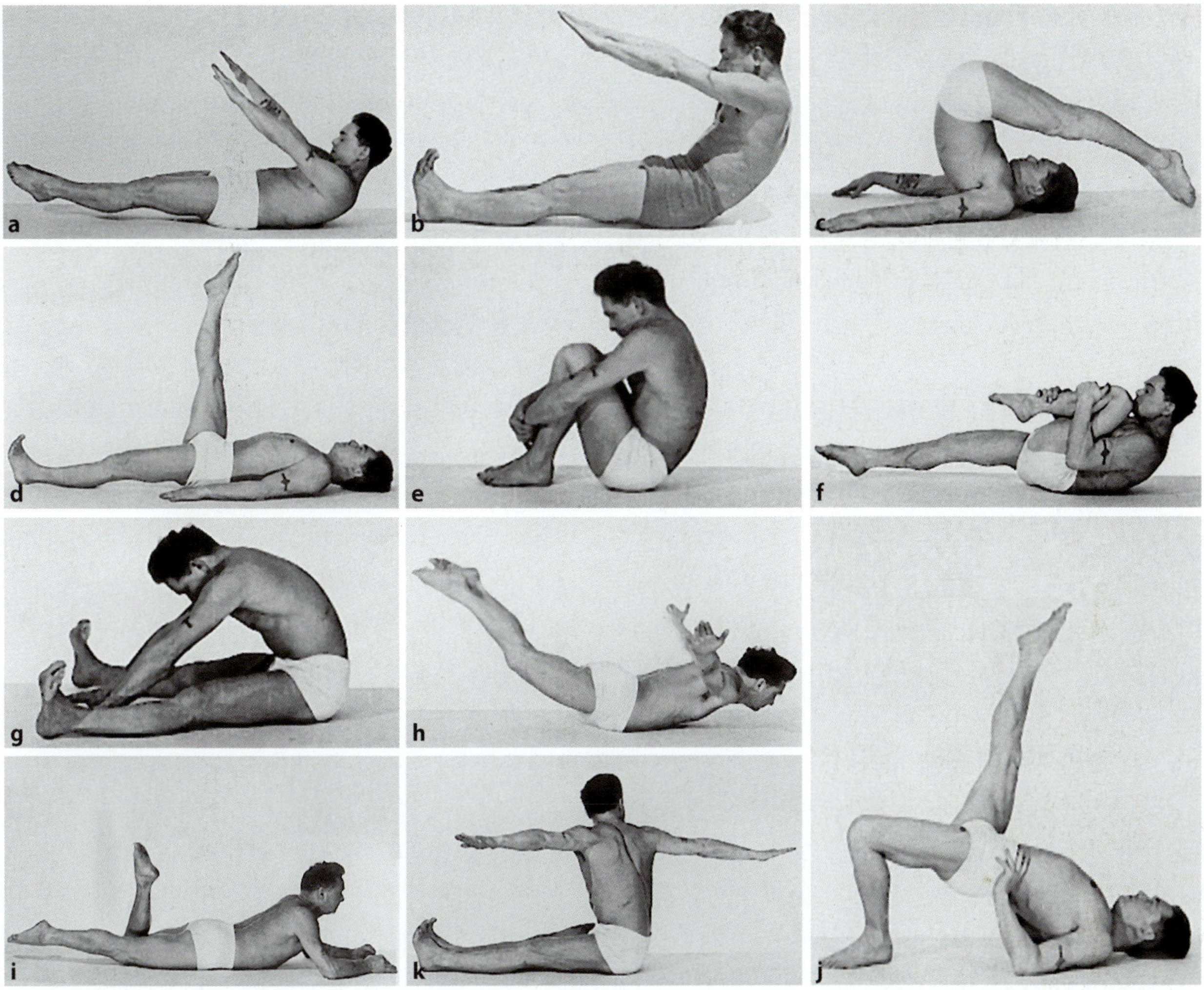

◘ 그림 3.1a–k 고급 운동 시리즈. **a** Hundred, **b** Roll Up, **c** Roll Over, **d** Single Circles, **e** Rolling Like a Ball, **f** Single Leg Stretch, **g** Spine Stretch, **h** Swan Dive, **i** Single Leg Kick, **j** Shoulder Bridge, **k** Spine Twist.

Joseph Pilates는 고급자를 위한 전통적인 운동 시리즈 방법을 보여주고 있다(◘ 그림 3.1).

3.4 전통적인 교수법과 방법론

▪ 교수법

Joseph Pilates의 강의 스타일, 특히 그의 **가혹한 교정법**은 당시 때는 적절한 것일 수 있지만, 오늘날에는 생각할 수도 없는 것이다(Mary Bowen과 Power Pilates의 DVD 기록물). 그가 죽은 후, 그의 원래 교수법은 사람에 따라 다르게 수정되었다. Pilates 방법의 해석은 그의 운동을 가르쳤던 사람에 따라 다르게 변화되었고, 때로는 Pilates의 허가 없이 이루어졌다.

▪ 방법론

특정 개념은 전통적인 필라테스 훈련의 특성에서 나온 것이고, 아래에 기술되어 있다. 몇몇 개념들은 오늘날까지 타당성을 가지고 있고, 매트 운동과 장비 운동을 할 때 이행될 수 있다.

▪▪ 필라테스 호흡

Joseph Pilates는 올바른 호흡이 삶의 특효약이라고 했다. 집중적인 호흡은 피를 정화시키고, 활력을 되찾게 한다. 완전한 날숨과 후속의 깊은 들숨은 최대 산소량을 몸으로 전달시킨다. 전통적으로:

- 운동을 하기 전에 코를 통한 들숨을 하고, 그 다음
- 코를 통한 날숨이 운동 도중에 일어난다(Gallagher와 Kryzanowska 1999, pp13, 32ff).

몇몇 학자들은 Romana Kryzanowska를 인용하여, 운동하는 동안에 들숨을 하고, 운동이 끝나고 이완시 날숨하도록 권장하고 있다(Friedman과 Eisen 2005, p17).

3

▪▪ 필라테스 스탠스: 발 위치/선 자세

양쪽 다리의 가쪽돌림은 전형적인 V자 필라테스 서기 자세를 취하게 하여, 양쪽 발꿈치와 종아리의 안쪽면이 닿도록 만든다. 이 자세는 전형적인 **군인 자세**이고, Pilates는 일생 동안 체조 운동을 위한 시작 자세로 이 자세를 선호했다(Gallagher와 Kryzan owska 1999, p27).

▪▪ 척추뼈를 매트에 닿게 하라

생체역학에 대한 Pilates의 생각에 따르면, 운동을 하는 동안 척추는 신생아의 척추처럼 일자등(편평등)을 유지해야 한다고 했다. 편평등(일자등)의 의미는 누운 자세에서 척추로 바닥을 압박해야 한다는 것이다(Return to Life, 1945, in Gallagher와 Kryzanowska 2000, p59). **매트를 척추뼈로 누르라**는 지시는 비슷한 목적을 갖는다: 골반을 뒤쪽경사하면, 모든 허리뼈가 매트에 닿게 되고, 이것은 특정 운동을 할 때 이상적인 안정성 토대를 형성한다.

▪▪ 배꼽을 척추쪽으로 당겨라/배를 움푹하게 만들어라: 배를 홀쭉하게 만들어라.

이런 운동의 지시는 종종 척추뼈를 매트에 닿게 하라는 지시와 함께 이루어진다. 배 근육은 배꼽과 척추뼈 사이의 거리를 좁게 만드는데 작용한다. Pilates는 핵심 몸통(갈비뼈와 엉덩관절 사이의 부위)을 **파워하우스**(powerhouse) **또는 근력 이음대**(girdle of strength)라 불렀다(Gallagher와 Kryzan owska 1999, p27). 이런 파워하우스의 활성화는 모든 운동의 기초이다.

▪▪ 양쪽 엉덩이를 모으시오.

"여러분이 서 있거나, 앉거나 누워 있을 때, 양쪽 엉덩이 사이에 동전이 꽂혀 있다고 생각해 보자. 가상의 동전을 쥐기 위해 양쪽 엉덩이 근육을 수축해 본다. 이들 근육을 계속 훈련시킨다…"(Gallagher와 Kryzanowska 1999, p14).

▪▪ 턱을 가슴으로 가져가시오.

척추를 젊고 유연하게 만들고, 또 폐를 깨끗하게 만들기 위해, 필라테스 운동은 다양한 종류의 롤링 운동(rolling movement)을 가지고 있다. 한 번에 하나의 척추뼈를 롤링시키기 위해, 머리를 앞쪽으로 굽힘하여 목 뒤쪽을 길게 만들고, 턱이 복장뼈에 닿도록 움직이거나(Friedman과 Eisen 2005, p31) 또는 턱이 복장뼈와 평행하도록 유지한다(Ungaro, 2002, p15). 이런 목의 자세는 목을 보호하고, 롤링 운동을 할 때 중심화를 촉진시키고, 또 누운 자세에서 운동을 할 때 척추뼈가 매트에 닿도록 돕는다.

▪▪ 어깨를 엉덩이 쪽으로 가져가시오.

양쪽 어깨뼈가 아래쪽에 위치하면, 목이 늘어나고 또 목과 어깨의 긴장이 이완된다. 이때 **양쪽 어깨뼈**는 정상적인 위치보다 **척추 쪽**으로 더 당겨지고, 아래쪽으로 내려가야 한다(Ungaro, 2002, p16).

3.4.1 전통적 수업 구조

- 장비 운동과 매트 운동이 각 운동 회기 동안 하나의 순환 운동 형태로 결합되었다.
- Pilates는 운동을 위해, 예를 들어, 롤링 운동을 촉진하기 위해 머리 쪽 매트 위에 나무막대가 있고, 발 쪽에 고리가 있는 특별히 **두꺼운 매트**를 개발했다.
- 1940년대, Jaccob's Pillow의 댄서 캠프를 위해 **전용 매트 프로그램**을 개발했다(Stacey Redfield May 2011에 의한 정보).

! 훈련의 목표는 “몸을 고양이처럼 유연하게 만들고, 강한 근육을 만드는 것이었다” (Return to Life, 1945, in Gallagher와 Kryzanowska 2000, p57).

- Pilates는 **1주에 3번씩** 학생들이 훈련에 참가할 것을 요구했다.
- 모든 참가가는 **초급자 프로그램**부터 시작했다.
- **운동을 10회 이상 반복하지 않았다:** “좋아하는 운동”이라고 해서 너무 자주 해서도 안 되고, 좋아하지 않는 운동이라고 해서 수행하지 않으면 안 된다.
- 수업을 할 때, 가급적 **이야기를 적게 하고, 휴식시간을 주지 않았고**, 또 물을 마시지 않도록 했다.
- 운동 후에는, **차가운 물의 샤워**와 솔을 이용한 전신 마사지를 권장했다(John Steel, 2007).
- **매일 첫 5–9 가지 매트 운동을 집에서** 적어도 10분간 연습하도록 지시했다.

! 훈련과 샤워를 하는 총 시간은 45분 소요되어야 한다 (CD: Ungaro, 2000).

참고문헌

Friedman P, Eisen G (2005) The Pilates method of physical and mental conditioning. Penguin Books, London

Gallagher S, Kryzanowska R (1999) The Pilates method of body conditioning. Bainbridge Books, Philadelphia (PA)

Gallagher S, Kryzanowska R (2000) The complete writings of Joseph H. Pilates: Your HEALTH 1934 – Return to life through contrology 1945, The authorized editions. Bainbridge Books, Philadelphia (PA)

Pilates Method Alliance (2005) The PMA Pilates Certification Exam Study Guide. Pilates Method Alliance Inc., Miami (FL)

Ungaro A (2000) Portable Pilates Mat Class at the Pilates Center of New York. Tribeca Bodyworks, New York

Ungaro A (2002) Pilates. Dorling Kindersley Verlag, Starnberg

예방 운동으로서의 필라테스 : 기초

Verena Geweniger, Alexander Bochlander

4.1 방법론적 정의 - 20
4.1.1 운동범주 - 20
4.1.2 기능적 그룹 - 22
4.1.3 기능해부학 - 23
4.1.4 기능적 생체역학 - 31
4.1.5 필라테스 - 용어 - 34
4.1.6 흔한 질환과 금기증 - 39

4.2 진전 (난이도를 높임) 과 후퇴 (난이도를 줄임) 의 매개변수 - 43

4.3 평가 기법 - 44

4.4 실수 - 55

4.5 작은 도구의 이용 - 61

참고문헌 - 61

4

4.1 방법론적 정의

필라테스 훈련의 목표는 세심한 분석과 체계적 의사소통을 통해 최상으로 충족될 수 있다.

- 첫째, 필라테스의 효율성은 신체 반응을 통해서만 측정될 수 있다.
- 둘째, 각 운동들은 환자나 클라이언트의 특별한 요구에 관계없이, 훈련 경험을 최적화하는 명확한 방법론적 구조를 필요로 한다.

다음 주제는 유능하고 구조화된 작용의 토대를 제공할 수 있다.

■ 방법론적 작용의 원칙

필라테스 운동을 정확하게 수행하려면, **기본적인 원칙**을 준수해야 한다. Pilates Method Alliance는 필라테스 강사를 위한 책자에서 아래와 같은 운동 원리를 기술하고 있다.

- **전신 운동 :** 단독 근육에 초점을 맞추는 다른 운동 방법과는 달리, 필라테스 운동은 전신을 이용한다. 운동조절의 관점에서, 필라테스의 원칙은 "가능한 작게 그리고 필요한 만큼 많이"이다.
- **호흡 :** Pilates는 "무엇보다, 호흡이 정확해야 한다."고 했다(Your Health, 1934, in Gallagher와 Kryzan owska 2000, p36). 의식적인 호흡, 특히 완전한 날숨은 자연스런 움직임을 촉진하고, 신체의 각 세포로 산소를 공급한다. 통제된 호흡은 신체적으로나 정신적으로 활기를 찾게 하는 "내적 샤워"와 비교된다(Your Health, 1934, in Gallagher와 Kryza nowska 2000, p55).
- **균형된 근육 발달 :** 전신 운동은 매트 위에서나 또는 장비 이용을 통해 수행될 수 있다. 필라테스 훈련은 균형된 근력과 유연성의 발달을 촉진한다. 생체역학을 고려하면서 관절에 부하를 가한다. 신체의 한 부위가 다른 부위에 비해 과도하게 발달되지 않도록 운동 횟수를 제한한다.
- **집중 :** 훈련을 적절하게 수행하기 위해서는 지속적인 집중이 필수적이다. 정신이 산만하지 않아야 되고, 일상을 잊어야 한다. 운동과 신체에 대한 그들의 효과를 인지하면, 손상을 예방할 수 있고, 정신적 이완 상태를 촉진할 수 있다.
- **조절 :** 조절은 필라테스의 중심 개념이다. Pilates는 신체와 정신을 초월하는 엄격한 수련을 반영하기 위해 자신의 운동방법을 "Contrology"이라고 했다. 규칙적인 운동과 건강한 생활 양식만이 건강과 피트니스의 이상적인 상태를 재설정할 수 있다. 이런 전인적인 접근법은 모든 운동이 완전한 조절로 수행되는 것을 필요로 한다. 통제된 운동은 적절한 근육의 힘을 발생시킨다. 근력과 에너지는 일상활동을 잘 할 수 있도록 효과적으로 적용되어야 한다.
- **중심화 :** 모든 운동은 몸통 근육의 작용으로 시작하고, 전체 움직임을 일으키기 위해 한 운동에서 다른 운동으로 진행할 때 몸통의 조절이 유지되어야 한다. Pilates는 신체의 활기를 위해 몸통 근육의 톤과 근력뿐만 아니라, 근육의 신장성과 가동성을 향상시키려고 노력했다.
- **정교성 :** 정교성은 조절의 파트너이다. 운동을 효율적이고 정확하게 수행하려면, 최고의 집중과 신체 수련이 필요하고, 모든 운동의 효율성을 최대화해야 한다. 수 많은 중간 운동을 통해 특별한 신체적 목표를 달성함으로서, Pilates는 특정 운동의 수많은 반복을 피했다. 근육의 미세한 조정은 스튜디오 안팎에서 수행할 수 있는 우아한 운동 패턴을 만들어냈다.
- **리듬 :** 운동의 자연스런 리듬은 의식적인 호흡 사용과 개별 운동을 연결해 주는 자연스런 운동 전이에 의해 이루어진다. 이런 전신 활동은 정신적 흐름 뿐만 아니라 육체적 흐름을 촉진하고, 일상생활을 위한 운동 기술을 연마시킨다.

4.1.1 운동범주

위에서 언급된 필라테스 운동 원칙을 갖춘 균형잡힌 운동을 디자인할 때, 필라테스 운동은 여러 개 범주로 나누어질 수 있다. 모든 운동 회기는 각각의 운동범주를 포함할 뿐만 아니라, 학생들의 개별 요구를 반영하고 있다. **운동의 순서**는 미리 설정되는 것이 아니라, 아래 사항에 따라 좌우된다:

- 현재의 학생 피트니스 수준
- 강좌의 초점이나 주제

— 조화로운 움직임 전이의 필요성

운동 구성이 약 10주간 지속적으로 유지될 때, 운동의 경험이 가장 효율적일 것이다. **부드러운 운동**의 전이는 장비를 이용할 때보다 매트 운동을 할 때 매우 중요한 역할을 한다. 예를 들어, 운동 순서에 맞게 운동을 할 수 있도록 신체를 잘 준비하기 위해, 신장기법을 먼저 적용할 수 있다.

❗ 각 운동 회기 동안, 한 운동에서 다음 운동으로 부드럽게 연결될 수 있는 운동들을 선택해야 한다.

개요 4.1 운동 범주

1. 누운 자세
   - 몸통 통합
   - 배 강화
2. 옆으로 누운 자세
   - 안정화
3. 앉은 자세
   - 똑바른 자세
4. 엎드린 자세
   - 몸통 강화
5. 팔을 통한 체중부하 자세
   - 근력지지
6. 전신 통합
   - 복합 협응
7. 오버헤드 조직
   - 거꾸로된 자세
8. 선 자세

1. 누운 자세

— **몸통 통합 :** 누운 자세에서 몸통 중심과 팔다리 움직임의 조절은 안정화 근육의 인게이지를 유발시킨다. 선택된 호흡 패턴은 이런 활동을 지지한다. **활동적인 시작 자세**(active starting position)**는 척추 신장**(axial elongation)**이나 동적 긴장**(dynamic tension)을 포함한다.

— **배 강화 :** 척추(등뼈와 목뼈)의 관절운동(articulation)은 배 근육을 구심성과 원심성으로 훈련한다. 목적에 맞는 호흡의 이용은 머리, 목, 어깨의 좋은 정렬(good organization)을 지지하고, 또 몸통 운동 동안 척추 신장을 촉진한다.

2. 옆으로 누운 자세

— **안정화 :** 기저면의 감소와 지렛대 길이의 조절(팔이나 다리의 움직임을 통한)은 안정화를 발달시키고 척추 신장을 유지한다. 지지하는 팔은 기능적으로 몸통과 통합된다.

3. 앉은 자세

— **똑바른 자세 :** 최적의 척추 분절 정렬은 힘의 작용이 필요없는 앉은 자세를 가능하게 하고, 특별한 호흡 패턴에 의해 지지된다. 동적 긴장에 의한 몸통 근력의 활성화는, 몸통을 움직이는 동안 몸통의 조절과 동적 안정성을 촉진한다. 목뼈/어깨 부위는 기능적으로 조직되어야 한다.

4. 엎드린 자세

— **몸통 강화 :** 이런 운동은 척추를 펴하는 방향으로 움직이는 동안, 척추 신장을 유지하는데 초점을 맞춘다. 뒤쪽 근육을 강조함으로서 몸통을 강화한다. 팔다리는 운동 강도를 증가시키기 위해 지렛대로 작용한다.

5. 팔을 통한 체중부하 자세

— **근력지지 :** 몸통과 팔의 능동 통합 뿐만 아니라, 몸통과 관련된 팔의 정렬도 안정된 연결을 만들어 낸다. 머리와 목은 능동적으로 안정화되어야 하고, 팔은 지지를 위해 근력강화되어야 한다.

몸통 아래에 있는 팔의 정렬 뿐만 아니라, 몸통과 팔의 능동 연결도 안정된 연결을 형성한다. 머리와 목은 능동적으로 안정화되고 공간에서 유지되어야 하며, 지지하는 팔은 근력 강화되어야 한다.

6. 전신 통합

— **복합 협응 :** 개별 신체 분절의 선택적 움직임은 협응, 운동조절 및 안정성을 어렵게 만든다.

운동과 호흡의 연결은 조화로운 움직임 패턴을 촉진시킨다.

■■ 7. 오버헤드 운동(거꾸로된 자세)

이 범주의 운동은 **거꾸로된 자세**에서의 효율적인 운동 수행을 강조하고, 유연성과 동적 근력을 요구한다.

■■ 8. 선 자세

다리의 축을 통한 좋은 정렬의 똑바른 서기 자세는 로코모션의 근본이다. **동적 긴장을 통해 신장**을 일으키는 반대 힘의 활성과 함께, 잘 조직된 몸통은 안정성을 제공하고, 관절에 가해지는 충격을 감소 시킨다.

4

■ 운동범주의 적용

첫 번째 범주의 운동은 운동을 **시작**할 때 수행되는 운동이고(첫 10-15분), 전체 운동 강좌의 진전에 중요한 역할을 한다. 클라이언트는 일상의 관심을 끊고 자신의 신체에 관심을 갖고 의식적으로 움직여야 한다. 운동 지시는 간결하지만 정교하게 이루어져야 하고, 너무 많은 지시는 집중을 방해할 뿐만 아니라, 움직임을 산만하게 만든다.

특정 운동의 초점에 따르면, 나머지 4개의 운동범주에 속하는 운동들은 나머지 강좌 시간인 **25-35분** 동안에 선택될 수 있다.

이미 앞에서 제시된 이들 4 항목의 순서를 따를 필요는 없다. 목표는 나머지 3개 항목으로부터 선택된, 보다 복잡한 운동을 준비하는 것이다. 전신 통합 운동, 오버헤드 운동과 선 자세 활동은 강좌의 마지막 15-20분에 수행한다. 이들 운동은 사전에 설정된 안전하고 올바른 운동을 이해하고 신체를 잘 준비시키는데 필수적이다. 그래서 강좌를 마무리할 때 이들 운동을 실시해 본다.

❗ 초급자 레벨의 사람은 운동범주 7과 8의 운동 선택을 선택하지 말아야 하고, 전신 통합을 위한 더 간단한 운동들을 포함시켜야 한다. 그러나 오버헤드 운동들은 나중에 소개되어야 한다.

똑바른 신체 정렬, 선 자세에서의 균형 운동, 그리고 참가자와 강사의 눈 접촉은 참가자의 수준에 관계없이, 각 운동을 **훌륭하게 마무리**한다.

지적 운동(intelligent movement)을 통해, 클라이언트는 자신의 신체를 깨닫게 되어야 하고, "좋은 자세(good posture)"의 의미를 경험해야 하고, 또 그들의 경험을 일상 운동으로 통합할 수 있어야 한다.

4.1.2 기능적 그룹 (◘그림 4.1)

필라테스가 전인적인 운동 접근방법이기 때문에, 필라테스 운동을 특정한 신체부위의 운동으로 **세분화하기 어렵다**. 역사적으로 볼 때, 운동의 난이도에 따라 즉, 쉬운 운동에서 어려운 운동의 순으로 체계화되고, 교육되어 왔고, 특별한 요구에 따른 각 개인에 대한 훈련보다는 온전히 학습 방법을 강조했다. 우리의 관심은 현대 과학적 기준을 충족하기 위해 그들의 **기능적 연결이나 관계**를 확인하는데 있다. 그러므로 필라테스 운동은 방법론적 상황과 기능적 그룹과 관련된다:

- 첫째, 그들은 국소적으로 효율적이고,
- 둘째, 그들은 상호관계가 있다.

그들은 클라이언트의 개별적 요구에 완벽하게 적용될 수 있다.

사람의 기능적 그룹은 ▶**개요 4.2**에서 다음과 같이 요약될 수 있다(◘그림 4.1a):

◘개요 4.2 기능적 그룹
- 목뼈, 머리 및 어깨
- 등뼈와 어깨 및 팔
- 몸통, 골반 및 다리
- 팔
- 다리

■■ 목뼈, 머리 및 어깨 (◘그림 4.1b)

기능적으로 그리고 생체역학적으로, 신체의 이들 3 부위는 밀접하게 연결되어 있다. 감각 기관(눈, 귀 및 전정기관)의 위치와 방위는 높은 가동성을 요구한다. **음식물을 섭취하고, 냄새와 맛**을 느끼려면, 머리, 혀 및 턱의 통합된 움직임이 보장되어야 한다.

» 사람은 눈, 척추 및 전신을 움직여 관심이 가는 곳을 쳐다본다 (Feldenkrais 1981, 1985).

기능적 그룹의 중요성은 목과 어깨 부위의 연결된 **운동조절계**에 의해 반영된다. 신경생리적 반응 패턴은 신경계의 건강한 상태를 반영하는 머리와 감각기관의 **자세 반사**를 유발시킨다. 신경계, 순환계, 근육계 및 근막 등의 연결 때문에, 어깨가 많은 신체 기능의 축이다.

▪▪ 등뼈와 어깨/팔 (▣그림 4.1c)

이들 두 부위는 힘과 움직임의 전환 동안 분리될 수 없는 연결 부위이다. **양쪽 팔을 동시에** 머리 위로 움직이는 활동은 등뼈의 폄 가동성을 필요로 한다. **한쪽 팔**의 움직임은 등뼈의 폄과 돌림의 결합을 필요로 한다. **어깨뼈의 움직임**은 갈비뼈와 가슴벽의 움직임과 직접적으로 관련된다. 이 부위에서 근력과 연결의 부족은 기능에 즉각 영향을 주고, 다양한 증상에 기여한다.

▪▪ 몸통, 골반 및 다리 (▣그림 4.1d)

근육계, 신경계 및 뼈대계의 연결은 이들 3 부위를 직접 및 간접적으로 연결한다. 광범위한 다관절 근육계와 근막 슬링은 운동사슬로부터 힘을 위쪽으로 그리고 아래쪽으로 전달한다. 이런 기능적 그룹의 작은 정렬 편위도 주요 문제와 손상을 일으킬 수 있다. 전체 안정근과 국소 안정근의 협력작용은 가동 근육의 작용과 함께, **기능적 안정성과 운동조절**을 제공한다. 배벽의 깊은 근육과 얕은 근육은 중요한 역할을 하는 가로막과 골반의 연결인 몸통을 고정한다. 이런 운동조절은 신경생리적 교정 유발 기전에 의해 성취된다(**피드-포워드**, 용어해설: Hodges 1999 참고).

❗ 아래 허리뼈는 필라테스 훈련을 하는 동안 매우 중요한 부위로 간주되는데, 그 이유는 하중과 힘의 전달에 중요한 역할을 하기 때문이다.

▪▪ 팔 (▣그림 4.1e)

미세한 운동조절이 가능하다면, 능동이든 또는 수동으로 움직이든 간에 팔은 정상 기능에 대해 매우 의존적이다. 장애가 없다면 특별한 잡기 기능을 가진 팔꿉관절, 손목관절과 엄지 관절이 일상 활동을 수행할 수 있게 된다. 나선형 팔 근육의 배열은 **소단위 운동조절과 대단위 운동조절**을 가능하게 만든다. 생리적 변화의 측면에서 보면, 체중부하에 대한 팔의 중요성은 사라졌다. 일반적으로 팔의 힘 전달은 **열린운동사슬**을 통해 작동한다(▶단락 8.4.1).

▪▪ 다리 (▣그림 4.1f)

다리는 지면에 접촉되는 지점을 제공한다. **로코모션**(걷기, 달리기, 점핑, 댄싱, 스포츠 등)은 다리의 사용을 통해서만 가능하다. 보행 패턴은 각 사람들의 특성을 나타낸다: 특정 상황의 경우에는 달리기가 생명을 보존해 줄 수 있는 활동이고, 목표 달성에 중요한 역할을 한다. 똑바른 서기와 보행의 발달은 인류에게 중요한 장점을 제공했고, 필라테스 훈련의 목표가 바로 부드럽고 자연스런 로코모션이다. 뼈 구조물로의 힘 전달은 주로 **닫힌운동사슬**에서 나선형으로 배열된 근육을 통해 일어난다(▶단락 8.4.1).

4.1.3 기능해부학

▪ 결합조직

결합조직은 여러 기능을 수행하는 모든 신체 기관에 중요한 기질을 제공한다. Van Wingerden(1998)은 다음의 **근육뼈대계 유형**을 확인했다:

- 정상 결합조직(힘줄, 인대, 관절주머니, 피부)
- 특별한 기능을 가진 결합조직(지방조직, 탄력조직, 점액조직, 림프조직)
- 연골(유리연골, 탄력연골, 섬유연골)
- 뼈

3 종류의 섬유가 결합조직을 형성한다:

- 콜라겐 섬유(예, 관절주머니, 인대 및 근섬유의 장력강도)
- 그물섬유(평활근/기관의 그물망)
- 엘라스틴 섬유(연령 의존성, 재활 특이성)

생리적 적응 뿐만 아니라 유전적 근거가 섬유 유형을 결정하는 요소이다. 이런 과정의 이해는 필라테스 훈련 동안 좋은 자극을 강조하고, 파괴적 요소를 피하는데 도움을 줄 수 있다.

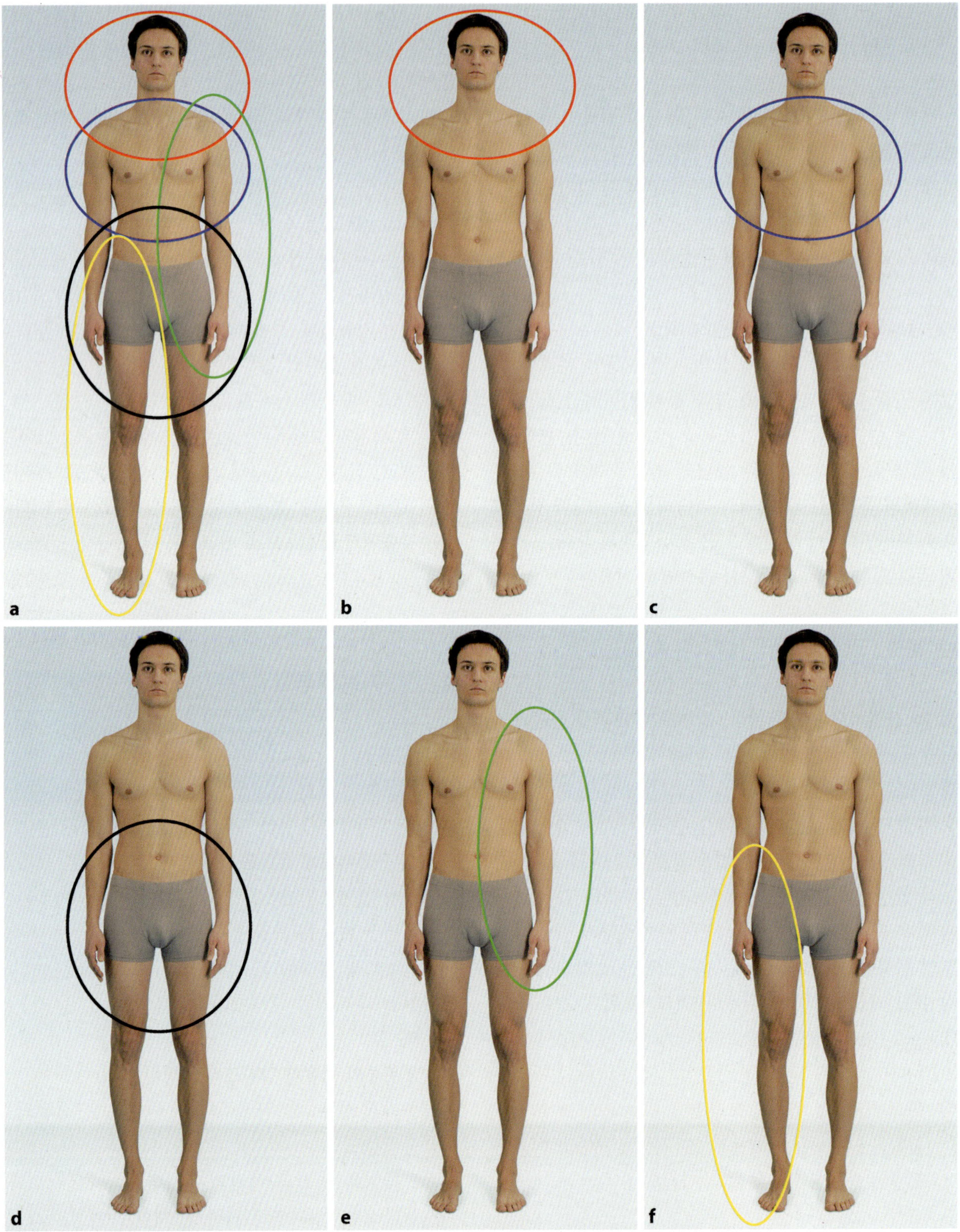

그림 4.1a–f 사람의 기능적 그룹. a 전신, b 목, 머리 및 어깨, c 등뼈와 어깨/팔, d 몸통, 골반, 다리, e 팔, f 다리.

■ 비수축성 조직

근막, 인대 및 관절과 같은 구조물은 특별한 관심 부분이다. 이들 구조물은 모든 작용의 효율성을 위해 간접적으로 변수를 조절하는 기능을 한다. 필라테스 훈련 동안, 이들 비활성 구조물은 의식적인 자세 취하기와 특별한 자세 교육을 통해 하중되고 비하중 될 것이다.

■■ 뼈

필라테스 훈련 동안, 몇 가지 이유 때문에 뼈 구조물에 관심을 집중해야 한다:

- 뼈는 하중에 반응하여 특별하게 **변화하는 반응성 조직**이다. 그러므로 운동 프로그램 동안, 특별한 하중 분포를 고려해야 한다. 이들 생리적 이슈와 병태생리적 이슈는 필라테스 매트 훈련과 장비 훈련 사이의 차이를 필요로 한다. 뼈밀도를 증가 시킬 수 있는 긴뼈와 척추뼈의 압박은 매트 훈련 보다 장비(예, 리포머와 체어) 훈련에서 더 쉽게 이루어진다.
- 정렬과 지레대 길이의 변화는 **물리적 유형**의 차이 결과로 일어난다. 평균 체구(170cm 까지)나 팔다리 길이를 위해, 전통적으로 설계된 운동은 운동의 특성과 가능성을 뚜렷하게 변화시킬 수 있다.

■■ 힘줄과 인대

인대는 뼈와 뼈를 연결하는 구조물로서, 힘을 전이한다. **힘줄**은 근육을 뼈에 연결한다. 인대와 힘줄은 스트레스에 신체가 적절하게 반응하도록 하는 강력한 고유 **수용성 기능**을 가지고 있다.

■■ 근막

결합조직의 형성 요소, 근육과 장기를 둘러싸는 막, 그리고 그들을 연결하는 부위; 최근 까지, 근막은 순수한 수동 역할을 하는 것으로 간주되었다. 그러나 근막의 손상(예, 수술이나 광범위한 화상으로 초래되는)은 가동성, 순환, 그리고 관련 구조물의 기능에 커다란 영향을 줄 수 있다. 근막 연결에 대한 이런 파괴적 효과는 발바닥 근막에 이르는 먼 부위까지 전달될 수 있다. 예를 들어, 발바닥근막의 당김은 신체를 통해 운동 흐름을 방해하여, 어깨와 목 부위의 증상을 초래할 수 있다.

최근 연구 결과에 따르면, 근막이 통증 전달에 있어서 중요한 역할을 한다는 것이다. 근막이 장력(tension)을 변화시킬 수 있기 때문에, 능동조직으로 간주되기도 한다(Schleip 2009 참고).

비수축성 구조물에서 일어나는 몇가지 변화를 아래의 예로서 제시한다.

예

비수축성 조직의 변화

- **다리 축:** 적절한 다리 축은 엉덩관절 중심, 무릎뼈 중심 그리고 2번째 발허리뼈를 지나간다.
- **밖굽이/안굽이 자세:** 다리의 부정정렬로서, 넙다리뼈머리의 앞쪽번짐이나 종아리뼈의 비틀림에 의해 생리적으로 발생된다.
- **옆굽음증:** 옆굽음증은 명확한 원인을 알 수 없고, 척추에서 일어나는 부정정렬로서, 대개 돌림 요소를 가지고 있다. 옆굽음증으로 인해 모든 척추 레벨에서 움직임 소실이 일어날 수 있다.
- **해부학적 다리길이 차이:** 성장 장애는 다리 길이의 불균형을 초래할 수 있다.

클라이언트의 **신체 평가**는 특별하고 적응적인 **운동 프로그램**을 이끌어내고, 또 원하는 훈련 목표의 충족을 촉진할 수 있다. 비수축성 구조물을 향상시키는 부가적인 조치(도수치료, 신장기법 등)도 좋은 운동 결과를 촉진할 수 있다.

■ 수축성 조직

모든 운동 동안, 근육의 **동적-능동 안정화** 기능 때문에, 근육은 필라테스를 포함한 운동의 형태에 중요한 역할을 한다.

■■ 몸통 안정근

몸통 안정화 근육은 능동 조직의 전통적 개념에서 매우 중요하다.

- 배 근육(수직 근육과 빗 근육)이 몸통 중심에 위치한다.
- 배 근육이 등 근육과 함께 직접 또는 간접적으로 협력작용한다.
- 골반바닥근과 가로막의 가로 근육이 능동 안정화에 인게이지한다.

❗ 배 근육, 골반바닥근과 가로막의 협력 작용은 파워 실린더(옛날: 파워 하우스)로 불린다 (▣ 표 4.1). 이런 파워 센터는 말초(팔다리)의 움직임 조직을 위한 토대를 제공한다.

■■ 근활성의 계층

근활성의 계층은 생체역학적으로 매우 중요하고, 여러 학자들에 의해 입증되었다(Hodges 1999; Vleeming 등 2007).

❗ 돌림축 근처에 위치한 근육들은 전신 안정근이 작용하기 전에 국소 안정근으로서 활성화되어야 한다(그러므로 적절한 수행 능력을 필요로 한다). → 몸통 안정성은 타이밍의 문제이지, 힘의 문제는 아니다.

필라테스 방법의 관점에서 볼 때, 수축성 구조물은 전신적인 관점에서 고려되어야 하고, 전통적으로 **해부학적 관계**에 관심이 집중된다:

- 상체와 몸통의 근육은 팔을 지지하는 단일체로 작용한다.
- 몸통, 골반 및 다리의 근육은 다리를 지지하는 단일체로 작용한다.

골반은 힘의 전달에 있어 매우 중요한 역할을 한다. Feldenkrais(1981, 1985), Vleeming 등(2007), Hodges(1999), Larsen(1997), Myres(2004) 등의 소견은 지난 25년 동안 기능 해부학(국소 해부학과는 반대로)을 선호하고, 훈련을 위한 건전한 과학적 시작점을 제공한다.

■■ Vleeming(2007)에 따른 근육 슬링

❗ 운동 동안 척추 신장은 근육 슬링에 의해 접근될 수 있는, 공간적으로 적절하게 조직화된 가동범위로 간주된다.

큰 근육군과 그들을 연결하는 근막은 짝힘(force couple)으로서 작용한다. 근육은 단독으로 작용하지 못한다: 근막계의 적절한 상호작용은 기능적이고 협응적인

▣ 표 4.1 파워 실린더와 파워하우스

파워하우스(옛날 정의)	파워 실린더(확장된 정의)
배가로근	배가로근
배속빗근/배바깥빗근	배속빗근/배바깥빗근
척주세움근, 뭇갈래근	척주세움근, 뭇갈래근
	가로막
	골반바닥근

움직임을 허용하고, 관절의 안정성과 보호를 보장한다.

Vleeming(2007)에 따르면, 근육 슬링은 **4가지 시스템**으로 구성된다(▣ 그림 4.2).

앞쪽 빗 근육계 (AOS, ▣ 그림 4.2a)

- 배바깥빗근
- 반대쪽 배속빗근
- 반대쪽 모음근

기능: AOS는 두덩결절과 엉치엉덩관절의 힘 폐쇄에 중요한 역할을 한다.

뒤쪽 빗 근육계 (POS, ▣ 그림 4.2b)

- 넓은등근
- 등허리근막
- 반대쪽 큰볼기근

기능: POS는 돌림운동과 보행 동안, 골반대로 가는 힘 전달과 엉치엉덩관절에 중요한 역할을 한다.

깊은 세로 근육계 (DLS, ▣ 그림 4.2c)

- 척주세움근
- 뭇갈래근
- 엉치결절인대
- 넙다리두갈래근
- 긴종아리근
- 앞정강근

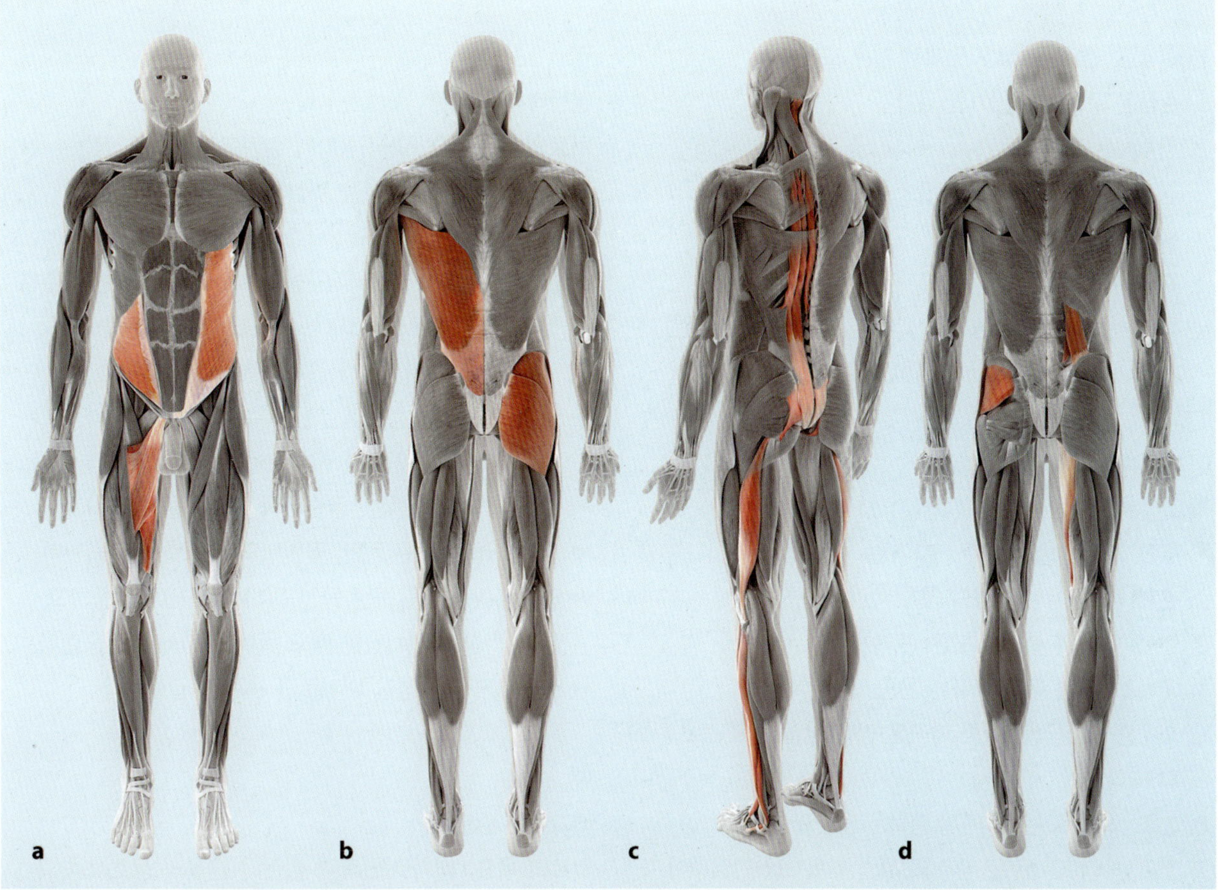

▣ 그림 4.2a–d 근육 슬링. a 앞빗계(전사선계, AOS), b 뒤빗계(후사선계, POS), c 속층 세로계(심층 수직계, 인), d 가쪽계(외측계)(Vleeming 등, 2007).

기능: DLS는 보행 동안 모든 걸음에 인게이지하고, 위쪽 몸통으로 운동에너지를 전달한다; 넙다리두갈래근은 다리와 골반 사이의 연결로서 작용한다.

가쪽 근육계 (LS, ▣ 그림 4.2d)

- 중간볼기근과 작은볼기근
- 반대쪽 모음근
- 반대쪽 넙다리네모근

기능: LS는 보행과 서기 자세에서 골반의 기능적 안정성을 보장한다.

▪▪ 생리적 근육 양상: 능동불충분과 수동불충분

만약 근육이 가동범위의 끝지점까지 관절을 움직이게 하면(예, 무릎 굽힘), 능동 작용이 더 이상 일어날 수 없을 때까지 근육 내 Z선의 간격이 좁아진다. 우리는 이것을 근육의 **능동불충분**(약증)이라 부른다. 이런 현상은 복잡한 필라테스 운동 동안에 일어날 수 있다. 이런 약증은 근경련으로 인지될 수 있다.

수동불충분은 수동에 의한 움직임 억제와 함께, 근육의 길어짐에 의해 일어난다. 생체역학적으로, 신경근육 억제는 결합조직의 단축 보다 더 중요한 의미를 갖는다.

이들 원리는 필라테스 운동의 자세 취하기와 실행 동안에 고려되어야 한다.

▪▪ 근육 컨디셔닝 (muscle conditioning)

전체론적으로 이들 근육계의 중요한 특성은 필라테스 운동 스펙트럼을 강화하고, 중요성을 더 넓게 만드는데 도움을 줄 것이다. 그럼에도 불구하고, 널리 수용되는 근육 훈련과 발달의 일반적인 원칙을 여기에서 거론할 것이고, 필라테스 운동의 훈련 목표를 설정할 때 **일반적인 훈련 원칙**이 고려되어져야 한다(다른 주제: 일반적인 훈련 원칙).

개요 4.3 훈련 시작 시점에서 기본 고려사항

1. 손상된 구조물의 평가와 검사
2. 상처치유의 단계
3. 상처치유에 영향을 주는 요소들
4. 특정 스포츠 특징의 확인
5. 수행 수준의 결정
   1–3점은 재활에 적절하고, 4점과 5점은 건강을 위한 예방 운동과 스포츠에 적절함.

개요 4.4 훈련 계획의 10가지 원칙

1. 훈련 기간: 며칠, 몇 주, 몇 개월
2. 훈련 강도: 저항/하중의 양
3. 반복: 무게와 속도에 따른, 반복횟수
4. 시리즈: 훈련 목표에 따른 운동 세트 수
5. 과하중: 효율적인 하중 자극은 정상의 일상 요구보다 더 크다.
6. 빈도: 하루 또는 1주에 수행하는 훈련의 횟수
7. 전이성: 과제 세트는 훈련의 특별한 목표를 반영해야 한다.
8. 특이성: 운동의 선택은 특정 스포츠 요소를 반영해야 한다.
9. 운동: 운동의 선택은 기능성(일상생활동작과의 관련성)에 바탕을 두어야 한다.
10. 기간 구분: 다른 요소사이에서 회복 기간의 일정을 포함할 수 있다(Van Wingerden 1988, p307).

▪▪ 필라테스 훈련

근력을 위한 효율적인 훈련은 훈련 이론의 근본과 일치하여, 필라테스 방법에 이용될 수 있다. "웰니스 개념"으로서 만연된 필라테스 관점의 폐기는 필라테스의 매트 운동과 장비 운동 모두에 폭넓은 견해를 제공한다.

그러나 여기에 제시된 복합 운동은 주요 기능장애 사례에서 적절한 훈련 효과를 이루어낼 것으로 추정되지 않는다. **결손을 보상**하려면, 연장된 기간 동안 단독적인 **일상 운동**이 필요할 것이다. 다음의 두 훈련에서 필라테스 훈련 프로토콜이 골반바닥근의 기능장애와 배가로근의 활성을 위해 제시된다.

예

골반바닥근 훈련

치료의 목표: 골반바닥근(파워 실린더의 기능적 공동수축)의 타이밍과 협응 활성을 재설정한다.

운동지시:

- 하루에 3번씩, 골반바닥근을 10회 수축하고, 한번 수축할 때의 시간은 10초이다. 그리고 수축 시간을 점차 50% 까지 증가시킨다(근지구력을 위한 훈련).
- 초기에는 날숨 동안에만 근수축을 연습하고, 나중에는 날숨과 들숨 동안에도 근수축을 연습한다.
- 척추를 펌하는 동안, 골반바닥근 수축을 연습하고,
- 척추를 굽힘하는 동안, 골반바닥근 수축을 연습한다.
- 일상생활동작을 하는 동안 똑바른 자세에 집중하고, 특히 기침과 재치기할 때도 똑바른 자세에 집중한다.
- 골반바닥근 활성을 배가로근 훈련과 결합한다.

예

배가로근 훈련

치료의 목표: 배가로근(파워 실린더 근육의 상호작용)의 타이밍과 협응 활성을 재설정한다.

운동지시:

- 엎드린 자세, 누운 자세 및 네발 자세에서 운동을 한다.
- 하루에 3번씩, 배꼽을 안쪽으로 약 10초간 10회씩 당긴다. 그리고 수축 시간을 점차 50% 까지 증가시킨다 (근지구력을 위한 훈련). 배꼽을 당길 때 호흡을 유지한다.
- 그 다음 날숨 동안에만 근수축을 연습하고, 나중에는 들숨 동안에도 근수축을 연습을 한다.
- "피부 바깥층과 안쪽 근육을 조심스럽게 분리한다".
- "배꼽과 척추뼈 사이를 실로 연결하고, 그것을 당긴다고 상상해 보자".
- 전신의 얕은 근육(배빗근, 배곧은근 – 호흡을 할 때 갈비뼈가 가동되어야 한다; 갈비뼈를 좁히는 일반적인 필라테스 운동을 피한다)의 공동 활성을 피한다.
- 골반바닥근 활성과 배가로근 수축을 결합한다.

다른 주제

일반적인 훈련 원칙

다음의 원칙은 재활과 건강을 위한 일반 스포츠 뿐만 아니라, 경기 스포츠의 훈련에도 적용된다.

훈련 목표는 다음을 좌우한다:

- 훈련 강도
- 훈련 기간
- 훈련 빈도

근력, 지구력, 유연성, 민첩성 및 협응과 같은 운동능력을 강화하기 위해, 신체는 커다란 자극에 충분히 노출되어야 한다. "신체에 지나친 자극이 가해지면, 새로운 손상이 유발될 것이다."(Van Win ger-den 1998, p 293). 바람직한 운동(적응)을 달성하기 위해서는 시작 수준이 높을수록, 제공되는 난이도도 커져야 한다. "훈련이란 용어는 일반적으로 발달을 일으키는 모든 과정으로 간주된다. 훈련 효과는 자극 처리를 통해 일어난다" (http://www. wikipedia.org/ training).

훈련 계획

손상이 존재한다면, Van Wingerden (1998, p 298)은 훈련을 시작할 때 5가지 기본 고려사항으로 시작한다(▶개요 4.3). 적절한 검진과 검사를 실시한 후, **10가지 원칙**을 통해 훈련이 진행될 수 있다(Van Wingerden 1998, p 303) (▶개요 4.4).

근력 증가

예방 분야이든 재활 분야이든 아무 관계 없이, 근력은 훈련 프로그램의 주요 요소이며, 요소에 영향을 주는 뛰어난 수행력을 의미한다(Van Wingerden 1998, p 312).

우리는 근력의 2가지 측면을 구분할 수 있다.

- 전신 근력(스포츠와 관련되지 않은)
- 특별 근력(스포츠와 관련되는)

근력 능력(◘그림 4.3)은 다음과 같다:

- 최대 근력
- 속도 근력
- 반응성 근력
- 지구력

근력은 항상 위 내용의 결합이다 (Weineck 2010, p 371).

최대 근력

"최대 근력은 최대 수의적 수축을 통해 신경-근육계가 발생할 수 있는 파워(일률)의 양을 의미한다."(Weineck 2010, p 371).

근력은 **최대 하중**, F_{max} 또는 1RM (최대 1회 반복)으로 측정된다(Gottlob 2001, p 71). Weineck은 부가적인 요소의 다양성에 대한 그들의 의존성 때문에 정확하지 않고, 1RM을 토대로 측정을 고려하지 않았다(Weineck 2010, p 403).

최대 근력은 2가지로 분류된다:

- 정적 최대 근력
- 동적 최대 근력

최대 근력은 다음 **요소**에 좌우된다:

- 근육의 생리적 특성
- 근육간의 협응(함께 운동을 일으키는 근육들간의 작용)
- 근육내의 협응(Weineck 2010, p 373).

속도 근력

우리는 신체(팔, 다리)가 최대 속도로 물체(공이나 창 등)를 추진할 때의 근력을 속도 근력으로 간주한다(Weineck 2010, p 374). "속도 근력은 스포츠나 훈련의 특정 요소에 크게 좌우된다" (Weineck 2010, p 376).

수행력에 대한 결정 요소는 근섬유의 종류이다:

- **FT 섬유**(백근, II형 섬유): 빠른 수축 섬유로서, 낮은 반복과 높은 하중으로 최대 근력을 통해 훈련됨.
- **SL 섬유**(적근, I형 섬유): 느린 수축 섬유로서, 많은 반복과 중간 정도의 하중으로 훈련되고, 근지구력 스포츠에 많이 이용됨.

근섬유의 비율은 유전적으로 결정된다. 빠른 수축 섬유를 선택적으로 훈련시키고 근육의 횡단면을 증가시킴으로서, 근섬유의 전환을 이룰 수 있고(Gottlob 2001, p 75), 또 운동선수의 속도 근력을 증가시킬 수 있다(Weineck 2010, p 375).

반응성 근력

반응성 근력은 "신장-단축 주기(SSC) 내에서 증가된 힘 출력을 일으키는 근육 활성"으로 정의된다(Weineck 2010, p 378). **모든 점프 스포츠와 스프린트 스포츠가 반응성 근력에 속한다.**

반응성 근력을 위한 훈련은 동적 최대 근력을 통해 이루어지고, 높은 수준의 협응 활동을 필요로 한다. 생리적으로, SSC는 힘줄조직의 탄성에 좌우된다(Weineck 2010, p 379).

지구력

근지구력은 **근력**과 지구력의 **요소**에 의해 결정되고, 정적 근육의 일과 동적 근육의 일 동안 장기간의 반복된 하중에 노출될 때 피로에 저항하는 능력으로 정의된다(Ehlenz 등 2003).

훈련의 지침과 방법은 매우 다양하고 (Weineck 2010, p 379), 특정 스포츠로의 적응을 필요로 한다.

지구력을 위한 훈련은 다음을 이용함으로써 효율적으로 달성된다:

- 큰 저항
- 훈련 자극의 빈도 자극
- 근육은 운동의 스포츠 패턴과 일치되게 작용한다.

근력과 다른 주요 운동 스킬의 상호의존성

- **근력과 속도:** 속도와 빠름은 근력에 크게 의존된다.
- **근력과 가동성: 근육 성장의 극단적인 방법(무거운 물건들기)이 운동의 제한을 초래할 수 있다.** 그렇지 않다면, 증가하는 근력과 감소하는 근력의 직접적인 결과로서, 가동성 레벨이 뚜렷하게 변화하지 않는다.
- **근력과 협응 스킬:** 근력을 증가함으로서 협응이 부정적으로 영향을 받지 않는다. 그러나 무게 훈련 후에, 미세 운동조절이 손상될 가능성이 있다.
- **근력과 지구력:** 대사노폐물의 교환이나 제거가 근육 횡단면의 증가에 의해 악영향을 받고(확산을 위한 조건이 손상된다). 이것에 의해 지구력 수준이 감소된다.

그러나 높은 최대 근력은 근지구력에도 장점을 가진다(F_{max} 50% 이상의 저항을 이겨낼 때; Weineck 2010, p 385).

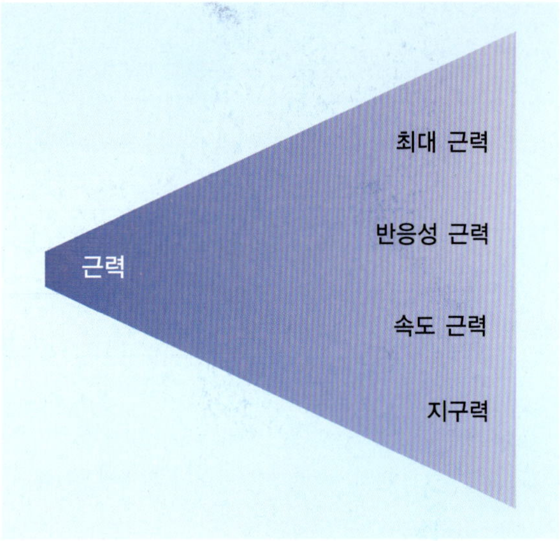

■ 그림 4.3 근력과 근력 수행

4

다른 주제

골반바닥근 기능장애 환자

- 학생들이 골반바닥근의 적절한 자각이나 조절을 가지지 못할 것으로 추정한다.
- 골반바닥근 기능장애를 가진 여성은 기침이나 재채기를 할 때, 골반바닥근의 사전 수축이 일어나지 않는다.
- 기능장애 환자는 일반 운동을 하는 동안 골반바닥근의 반사적 수축을 경험하지 못한다(Junginger 2009 a,b). **반대로**, 복부 훈련(특히 윗몸을 굽힘하거나 들어올리는 경우)은 골반바닥근 기능장애 환자에게 스트레스를 줄 수 있다(Keller 등 2007).
- 골반바닥근 기능장애 환자는 엉치엉덩관절(SIJ) 문제를 자주 표출하고, 배가로근을 제대로 수축할 수 없다.
- 엉치엉덩관절 문제를 가진 환자는 요실금을 가질 수 있다 (Hamilton 2009).

골반바닥근 약증, 요실금 및 허리 통증 등은 훈련을 시작할 때 반드시 체크되어야 한다. **처음 운동을 시작하는 사람들**은 위의 문제 때문에 운동을 꺼려할 수 있다. 단체 운동 후 개인적 질문에 답을 하기 위해, 그리고 특별한 운동이나 적절한 정보를 환자들에게 제공하기 위해, 문헌을 찾아본다 (▶골반바닥근 훈련의 예: 목표와 운동지시).
골반바닥근의 운동조절과 사전 수축을 다시 얻기 위해, 일상 훈련을 권장한다.

다른 주제

배가로근의 표적 활성화와 인게이지
배가로근은 운동의 방향과 관계없이 운동 직전에 불수의적 사전 수축을 보인다(피드-포워드 기전: ▶용어해설 참고). 골반바닥근과 깊은 뭇갈래근의 작용과 함께, 배가로근은 허리 부위(파워 실린더)의 안정화에 기여한다. Hodge 등 (1999)의 연구에 따르면, 배가로근의 사전 수축은 만성 허리 통증 환자에게서 일어나지 않는다.
운동조절과 사전 수축 능력을 다시 얻기 위해, 배가로근을 위한 일상 훈련을 권장한다.
뭇갈래근의 가장 깊은 섬유도 파워 실린더의 일부분이다. 이 근육을 선택적으로 활성화시키기 위해, Hamilton (2009)은 다음과 같은 운동지시를 조언했다: “허리를 좁게 만들어라”. 그리고 아래에 기술된 것처럼 그 근육의 활성을 유지하도록 지시했다. 이런 근육의 활성은 허리 부위만큼 목 부위에서도 중요하고 효과적이다 (▶배가로근 훈련의 예: 목표와 운동지시).

■ 생리적 훈련 자극

조직의 구조와 유형에 따라, 다른 형태의 자극이 적응을 초래하고, 조직의 치유와 근력강화를 일으킨다.

■■ 근육

혈관이 많이 분포된 근육조직은 정렬과 성장과 함께 **동적 운동 자극**에 반응한다. 손상에 의해 형성된 교차 연결은 튼튼한 구조물로 재형성될 수 있다.

■■ 뼈

뼈 조직에 압박이 가해지면, 높은 혈관 분포를 가진 뼈 세포의 정렬과 농도가 강화된다. 뼈 구조물이 정상적으로 재생하기 위해서는, **축성 하중**이 뼈에 가해져야 한다.

■■ 힘줄

힘줄은 혈관 분포가 적은 편이고, 뼈와 근육을 연결한다. 힘줄에 중등도의 견인이 가해지면, 힘줄이 재정렬되고 강화될 수 있다. 신장 운동이 힘줄에 이상적인 기능적 자극을 제공한다.

■■ 인대

인대조직은 혈관 분포가 매우 적은 조직이어서, 운동에 의해 질적이나 양적으로 변화되기 어렵다. 오히려, 손상된 인대는 주위 조직의 **안정화**를 통해 부가적인 손

표 4.2 생리적 훈련 자극

구조물	훈련 자극
근육	능동 운동
뼈	척추 신장
힘줄	신장 운동
인대	근육 안정화를 가진 관절 운동(신장 없이)
신경	운동과 학습 자극

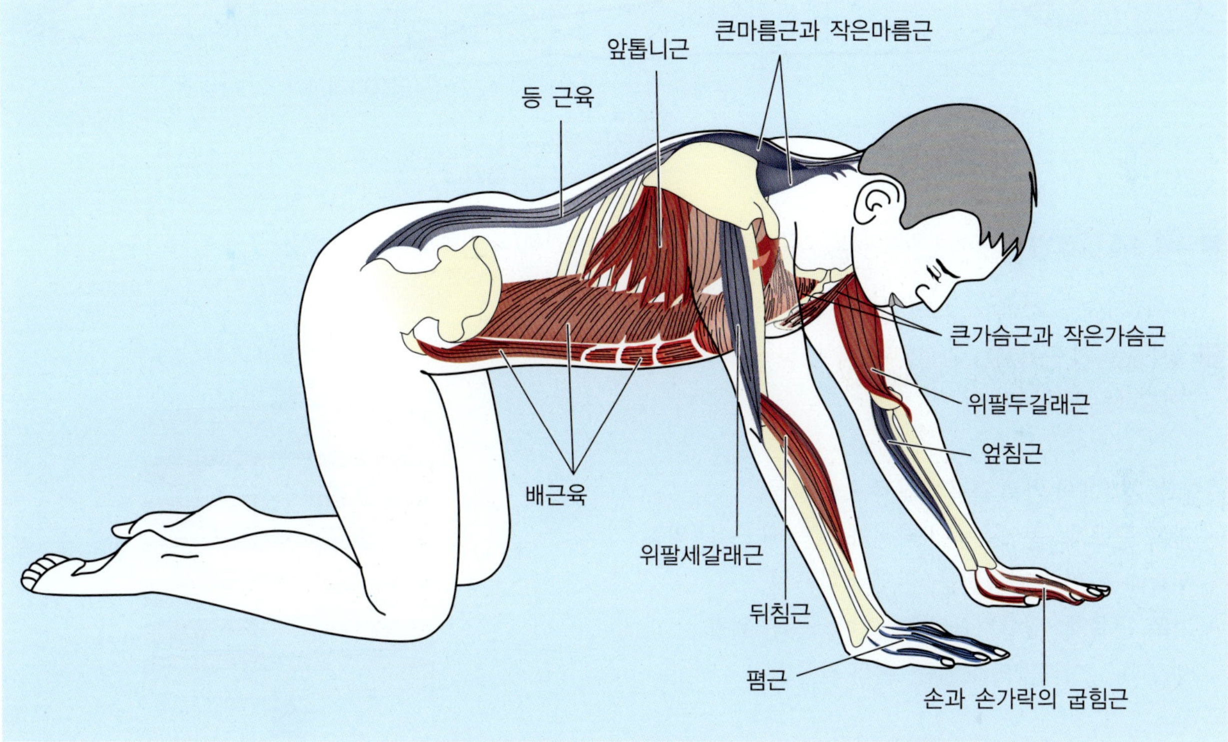

그림 4.4 팔이음뼈 근육계의 인게이지: 네발자세. 안쪽 근육계(빨간색)과 가쪽 근육계(파란색).

상이나 미성숙 스트레스로부터 보호되어야 한다.

신경

말초신경과 중추신경, 그리고 그들의 자극은 여기에서 구분되어야 한다. **말초신경 운동 자극**은 말초신경에 영향을 줄 것이고, **측부 발아**(budding/sprouting)로서 반응할 것이다. 반대로, 중추신경의 조직(뇌/척수)은 재형성되지 않는다. 기능은 과거에 사용되지 않은 조직에 의해 효율적으로 새롭게 학습된다. 그러므로 자극은 생리적 학습자극으로 인식된다(표 4.2).

4.1.4 기능적 생체역학

다음 단락은 필라테스 운동 동안, 그것들의 적용을 촉진하며 명확히 하기 위해, 중요하고 기능적으로 의미있는 구조물 조직을 정의하고 있다.

팔이음뼈의 안쪽 근육계와 가쪽 근육계 (그림 4.4)

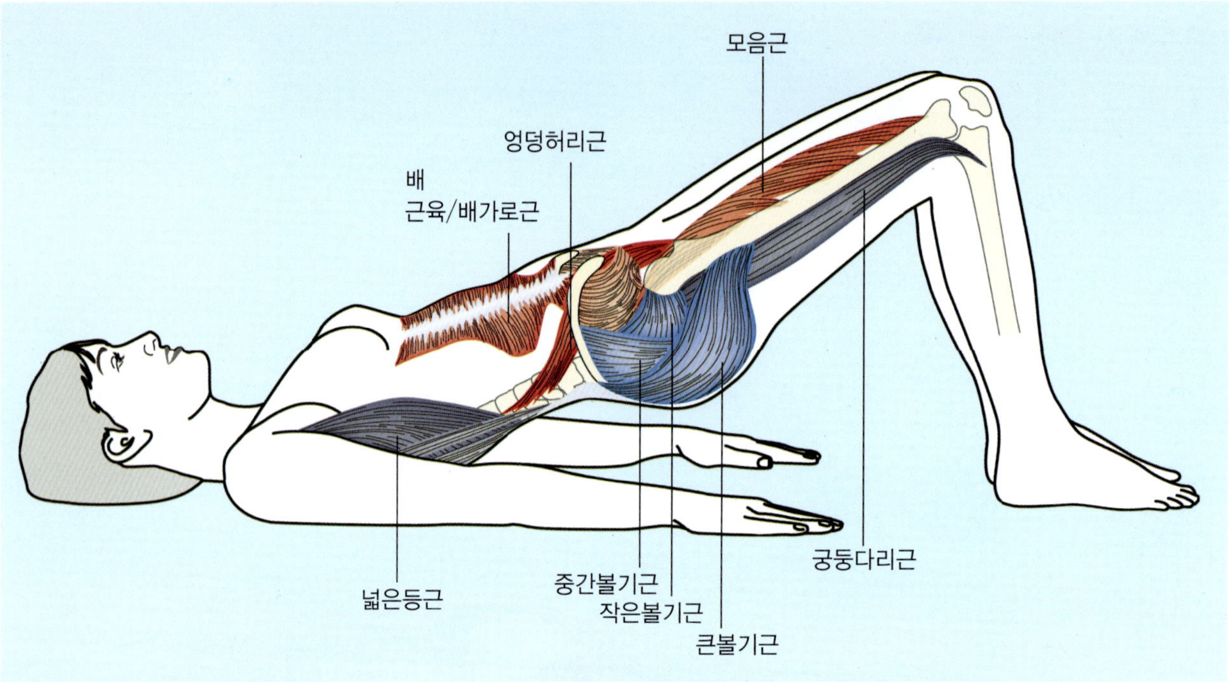

그림 4.5 골반대 근육계의 인게이지: 교각 자세. 안쪽 근육계(빨간색)와 가쪽 근육계(파란색).

! 팔이음뼈의 근육계는 가슴우리, 몸통 및 필을 연결하는 근육군이다.

안쪽 근육계와 가쪽 근육계의 주요 근육들:

- **안쪽 근육계:** 큰가슴근과 작은가슴근, 배 근육, 위팔 두갈래근, 아래팔 엎침근, 손의 굽힘근 등
- **가쪽 근육계:** 앞톱니근, 마름근, 등 근육, 위팔 세갈래근, 아래팔의 뒤침근, 손의 폄근 등

▪ 골반대의 안쪽 근육계와 가쪽 근육계 (그림 4.5)

! 골반대 근육계는 엉덩뼈, 엉치엉덩관절, 허리엉치이음부 및 엉덩관절 등의 주위를 둘러싸는 근육이다.

안쪽 근육계와 가쪽 근육계의 주요 근육들:

- **안쪽 근육계:** 배가로근, 골반바닥근, 엉덩허리근 및 모음근 등
- **가쪽 근육계:** 큰볼기근, 중간볼기근, 작은볼기근, 넓은등근, 가장긴근(등허리근막) 및 골반바닥근 등

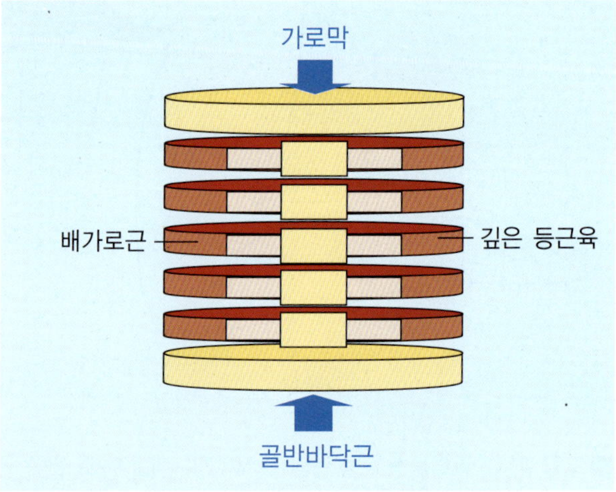

그림 4.6 호흡: 생체역학.

▪ 호흡 근육 (그림 4.6)

안정 시 호흡 동안에는, 호흡의 파워를 위해 가로막이 골반바닥근과 몸통 근육과 함께 작용한다. 그러므로 가로막 움직임에 의한 힘은 몸통의 능동 구조물과 수동 구조물의 상호작용에 의해 좌우된다. **강제 호흡** 때는 부가적인 근육이 동원된다:

- **들숨:** 가슴우리를 팽창하는 근육
  - 바깥갈비사이근, 등세모근, 어깨올림근, 목빗근 및 목갈비근

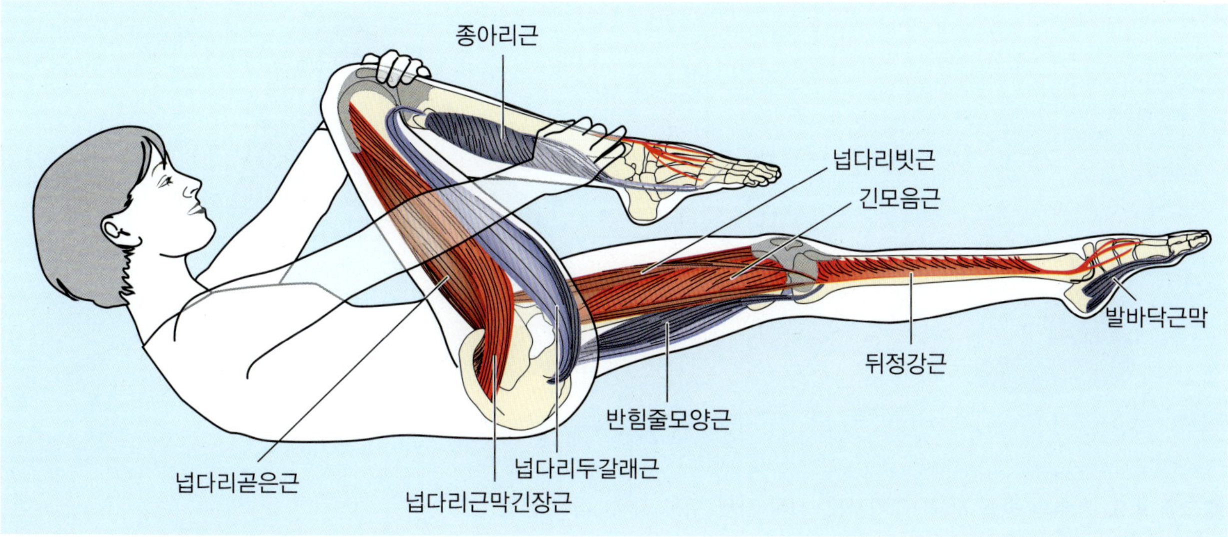

그림 4.7 다리 근육계: 한쪽 다리 신장.

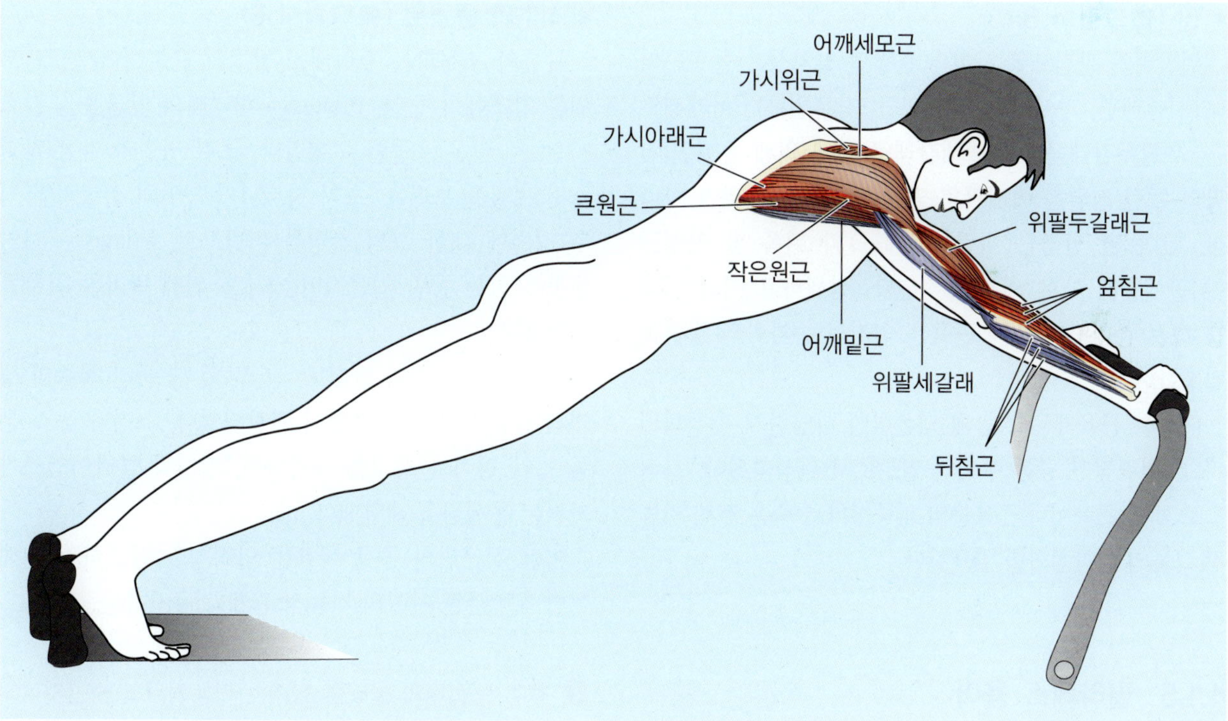

그림 4.8 팔의 근육계: 긴 신장.

- **날숨:** 배 근육, 속갈비사이근, 넓은등근
  호흡 운동은 3차원으로 일어난다.

다리 (그림 4.7)

다리는 서기 자세를 취할 때 **엄지발가락을 통해 지면에 닿고**, 벌림/굽힘을 통해 인게이지한다. 그리고 긴발가락굽힘근까지의 연결을 통해 인게이지한다. **발활**(족궁)은 뒤정강근과 종아리근의 기능적 등자(stirrup)에 의해 능동적으로 유지된다.

무릎의 정렬은 벌림근과 모음근, 앞쪽 근육사슬(넙다리네갈래근과 넙다리빗근)과 뒤쪽 근육사슬(뒤넙다리근과 장딴지근) 대각선으로 유지된다.

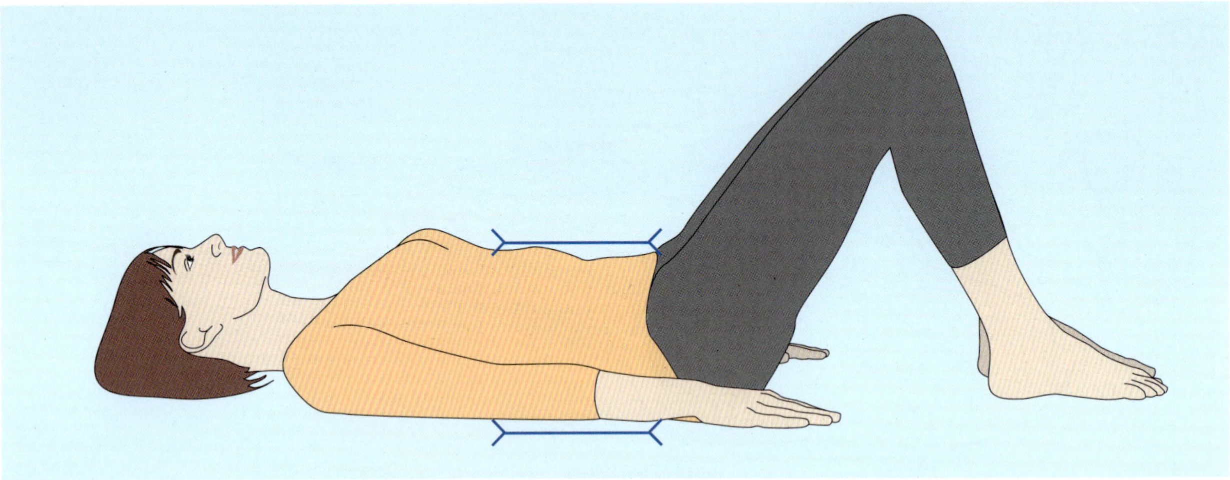

■그림 4.9 척추의 중립 자세: 교각자세, 시작 자세(누운 자세: 다리 굽힘).

■ 팔 (■그림 4.8)

위팔뼈와 관절오목 사이의 **관절면 일치성**은 돌림근띠(가시아래근, 가시위근, 어깨밑근, 작은원근), 어깨세모근, 위팔두갈래근과 위팔세갈래근 등에 의해 유지된다. 팔의 돌림 정렬은 아래팔의 엎침근과 뒤침근 뿐만 아니라, 앞쪽 팔 안정근(위팔두갈래근)과 뒤쪽 팔 안정근(위팔세갈래근)에 의해 결정된다. 섬세하고 여러 기능을 하는 손가락과 손의 근육은 엄지와 손가락의 정렬을 결정한다.

다양한 근육계는 기능에 의존하여 다양하게 활성화되지만, **협력적인 공동 수축**의 일부로서 활성화된다. 그러므로 개별 근육이나 근육군의 약증이나 수축은 전체 기능적 그룹의 탈안정화를 일으킨다.

4.1.5 필라테스 용어

많은 중요하고 기능적으로 의미 있는 서기와 자세가 정확하게 정의될 것이고, 다음 단락에서는, 필라테스 운동을 위한 타당성과 적응을 명확히 할 것이다. 필라테스 훈련 동안 의식적으로나 무의식적으로 주어지는 **운동지시**는 생체역학의 원리에 바탕을 둔다. 움직임을 깊이 이해하는 특별한 원리가 자세히 고려될 것이다.

■ 척추의 중립위 (■그림 4.9)

몸통의 조직화는 필라테스 방법의 근본이어서, 그 부위를 강조해야 한다. Pilates는 **허리뼈의 앞굽음**을 감소시킨 후, 많은 운동을 수행한다. 초기 정렬과 가장 자연스런 정렬을 보이는, 초기 청소년기 동안의 전형적인 척추 정렬에 대한 그의 가정을 바탕으로, Pilates는 서기 운동을 하는 동안 일반적인 자세를 위해 똑바른 척추를 권장했다.

이런 원래 주장과 반대로, 그 후 몇 년 동안 **척주의 생리적 굽음**과 관련된 정렬이 권장되었다. 그러나 동적 운동 동안 정적 안정성을 유지하여, 강사와 클라이언트가 가지는 문제점을 해결했다.

이런 접근법의 공통 목표는 안정성을 확보하기 위해 여러 척추분절 사이의 기능적 관계를 유지하는 것이다.

❗ 척추 중립위의 올바른 정의는 가동범위의 중간지점에 있는 수축성 구조물과 비수축성 구조물의 위치를 의미한다.

중립위는 모든 척추분절을 통해 힘을 균등하게 분포시킨다.

❗ 경고

최종 가동범위 자세를 피해야 하는데, 그 이유는 그들이 과하중과 손상의 위험을 증가시키기 때문이다.

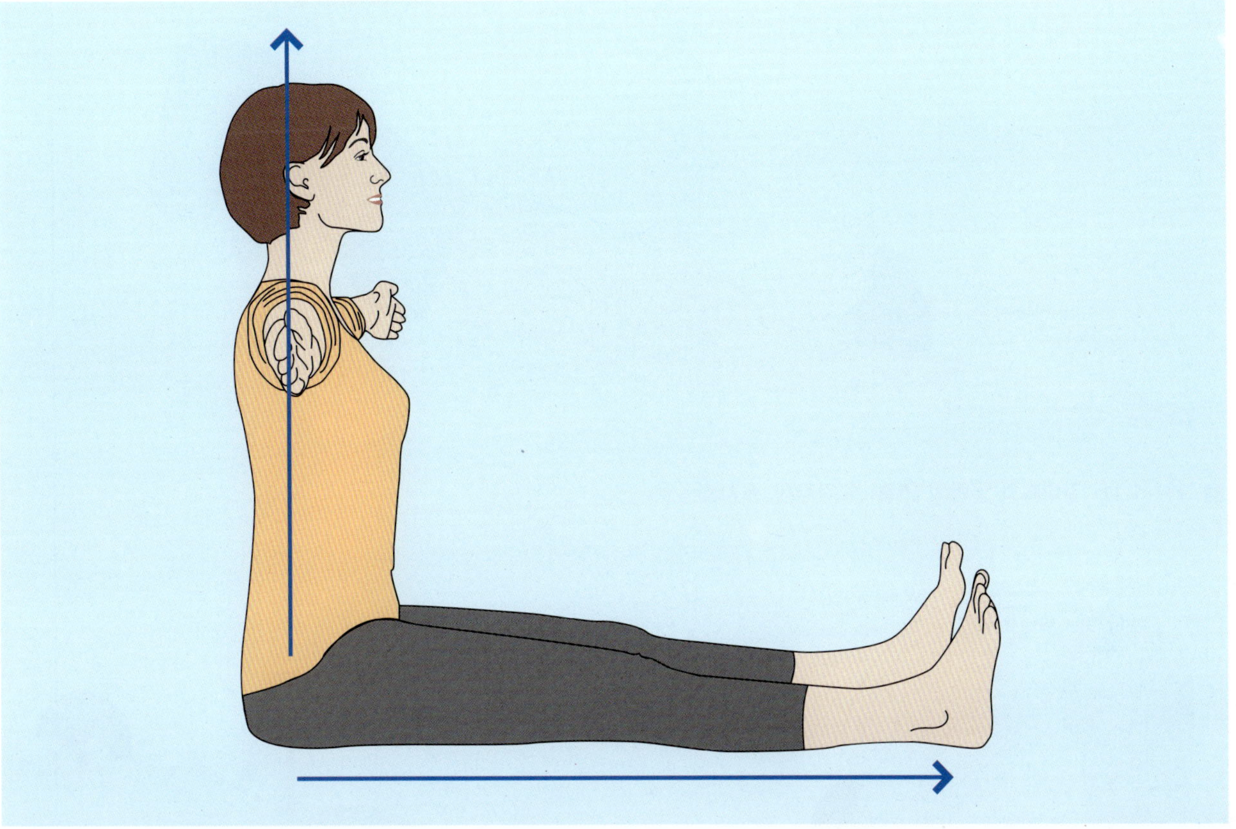

그림 4.10 척추 신장: Spine Twist Seated, 시작자세.

개별 사람의 가장 기능적 자세와 운동을 결정하는 것이 필요하다.

예

시작 자세: 엎드린 자세와 누운 자세

- **누운 자세:** 동적 긴장을 하고, 매트 위에 엉치뼈와 갈비뼈를 내려놓는다 (누운 자세에서의 활동적 시작자세).
- **엎드린 자세:** 꼬리뼈를 약간 안쪽으로 감도록 주문한다. 궁둥뼈를 발꿈치 쪽으로 움직여 긴장을 일으키고, 골반을 고정하고, 허리골반 부위와 엉덩관절 부위를 인게이지 시킨다 (엎드린 자세에서의 활동적 시작자세).

! 활동적 시작자세의 의미는 동적 긴장을 통해 척추 신장을 만드는 것이다.

▪ 척추 신장 (그림 4.10)

척추 신장은 압박이 최소로 일어나고, 수동/능동 **일치성**이 적절하게 일어나는 신체의 정렬을 의미한다. 다양한 인게이지 패턴과 몸통과 팔다리의 자세 취하기가 중력에 따라 요구될 수 있다.

끝으로, 척추 신장은 관절 내에서 **움직임**을 위한 공간을 만들고, 동적 긴장을 통해 **텐서그리티**를 증가시키고, 동시에 파괴적 마찰과 압박을 감소시킨다.

▪ 갈비뼈와 골반의 연결 (그림 4.11)

수축 구조물의 인게이지를 통해, 몸통 부분이 필라테스 운동의 견고한 토대를 제공한다. 그러나 동적 운동에서는, 정적 상태보다 2개 가동 요소 사이의 관계가 더 유용하다. 이런 이유 때문에, 위쪽 몸통(**갈비뼈/가슴**)과 아래쪽 몸통(**골반**) 사이의 연결이 필라테스 운동 동안 강조된다.

예

갈비뼈와 골반의 연결

안정 자세 (중립위), 예를 들어, 누운 자세를 취할 때, 아래쪽 갈비뼈가 매트에 닿아야 하고, 또 엉치뼈의 3지점도 매트에 닿아 있어야 한다.

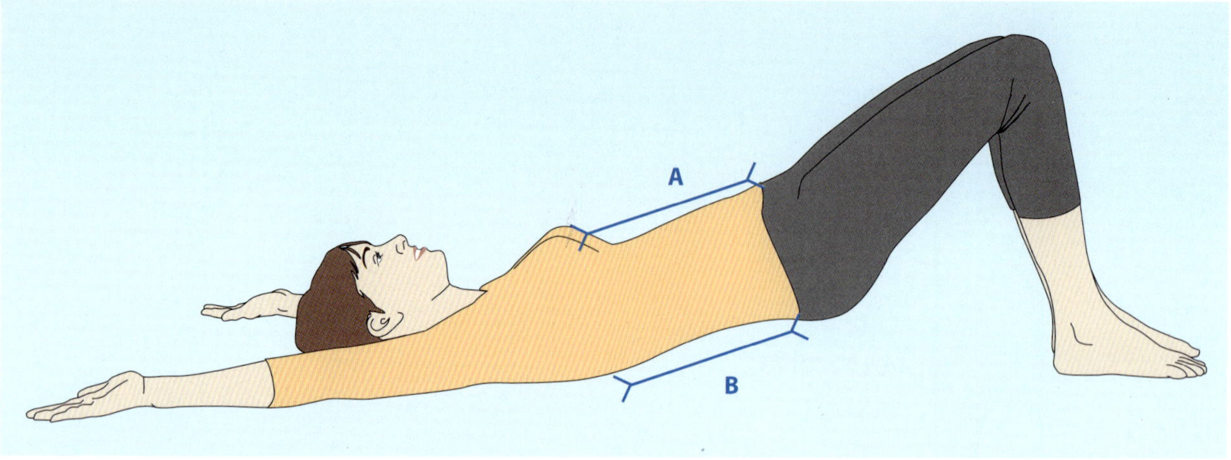

그림 4.11 갈비뼈와 골반의 연결: 교각자세, 끝자세.

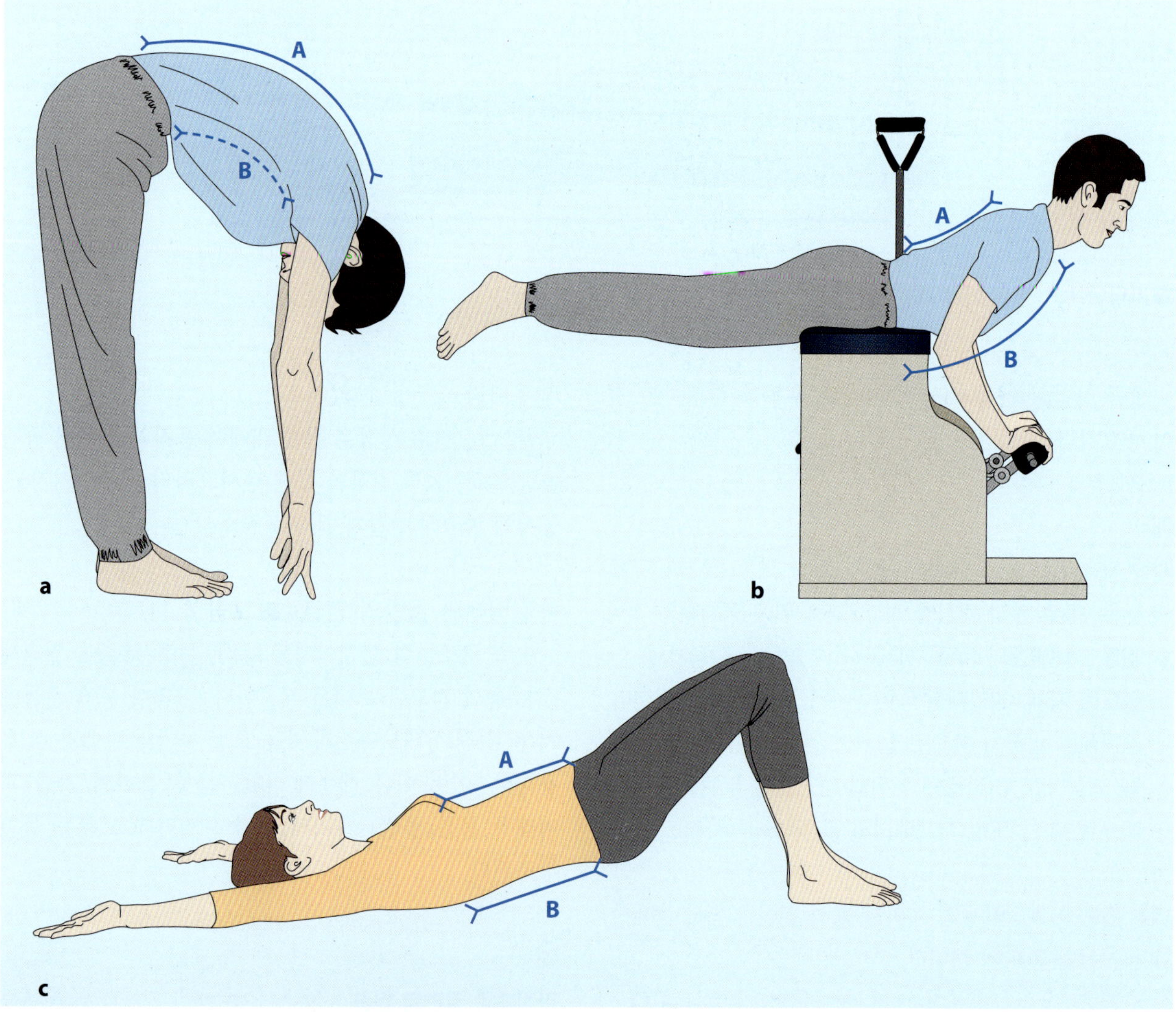

그림 4.12a–e 균등한 관절운동(분절운동). a 굽힘: Half Roll Down, b 폄: Swan, c 중립 자세: 교각자세, 끝자세, d 옆굽힘: Mermaid, e 돌림: Spine Twist, 끝자세.

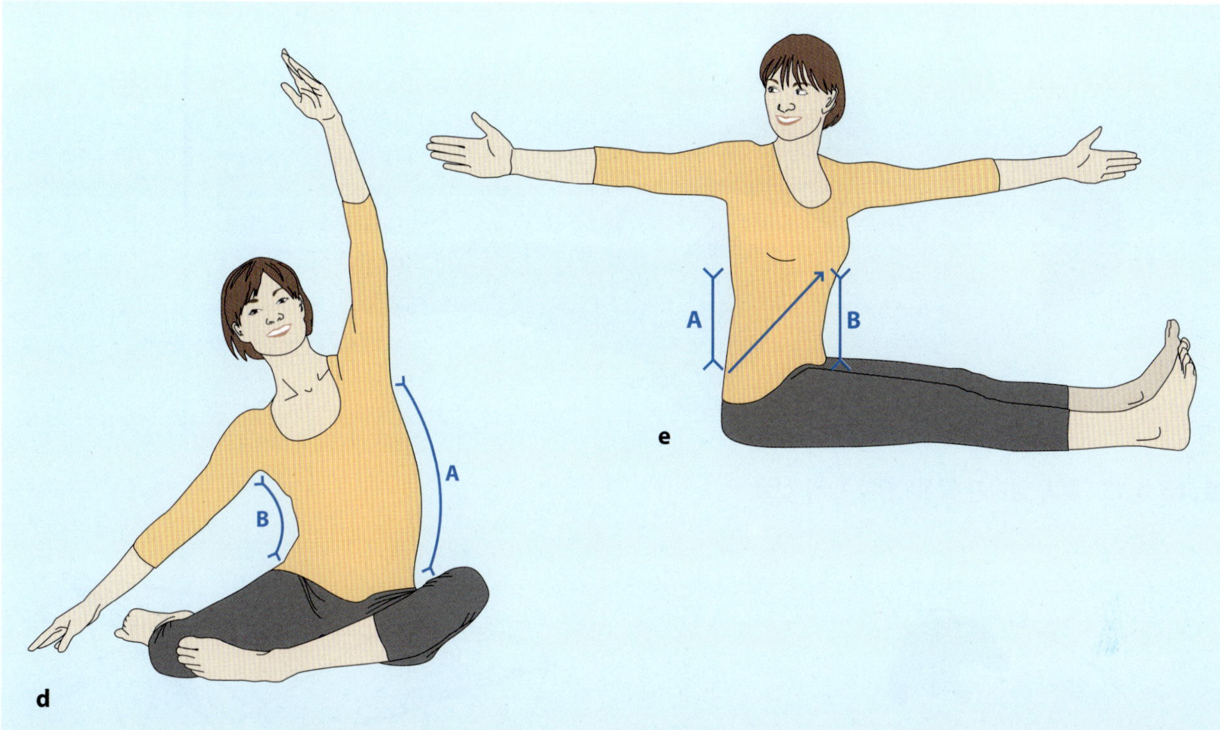

■ 그림 4.12a–e (계속) 균등한 관절운동(분절운동). a 굽힘: Half Roll Down, b 폄: Swan, c 중립 자세: 교각자세, 끝자세, d 옆굽힘: Mermaid, e 돌림: Spine Twist, 끝자세.

■ 균등한 관절운동 (■ 그림 4.12)

척추 운동은 **힘의 균등한 분포**를 위해 순차적으로 실행되어야 한다.

» 운동의 분포는 힘의 분포와 같다 (Anderson 2004).

» 여러분은 어떤 것을 들어올리기 위해, 다른 것을 아래로 압박해야 한다 (Lesson 2011).

모든 운동면에 적용될 수 있는 모델이 이 원리를 보여주기 위해 선택되었다. 2가지 반대 움직임(**볼록 움직임과 오목 움직임**)이 동시에 일어난다. 볼록 움직임은 늘어나는 것이고, 오목 움직임은 단축되는 것이다. 서로에 대한 두 움직임의 비율은 상대적으로 일정하다.

- **척추의 굽힘:** 몸통을 굽힘하는 동안, 원하는 움직임 패턴은 골반과 갈비뼈 사이의 앞쪽 공간이 최소로 감소하고, 동시에 뒤쪽 공간이 증가하는 것이다. 허리 길이는 변하지 않는다.
- **척추의 폄:** 몸통을 폄하는 동안, 원하는 움직임 패턴은 골반과 갈비뼈 사이의 뒤쪽 공간이 최소로 감소하고, 동시에 앞쪽 공간이 증가하는 것이다.
- **중립위:** 척추가 중립위를 취했다면, 갈비뼈와 골반 사이의 연결은 변하지 않는다.
- **옆굽힘:** 옆으로 척추를 굽힘할 때, 한쪽 골반과 갈비뼈 사이의 길이는 약간 감소할 것이고, 반대쪽 골반과 갈비뼈 사이의 길이는 약간 증가할 것이다.
- **척추 돌림 동안의 돌림 운동:** 골반과 갈비뼈 사이의 연결이 안정된 채로 유지된다. 다른 운동면의 운동과 결합될 때만, 갈비뼈와 골반 사이의 대각선 길이가 변화될 것이다.

■ 밀기와 당기기 활동 (동적 안정성) (■ 그림 4.13)

동적 안정성의 원리는 모든 필라테스 운동에 적용된다. 한쪽 지레대를 당기는 동시에 반대 지레대를 밀도록 하는 지시가, 운동 동안에 주어질 수 있다. 작용근과 대항근이 균등하게 인게이지하여, 운동 경로의 동적 안정성을 초래한다(▶단락 7.5 중립 부위). 이것은 부드러운 운동 흐름을 일으켜, 정확성을 강조하고 척추 신장을

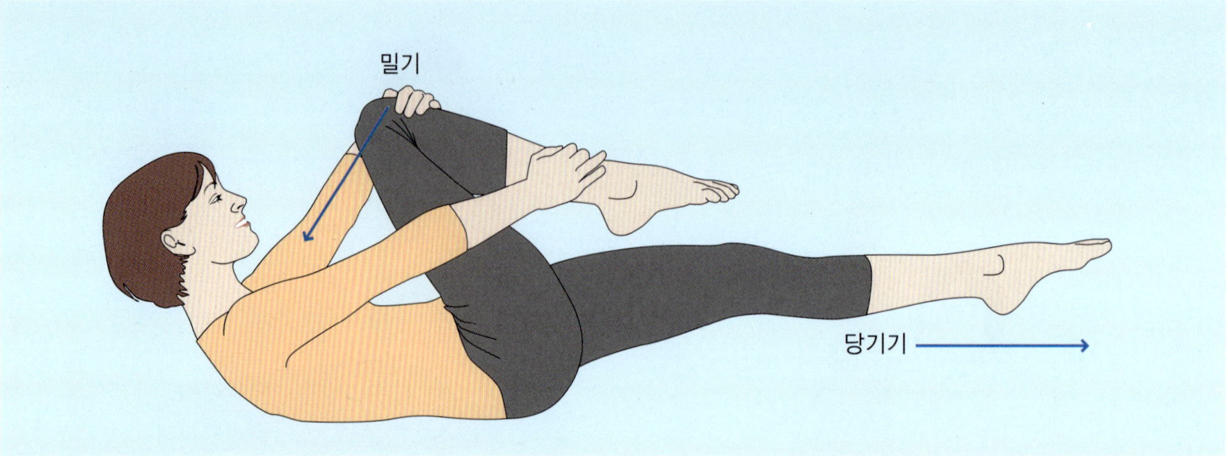

그림 4.13 밀고 당기기 활성: 한쪽 다리 신장.

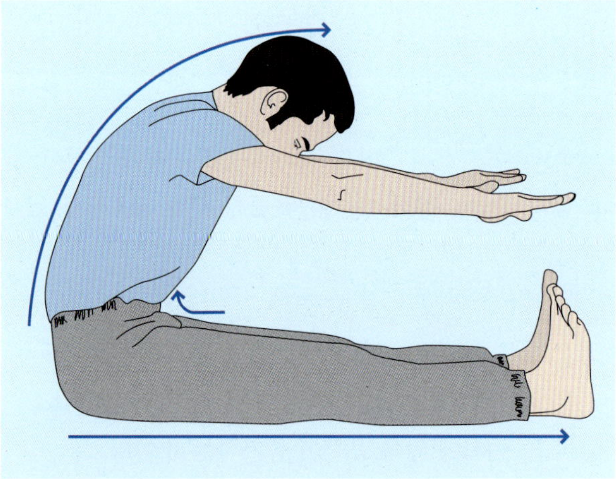

그림 4.14 동적 긴장: Spine Stretch II.

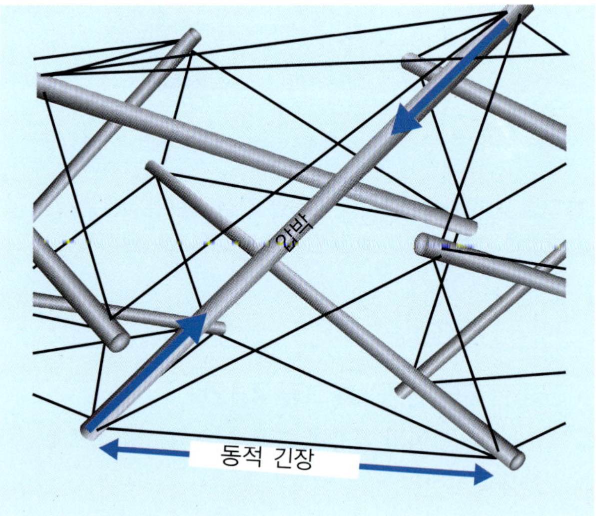

그림 4.15 텐서그리티.

증가시킨다. 전통적으로 이 과정은 "반대 운동(work in opposi tion)"으로 간주된다.

동적 긴장 (그림 4.14)

이 용어는 비슷한 현상을 설명하기 위해 이용된다.

인체의 3개 운동면 내에서 어느 자세가 안정화될 수 있는지를 **당김 활동**을 통해 추정할 수 있다. 머리와 골반 사이의 적절한 길이를 유지하려는 몸통 구조물과 **척추의 능동 지지**에 동적 긴장의 원리가 적용되지만, 축을 통해 늘어나는 동적 긴장은 팔다리에도 적용될 수 있다. 게다가 복잡한 상호연결 구조물의 광대한 안정성을 이해하기 위해 "**텐서그리티**"라는 용어를 이용할 수 있다. 그리고 **상호연결 구조물의 안정성**은 능동 요소와 수동 요소간의 상호작용을 통해 달성될 수 있다(그림 4.15). 인체는 여러 수준에서 이런 원리를 보여주고 있다.

중립위(그림 4.16)

중립위는 운동을 올바르게 수행하려고 할 때 설명되는 자세의 용어이다. 면밀한 분석 시, 공간에서 취해진 자세의 설명은 제한적으로 사용된다. 움직임 요소(관절이나 신체 분절) 사이의 **기능적으로 활성화된 상관관계**는 적절한 지시에 의해 촉진되어야 한다. 이런 접근에 따르면, "**중립**(neutral)"이란 용어는 위치나 움직임의 작용힘이 중립화된 것을 의미한다(그림 4.17). 중립화를 달성하는 능력은 해부학적 조건에 좌우되는 것이 아니라, 운동에 대한 질적 신체 반응에 좌우된다. 그러므로 배 근육이 허리 폄에 대한 중립화 효과를 발휘할 수 있다면("스완 다이브" 운동 동안), 허리가 중립위에 위치하는 것이다. 만약 근력이나 동적 안정성이 충분하지 않다면, 이런 결과는 압박 자세 때문이다.

4.1.6 흔한 질환과 금기증

운동 시스템으로서 필라테스는 운동의 제한과 부적절한 실행을 초래할 수 있는 일반 요소와 특별 요소를 모두 고려해야 한다.

▪ 염증

열이나 중요한 기능 장애가 동반되는 바이러스나 세균에 의한 조직의 염증 이외에, 역학적으로 유도된 국소 염증이 중요한 역할을 할 수 있다.

염증의 징후는 염증 지점에서의 움직임이나 스트레스가 유해하다는 것을 의미한다(▶**개요 4.5**):

- **급성** 염증(외상성 또는 감염성)은 아래의 모든 징후가 정상적으로 나타나게 된다.
- **만성** 염증은 이들 징후의 몇몇 만 나타난다.

개요 4.5 염증의 징후

- 부종
- 열
- 기능장애
- 통증
- 발적

❶ 경고

급성 염증의 경우, 염증 부위의 훈련은 기본적으로 금기증이다. 만성 염증의 경우, 움직임 거부가 적절할 수 있다.

훈련 동안과 훈련 이후에, 염증의 증가가 없어야 하고, 특히 통증의 증가가 없어야 한다.

▪ 뼈관절염(퇴행성 관절질환)

인체에 있는 모든 관절면은 얇은 연골층으로 덮여 있고, 운동 동안 관절면의 활주를 최적화하고, 마찰을 감소시킨다. 뼈관절염은 연골면이 손상된 것이다. 뼈관절염이 악화되면, 관절의 뼈 부위도 손상될 수 있다. 뼈관절염은 Ⅰ-Ⅳ로 분류되고, 손상의 범위에 대한 정보를 제공한다. 관절염의 **임상 징후**는 다음과 같다:

- 염발음(운동 시 발생하는 소리)
- 통증
- 관절의 변형
- 관절주머니패턴(관절주머니의 수축 때문에 일어나는 관절의 특정한 움직임 억제)
- "갑작스런 꺾임"(불안정으로 움직임 파괴의 징후)

▪ 원반 팽창, 원반 탈출(손상된 원반)

척추사이원반은 운동 동안에 일어나는 충격을 흡수하고, 3차원적으로 압박을 분산한다. 원반의 핵심(속질핵)과 섬유테두리는 안정성에 도움을 줄 뿐만 아니라, 두 척추뼈 사이의 동적 연결을 형성한다. 이런 기능적 단위(척추뼈-원반-척추뼈)는 **운동분절**로 불린다.
다음과 같은 여러 요소가 **원반 변형**을 일으킬 수 있다:

- 잘못된 자세
- 역학적 과부하
- 근육 불균형
- 잘못된 수면 자세
- 나쁜 영양공급

초기에 우리는 속질핵의 탈수현상을 보게 될 것이고, 그 다음에는 원반의 높이 감소, 섬유테두리의 손상, 그리고 척수관이나 척추사이공간 안으로 들어가는 원반조직의 누출을 보게 될 것이다.

허리 **통증** 이외에, 주위 신경조직에 의한 방사통이 발생한다. 손상이 광범위하게 일어날수록, 관련 증상이 몸의 말단 쪽으로 더 멀리 뻗어나게 된다.

신경지배를 받는 피부의 변화나 신경에 의한 근육 약증은 급히 의사의 진료를 받아야 하는 **경고** 징후이다.

❶ 경고

둔감이나 파워의 소실이 있는 경우에는 의사의 진찰을 받아야 한다.

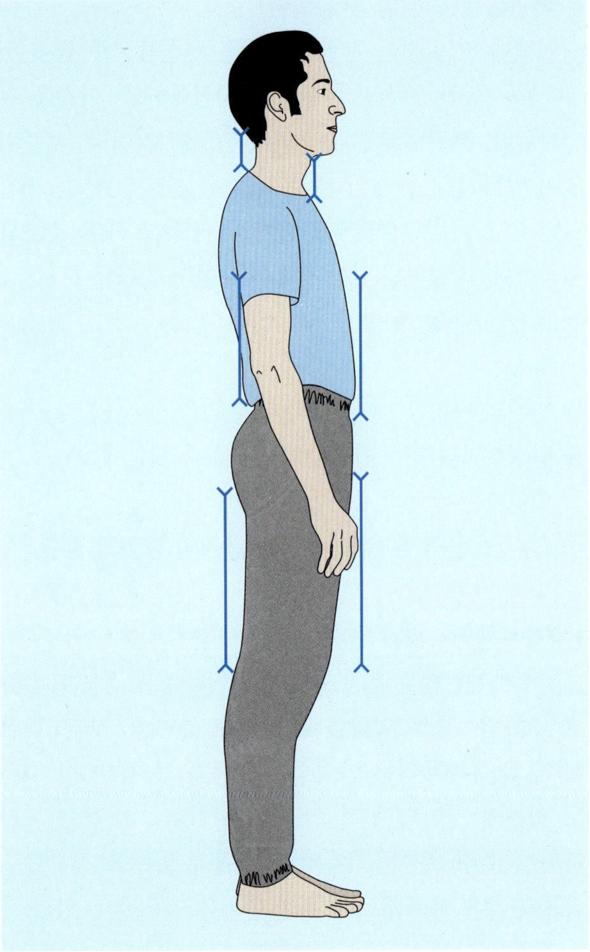

그림 4.16 중립위: 선 자세.

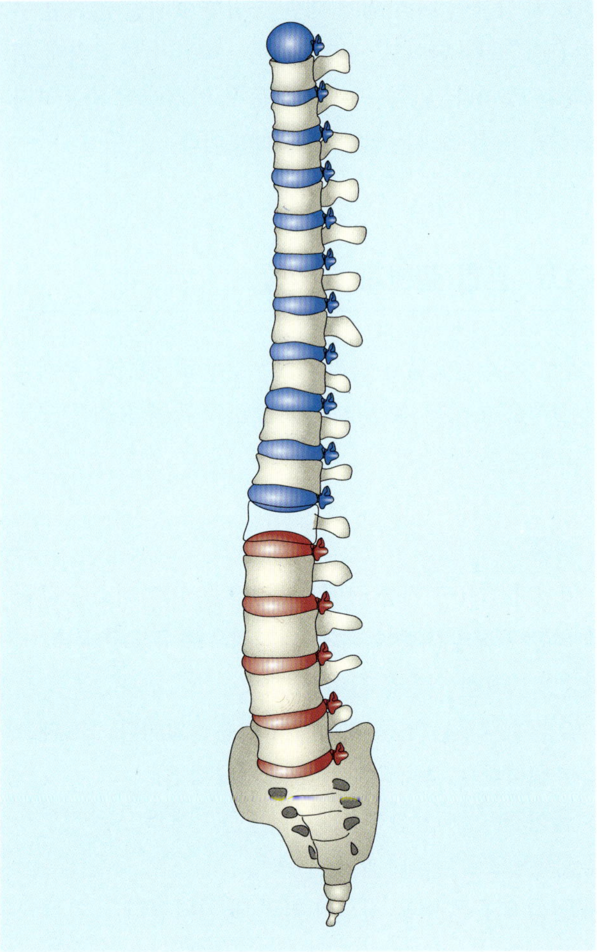

그림 4.17 작용힘의 중립화.

▪ 척추 협착증

협착증은 척수관이나 척추사이공간이 좁아진 것이다. **원인**이 선천적인 경우는 드물고, 주로 척추의 뼈 부분이 마모되어 일어난다. 신경을 따라 일어나는 방사통이 허리 통증보다 더 일반적이고, 똑바른 서기 자세, 굽은등 자세, 또는 엎드린 자세는 척수관이나 척추사이공간을 좁게 만들어 증상을 더욱 악화시킨다.

▪ 척추전방전위증

척추분절은 수동 구조물과 능동 구조물에 의해 고정된다. 척추가 전방으로 미끄러지면, **수동 구조물의 안정성**이 부족한 경우이다. **원인**은 대개 척추고리(척추궁)의 뼈 문제이다. 이들 뼈 문제는 주로 선천적으로 일어난다; 덜 빈발하지만, 장기간의 스트레스(예, 체조나 테니스 등)에 의해서도 유발될 수 있다.

허리 **통증** 이외에, 양쪽 다리나 안쪽 허벅지로 전이되는 방사통이 일어나고, 불안정 느낌이 동반된다.

❗ 경고

전방전위증을 악화시키는 필라테스 운동을 피해야 한다. 대부분의 경우, 척추뼈는 앞쪽으로 미끄러진다. 그러므로 폄 운동을 가급적 피해야 한다.

덜 빈발하지만, 척추뼈가 뒤쪽으로 미끄러지는 경우에는 굽힘 운동을 피해야 한다.

▪ 무지외반증

무지외반증은 엄지 발가락의 발허리발가락관절에서 일어나는 부정정렬이고, 그 원인은 선천적인 경우와 후천적인 경우가 있다. 전족부의 움직임 문제가 엄지발가락에 통증성 염증을 일으키고, 관절염을 유발시킨다. **무지외반증**이 악화되면, 관절의 강직이 발생한다. 필라테스 운동을 시작하기 전에, 다른 장애나 운동사슬의 부정 정렬을 검사해야 한다. 훈련의 목표는 **통증 없는 축성 체중부하**이다.

▪ 뼈엉성증

뼈밀도(뼈 감소증)의 감소는 뼈엉성증의 전구 현상으로서, 탄성이 감소되고 골절의 위험이 높아진다. 상황은 뼈잔기둥(골소주)이나 해면뼈 부위(긴뼈와 척추뼈)에서 중요하다. **초기 징후**로서, 뼈엉성증 부위에 하중이 가해지면 통증이 발생하고, 상태가 악화되면 심지어 휴식을 취할 때도 통증이 발생할 수 있다. 뼈밀도가 심하게 감소된 경우(노인 그룹보다 20% 이상 감소된 경우), 압박이 **손상 부위의 갑각스런 붕괴**를 일으킬 수 있다. 이런 이유 때문에, 뼈엉성증이 문제가 된다면, 필라테스 운동 동안에는 척추뼈몸통에 압박력이 가급적 가해져서는 안 된다(하중된 굽힘과 옆굽힘 시 일어나는 압박력).

뼈엉성증의 발달은 다음과 관련되어 왔다:

- 호르몬 변동(폐경기)
- 훈련과 운동
- 영양
- 다른 일반적인 질환(콩팥 문제, 암)

❗ 경고

압박을 일으키는 하중된 굽힘을 피한다.

▪ 인공관절

관절대체물 기법(완전 관절성형술, TEP)은 지난 30년 동안 급속하게 발전해 왔다. 인공삽입물의 70%은 인공엉덩관절이고, 20%는 인공무릎관절이고, 나머지가 어깨관절, 팔꿉관절 또는 발목관절 등의 인공관절이다. 인공관절은 외상이나 마모로 손상된 관절을 기능적으로 안정되고, 통증 없는 관절로 만든다.

❗ 경고

인공관절의 수술방법과 역학적 특성에 따라, 다음과 같은 특정 움직임과 하중을 피해야 한다:

- 인공엉덩관절: 안쪽돌림, 모음 및 90° 이상의 굽힘
- 인공무릎관절: 종아리의 폄 끝범위, 과도한 굽힘과 돌림

인공관절 자체가 통증을 일으키지 않기 때문에, 직접적인 통증이 일어나지 않더라도, 이들 운동을 피해야 한다. 과하중의 증상은 종종 나중에 일어나고, 결국에는 인공관절을 느슨하게 만든다. 이런 이유 때문에, **진동**이나 충격(점프 활동)을 피해야 한다.

▪ 심장과 혈압 문제

심혈관계의 기능 제한이 있는 경우에는 필라테스 운동을 적절하게 수정하기 위해, 의사에게 진료를 받도록 조언해야 한다. 일반적으로, 필라테스 운동은 심혈관계에 큰 무리를 주지 않는다. 그러나 누운 자세(특히 물구나무서기 자세)에서 행해지는 **장시간의 운동**은 고혈압 환자의 심혈관계에 스트레스를 줄 수 있다.

▪ 녹내장 (안압증가)

안압이 올라간 경우에는, 물구나무서기 자세를 피해야 한다. 머리가 아래쪽으로 향한 자세는 **안압**을 증가시킬 수 있다.

❗ 경고

물구나무서기 자세를 피한다.

▪ 탈장 (조직 파열)

탈장은 고샅인대 부위에서 가장 많이 발생한다. 탈장의 **원인**으로는 유전적인 조직 약화가 일반적이고, 여기에 역학적 스트레스가 동반되어 주로 일어난다. 임신 동안이나 출산 후에 **배곧은근 분리**(복부 중격의 분리)가 일어날 수 있다. **가로막**의 파열은 드물지만, 만약 일어난다면 식도 구멍(식도가 가로막을 통과하는 부위)에서 주로 발생한다.

❗ 경고

조직의 감소된 체중부하 능력 때문에, 운동을 하는 동안 부가적인 국소 스트레스가 일어나서는 안 된다. 배를 압박하고 배곧은근 수축을 강조하는 운동 뿐만 아니라, 긴 지레팔을 가진 운동은 절대로 해서는 안 된다.

표 4.3 금기증

증상	금기증
염증	염증 부위에서의 스트레스
관절염	관절내 마찰과 압박, 비조절된 움직임
원반 팽창/탈출	압박, 관련증상의 강화
협착증	좁아짐 움직임
척추전방전위증	젖힘, 모멘텀으로 인한 움직임
무지외반증	전단 움직임, 다리의 나쁜 정렬
뼈엉성증	압박 하중에서, 굽힘과 옆굽힘은 손상된 부위에 영향을 준다(예, 점핑).
인공관절	압박 하중에서, 모음, 안쪽돌림 및 90° 이상의 굽힘
심혈관문제	과부하, 과도한 피로, 거꾸로된 자세
안압증가	거꾸로된 자세
탈장	약화된 조직의 압박, 예 긴 지렛대, 무거운 하중
섬유근육통	통증 부위의 압박, 피로
압박 증후군	취약한 구조물의 압박
임신	장시간의 누운 자세, 과도한 신장, 무거운 하중

■ 섬유근육통증

가끔 연부조직 류마티스로 불린다. 섬유근막통증은 **근육과 결합조직의 국소 통증**을 포함한 복합적인 증상을 가진다. 통증유발점(반사적 근육 뭉치)이 여러 부위에서 발견되고, 촉각이나 압박에 의해 민감성이 크게 증가된다. 훈련 동안 통증과 과하중을 피해야 한다. 운동은 움직임의 질 향상과 순환에 초점을 맞추어 이루어져야 한다.

❗ 경고

피로와 통증을 피한다.

■ 압박증후군

역학적으로나 순환적 압박이 기능적으로 제한된 부위(주로 윗몸/어깨)에서 일어난다. **증상**은 다음과 같다:

- 충돌증후군(어깨관절)
- 손목굴 증후군
- 가슴문 증후군

위의 모든 증후군은 구조적 질환이나 기능적 질환 때문에 일어난다. 증상은 **안정성**을 추구하는 필라테스 훈련을 통해 감소될 수 있다.

■ 임신

임신 동안, 특별한 신체 변화를 **주의**해야 한다:

- **임신의 초기 단계**(1-3개월)에서, 배 근육과 골반바닥근을 위한 강한 동적 운동을 피해야 한다.
- **임신 2-3기** 때는 대정맥 결핍 증후군의 위험 때문에 장시간의 누운 자세(5분 이상)를 피해야 한다.
- 출산 후 4-6주 동안의 필라테스 훈련은 산후 전문가의 감독 아래에서 이루어져야 한다. 배벽이 정상(배곧은근 분리가 없음)이고 배와 골반 부위에서 통증이 없다면, 배빗근과 깊은 배근육을 강조하면서 운동 강도를 점진적으로 증가시킬 수 있다.

■ 요약

거론된 질환/장애에 대한 금기증은 표 4.3에 요약되어 있다.

4.2 진전(난이도를 높임)과 후퇴(난이도를 줄임)의 매개변수

개별 요소를 변화시켜 원래의 필라테스 운동을 수정함으로서, 유용한 변수를 만들어내는 것이 가능하지만, 운동의 원래 특성을 완전히 변화시키지는 못한다.

이런 과정은 **학습 과정**을 적절하게 만든다. 초급자는 운동 과정에 압도되지 않아야 하고, 고급자는 도전받는 느낌을 느껴야 한다. 이런 접근은 효율적이고, 통증 없는 운동 경험을 가능하게 하고, 참가자/클라이언트의 기대를 넘어선다. 나중 단계에서는 다른 필라테스 운동을 프로그램 안에 첨가할 수 있다.

❗ 각 필라테스 운동은 다음에 의해 클라이언트의 요구에 맞게 수정될 수 있다:
- 운동 후퇴 (난이도 감소)
- 운동 진전 (난이도 증가)

필라테스 운동을 수정하는 도구는 ▶**개요 4.6**에 요약되어 있다.

개요 4.6 운동 진전과 운동 후퇴
- 지레대 길이
- 속도
- 저항
- 기저면
- 가동범위
- 운동의 면과 축
- 운동지시

■■ 지레대 길이

운동 중심에 작용하는 지레대의 길이는 **작업 하중**을 결정한다. 운동 형태의 변화 뿐만 아니라 해부학적 요소도 중요할 수 있다. 윗몸에 비해 긴 다리와 긴 팔을 가진 클라이언트는 짧은 팔다리를 가진 클라이언트보다 다른 강도의 운동을 경험할 것이다. 운동축에 대한 윗몸의 위치나 팔을 들어올림으로써 필라테스 운동의 난이도를 즉각적으로 변화시킨다.

■■ 속도

운동 선택에 따라, 실행의 속도가 더 쉬워질 수도 또는 더 어려워질 수도 있다. 일반적으로 필라테스 운동은 **일정한 운동 속도**로 수행되어야 한다. 그러나 운동의 동적 단계의 시작이나 운동의 난이도 조절과 같은 **예외**도 존재한다(가동범위의 끝지점, 긴 지레대 이용). 일반적으로, 느린 운동이 난이도가 높은 편인데, 그 이유는 정확성과 통합을 더 많이 요구하기 때문이다.

■■ 저항

필라테스 장비는 저항을 줄 때 특히 유용하다. 동적 저항은 당겨진 스프링에 의해 발생된다. 스프링 저항은 구심성 수축을 증가시키는데 직접적으로 이용되지 않는다. 대부분의 경우, 저항은 구심성 운동과 원심성 운동 동안에 적용되고, 운동 중심(몸통)의 안정성을 어렵게 만듦으로서 간접적으로 저항을 줄 수도 있다. 심지어 특정 운동 동안 **작은 저항의 증가**로도 실행을 어렵게 만들 수 있다. 소도구(저항밴드, 스틱, 공 등)의 사용을 통한 저항도 운동의 효과를 증가시킬 수 있다.

■■ 기저면

기저면의 감소는 운동의 난이도를 증가시킨다. 난이도 증가는 **불안정한 표면**(폼 롤러, 발란스 패드, 매트)을 이용하거나 바닥이나 장비로 신체의 접촉점을 수정함으로써 이루어질 수 있다.

■■ 가동범위

관절의 다른 움직임은 다른 안정화 작용을 요구한다. 게다가 관련 관절의 기능적 움직임은 운동사슬의 한 부분을 초기에 고립하고 안정화시킴으로써 훈련될 수 있다. 고립된 한 부분의 가동범위가 필라테스 운동을 단순화시키고, 동시에 가동범위와 결합된 조절은 난이도를 증가시킨다.

■■ 운동의 면과 축

우리의 몸은 운동의 면과 축에 대해 3의 자유도를 가지고 있다. 운동이 한 면에서만 일어난다면, 근육은 운동축을 그 면에서 잘 고정할 수 있을 것이다. 여러 운동면이 있기 때문에, 복잡한 다차원적 연결이 활성화된다. 근육의 인게이지 뿐만 아니라, **고유수용기**도 관절 자세에 대한 피드백을 제공한다. 가장 큰 기능적 이점을 얻기 위해서는, 필라테스 운동 동안 건강하고 효율적인 축성 하중에 대한 자각을 인지해야 한다.

■■ 운동지시

필라테스 강사/치료사의 지시 스타일이나 방법은 후퇴(난이도 감소)와 진전(난이도 증가)에서 중요한 요소이다. 각 운동은 정신적 수준, 체성적 수준 및 인지적 수준에 대한 복잡한 학습과정을 가진다. 그러므로 **운동의 특정 측면에 대한 강조**는 운동의 난이도를 증가시키거나 감소시킬 수 있다. 진전이 어려울수록, 지시와 연결이 더욱 특별하거나 차별되고, 클라이언트/참가자로부터 요구되는 능력이 더 커진다.

4.3 평가 기법

본 단락은 클라이언트를 평가하고 적절한 훈련 목표를 설계하는데 유용하고 실제적인 기법을 제공하고 있다.

검사 또는 평가는:

- 클라이언트와의 초기 접근을 쉽게 한다.
- 클라이언트와 강사/치료사 사이의 협력을 증가시킨다.
- 진전을 평가하기 위해, 시작 수준과 그 후의 수준을 결정하는 기회를 가진다.

제시된 검사는 그룹 훈련이나 개인 훈련을 하기 전에 수행되어야 한다. 검사 연습은 필라테스 운동 레퍼토리에 대해 의식적으로 모델링된다.

■ 북극성 필라테스 피트니스 선별검사®

15가지 검사(▶**개요 4.7**)는 필라테스 운동과 직접적으로 관련되는 특정 근력과 전신 근력, 유연성 및 협응 등을 정확하게 결정할 수 있도록 만든다. 그 검사들은 특정 필라테스 운동이 평가 당시에 성취할 수 있는지를 평가한다.

개요 4.7 피트니스 선별 검사

1. 골키퍼 자세 (goal post)
2. 절반 쭈그려 앉기 (half squat)
3. 완전 쭈그려 앉기 (full squat)
4. 발꿈치 들기
5. 푸쉬 업
6. 사이드 리프트
7. 슈퍼맨
8. 엎드린 자세에서의 어깨 굽힘
9. 엎드린 자세에서의 무릎 굽힘
10. 엎드린 자세에서의 프레스 업(스완)
11. 헌드레드/어브도미널
12. 롤 업(roll up)
13. 길게 앉기
14. 앉은 자세에서 엉덩관절 벌림하기
15. Z자 앉기

운동 수행은 특정 기준으로 평가될 것이고, 3점에서 0점까지 표기된다. **피트니스 수준**을 결정하기 위해, 총점을 운동의 횟수로 나누어야 하고, 등급은 다음과 같은 점수로 매겨져야 한다:

- **3점:** 고급자 수준
- **2점:** 중급자 수준
- **1점:** 초급자 수준

■■ 1. 벽에 기댄 골키퍼 자세 (◘그림 4.18)

검사 요소

- 척추의 자세 조절과 정렬
- 어깨관절의 벌림과 가쪽돌림

실행

- 벽으로부터 한 발 떨어져 서 있는다.
- 벽을 기댄다. 골반, 등뼈, 어깨, 뒤통수, 그리고 "U" 자형의 팔을 벽에 접촉한다.
- 양 팔을 벽에 붙이고 천천히 대각선 방향으로 위쪽으로 뻗는다.

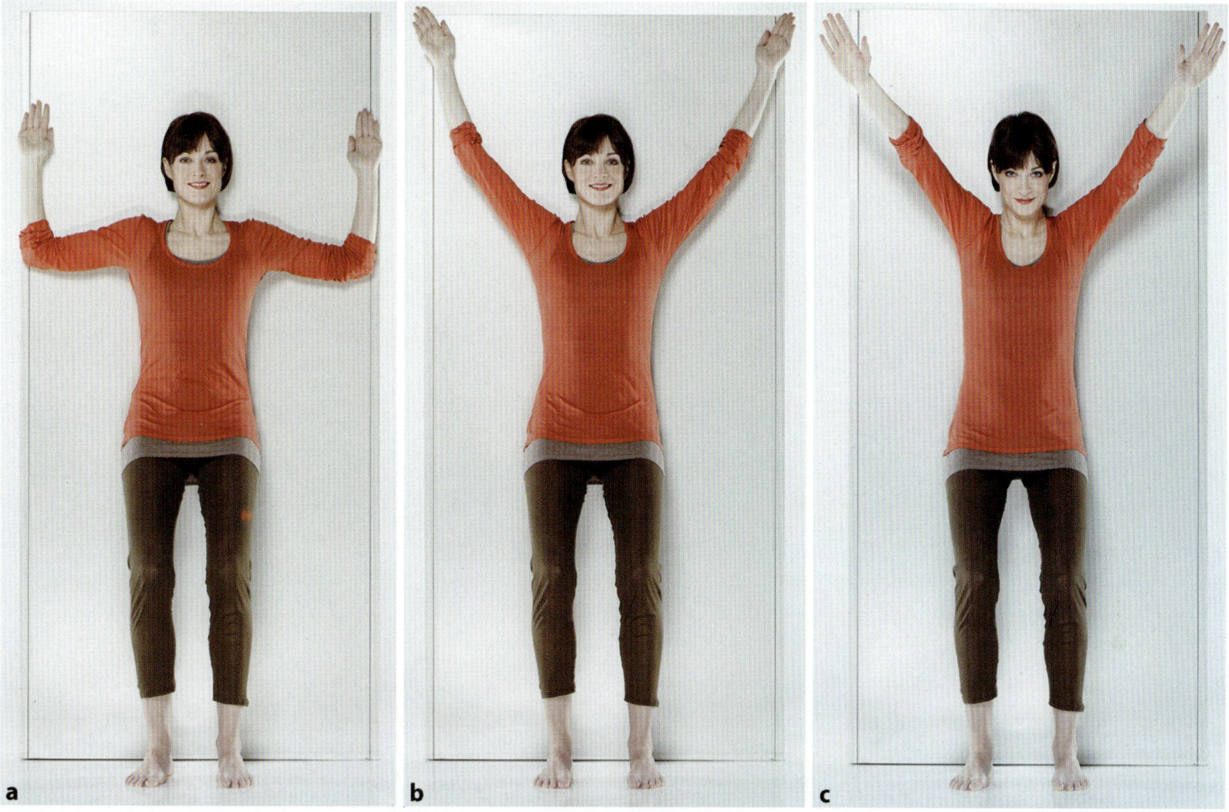

■ 그림 4.18a–c 골키퍼 자세. a 시작자세, b 올바른 실행, c 잘못된 실행.

평가 기준

- 척추의 자세를 유지할 수 있는가?
- 양 팔을 완전히 벌림한 상태로 벽 접촉(엉치뼈/등뼈)을 유지할 수 있는가?

점수

- **3점:** 위에 언급된 모든 평가 기준을 충족하고 자세를 유지한다.
- **2점:** 척추의 자세를 취할 수 있고, 양 팔을 50% 미만으로 폄할 수 있다.
- **1점:** 척추의 자세를 취할 수 없거나, 양 팔을 벽에 접촉할 수 없다.
- **0점:** 자세를 취할 수 없거나/시도할 수 없거나/통증이 발생한다.

■■ 2. 절반 쭈그려 앉기 (■ 그림 4.19)

검사 요소

- 다리의 근력, 유연성 및 정렬
- 엉덩관절, 골반 및 허리뼈의 단독 움직임을 할 수 있는 능력
- 척추를 똑바로 유지할 수 있는 능력

실행

- 선 자세: 양 발을 골반 넓이만큼 벌리고 나란하게 배치한다.
- 발꿈치를 바닥에 붙이고, 무릎을 45° 굽힌다.
- 양 팔을 어깨높이로 들어올려 바닥과 평행하게 유지한다.
- 척추를 똑바로 유지한다.
- 엉덩관절, 무릎관절 및 발목관절의 정렬을 유지한다.

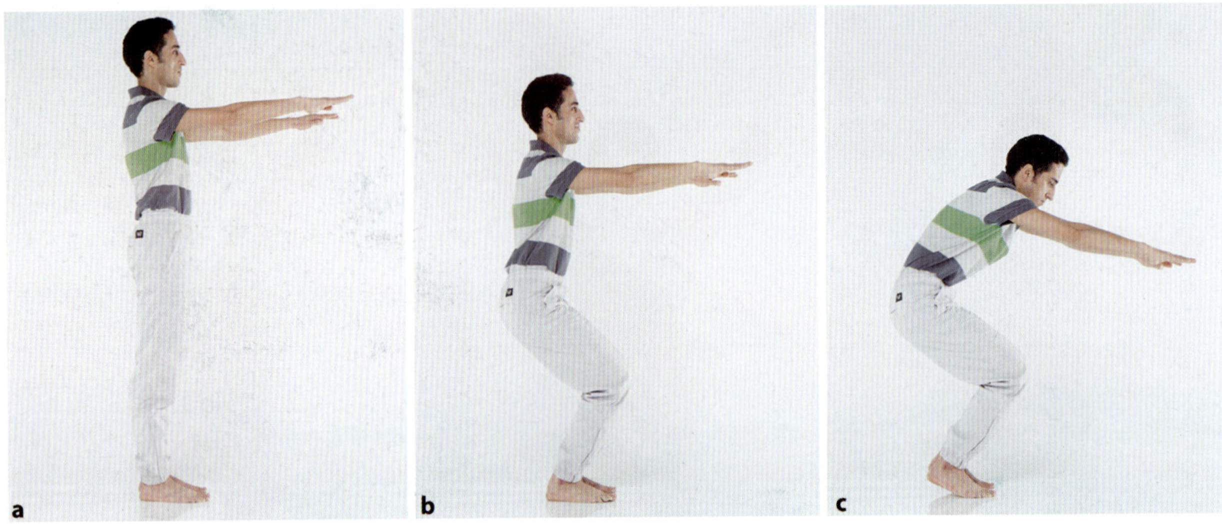

그림 4.19a–c 절반 쪼그려 앉기. a 시작자세, b 올바른 실행, c 잘못된 실행.

평가 기준

- 발꿈치를 바닥에 붙인 상태로 무릎을 45° 굽힘할 수 있는가?
- 양 팔을 바닥과 나란하게 유지하고, 어깨를 이완하여 내림할 수 있는가?
- 무릎을 굽힘할 때, 척추를 똑바로 유지할 수 있는가?
- 엉덩관절, 무릎관절 및 발목관절의 정렬을 유지할 수 있는가?

점수

- **3점:** 위의 기준을 충족하고, 30초 동안 자세를 유지할 수 있다.
- **2점:** 위의 기준 중 하나를 충족할 수 없다.
- **1점:** 위의 기준 중 두 개를 충족할 수 없다.
- **0점:** 자세를 취할 수 없거나/시도할 수 없거나/통증이 발생한다.

3. 완전 쪼그려 앉기 (그림 4.20)

- 검사 요소
- 다리 근력
- 엉덩관절/무릎관절 굽힘 동안의 다리 조절

실행

- 양 발을 골반 넓이만큼 벌리고 선 자세를 취한다. 그리고 양 팔을 어깨높이 만큼 들어 올린다.
- 부드럽게 쪼그려 앉는다.
- 양 팔을 바닥과 나란하게 어깨높이로 유지한다.
- 척추를 똑바로 유지한다.
- 엉덩관절, 무릎관절 및 발목관절의 정렬을 유지한다.

평가 기준

- 부드럽게 위 · 아래로 계속 움직일 수 있는가?
- 무릎을 굽힘할 때, 척추를 똑바로 유지할 수 있는가?
- 엉덩관절, 무릎관절 및 발목관절의 정렬을 유지할 수 있는가?

점수

- **3점:** 위의 기준을 충족할 수 있다.
- **2점:** 운동을 완전하게 수행할 수 있지만, 부드럽게 쪼그려 앉기를 할 수 없거나 정렬이 어긋난다.
- **1점:** 완전한 굽힘/폄을 할 수 없거나, 도움을 필요로 한다.
- **0점:** 자세를 취할 수 없거나/시도할 수 없거나/통증이 발생한다.

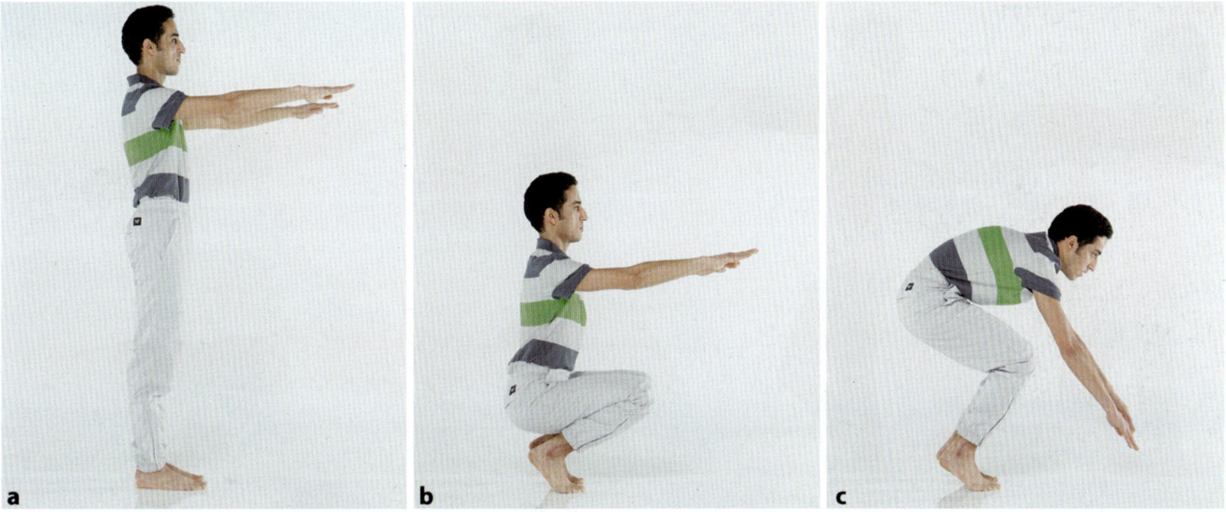

■그림 4.20a-c 완전 쭈그려 앉기. a 시작자세, b 올바른 실행, c 잘못된 실행.

■■ 4. 발꿈치 들기 (■그림 4.21)

검사 요소

- 장딴지 근육의 근력
- 균형

실행

- 한 발로 선 자세를 취하고, 양 팔을 어깨높이로 들어올려 바닥과 나란하게 유지한다.
- 발꿈치를 지속적으로 올림과 내림을 한다.
- 지지를 하기 위해, 강사의 손에 손가락끝을 닿는다.

평가 기준

- 발목을 완전하게 발바닥굽힘할 수 있는가?
- 정렬을 유지할 수 있는가?

점수

- **3점:** 손가락끝 접촉 없이 완전한 가동범위로 발꿈치 들기를 5회 반복할 수 있다.
- **2점:** 손가락끝 접촉을 하고, 완전한 가동범위로 발꿈치 들기를 5회 반복할 수 있다.
- **1점:** 더 많은 지지를 받고, 5회 미만으로 발꿈치 들기를 할 수 있다.
- **0점:** 자세를 취할 수 없거나/시도할 수 없거나/통증이 발생한다.

■■ 5. 푸쉬 업 (■그림 4.22)

검사 요소

- 양 팔과 가슴의 근력
- 몸통 안정성
- 어깨뼈의 안정성

실행

- 팔꿈치 펴기 자세에서, 어깨뼈 사이의 공간을 넓게 유지하면서 팔꿈치를 굽힘한다.
- 몸통을 바닥으로 5㎝ 떨어진 지점까지 내림한다.
- 시작 자세로 되돌아간다.

평가 기준

- 척추의 정렬을 유지할 수 있는가?
- 팔이음뼈와 몸통의 연결을 유지할 수 있는가?
- 손목, 팔꿈치 및 어깨의 정렬을 유지할 수 있는가?

점수

- **3점:** 위의 모든 실행 동작을 수행할 수 있다.
- **2점:** 위의 모든 실행 동작을 수행할 수 있지만, 양 팔을 벌림한다.
- **1점:** 척추의 중립위를 유지할 수 없고, 몸통을 내림할 수 없고, 또는 운동을 수정한다 (예, 무릎을 구부린다).

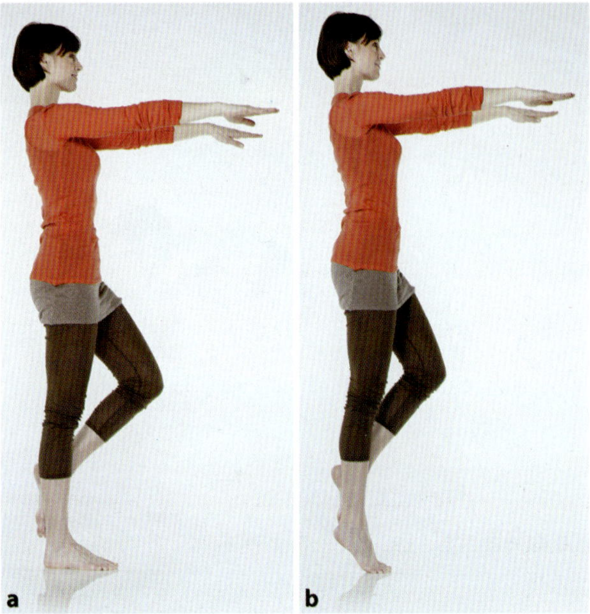

■ 그림 4.21a,b 발꿈치 들기. a 시작자세, b 올바른 실행.

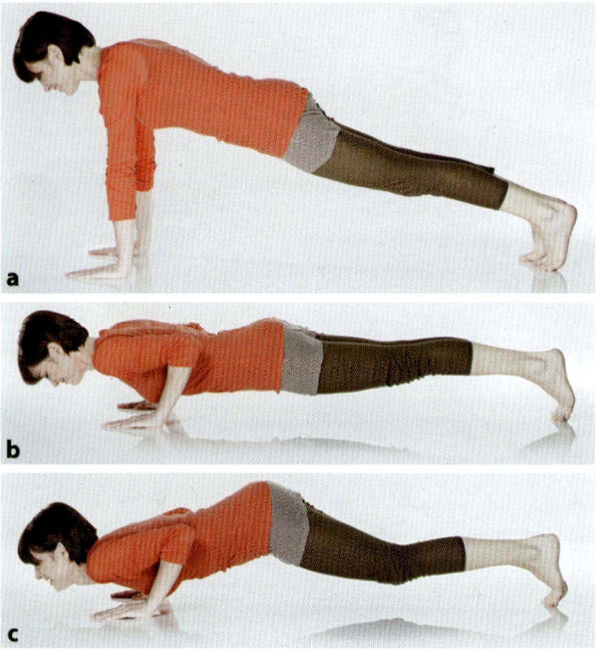

■ 그림 4.22a–c 푸쉬 업. a 시작자세, b 올바른 실행, c 잘못된 실행.

- **0점:** 자세를 취할 수 없거나/시도할 수 없거나/통증이 발생한다.

■■ 6. 사이드 리프트 (■ 그림 4.23)

검사 요소

- 몸통, 어깨 및 발목의 안정성
- 엉덩관절 벌림근의 근력

실행

- 사이드 플랭크 자세에서 팔꿈치로 몸을 지탱할 수 있다.
- 발등굽힘된 발로 지탱하고, 발의 가쪽면을 지면에 닿게 한다.
- 위쪽 다리를 들어올리고 3초간 유지한다.

평가 기준

- 몸통과 어깨의 안정성을 유지할 수 있는가?
- 균형을 유지할 수 있는가?

점수

- **3점:** 위의 모든 실행 동작을 수행할 수 있다.
- **2점:** 위의 모든 실행 동작을 수행할 수 있지만, 위쪽 다리를 들어 올리지 못한다.
- **1점:** 척추의 중립위를 유지할 수 없고, 몸통을 내림할 수 없고, 또는 운동을 수정한다 (예, 무릎을 구부린다).
- **0점:** 자세를 취할 수 없거나/시도할 수 없거나/통증이 발생한다.

■■ 7. 슈퍼맨 (■ 그림 4.24)

검사 요소

- 몸통의 근력, 엉덩관절의 폄 유연성
- 어깨의 정렬

실행

- 엎드린 자세에서 다리를 엉덩관절 넓이만큼 벌림한다.
- 양 팔을 어깨높이로 올림하여 옆으로 벌림한다 (T자 자세).
- 양 팔을 올림하고, 다리와 위쪽몸통을 똑바로 폄한다.

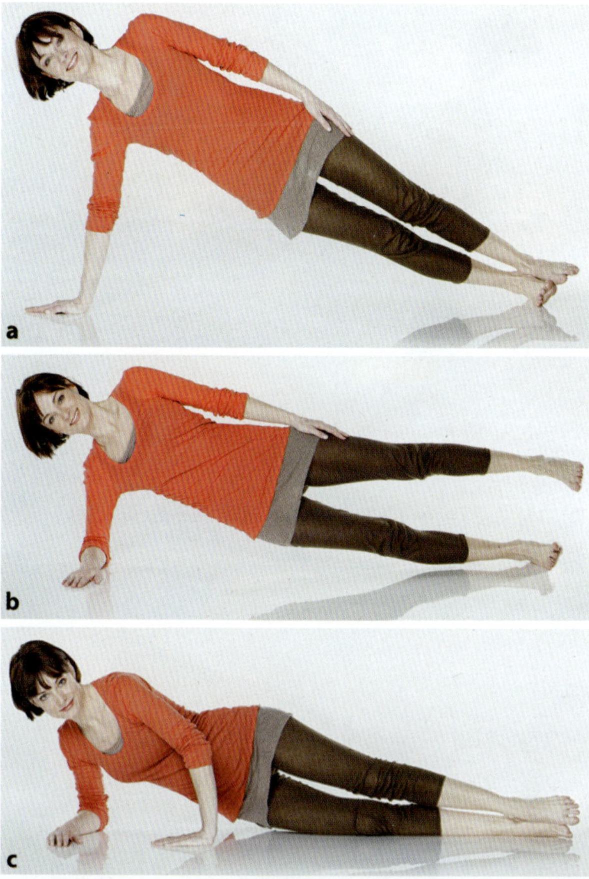

그림 4.23a–c 사이드 리프트. a 시작자세, b 올바른 실행, c 잘못된 실행.

평가 기준

- 척추 신장의 소실 없이 척추를 들어 올릴 수 있는가?
- 허벅지를 들어올릴 수 있는가?
- 벌림한 양 팔을 들어올릴 수 있는가, 그리고 어깨 정렬을 유지할 수 있는가?

점수

- **3점:** 위의 모든 실행 동작을 수행할 수 있다.
- **2점:** 가슴이나 허벅지를 들어 올릴 수 없지만, 들어 올리려고 할 때 어깨가 올라간다.
- **1점:** 복장뼈나 허벅지를 들어 올릴 수 없고, 들어올리려고 할 때 어깨가 올라간다.
- **0점:** 자세를 취할 수 없거나/시도할 수 없거나/통증이 발생한다.

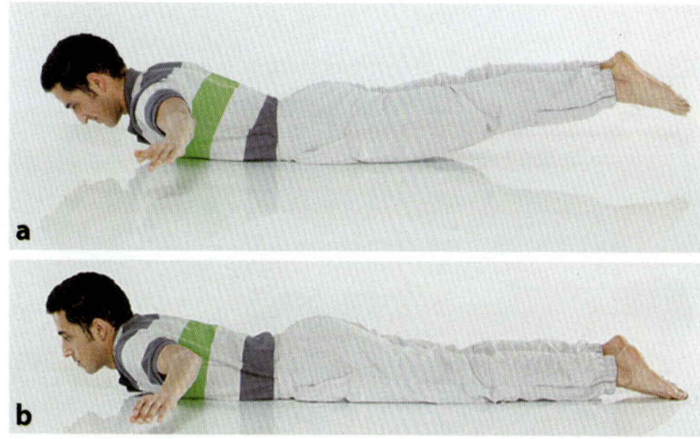

그림 4.24a,b 슈퍼맨. a 올바른 실행, b 잘못된 실행.

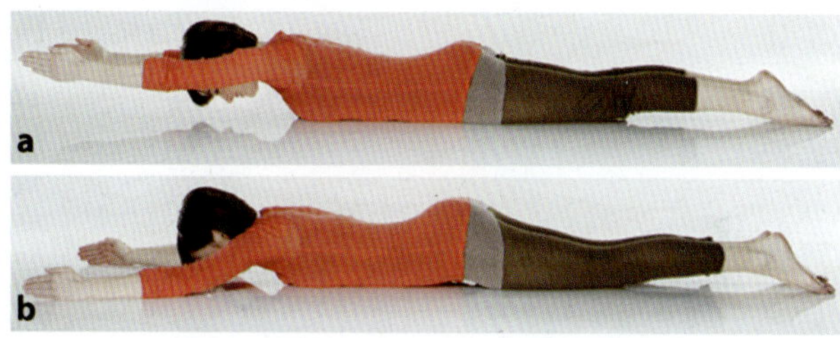

그림 4.25a,b 엎드린 자세에서 어깨 굽힘. a 올바른 실행, b 잘못된 실행.

8. 엎드린 자세에서의 어깨 굽힘 (그림 4.25)

검사 요소

- 엎드린 자세에서의 어깨 가동범위

실행

- 엎드린 자세에서, 머리를 바닥에 놓는다.
- 양 팔을 머리 위로 들어올리고 어깨너비만큼 벌린다.
- 다리를 엉덩관절 넓이만큼 벌린다.

평가 기준

- 양 팔을 위로 뻗은 채로 어깨를 내림할 수 있는가? 이때 등세모근이 긴장하지 않아야 한다.
- 척추를 중립위로 유지할 수 있는가? 목이나 아래쪽 허리뼈를 젖힘해서는 안 된다.

점수

- **3점:** 위의 모든 실행 동작을 수행할 수 있고, 바닥으로부터 2.5㎝ 정도 양 팔을 들어 올려 유지한다.
- **2점:** 위의 모든 실행 동작을 수행할 수 있지만, 양 팔을 들어 올리지 못한다.

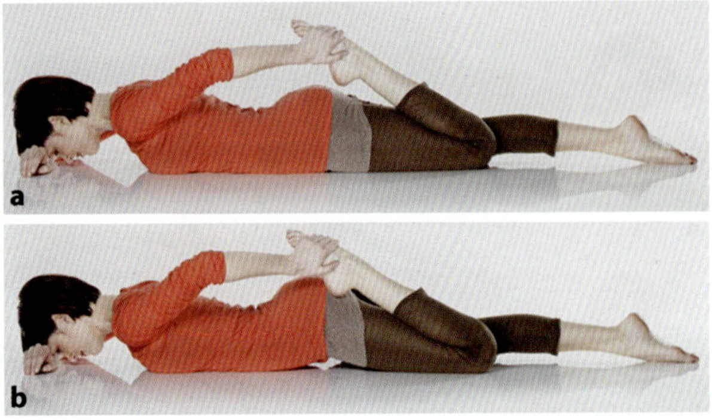

■ 그림 4.26a,b 엎드린 자세에서의 무릎 굽힘.
a 올바른 실행, b 잘못된 실행.

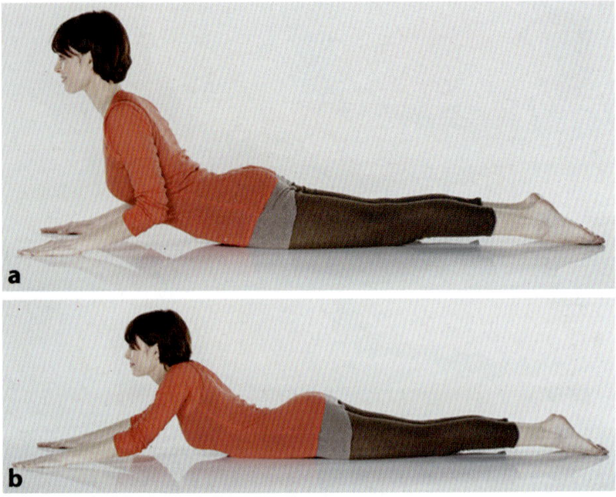

■ 그림 4.27a,b 엎드린 자세에서의 프레스 업/스완.
a 올바른 실행, b 잘못된 실행.

- **1점:** 양 팔을 어깨너비만큼 벌린 상태로 뻗을 수 없고, 척추뼈를 중립위로 유지할 수 없다. 양 팔을 대각선 방향으로 뻗는다.
- **0점:** 자세를 취할 수 없거나/시도할 수 없거나/통증이 발생한다.

■■ 9. 엎드린 자세에서의 무릎 굽힘 (■그림 4.26)

검사 요소

- 엉덩관절 굽힘근의 유연성: 넙다리곧은근과 엉덩허리근

실행

- 엎드린 자세
- 한 발을 잡는다.
- 한 손을 이마 밑에 받힌다.
- 양쪽 무릎을 함께 붙인다.
- 배꼽 쪽으로 두덩뼈를 당기고, 골반의 자세를 유지한다.
- 허벅지를 들어 올린다.

평가 기준

- 척추와 골반의 자세를 유지할 수 있는가?
- 척추의 옆굽힘이나 돌림을 피한 상태로, 골반의 자세를 유지할 수 있는가?
- 허벅지를 들어 올릴 수 있는가?

점수

- **3점:** 위의 모든 실행 동작을 수행할 수 있다.
- **2점:** 위의 모든 실행 동작을 수행할 수 있지만, 허벅지를 들어 올리지 못한다.
- **1점:** 발을 잡을 수 없고(도움이 필요함), 골반의 자세를 유지할 수 없다.
- **0점:** 자세를 취할 수 없거나/시도할 수 없거나/통증이 발생한다.

■■ 10. 엎드린 자세에서의 프레스 업 (■그림 4.27)

검사 요소

- 척추의 폄 가동성
- 목뼈, 등뼈 및 허리뼈의 개별 분절에서 일어나는 폄의 균등한 분배
- 체중부하 자세에서 어깨와 팔의 정렬

실행

- 엎드린 자세에서 척추의 활동적인 시작 자세
- 양 다리를 엉덩관절 넓이만큼 벌린 후 뻗는다.
- 양 손을 가슴 옆에 놓는다.
- 팔꿈치를 몸통에 붙이고, 천장쪽을 향한다.

평가 기준

- 목뼈의 젖힘을 할 수 없는가?

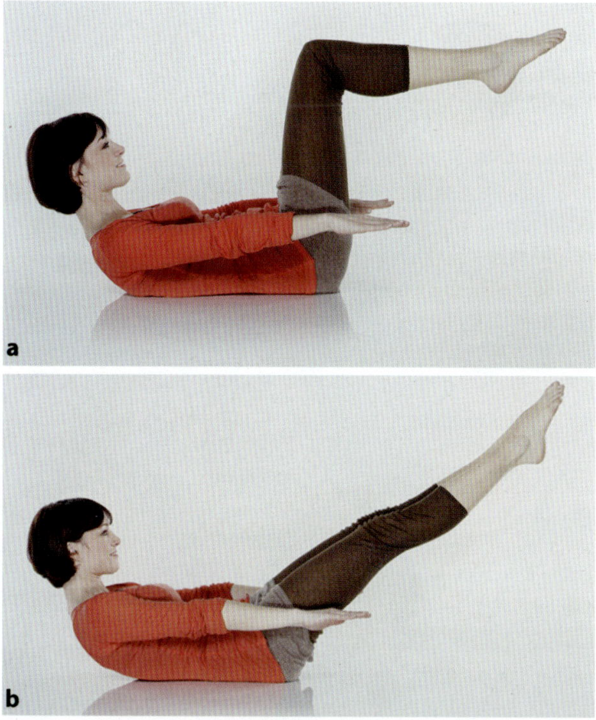

■ 그림 4.28a,b 헌드레드/어브도미널. a 시작자세, b 끝자세.

- 등뼈 전체를 균등하게 폄할 수 있는가?
- 골반이 안정되고, 두덩뼈를 매트에 붙일 수 있는가?
- 엉덩관절을 폄할 수 있는가?
- 배벽을 수축할 수 있는가?
- 어깨뼈를 내림할 수 있는가?
- 양 팔을 바르게 정렬할 수 있는가?

점수

- **3점:** 위의 모든 실행 동작을 수행할 수 있다.
- **2점:** 검사를 수행할 수 있지만, 척추의 관절운동을 균등하게 할 수 없다.
- **1점:** 척추를 완전한 폄으로 관절운동을 할 수 없다.
- **0점:** 자세를 취할 수 없거나/시도할 수 없거나/통증이 발생한다.

11. 헌드레드 (■ 그림 4.28)

검사 요소

- 척추 굽힘 동안 배 근육의 활성화와 조절

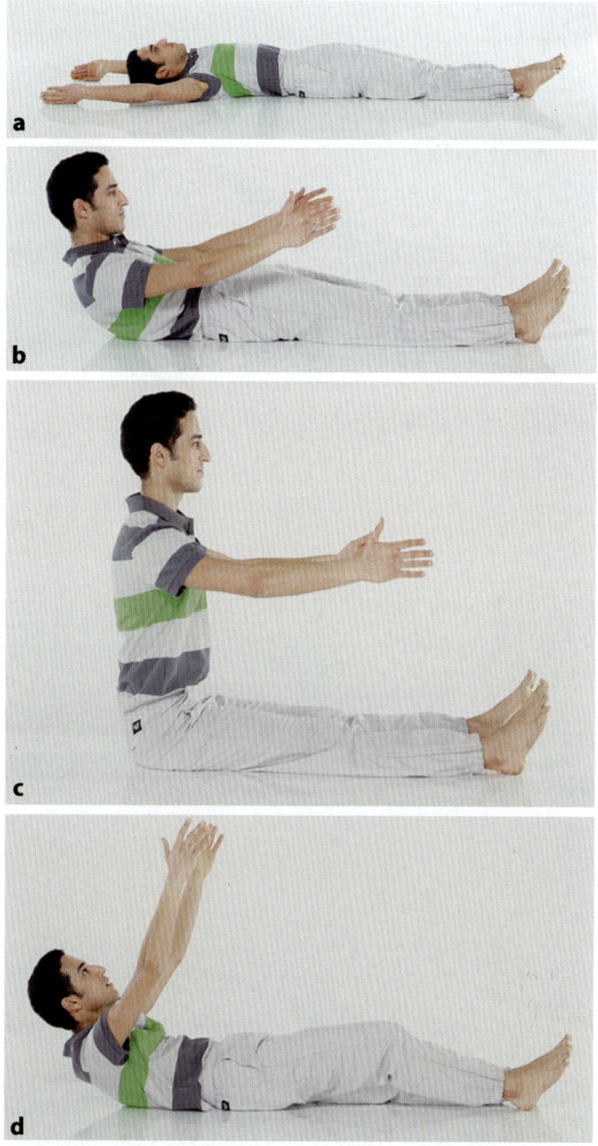

■ 그림 4.29a-d 롤 업. a 시작자세, b 올바른 실행, c 끝자세, d 잘못된 실행.

실행

- 누운 자세
- 다리를 90°-90° 자세로 한 활동적인 시작 자세
- 양 팔을 몸통에 붙인다.
- 머리와 어깨를 들어 올린다.
- 양쪽 다리를 천장 쪽으로 뻗은 다음, 바닥으로 내림한다.

평가 기준

- 90°-90° 자세를 유지할 수 있는가?
- 배곧은근의 팽창이 없는가?

- 활동적인 시작 자세를 유지하면서, 다리를 천장 쪽으로 뻗을 수 있는가?
- 몸통 조절을 유지하면서, 다리를 바닥으로 내림할 수 있는가?
- 어깨 정렬을 유지할 수 있는가?

점수

- **3점:** 위에 언급된 실행 동작을 수행할 수 있고, 다리를 바닥으로부터 10㎝ 높이까지 내림할 수 있다.
- **2점:** 검사를 수행할 수 있지만, 다리를 약간만 내림할 수 있다.
- **1점:** 배 근육의 인게이지를 잃어버리지 않고 몸통을 굽힘할 수 있지만, 다리를 폄할 수 없다.
- **0점:** 자세를 취할 수 없거나/시도할 수 없거나/통증이 발생한다.

12. 롤 업 (그림 4.29)

검사 요소

- 척추 굽힘의 관절운동
- 배 근력
- 어깨 정렬

실행

- 누운 자세
- 양 팔을 위로 뻗는다.
- 앉은 자세까지 윗몸을 일으키고, 다시 시작 자세로 되돌아간다.

평가 기준

- 다리의 모멘텀 없이 부드럽게 윗몸을 들어 올릴 수 있는가?
- 운동 동안 골반과 몸통의 정렬을 유지할 수 있는가?
- 어깨 정렬을 유지할 수 있는가?

점수

- **3점:** 위에 언급된 실행 동작을 수행할 수 있다.
- **2점:** 척추 관절운동을 완전하게 수행할 수 없다.
- **1점:** 수정된 검사를 필요로 한다.
- **0점:** 자세를 취할 수 없거나/시도할 수 없거나/통증이 발생한다.

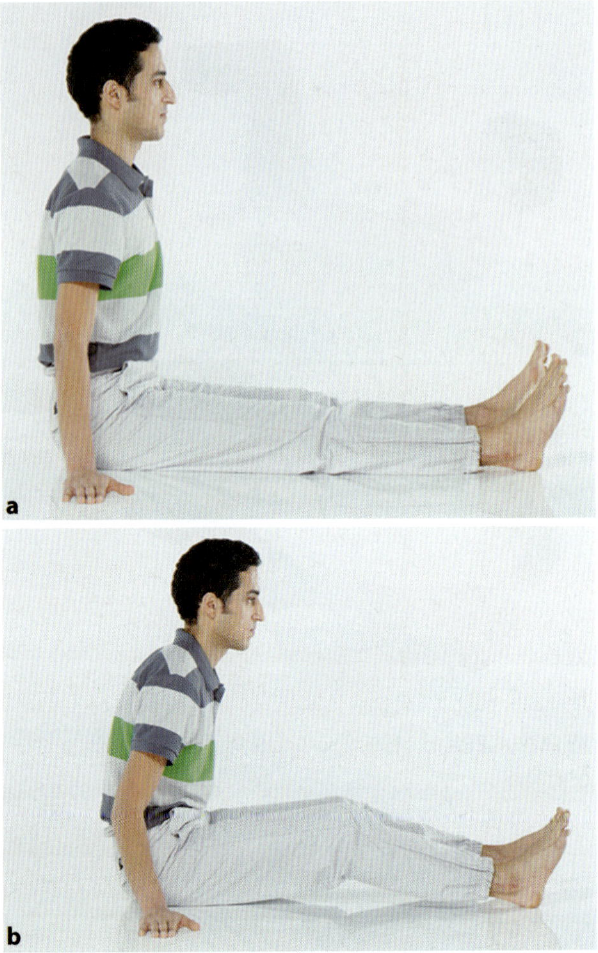

그림 4.30a,b 길게 앉기. a 올바른 실행, b 잘못된 실행.

13. 길게 앉기 (그림 4.30)

검사 요소

- 뒤쪽 다리 근육의 유연성
- 앉기를 할 때 똑바른 자세를 유지할 수 있는 능력

실행

- 앉는다.
- 양 다리를 어깨너비만큼 벌리고 뻗는다.
- 척추의 활동적 시작 자세를 취한다.

평가 기준

- 척추를 똑바로 세우고, 양쪽 다리를 뻗을 수 있는가?
- 어깨를 이완할 수 있는가?

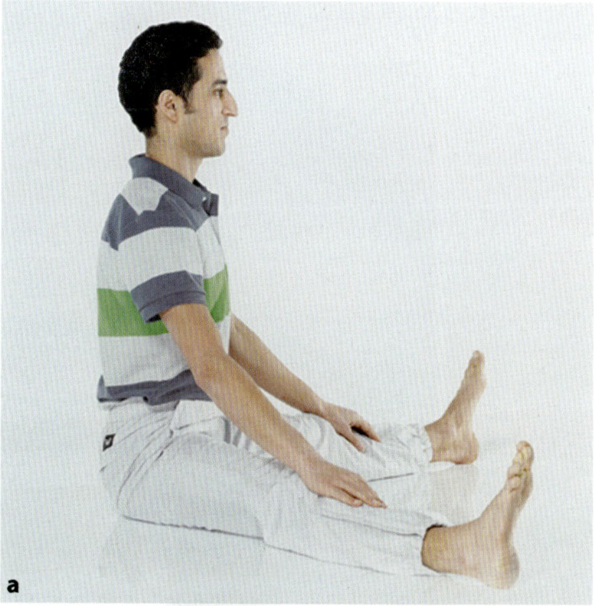

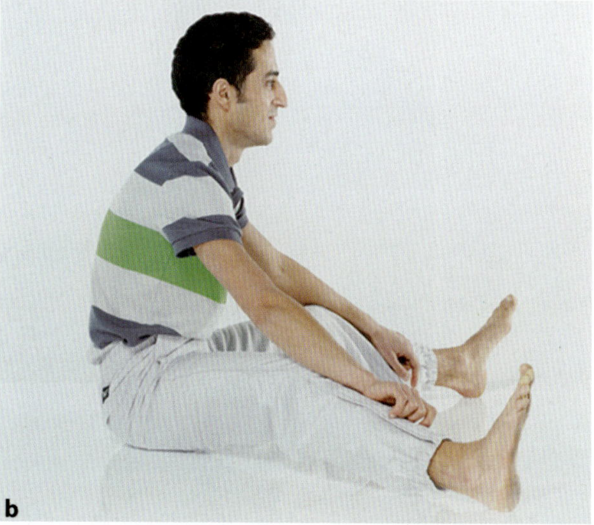

■ 그림 4.31a,b 앉은 자세에서 엉덩관절 벌림하기. a 올바른 실행, b 잘못된 실행.

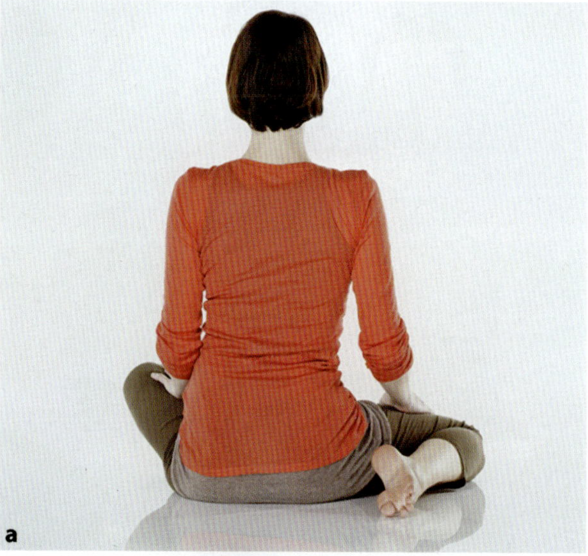

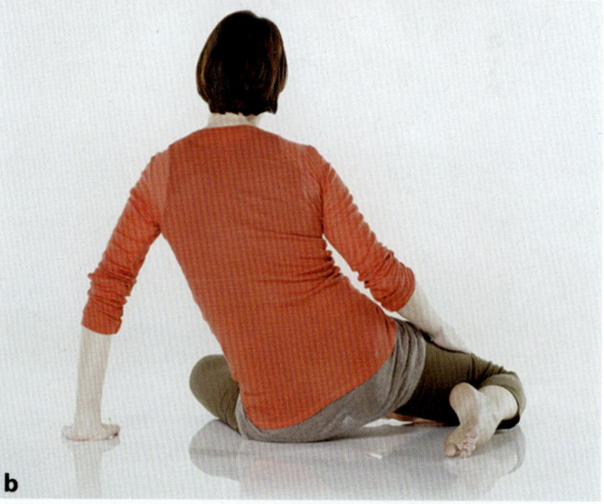

■ 그림 4.32a,b Z 자 앉기. a 올바른 실행, b 잘못된 실행.

점수

- **3점:** 위에 언급된 실행 동작을 수행할 수 있고, 윗몸을 약간 앞쪽으로 기울인다.
- **2점:** 척추의 활동적 시작 자세를 유지할 수 없다.
- **1점:** 척추의 활동적 시작 자세를 유지할 수 없고, 다리를 완전히 뻗을 수 없다.
- **0점:** 자세를 취할 수 없거나/시도할 수 없거나/통증이 발생한다.

14. 앉은 자세에서의 엉덩관절 벌림하기 (■ 그림 4.31)

검사 요소

- 엉덩관절과 엉덩관절 벌림근의 유연성과
- 앉은 자세 동안 척추를 똑바로 세울 수 있는 능력

실행

- 벽에 기대고 앉는다.
- 양 다리를 뻗고, 어깨넓이만큼 벌림한다.
- 척추의 활동적 시작 자세를 취한다.

평가 기준

- 다리를 완전히 펴하고, 척추를 바로 세울 수 있는가?

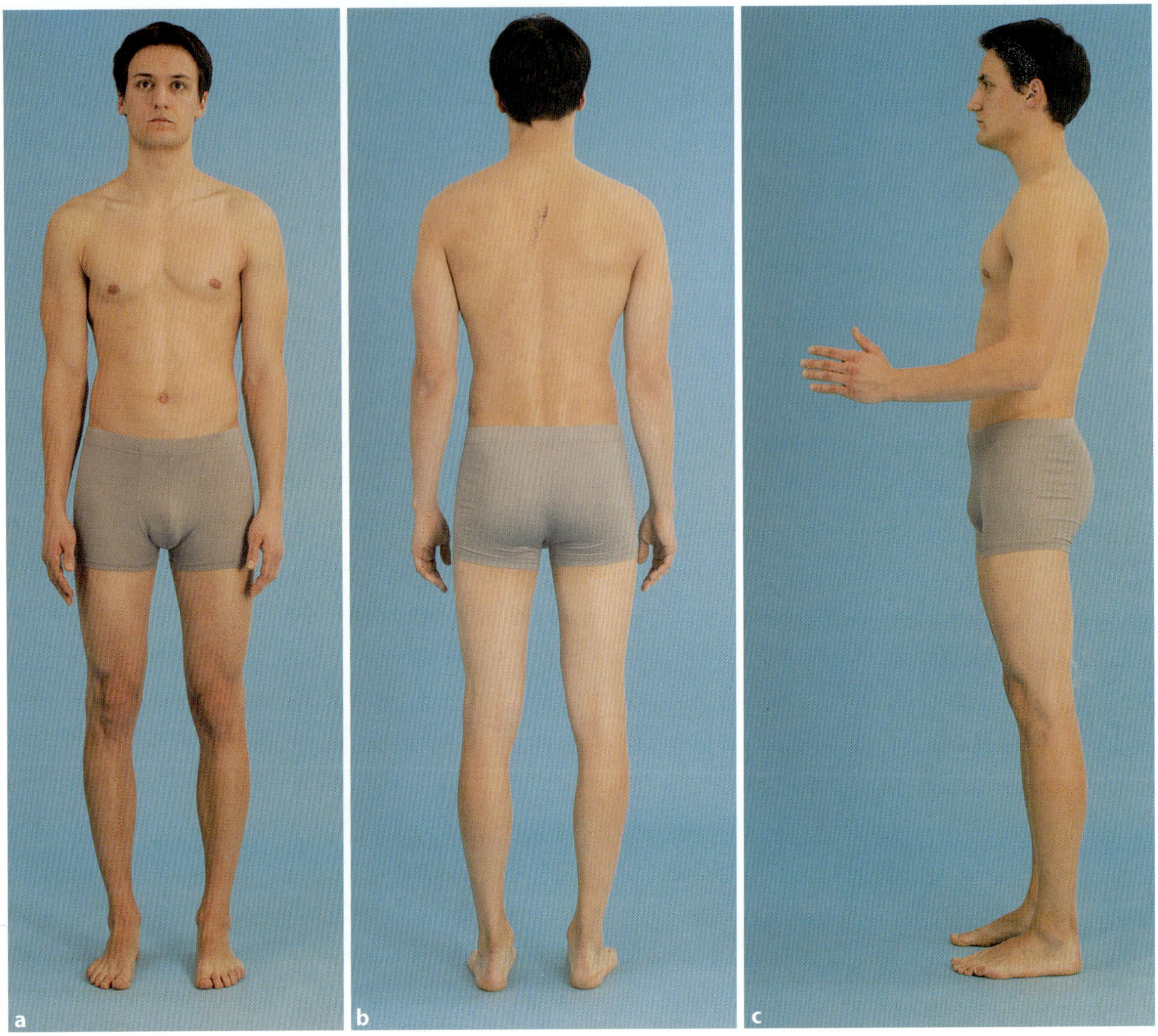

그림 4.33a–c 선 자세 평가. a 앞면, b 뒷면, c 옆면.

- 척추의 시작자세를 유지할 수 있는가?

점수

- **3점:** 위에 언급된 실행 동작을 수행할 수 있다.
- **2점:** 양쪽 다리를 45° 미만으로 벌림할 수 있다. 척추의 활동적 시작 자세를 유지할 수 없다. 그리고 다리를 완전히 뻗을 수 있다.
- **1점:** 양쪽 다리를 45° 미만으로 벌림할 수 있다. 척추의 활동적 시작 자세를 유지할 수 없고, 다리를 완전히 뻗을 수 없다.
- **0점:** 자세를 취할 수 없거나/시도할 수 없거나/통증이 발생한다.

15. "Z" 앉기 (그림 4.32)

검사 요소

- 엉덩관절의 안쪽돌림과 가쪽돌림
- 똑바로 앉을 수 있는 능력

실행

- Z자 앉기를 한다.
- 척추의 활동적 시작 자세를 취한다.
- 양쪽 궁둥뼈가 매트에 닿는다.

평가 기준

- 척추를 골반과 수직되게 정렬하고, 양쪽 궁둥뼈를 매트에 닿을 수 있는가?

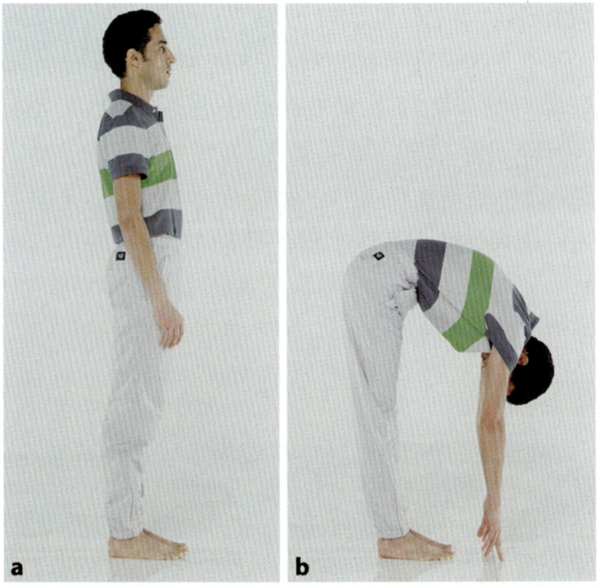

■ 그림 4.34a,b 선 자세에서 롤 업과 롤 다운. a 시작 자세, b 롤링 운동.

- 어깨를 이완할 수 있는가?

점수

- **3점:** 위에 언급된 실행 동작을 수행할 수 있다.
- **2점:** 위에 언급된 실행 동작을 수행할 수 있지만, 뒤쪽으로 향하는 발쪽의 궁둥뼈가 매트로부터 5㎝ 미만으로 들어 올려진다.
- **1점:** 뒤쪽으로 향하는 발쪽의 궁둥뼈를 매트로부터 5㎝ 미만으로 유지할 수 없고, 척추의 활동적 시작 자세를 유지할 수 없다. 그리고 척추를 골반에 수직으로 세울 수 없다.
- **0점:** 자세를 취할 수 없거나/시도할 수 없거나/통증이 발생한다.

■ 선 자세와 운동 분석

■■ 선 자세에서의 자세 (■ 그림 4.33)

시작 자세는 중력에 대한 몸 자세의 스냅샷을 제공한다. 비활성 조직의 역할은 동적 능동 구조물(수축 조직)의 역할 만큼 중요하다. 적절한 지식을 가진 강사/치료사는 신체 자세를 관찰함으로써 마음과 몸의 특성을 추측할 수 있다.

클라이언트에게 평가하는 동안 이완된 자세를 취하도록 주문하거나, 간단한 대화를 하는 동안 자연스럽게 그를 관찰한다. **관찰하는 각도**는 매우 중요하다:

- **앞쪽과 뒤쪽**에서 이마면의 편위를 관찰한다.
- **측면**에서 시상면의 편위를 관찰한다.
- **양쪽**에서 가로면의 간접적인 편위를 관찰한다.

자세의 변화를 평가하고, 머리, 목 및 어깨의 정렬을 검사하기 위해, 클라이언트에게 양쪽 팔을 올림하도록 주문할 수 있다.

■■ 선 자세에서 롤 업/롤 다운 (손가락끝 지면 닿기) (■ 그림 4.34)

클라이언트에게 통증이 없는 범위 내에서 손가락끝이 바닥에 닿도록 천천히 앞쪽으로 몸을 숙이도록 주문한다. 이때 무릎을 굽힐 수도 펼 수도 있다.

결과는 다음과 같은 **정보**를 제공한다:

- 척추의 굽힘 가동성
- 몸을 앞쪽으로 숙이는 일상 운동 패턴 (물건 들어 올리기, 하중, 움직임, 압박)
- 골반과 다리 근육의 유연성
- 선 자세로 되돌아올 때 근육의 수축 전략
- 부정정렬 확인(옆굽음증, 척추분절 잠김 등)

■ 근력/가동성을 위한 일반 검사

Janda 기법(Janda 1994)이나 Seidenspinner 기법(Seidenspinner 2005)을 추천한다.

4.4 실수

본 단락은 필라테스 운동을 할 때 흔하게 일어날 수 있는 **전형적인 실수**에 대해 설명할 것이고, 또 필라테스 원리, 해부학적 문제와 생체역학적 문제를 고려할 것이다. 훈련을 관찰하는 스킬은 운동 실행의 효율적인 교정을 촉진한다. 병태생리적 보상 작용, 약증 또는 운동 소실은 보다 명확하게 이해될 수 있고, 문제점이 해결될 것이다.

■ 척추

■■ 목뼈/어깨/머리

머리와 몸통 사이의 안정된 연결 소실

원인은 목 앞쪽 근육의 약증이나 목 뒤쪽 근육의 단축일 것이다.

팁

- **피트니스 선별검사** : 헌드레드, 롤 업
- 머리가 손의 지지나 강사의 도움으로 똑바르게 유지될 수 있다면, 문제는 근육의 **약증**(능동불충분) 이다. 만약 지지를 하더라도 불편없이 불가능하다면, 그 문제 바로는 근육의 **단축**(구축)이다.

4

생리적 목뼈 앞굽음증의 나쁜 축성 신장

목뼈의 생리적 앞굽음은 트러블 없는 관절의 움직임을 허용한다; 반대로, **압박**(축성 신장의 소실)은 관절 움직임에 나쁜 영향을 준다. 목뼈의 축성 신장 부족은 주로 구조물 정렬의 결과로 일어난다. 선 자세를 취할 때 부적절한 정렬의 결과로서, 머리 무게는 수평으로 고정되어야 하고, 이것은 목뼈의 부정 정렬을 일으킨다.

팁

- **피트니스 선별검사** : 길게 앉기
- 앉거나 선 자세를 취할 때, **머리에 가벼운 압박**을 가하고, 머리가 무게중심 위에서 쉽게 유지되는지를 관찰한다. 나쁜 척추 신장이 있는 경우에는 머리가 앞쪽으로 이동할 것이다.

어깨–목뼈의 나쁜 정렬

팔이음뼈와 목뼈 사이의 공간 정렬은 기능적으로 머리와 목의 위치에 자유도를 제공하는 한편, 팔이음뼈의 관절을 위한 적절한 연결을 촉진한다. 과도하게 올림된 **어깨/목뼈의 정렬**은 꼬리쪽으로 불충분한 지지를 제공하는 정렬 패턴만큼 비효율적으로 작용한다(기울어진 어깨에서처럼, 어깨가 너무 낮게 위치한다). 그것은 닫힌 사슬 체중부하 자세의 정렬과, 열린 사슬 운동 동안의 정렬을 구분하는데 유용할 수 있다.

팁

- **피트니스 선별검사** : 푸쉬 업, 엎드린 자세에서의 어깨 굽힘

목뼈–등뼈 이음부의 압박

무겁고 지지되지 않은 복부 무게, 다리 위에 놓인 골반의 나쁜 정렬, 또는 증가된 등뼈 뒤굽음과 같은, 신체 분절의 나쁜 축성 정렬이 목뼈–등뼈 이음부에 압박 스트레스를 초래할 수 있다. 압박은 운동의 흐름을 방해하거나 **목뼈등뼈 이음부의 역전 굽음**에서 뚜렷해진다. 질병이 장기간 유지되면, 부종과 울혈이 이웃한 부위에서 뚜렷해질 것이다.

팁

피트니스 선별검사 : 엎드린 자세에서의 프레스 업

■■ 목뼈/어깨/머리

생리적 돌림의 제한

등뼈의 돌림 능력은 기능적으로 매우 높다. 완전한 호흡을 하려면, 좌우 양쪽으로 돌림이 자연스럽게 일어나야 하고, 스포츠를 하는 동안 몸통의 동적 정렬과 방해받지 않은 보행이 중요하다. **돌림의 소실은 폄의 감소와 함께 일어난다.** 머리쪽과 꼬리쪽으로의 힘 전달이 끊어지기 때문에, 결과가 방대해진다. 팔의 움직임과 머리의 돌림이 운동 동안 제한되는 것같다. 그러나 등뼈 가동성의 부족은 문제의 원인으로 고려될 필요가 있다.

팁

검사 : 앉거나 선 자세를 취할 때, 허리골반 부위의 부가적인 움직임 없이도 윗몸이 돌림되어야 한다.

생리적 폄의 제한

주요 관절의 모든 폄 제한은 생리적 **로코모션 과정을 방해**할 것이다. 정상 보행과 전방 기동력이 느려진다. 그 결과로, 신체에서는 스트레스 증가와 보행성 과가동성이 일어날 것이다. 예를 들어, 허리뼈가 폄의 부족을 보상해 줄 것이다. 윗몸의 앞쪽 부분에 무수히 많은 압박이 가해질 것이다. Scheurmann 질환이나 Bechterew 질환과 같은, 질환이 문제의 근원일 수 있다.

팁

피트니스 선별검사 : 엎드린 자세에서의 프레스 업

생리적 굽힘의 제한

제한된 생리적 굽힘은 **옆굽음의 부정정렬**에 의해 일어날 수 있는데, 그 이유는 돌림으로 인한 척추뼈의 전위도 시상면의 가동범위를 제한한다. 그렇지 않다면, 제한된 굽힘은 상대적으로 드물게 될 것이고, 장기의 긴장이나 방해에 의해 일어날 수 있다.

> 팁
>
> **피트니스 선별검사** : 롤 업, 헌드레드

생리적 운동에서의 능동 안정성 소실(예, 편평등)

자연스런 생리적 굽음이 감소된 경우, **능동 반응과 수동 반응**도 감소된다. 척추사이관절의 기능장애적 문제와 해당 근육의 불편한 자세 때문에 스트레스와 불편이 발생한다. 편평한 척추의 경우에서는, 어깨뼈의 오목한 관절면과 가슴우리 사이의 연결은 소실되는데, 그 이유는 갈비우리의 형태가 변화되었기 때문이다.

> 팁
>
> **피트니스 선별검사** : 절반 쭈그려 앉기, 완전 쭈그려 앉기, 사이드 리프트

팔 운동과 몸통(어깨뼈)의 능동 연결 감소

어깨뼈의 오목한 안쪽면은 볼록한 가슴우리를 위해 일치성 있는 운동면을 제공한다. 등뼈의 나쁜 정렬은 팔 운동 동안 등뼈와의 능동 연결을 제공하는 안정근 부착점의 효과를 통해 어깨뼈의 활주면을 이동시킨다. 이런 상대적인 기능 불안정과 어깨가슴 **리듬의 장애**가 근육 불충분을 흉내낼 수 있다. 몸통과 팔 운동의 연결은 등뼈 정렬을 교정함으로서 즉각 안정화될 수 있기 때문에, 현실적으로 우리는 양쪽을 결합하고 있다.

> 팁
>
> **피트니스 선별검사** : 푸쉬 업, 엎드린 자세에서의 어깨 굽힘

등뼈 운동 동안에 일어나는 축성 신장의 소실

등뼈와 인접 부위의 운동은 다른 신체 부위보다 더 크게 **관절 폐쇄**(형태 폐쇄)에 좌우된다. 갈비척추관절은 유일하게 간접적으로 고정되는 관절이다. 갈비뼈의 움직임은 호흡 운동, 갈비사이근, 갈비-골반 연결을 통한 간접적인 힘의 전달에 영향을 받는다. 관절 폐쇄에 의한 안정성(관절주머니/인대 구조물, 뼈 접촉)은 **수동 안정성**이다. 만약 무거운 압박이 이들 관절에서 일어난다면, 관절운동 동안 수동 구조물이 과도하게 스트레스를 받게 된다. 이것은 자극, 통증 및 관절 변화를 일으킨다. 그러므로 등뼈의 축성 신장 소실에 초점을 맞추어야 한다. 가장 큰 원호로 움직일 때 축성 신장을 관찰할 수 있다.

> 팁
>
> **피트니스 선별검사** : 롤 업

앞쪽 구조물(가슴 근육, 관절 및 복장뼈)의 감소된 열림

앞쪽에 연결된 모든 구조물은 안정성 뿐만 아니라, 열림 기능에도 중요한 역할을 한다. 열림과 닫힘 사이의 상관관계는 앞쪽 구조물과 뒤쪽 구조물 사이의 균형을 일으킨다. 등뼈와 가슴우리 부위에서, **제한된 열림**은 순환을 방해하고, 봉우리빗장관절과 복장빗장관절과 같은, 수동 구조물에 과하중을 일으킨다. 이런 자세에서, 어깨는 열려야 하고, 지면 쪽으로 떨어져야 한다. 그리고 머리와 가슴우리의 뒤쪽은 같은 레벨을 유지해야 한다.

> 팁
>
> **피트니스 선별검사** : 골키퍼 자세, 슈퍼맨

가슴우리와 골반 사이의 부적절한 연결

가슴우리와 골반 사이의 동적 연결과 안정성 연결이 달성되는지에 따라서, 운동 동안 연결의 부적절함이 명확해진다. 연결하는 근육계는 구심성이나 원심성으로 자극된다; **안정성의 소실**은 길어짐(원심성)과 짧아짐(구심성)의 비율 소실로 반영된다. 이것은 관련 구조물(등뼈-허리뼈 이음부, L5/S1)에 스트레스를 발생시킨다.

팁

피트니스 선별검사 : 사이드 리프트, 푸쉬 업

■■ 아래등뼈/엉덩관절/골반

생리적 굽힘의 제한

제한된 생리적 굽힘의 **주요 원인**은 엉덩관절 굽힘근의 단축, 내부 장기에서 공간을 제한하는 긴장, 그리고 허리뼈 전신 안정근의 비대 등이다.

전신 안정근의 **과긴장** 뿐만 아니라, 골반을 가로지르는 볼기근의 과긴장도 척추를 분절적으로 운동시키도록 지시할 때, 분명해진다. 굽힘근의 약증은 큰 역할을 하지 않는다.

팁

피트니스 선별검사 : 롤 업

생리적 폄의 제한

습관적으로 굽힘된 **허리뼈 자세**는 급성 또는 아급성의 원반 문제를 보호하려는 것이다. 다른 심각한 병리(종양)도 가능한 원인으로서 고려되어야 한다. 이런 제한은 통증성 억제를 초래하는데 반드시 필요한 것은 아니다. 국소 허리뼈 안정근의 **저긴장**이 종종 중요한 문제로 인식된다. 검사를 위해 클라이언트는 엎드린 자세를 취하고, 한쪽 다리나 양쪽 다리를 들어 올린다. 반응성 억제가 일어나면, 다리를 들어 올릴 수 없을 것이다.

팁

피트니스 선별검사 : 슈퍼맨

생리적 옆굽힘의 제한

허리네모근의 장기간 비대는 반대쪽으로의 옆굽힘을 제한한다. 골반과 허리뼈를 연결하는 인대는 **편측 제한**을 일으킬 수 있어, 수동 옆굽힘을 제한한다. **양쪽 제한**은 굽힘의 억제를 일으킬 것이다. 만약 몇몇 허리뼈 분절이 폄 자세로 유지되면, 편측 열림과 옆굽힘이 방해를 받을 것이다.

팁

피트니스 선별검사 : 사이드 리프트

축성 신장의 부족

운동 동안 허리뼈의 불충분한 축성 신장은 운동과 관련된 수동 구조물의 압박을 초래한다. 허리뼈 부위에서, 이것은 원반병리의 가장 흔한 원인이다. 이런 부담은 **상대적인 가동범위의 소실**에서 뚜렷해질 것이다. 장기간 동안의 운동은 실질적인 스트레스를 초래할 것이고, 심지어 정적 자세에서도 스트레스를 초래할 것이다. 생리적 앞굽음의 능동적 유지는 하중을 줄이는 기본적인 사전 조건이다.

팁

피트니스 선별검사 : 길게 앉기, 롤 업

골반과 가슴우리의 불충분한 연결

골반과 가슴우리 사이의 안정한 연결을 필요로 하는 운동을 하는 동안에, 운동면으로부터 편위가 일어날 수 있다. 골반이 자세를 잘못 취하면, 허리뼈가 잘못 정렬될 것이다. 몸통에 대한 팔과 다리의 연결은 직접적인 결과로서 변화될 것이다. 이것은 가쪽 연결이나 시상 연결이 요구되는지에 따라 능동 구조물이나 수동 구조물에 대한 결과를 가진다.

팁

피트니스 선별검사 : 슈퍼맨, 사이드 리프트, 롤 업

■ 팔다리

■■ 팔

팔 운동의 제한

팔은 큰 자유도를 가지고 있고, 상대적으로 근육에 의한 동적 안정성이 크다. 오목위팔관절은 구조적으로 불안정한 관절이어서 높은 가동성을 가지고, 반면 모든 정렬과 운동에 있어 관절면의 일치성은 높게 차별되는 근육 안정성을 요구한다. 운동의 제한된 자유도는 **어깨 복합체**으로부터 시작될 수도 있고, 근육 불균형(단축, 약

증)이나 **2차 요소**(등뼈나 목뼈의 제한된 움직임)의 결과에 의해 시작될 수도 있다.

> **팁**
>
> **피트니스 선별검사** : 골키퍼 자세, 엎드린 자세에서의 어깨 굽힘

열린사슬 운동 동안의 나쁜 정렬

열린사슬 운동은 어깨 근육 사슬을 이용한 몸통과 팔의 적절한 통합을 이룬다. 이런 조절과 연결은 어깨뼈의 부드러운 활줄 운동에서 뚜렷해진다. 운동 동안 앞쪽 구조물과 뒤쪽 구조물의 균형에 초점을 맞춘다. 균형 장애는 일반적으로 **증가된 내밈**(앞쪽 구조물의 우세)에서 일어나고, 등쪽 구조물이 우세할 때는 잘 일어나지 않는다.

> **팁**
>
> - **피트니스 선별검사** : 골키퍼 자세, 엎드린 자세에서의 어깨 굽힘
> - 양 팔을 천천히 들어 올리고, 어깨뼈의 운동과 내밈/뒷당김을 관찰한다.

닫힌사슬의 나쁜 정렬

닫힌 사슬에서 안쪽 근육계와 가쪽 근육계는 관절 운동의 일치성을 증가시키기 위해 작용한다. 다음에 의해 **편위**가 나타난다:

- 팔을 통해 체중부하를 하는 동안 윗몸이 지면 쪽으로 내려간다면, **안쪽 근육계의 약증**을 의미할 수 있다.
- 윗몸이 천장 쪽으로 과도하게 굽어지면, 가쪽 근육계의 약증에 해당하는 **안쪽 근육계의 우세**가 나타난다.

> **팁**
>
> **피트니스 선별검사** : 푸쉬 업

축성 신장의 부족

위팔은 많은 관절 사슬에 의해 이루어진다. 이들 사슬 내의 좋은 정렬은 힘과 움직임의 전달을 좋게 한다. 말초관절의 축성 신장은 닫힌사슬 내의 압박성 관절 정렬을 피하는 능력에서 뚜렷해진다.

- **팔꿉관절:** 젖힘을 피한다.
- **손목관절:** 정중위치에서의 치우침을 피한다.

축성 신장을 통한 관절 사슬의 안정성 이외에, 손과 팔의 모든 기능을 할 수 있게 만들기 위해 어깨-몸통 복합체의 능동 연결 설정은 열린사슬에서 중요하다.

> **팁**
>
> **피트니스 선별검사** : 푸쉬 업

■■ 다리

다리의 움직임 제한

다리의 관절 사슬은 **완전한 관절 일치성**을 통해 부분적으로 기능성을 완전하게 달성한다. 그러므로 운동의 자유도는 모든 로코모션과 힘의 전달에서 기능적으로 중요하게 작용한다.

벌림이나 폄의 제한이 가장 전형적인 **엉덩관절**의 제한이다. 관절을 통과하는 다관절의 큰 근육은, 관절 자체의 문제로 야기되는 운동 제한과, 근육 구축으로 인한 운동 제한을 구분하는데 중요한 역할을 한다.

> **팁**
>
> **피트니스 선별검사** : 길게 앉기, 앉은 자세에서의 엉덩관절 벌림하기

무릎관절의 제한된 폄은 유일한 제한이다. 주요 외적 요소의 하나는 잘못된 보행 패턴으로서, 보상 패턴이 일어난다.

발목관절과 1번 발허리발가락관절의 발등굽힘도 제한될 수 있다. 이런 제한은 움직임 패턴을 변화시키고, 체중부하 부위를 힘줄구조물로 이동시키고, 또 근육 기능장애를 초래한다.

> **팁**
>
> **피트니스 선별검사** : 발꿈치 들기, 절반 쭈그려 앉기

열린사슬의 나쁜 정렬

다리의 열린사슬 **운동 패턴**은 비슷한 움직임 경로(보행의 유각기)를 따르고, 바닥과 먼쪽분절이 접촉하지 않고, 익숙하지 않는 패턴으로 몸통과의 능동 연결을 유지한다. 그러므로 열린사슬의 운동은 **외적 요소**에 크게 좌우되는데, 그 이유는 내적 고유수용성 자각이 존재하지 않기 때문이다.

> **팁**
>
> **피트니스 선별검사** : 슈퍼맨, 헌드레드

닫힌사슬의 나쁜 정렬

근육 사슬이 중력의 작용에 대항해 동시에 인게이지할 때, 안정된 지면과의 접촉은 좋은 관절운동을 촉진한다. **운동축의 기능적 정렬과 나선형으로 조직된 근육사슬**은 중요한 역할을 한다. 이들 요소의 손상은 마찰과 잘못된 실행을 초래할 것이고, 시간이 경과함에 따라 수동 관절구조물의 퇴행을 초래할 것이다.

> **팁**
>
> **피트니스 선별검사** : 완전 쭈그려 앉기, 발꿈치 들기

운동 동안의 능동 안정성 소실

다리 운동 동안의 **동적 안정성 소실**은 운동의 비통제된 단계에서 뚜렷해진다. 부드럽고 정확한 운동 실행은 중요한 역할을 한다:

- **대칭성 운동** 동안, 양쪽의 동시화는 능동 안정성을 평가하는데 이용될 수 있다.
- **비대칭성 운동** 동안, 협응과 조절에 대한 큰 요구는 다양한 패턴에서 능동 안정성을 자극한다.

복잡하고 비대칭적인 운동들은 일상생활동작의 어려움을 정확하게 반영하므로, 필라테스 운동 동안 적절한 실행을 강조해야 한다. 반응성 안정성도 중요한 역할을 한다(▶단락 4.14).

> **팁**
>
> **피트니스 선별검사** : 완전 쭈그려 앉기, 절반 쭈그려 앉기, 발꿈치 들기

축성 신장의 소실

적절한 축성 신장의 부족은 관절 사슬 내에서의 **감압을 능동적으로 유지**하지 못한다는 것을 의미한다. 그것은 다음처럼 관찰될 수 있다:

- 발활(**세로 발활과 가로 발활**)의 부정정렬로서
- **다른 모든 관절**에서의 수직 신장의 부족으로서

> **팁**
>
> **피트니스 선별검사** : 엎드린 자세에서의 무릎 굽힘, 슈퍼맨, 사이들 리프트

몸통으로의 기능장애성 이동

젖힘된 무릎관절, 엉덩관절의 불충분한 폄, 발목관절 발의 돌림성 부정정렬 등은 신체에 작용하는 힘의 기능장애성 분포를 초래한다. **아래 허리뼈 부위의 돌림성 보상**은 역작용과 함께, 신체 한쪽의 장애로부터 초래될 수 있다.

> **팁**
>
> **피트니스 선별검사** : 완전한 쭈그려 앉기, 길게 앉기, 앉은 자세에서의 엉덩관절 벌림하기

선 자세, 균형 및 반응성 안정성의 손상

선 자세가 전반적인 신체 자세를 제공하기 때문에, 확실한 부정정렬을 특별하게 체크하고 평가해야 한다. **평형**은 다음의 산물이다:

- 체중 분배
- 균형감각기관의 공간적 조직
- 반응성 안정성

신체는 선 자세를 취할 때 붕괴가 일어나지 않도록 적절한 신체 기전에 대해 지속적으로 반응해야 한다. 반응이 잘못되거나 명확하지 않으면, 적절한 시스템이 고려되어야 한다 (예, 말초 고유수용성, 코어 자세반사나 구조적 장애).

팁

피트니스 선별검사 : 발꿈치 들기, 절반 쭈그려 앉기

- 전신

공간에서의 나쁜 협응

공간에서의 자세 변화와 공간에 대한 신체 관계는 대개 중력에 대한 관계를 변화시킨다. 새로운 자세에서의 안정성 지연과 같은, 실수의 경우에는, 연관된 움직임이 보다 자주 연습되어야 한다.

팁

피트니스 선별검사 : 완전 쭈그려 앉기, 롤 업, 헌드레드

나쁜 신체 협응

전신 통합을 요하는 운동 동안(예, 여러 신체분절이 인게이지하는 운동 순서), **실수**는 운동 흐름을 방해하고, 잘못된 신체 배치를 초래한다. 자각을 증가시키는 훈련은 조절 훈련을 선행해야 한다.

팁

피트니스 선별검사 : 길게 앉기, 롤 업

4.5 작은 도구의 이용

앞에서 언급했듯이, Pilates는 운동 프로그램을 위한 **두꺼운 매트**를 개발했다. 이 매트는 도움을 주기 위해 이용되었고, 발을 배치할 수 있는 고리와 나무 스틱을 가지고 있다. Pilates는 **매직 서클**로 불리는 금속 링을 사용했는데, 그 링은 원래 맥주 드럼통에 있는 금속 링에서 유래되었다.

오늘날의 필라테스 매트 운동에서는 다양한 소도구 또는 **프롭**(prop)을 이용하고 있다. 본 책은 다음과 같은 소도구에 대해 설명할 것이다:

- **필라테스 롤러**
- **필라테스 서클:** 매직 서클의 현대 버전으로서, 다양한 저항을 이용할 수 있다.
- **코어밴드:** 약 20㎝의 넓이와 1.5m의 길이를 가진 띠 모양의 밴드로서, 손이나 발을 넣을 수 있는 공간을 가지고 있다.
- 테라밴드
- 피트니스 볼

현대 필라테스 강좌에서는 다양한 크기의 공과 같은 다른 도구와 소도구들을 통합시키는 많은 방법이 있는데, 이것은 훈련의 다양성을 증가시키고, 난이도를 쉽게 조절할 수 있고, 또 모든 수준에 잘 적용할 수 있게 만든다.

참고문헌

Anderson B (2004) Polestar Ausbildungshandbuch. Polestar GmbH, Köln

Ehlenz H, Grosser M, Zimmermann E (2003) Krafttraining. Grundlagen, Methoden, Übungen, Trainingsprogramme. BLV Buchverlag, München

Feldenkrais M (1981) Die Entdeckung des Selbstverständlichen. Suhrkamp, Frankfurt/Main

Feldenkrais M (1985) Das starke Selbst. Suhrkamp, Frankfurt/Main

Gottlob A (2001) Differenziertes Krafttraining mit Schwerpunkt Wirbelsäule. Urban & Fischer, München

Hamilton C (2009) Lokale Stabilität der Gelenke. Handout Hamilton, Regensburg

Hodges P (1999) Is there a role for transversus abdominis in lumbopelvic stability? Man Ther 4(2):74–86

Janda V (1994) Manuelle Muskelfunktionsdiagnostik. Ullstein, Berlin

Junginger B (2009a) Presentation, Physiotherapist Congress, Fellbach

Junginger B (2009b) Dysfunktion und Training des Beckenbodens. Uro-News. http://www.physiotherapiejunginger.de. Cited December 2009

Keller Y, Krucker J, Seleger M (2007) BeBo® Gesundheitstraining. BeBo Verlag GmbH, Zürich

Larsen C (1997) Die S-Form der Wirbelsäule. Physiotherapie ÖPV Wien 2:1–8

Lesson D (2011) Written communication

Myers TW (2004) Anatomy Trains, 1st edn. Elsevier, München

Schleip R (2009) Faszien im Zentrum der Aufmerksamkeit. Medical Tribune 13. http://www.somatics.de. Cited 4 June 2011

Seidenspinner D (2005) Training in der Physiotherapie. Springer, Heidelberg Berlin New York

Vleeming A, Mooney V, Stoeckart R (2007) Movement, stability and lumbopelvic pain. Elsevier, London

Vleeming A (2011) Funktionelle Anatomie. (Course Manual) Berlin (Kursunterlagen Juni 2011)

Weineck J (2010) Optimales Training. Spitta Verlag, Balingen

Van Wingerden B (1998) Bindegewebe in der Rehabilitation. Scipro, Frankfurt/Main

운동

Verena Geweniger, Alexander Bochlander

5.1 사전 운동 - 65

5.1.1 Breathing - 66

5.1.2 Pelvic Clock - 68

5.1.3 Shoulder Drops - 70

5.1.4 Chest Lift - 72

5.1.5 Dead Bug - 74

5.1.6 Side to Side - 76

5.1.7 Bridging Ⅰ - 78

5.1.8 Roll Over Ⅰ - 80

5.1.9 Assisted Roll Up/Roll Down - 82

5.1.10 Book Opening - 84

5.1.11 Side Kick Series Ⅰ - 86

5.1.12 Side Lift - 88

5.1.13 Spine Stretch Ⅰ - 90

5.1.14 Mermaid Ⅰ - 92

5.1.15 Scarecrow - 94

5.1.16 Swan - 96

5.1.17 Dart - 98

5.1.18 Quadruped - 100

5.1.19 Roll Down - 102

5.1.20 Standing Balance - 104

5.2 필라테스 운동: 진전(난이도를 높임)을 위한 프로그램 - 106
5.2.1 Hundred - 106
5.2.2 Roll Up - 108
5.2.3 Roll Over II - 110
5.2.4 Single Leg Circles - 112
5.2.5 Rolling Like a Ball - 114
5.2.6 Single Leg Stretch - 116
5.2.7 Criss-Cross - 118
5.2.8 Bridging II - 120
5.2.9 Mermaid II - 124
5.2.10 Spine Stretch II - 128
5.2.11 Spine Twist - 130
5.2.12 Swan Dive - 132
5.2.13 Single Leg Kick - 134
5.2.14 Side Kick Series - 136
5.2.15 Swimming - 140
5.2.16 Leg Pull Front - 142
5.2.17 Side Bend - 144
5.2.18 Standing Single Leg Balance - 146

5.3 전환(Transitions)과 스트레치(Stretches) - 148
5.3.1 전환 - 148
5.3.2 스트레치 - 152

참고문헌 - 154

5.1 사전 운동

필라테스 사전 운동은 준비운동으로서, 초급반 학생들을 위한 기초 운동일 뿐만 아니라, 가정에서 규칙적으로 수행할 수 있도록 고안된 운동이다. 다양한 필라테스 운동 범주는 여러 종류의 단순한 자세를 이용함으로써 설명되고 교육될 수 있다. 사전 운동은 예방 운동의 일부로서 필수적이다. 그리고 구두 지시이든 촉각 지시이든 간에 정확한 지시와 교정이 우선되어야 한다.

본 장은 장비를 이용한 운동이 아니라, **매트**에서 수행되는 운동에 초점을 맞출 것이다. 그러나 전통적인 **운동 장비**는 환자의 운동 수행 능력에 관계없이 예방 분야에서도 효율적으로 이용될 수 있다. 사전 운동의 기본 구조는 일반 운동과 같지는 않지만 비슷하고, 장비의 사용도 운동의 흥미를 증가시키고, 운동으로부터 얻어지는 즐거움이다.

❗ 매트 운동은 정규적으로, 1시간 운동 중에서 20분간 수행되어야 하고, 필라테스 장비에도 주로 관심을 갖는다.

클라이언트는 집에서 효율적으로 연습할 수 있는 **폭넓은 매트 운동** 방법을 배워야 한다. 1주일 동안 규칙적이고 독자적인 연습만이 신체 자각과 능력을 향상시키는 궁극적인 목적에 도달할 수 있고, 매트 운동의 중요성을 깨닫게 한다.

❗ 저항은 사람의 체중에 의해 이루어지고, 반복 횟수는 그룹이나 개인의 수행능력에 좌우되지만, 일반적으로 최대 10회 정도이다.

5.1.1 Breathing (◘그림 5.1)

Joseph Pilates에 따르면, 올바른 호흡은 **모든 운동의 기본**이다(▶단락 3.4). 그러므로 호흡은 운동을 지지하고 도와주기 위해 의도적으로 통합되어야 한다:

- 들숨(코를 통한)은 운동의 수행에 집중하기 위한 준비 단계로서 이용된다.
- 운동은 깊은 **날숨**(입으로) 동안에 일어난다.

운동 경험이 증가되었다면, 선택된 운동을 하는 동안 부가적인 어려움을 제공하기 위해 호흡 패턴(기이호흡)을 이용할 수 있다.

■ 수행

■■ 누운 자세

- 중립위에서, 양쪽 다리를 쭉 뻗거나 세운다 (◘그림 5.1a).

변형 A

- 양 손을 배 위(두덩뼈와 배꼽 사이)에 배치한다.
- 배 안으로 숨을 들여 한다(이완된 호흡)
- 코로 들숨과 날숨을 한다.
- 호흡으로 배벽을 올리고 내림한다.

변형 B

- 양 손을 아래쪽 갈비뼈 옆면에 배치한다 (◘그림 5.1b).
- 손 부위에 숨을 들여 한다(필라테스 호흡).
- 코로 들숨을 하고, 입으로 날숨을 한다.
- 날숨을 할 때, 배벽과 갈비뼈가 내려간다.
- 골반 바닥의 활성을 부드럽게 증가시킨다:
- 들숨을 할 때 아래 복부를 납작하게 유지하고, 그 다음 날숨을 한다.

■■ 앉은 자세

- 한 손을 복장뼈, 다른 손을 아래 복부에 배치한다 (◘그림 5.1c).
- 갈비뼈(아래쪽 갈비뼈)와 배에 교대로 숨을 들여 한다.
- 아래쪽 갈비뼈의 옆면에 한 손을 배치하고, 배치된 쪽으로 숨을 들이 쉬고, 그 다음 신체 측면을 바꾼다(◘그림 5.1d).

■ 운동 범주

■■ 누운 자세: 몸통 통합

구두 지시

- **들숨** (흉식 호흡):
  - 손 쪽으로 숨을 들여 쉬도록 지시한다.
  - 매트 쪽으로 들숨을 쉬도록 지시한다.
  - 갈비뼈를 3차원으로 팽창시키도록 지시한다.
  - 배벽을 조절한다: 두덩뼈와 배꼽 사이의 아랫배를 납작하게 유지하도록 지시한다.
- **날숨:**
  - 완전히 날숨을 쉬도록 지시한다.
  - 복장뼈를 내림하도록 지시한다.
  - 갈비뼈를 내림하도록 지시한다.
  - 배벽을 안쪽으로 당기도록 지시한다 / 배벽을 내림하도록 지시한다.

촉각 지시

- 강사는 앉은 자세나 선 자세에서, 참여자의 양쪽 어깨뼈에 손을 배치하고, "내 손 쪽으로 들여 쉬세요"라고 지시를 한다. 양쪽 어깨뼈의 움직임을 지지해 준다.

수정

- 몸의 뒤쪽으로 숨을 들여 한다: "꼬리뼈 쪽으로 내려간다".
- 대각선 호흡: 등뼈의 오른쪽과 왼쪽 어깨뼈 쪽으로 들숨을 한다.

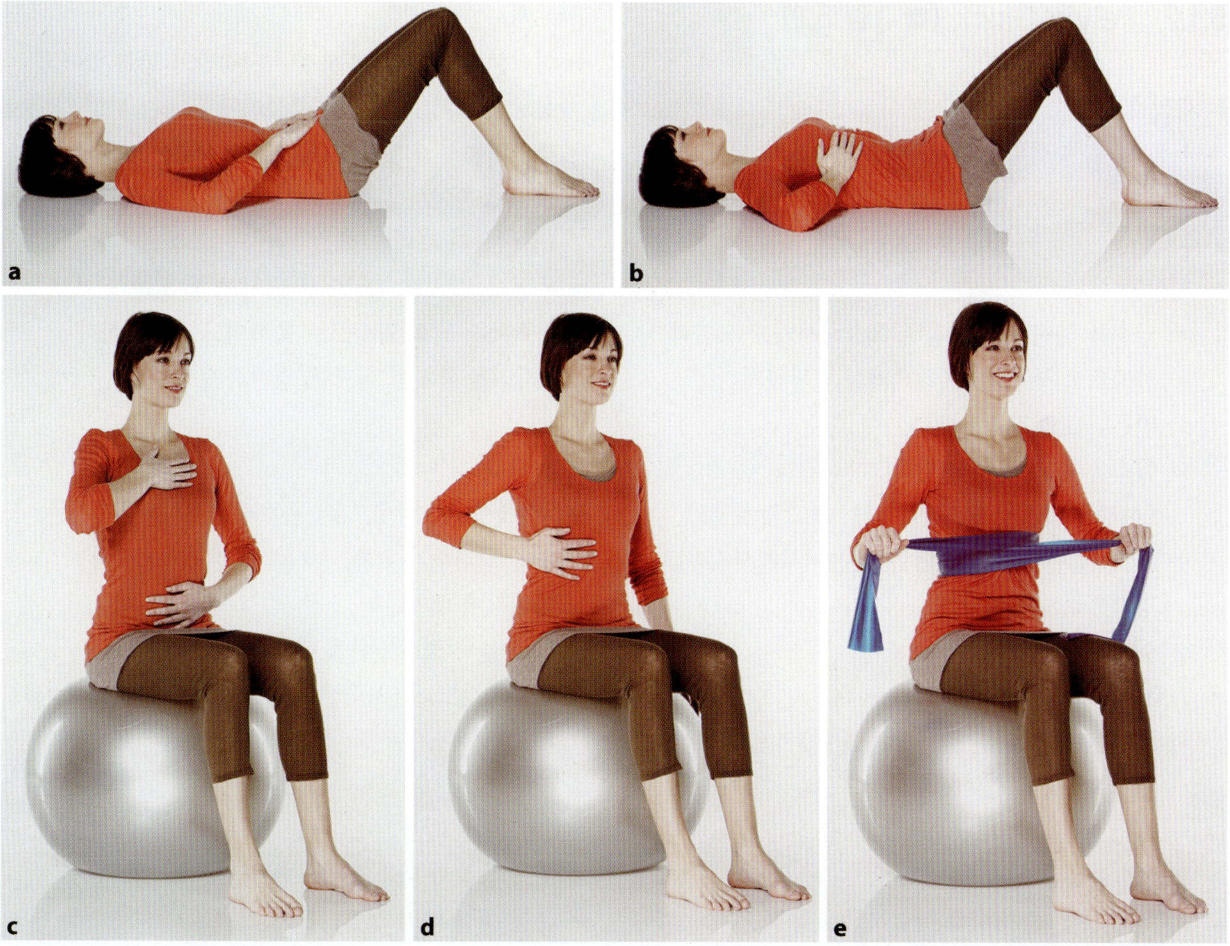

■ 그림 5.1a–e a 이완된 호흡, b 필라테스 호흡, c 앉은 자세에서의 호흡; d 앉은 자세의 호흡: 양 손 쪽으로 들숨을 한다; e 테라밴드로 호흡하기.

잘못된 운동 패턴

- 얕은 호흡
- 과도한 호흡

실수의 근원

- 앞쪽 구조물(가슴 근육, 관절 연결, 복장뼈)의 제한된 열림

해결: 난이도를 낮춤

- 촉진 도구: 테라밴드
  - 테라밴드 쪽으로 들숨을 하고, 테라밴드(약간 긴장을 증가하여)로 날숨을 한다(■ 그림 5.1e).

5.1.2 Pelvic Clock (◘ 그림 5.2)

■ 시작 자세

- 누운 자세, 중립위: 다리를 세운다.

■ 수행

- **시상면:**
  - 날숨을 하면서, 골반을 뒤쪽경사시키고 꼬리뼈를 안쪽으로 구부린다 (허리뼈를 평평하게 만든다) (◘ 그림 5.2a).
  - 들숨을 하고, 골반을 앞쪽경사시킨다 (허리를 활처럼 휘게 만든다) (◘ 그림 5.2b).
  - 지시: 골반을 북에서 남쪽, 또는 6시에서 12시 방향으로 움직인다.
  - 여러 번 반복한다.
- **가로면:**
  - 골반을 동쪽에서 서쪽, 또는 3시에서 9시 방향으로 움직인다.
  - 여러 번 반복한다.
- **복합면:**
  - 원 운동을 하기 위해 복합적으로 움직인다. 이때 매트를 압박하도록 강조하고, 골반을 들지 않도록 한다.
  - 부드럽게 호흡을 한다.

■ 운동 범주

■■ 누운 자세: 몸통 통합

초점: 모든 운동면에서의 가동성과 몸통 조절

구두 지시

- 여러분의 골반 위에 시계나 나침반이 놓여 있다고 상상해 보자; 배꼽이 중심점이다.
- 엉덩뼈능선 오른쪽/왼쪽: 9시에서 3시 방향으로 또는 동쪽에서 서쪽으로 움직이도록 지시한다 (들어올리고 내림한다).
- 두덩뼈/갈비뼈: 6시에서 12시 방향 또는 북쪽에서 남쪽 방향으로 움직이도록 지시한다 (허리를 활처럼 휘거나/평편하게 만든다).

촉각 지시

- 3시에서 9시 방향으로(동쪽에서 서쪽) 움직이는 것을 알려주기 위해, 손가락을 엉덩뼈능선의 꼭대기에 배치한다.
- 양 손을 엉덩뼈능선에 배치하고, 6시에서 12시 방향으로(북쪽에서 남쪽으로) 움직이는 것을 가이드한다.

잘못된 운동 패턴

- 위쪽 몸통과 다리의 과도한 근긴장
- 운동 동안 다리 정렬의 소실

실수의 근원

- 허리뼈/골반
  - 제한된 굽힘, 폄, 돌림의 생리적 가동성
- 다리
  - 닫힌 사슬에서의 나쁜 정렬 (닫힌 사슬, ▶단락 8.4.2)

해결: 난이도를 낮춤

- 작은 공(공기가 약간 빠진)이나 안정화 쿠션을 골반 밑에 배치한다.
- 앉은 자세(공/의자)에서 운동 수행
- 선 자세에서 운동 수행

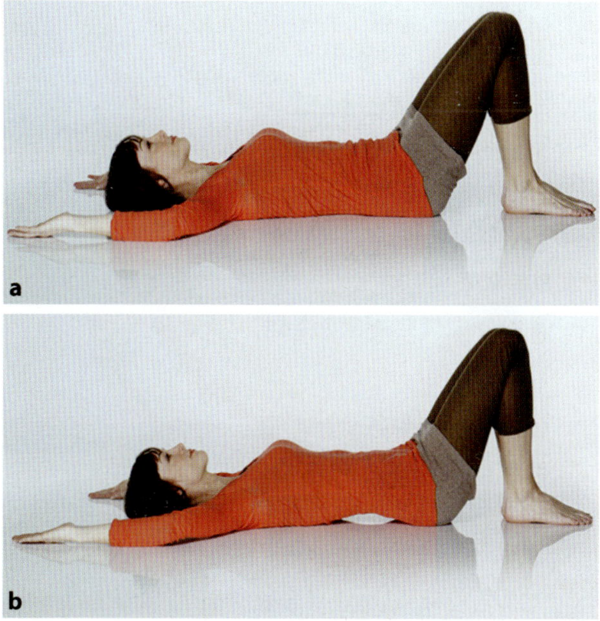

그림 5.2a,b Pelvic Clock 시상면, a 골반 뒤쪽경사, b 골반 앞쪽경사.

5.1.3 Shoulder Drops (◘ 그림 5.3)

■ **시작 자세**
- 활동적인 시작 자세: 엉치뼈와 갈비뼈를 매트에 붙인다.
- 다리를 세운다.
- 양 팔을 어깨넓이만큼 벌린다. 천장을 향해 뻗는다.
- 엄지를 머리 뒤쪽으로 향하게 하고, 손바닥을 서로 마주보게 한다.

■ **수행**
- 들숨을 하면서, 양쪽 어깨가 매트에서 떨어지기 전까지 천장으로 양 팔을 뻗는다.
- 날숨을 하면서, 어깨뼈를 매트 쪽으로 활주시킨다(◘ 그림 5.3a).

■ **운동 범주**

■■ **누운 자세: 몸통 통합**

구두 지시
- 양쪽 어깨를 펴도록 지시한다.
- 빗장뼈를 들어올리도록 지시한다.
- 어깨와 귀 사이의 공간을 유지하도록 지시한다.
- 양 팔을 천장으로 뻗도록 지시한다.

촉각 지시
- 참가자의 양 손을 부드럽게 위쪽으로 끌어올린다.
- 강사는 "내 손 안에 당신의 어깨를 내려 놓으세요"와 같은 구두 지시를 하면서, 자신의 양 손을 참가자의 어깨뼈 밑에 배치한다.

잘못된 운동 패턴
- 양 팔의 완전한 폄을 유지하지 못한다.
- 팔의 자세가 올바르지 못하다 (수직이 안되고, 너무 머리쪽으로 향하고 있다).
- 어깨뼈를 내려놓지 못한다.

실수의 근원
- 팔의 제한된 가동성
- 열린 사슬에서의 나쁜 정렬(열린 사슬, ▶단락 8.4.2)
- 가슴우리와 골반 사이의 불충분한 연결

해결: 난이도를 낮춤
- 소도구 사용: 폼 롤러
- 폼 롤러 위에 눕는다.
- 들숨을 하면서 어깨가 매트에서 떨어질 때까지 천장으로 팔을 뻗는다.
- 날숨을 하면서, 어깨뼈를 폼 롤러의 오른쪽과 왼쪽으로 내린다.
- 양 팔을 그대로 뻗고 있는다.

수정: 난이도를 높임
- **양 팔을 벌림하고 모음한다.**
  - 시작 자세로서 큰 공을 안 듯이 양 팔을 올림한다. 그런 다음, 들숨을 하면서, 천천히 양 팔을 옆으로 벌림한다. 그리고 날숨을 하면서, 어깨넓이까지 양 팔을 모음하고, 가슴을 활짝 펼친다 (◘ 그림 5.3b).
- **양 팔로 원호를 그린다.**
  - 들숨을 하면서 방의 뒤쪽으로 팔을 뻗는다 (◘ 그림 5.3c). 이때 갈비우리가 매트 위에 그대로 붙어 있어야 한다.
  - 날숨을 하면서 시작 자세(양 팔을 천장 쪽으로 향하거나, 바닥 위로 내림하여 몸 옆에 붙인다)로 양 팔을 움직인다(◘ 그림 5.3d).
  - **구두 지시:** "어깨너비만큼 양 팔을 벌리고 가슴을 편 후, 바닥을 가로질러 양 팔을 약간 끌어 당기시오. 그리고 어깨와 귀 사이의 공간을 유지하시오".
- **풍차 돌리기**
  - 양 팔을 천장 쪽으로 뻗는다.
  - 왼팔은 아래로 내리고, 손바닥을 천장 쪽으로 향하게 한다(◘ 그림 5.3e).
  - 양 팔 교차를 2번 반복한다. 왼팔을 방 뒤쪽으로 움직이고, 오른팔을 발 쪽으로 움직인다. 그 다음, 오른팔을 방 뒤쪽으로 움직이고 왼팔을 발 쪽으로 움직인다. 이때 왼손의 손바닥은 천장 쪽으로 향한다.
  - 반원을 그리듯이 위쪽과 아래쪽으로 양 팔을 벌림한다. 왼팔을 뒤쪽으로 움직이고, 오른팔을 아래쪽으로 움직인다(◘ 그림 5.3f). 한 번 더 실시한다.

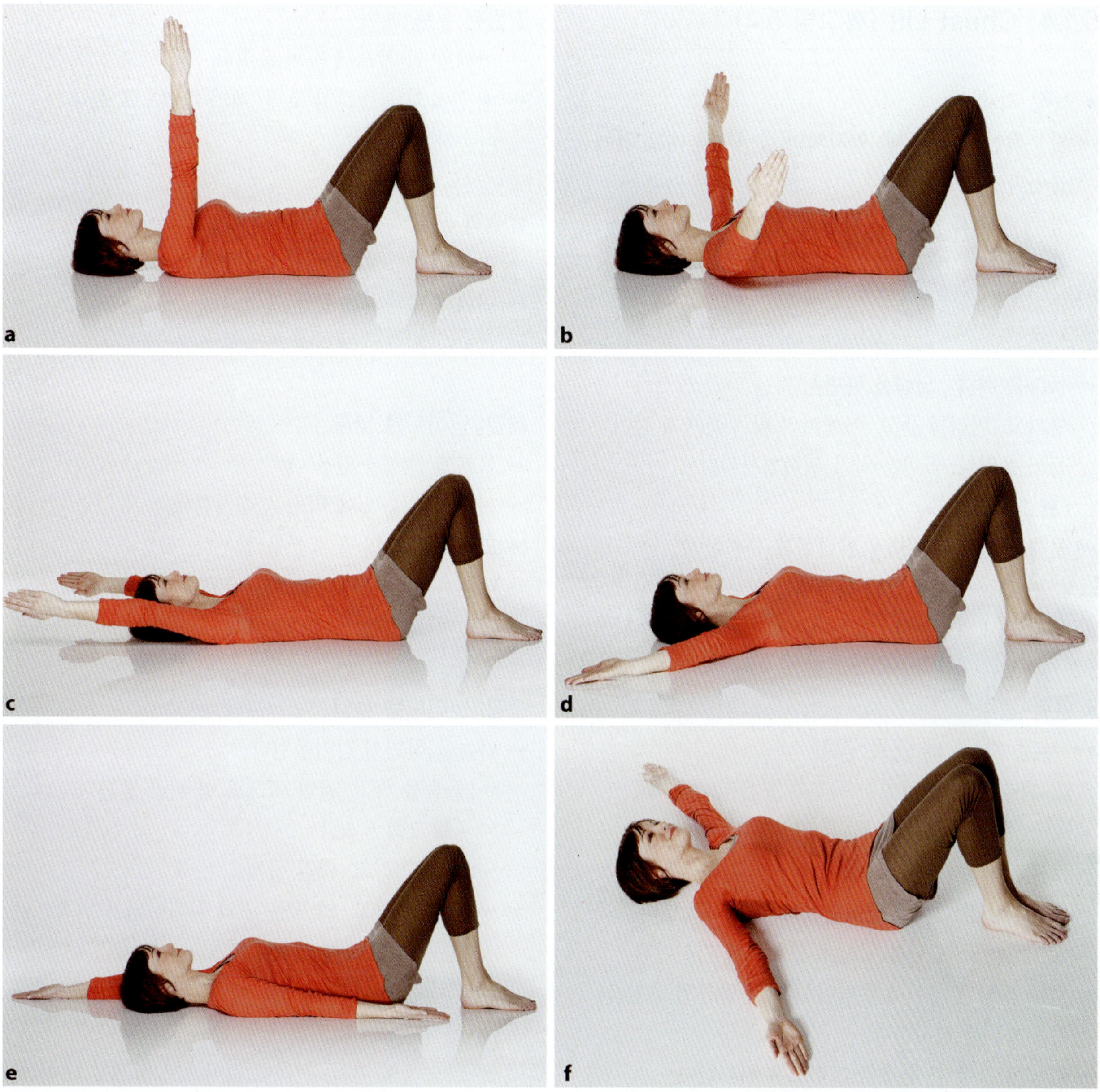

그림 5.3a–f Shoulder Drops. a 운동, b 난이도를 높임: 양 팔을 벌림하고 모음한다; c,d 난이도를 높임: 원호 그리기; e,f 난이도를 높임: 풍차 돌리기.

- 양 팔 교차를 2번 반복한다. 그 다음, 그 쪽으로 반원을 그린다.
- **구두 지시:** "원을 교차하시오; 이때 양 팔을 어깨넓이로 유지하고, 또 어깨와 귀 사이의 공간을 유지하시오. 오른손과 왼손의 거리를 가장 멀리 유지하고, 양 손이 각자로부터 멀어지도록 팔을 뻗으시오."
- 소도구:
  - 폼 롤러 위에 누워서 모든 운동을 수행한다.

5.1.4 Chest Lift (◘그림 5.4)

■ **시작 자세**

- 활동적인 시작 자세: 엉치뼈와 갈비뼈를 매트 위에 붙인다.
- 양 다리를 세우고, 양 손을 깍지 끼고 머리 뒤에 배치한다.

■ **수행**

- 들숨을 쉰 후, 날숨을 하면서 턱을 약간 안으로 당기고, 머리를 들고, 어깨뼈의 윗 부분까지 감아 들어 올린다; 골반은 약간 뒤쪽경사된다 (◘그림 5.4a).
- 들숨을 하면서 배벽을 납작하게 유지한 후, 날숨을 하면서 감겨 올라갔던 척추뼈를 하나씩 풀면서 원래 위치로 내려놓는다.

■ **운동 범주**

■■ **누운 자세: 배 근육 강화**

초점: 척추 신장을 하면서 척추뼈를 움직인다.

구두 지시

- 목으로부터 머리를 끌어당기도록, 어깨로부터 목을 끌어당기도록, 턱을 안으로 당기도록 지시한다.
- 턱과 복장뼈 사이에 주먹이 들어갈 만큼의 공간을 유지하도록 지시한다.
- 가능한 가장 큰 원호를 그리도록 지시한다.
- 한 번에 척추뼈 하나씩 감아올리도록 지시한다.
- 양쪽 어깨를 펴고 내림하도록 지시한다.
- 허리를 매트에 붙이고 상체를 들어 올리도록 지시한다.

촉각 지시

- 등뼈에 한 손을 배치하여 상체 들기를 도와준다.
- 배벽을 안쪽으로 당겨야 한다는 것을 알려 주기 위해, 손가락 끝으로 배를 톡톡 자극준다.

잘못된 운동 패턴

- 어깨를 귀 쪽으로 들어 올린다.
- 배 근육의 불충분한 조절(배가 바깥으로 불룩 나온다).

실수의 근원

- 머리와 몸통 사이에 안정된 연결의 소실
- 어깨와 목뼈의 잘못된 정렬
- 굽힘시 제한된 생리적 가동성

해결: 난이도를 낮춤

- 목뼈에 문제가 있을 때:
- 머리와 몸통 밑에 타월을 배치한다.
- 그리고 타월의 끝 부분을 잡는다.
- 타월을 이용해 상체를 바닥으로부터 많이 들어 올린다(◘그림 5.4b).

수정: 난이도를 높임

- 날숨을 하면서 감아올린다.
  - 들숨을 하고, 골반 쪽으로 양 팔을 뻗는다 (◘그림 5.4c).
  - 날숨을 하고, 약간 상체를 든다.
  - 들숨을 하고, 양 팔을 귀와 일직선되게 위쪽으로 뻗는다(◘그림 5.4d).
  - 날숨을 하면서 상체를 약간 더 높게 들어 올린다.
  - 한 번 더 머리 뒤쪽에 양 손을 배치한다.
  - 날숨을 하면서, 천천히 바닥으로 상체를 내려 놓는다.
- 양 팔을 몸통 옆에 붙인다:
  - 손바닥을 바닥으로 향하게 한다: 작지만 빠르게 위 · 아래로 펌핑 운동을 수행한다 (◘그림 5.4e).
  - 엄지를 위쪽으로 향하게 한다: 비슷한 위 · 아래 운동이지만, 양 손으로 쵸핑한다(◘그림 5.4f).
- **소도구:** 폼 롤러 위에 눕는다.

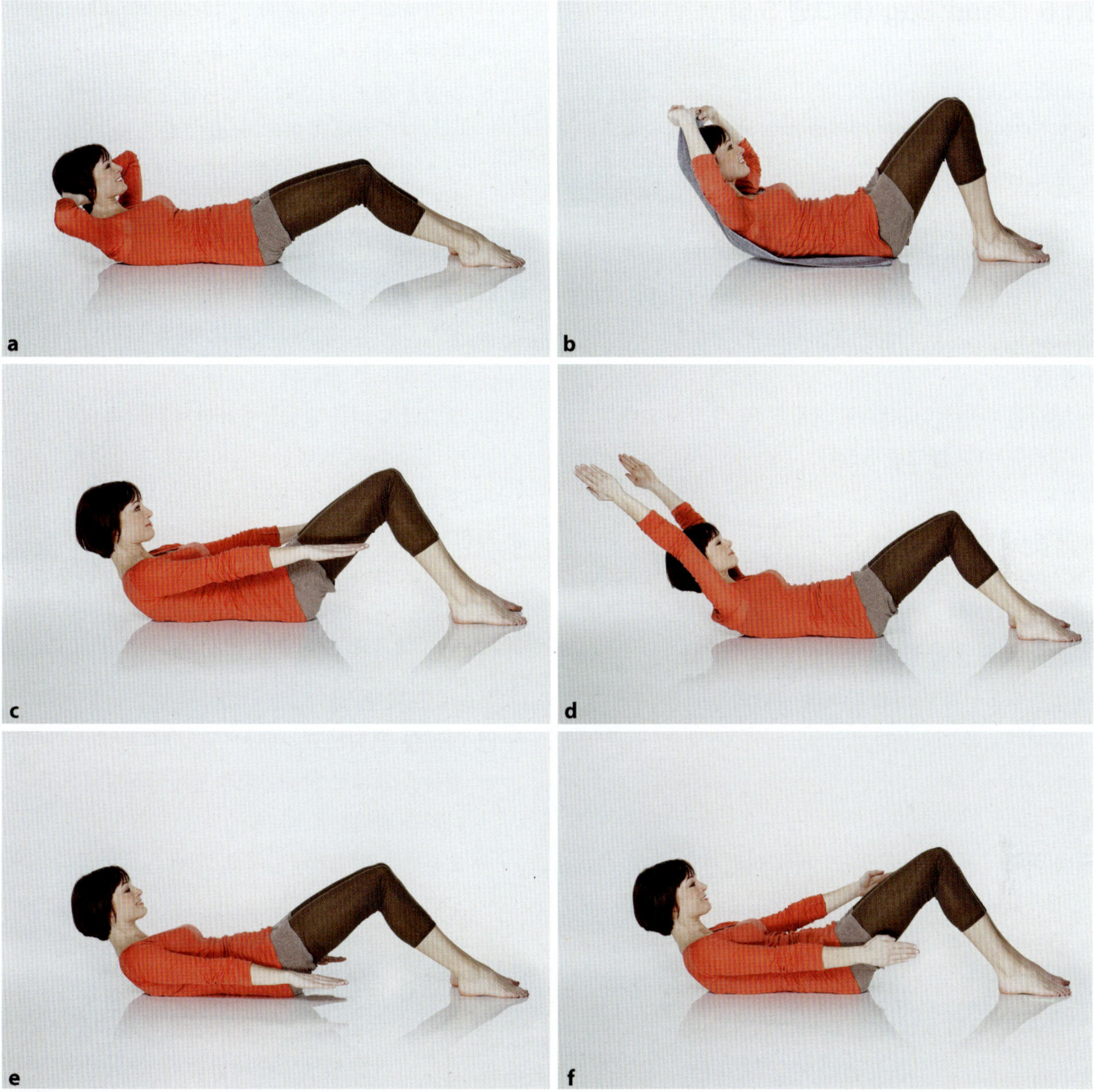

■ **그림 5.4a–f** Chest Lift. a 상체 들기, b 타월을 이용해 상체 들기, c,d 난이도를 높임: 날숨을 하면서 상체 들기; e 난이도를 높임: 펌핑운동; f 난이도를 높임: 쵸핑 운동.

5.1.5 Dead Bug (그림 5.5)

■ 시작 자세

- 활동적인 시작 자세: 엉치뼈와 갈비뼈를 매트에 붙인다.
- 양 다리를 Table Top 자세 (엉덩관절과 무릎관절을 90°로 굽힌한다)로 만든다. 그리고 양 팔을 골반 옆에 내려놓는다.

■ 수행

- 날숨을 하면서, 바닥으로 굽힘된 양 다리를 교대로 내려놓는다(그림 5.5a).

■ 운동 범주

■■ 누운 자세: 몸통 통합과 배 근육 강화

구두 지시

- 허리를 길고 평편하게 유지하도록 지시한다.
- 엉덩뼈능선과 아래쪽 갈비뼈 사이의 공간을 크게 유지하도록 지시한다.

촉각 지시

- 허리뼈의 자세를 체크하기 위해 허리뼈 밑에 한 손을 배치한다.
- 클라이언트는 작은 타월을 감아서 허리뼈 밑에 배치하여 자기 스스로 허리뼈의 자세를 체크할 수 있다(그림 5.5b).

잘못된 운동 패턴

- 배 근육의 불충분한 조절 (배가 바깥으로 불룩 나온다).
- 척추의 활동적인 시작 자세를 유지할 수 없다.
- 엉덩관절 굽힘근을 과도하게 사용한다.

실수의 근원

- 골반과 가슴우리 사이의 연결이 불충분하다.
- 척추 신장의 소실
- 운동을 하는 동안 능동 안정성의 소실

해결: 난이도를 낮춤

- **다리로 원호를 그린다:**
  - 지면바닥에 발을 붙이고, 다리를 세운다.
  - 척추는 활동적인 시작 자세를 취한다.
  - 들숨을 하면서, 한쪽 엉덩관절을 굽힘하여 90°/90° 자세로 만든다(그림 5.5c).
  - 날숨을 하면서, 다리를 시작 자세로 내린다.
  - 90°/90° 자세의 다리로 원을 그린다 (그림 5.5d).
- **다리를 내린다:**
  - 한쪽 다리는 바닥에 세우고, 다른 다리는 천장 쪽으로 뻗는다.
  - 뻗었던 다리를 발등굽힘하면서 바닥쪽으로 내리고, 다시 발바닥굽힘하면서 그 다리를 천장 쪽으로 들어 올린다.
- **자전기 타기 동작:**
  - 뻗었던 다리를 바닥 쪽으로 내리고, 그 다음 몸통 쪽으로 그 다리를 다시 굽힘하면서 끌어당긴다.

수정: 난이도를 높임

- **양 다리를 굽힘하고,** 바닥으로 내린다.
  - 발목을 교대로 발등굽힘과 발바닥굽힘하면서, 다리를 바닥으로 내린다.
  - 오른발은 발바닥굽힘하고, 왼발은 발등굽힘한다. 그리고 다시 바꾼다.
  - 양 팔은 골반 옆에 내려놓거나 머리 위로 뻗는다.
- **팔 운동을 첨가한다.**
- **양 다리를 굽힘하고,** 양팔을 천장 쪽으로 뻗는다:
  - 왼쪽 다리를 바닥으로 내림할 때, 오른팔을 뒤쪽으로 뻗고, 다시 원래 위치로 돌아온다 (그림 5.5e). 그런 다음, 팔다리를 교대한다.
  - 양쪽 팔을 머리 위로 뻗는 동시에, 양 쪽 다리를 바닥으로 내림한다. 다시 원래 위치로 돌아온다.
- **양쪽 다리는 쭉 뻗고,** 양쪽 팔을 천장 쪽으로 뻗는다:
  - 반대쪽 팔과 다리를 바닥 쪽으로 움직인 후, 다시 그것들을 원래대로 들어 올린다.
  - 양쪽 팔과 다리를 바닥 쪽으로 움직인 후 다시 원래대로 들어 올린다.
- **엉덩관절을 교대로** 안쪽돌림/가쪽돌림한다.
  - 엉덩관절을 가쪽돌림한다: 양쪽 무릎과 발바닥을 바깥쪽으로 돌린다(그림 5.5f).

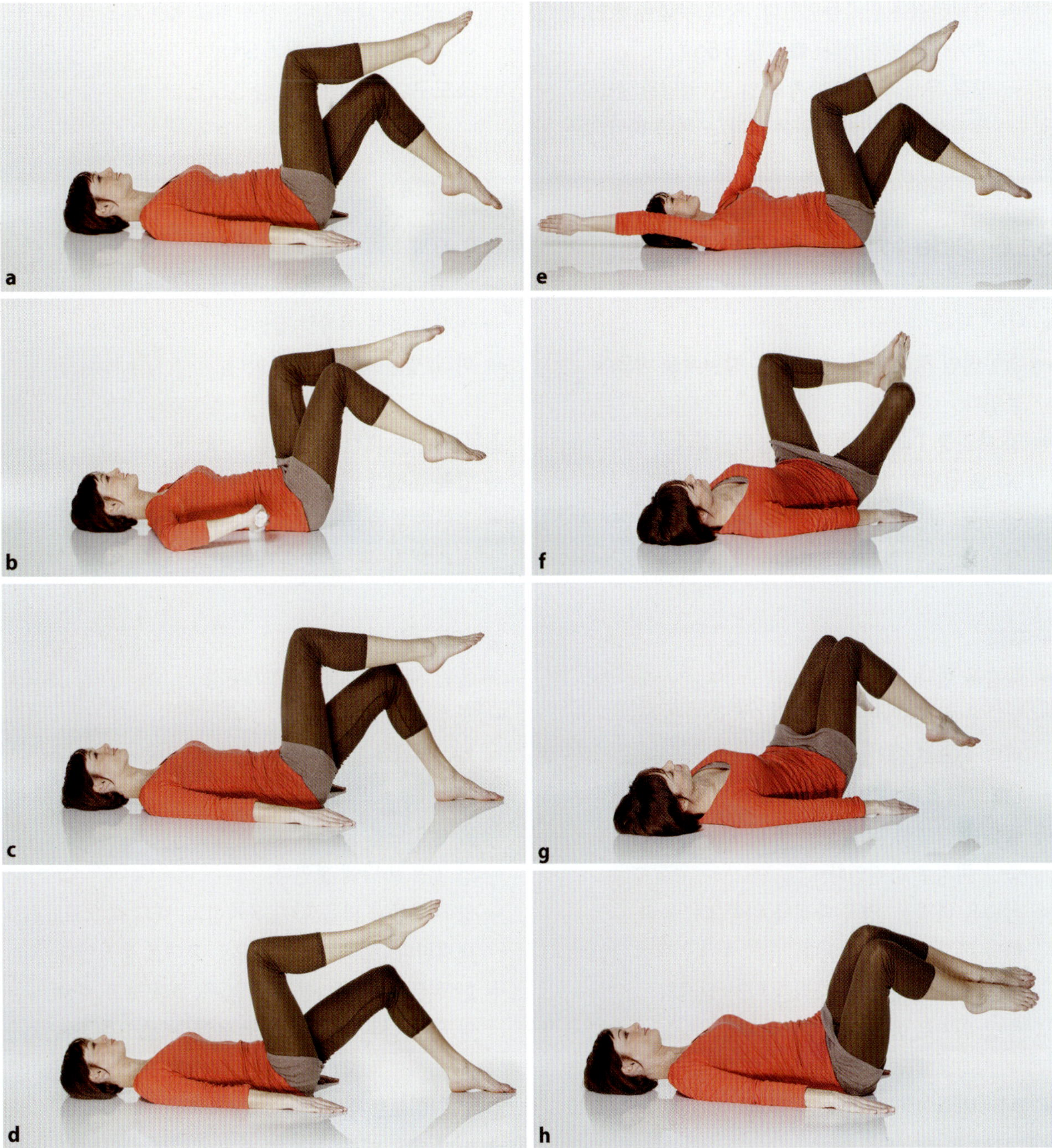

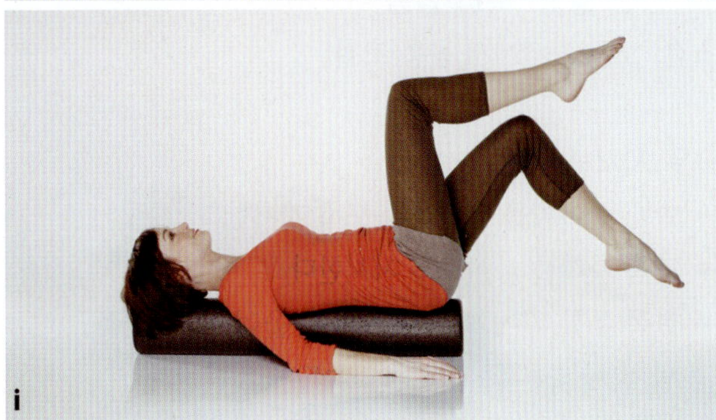

그림 5.5a–i Dead Bug. a 양 다리를 교대로 내린다, b 타월로 자가 지지한다; c,d 난이도를 높임, 다리로 원호를 그린다; e 난이도를 높임: 팔과 다리의 협응; f 난이도를 높임: 가쪽돌림; g 난이도를 높임: 안쪽돌림; h 난이도를 높임: 양쪽 다리를 붙인 후, 오른쪽 바닥/왼쪽 바닥으로 교대로 내림한다; i 난이도를 높임: 폼 롤러를 이용한다.

- 엉덩관절을 안쪽돌림한다: 양쪽 무릎을 붙이고, 종아리를 벌림한다(◘그림 5.5g).
- 양쪽 무릎과 발을 함께 붙인 후, 엉덩관절을 돌림하면서 다리를 왼쪽 바닥/오른쪽 바닥으로 교대로 내림한다. 양쪽 발을 몸통과 일직선되게 유지한다(◘그림 5.5h).
- **소도구:** 폼 롤러(◘그림 5.5i).

5.1.6 Side to Side (◘그림 5.6)

▪ 시작 자세

- 활동적인 시작 자세: 엉치뼈와 갈비뼈를 매트에 붙인다.
- 양 다리를 Table Top 자세(엉덩관절과 무릎관절을 90°로 굽힌다)로 만든다.
- 양 팔을 옆으로 벌리고, 손바닥을 천장 쪽으로 향하게 한다(◘그림 5.6a).

▪ 수행

- 들숨을 한다.
- 날숨을 하면서, 양쪽 다리를 오른쪽으로 돌려, 바닥 쪽으로 약간 내린다
- (◘그림 5.6b).
- 들숨을 하면서, 양쪽 다리를 다시 원래의 중앙 위치로 움직인다.
- 날숨을 하면서, 양쪽 다리를 왼쪽으로 돌려, 바닥 쪽으로 약간 내린다.
- 들숨을 하면서, 양쪽 다리를 다시 원래의 중앙 위치로 움직인다.

▪ 운동 범주

▪▪ 전신 통합: 복합 협응

초점: 모든 자세에서 몸통 조절

구두 지시

- 반대쪽 어깨를 바닥에 붙도록 지시한다.
- 양쪽 다리를 붙이도록 지시한다.
- 한쪽 무릎 위에 다른 쪽 무릎을 올려 놓고, 한쪽 발 위에 다른 쪽 발을 올려놓도록 지시한다.

시각 지시

- 양쪽 다리를 진자처럼 앞·뒤로 움직인다.

촉각 지시

- 양 팔이 길어지도록 부드럽게 당긴다.
- 여전히 양쪽 어깨를 잡는다.
- 다리/발을 잡고 가이드한다.

잘못된 운동 패턴

- 양쪽 어깨가 매트에서 떨어진다.
- 골반이 앞쪽경사된다(허리뼈가 앞굽음된다).
- 척추의 길이를 유지하지 못한다.

실수의 근원

- 돌림 시 제한된 생리적 가동성
- 척추 신장의 소실
- 가슴우리와 골반 사이의 불충분한 연결

해결: 난이도를 낮춤

- 양 발을 바닥에 붙인다.
- 양쪽 무릎과 발을 함께 유지하고, 바닥 쪽으로 내림한다. 오른쪽과 왼쪽으로 교대로 움직인다.
- 한쪽 무릎 위에 다른 쪽 무릎을 올려 놓고, 한쪽 발 위에 다른 쪽 발을 올려 놓는다(◘그림 5.6c).

수정: 난이도를 높임

- 반대 호흡 패턴: 들숨을 하면서 양쪽 다리를 내린다. 이때 배 근육의 수축에 집중한다.
- 굽힘된 무릎을 옆으로 내리고, 중심으로 되돌아가기 전에, 양 다리를 뻗은 후 다시 한 번 더 굽힘한다.
- **안정화를 위해:** 양 다리를 천장 쪽으로 뻗고(◘그림 5.6d), 뻗었던 다리를 오른쪽으로 약간 내린다. 이때 왼쪽 엉덩이는 매트에 붙어 있어야 한다. 이 자세를 유지하면서, 호흡을 몇 번 수행한다. 이번에는 뻗었던 다리를 왼쪽으로 약간 내리고, 이때도 오른쪽 엉덩이는 매트에 붙어 있어야 한다. 양쪽 허벅지의 안쪽이 서로 활주하여, 끝 자세를 취할 때 한쪽 발이

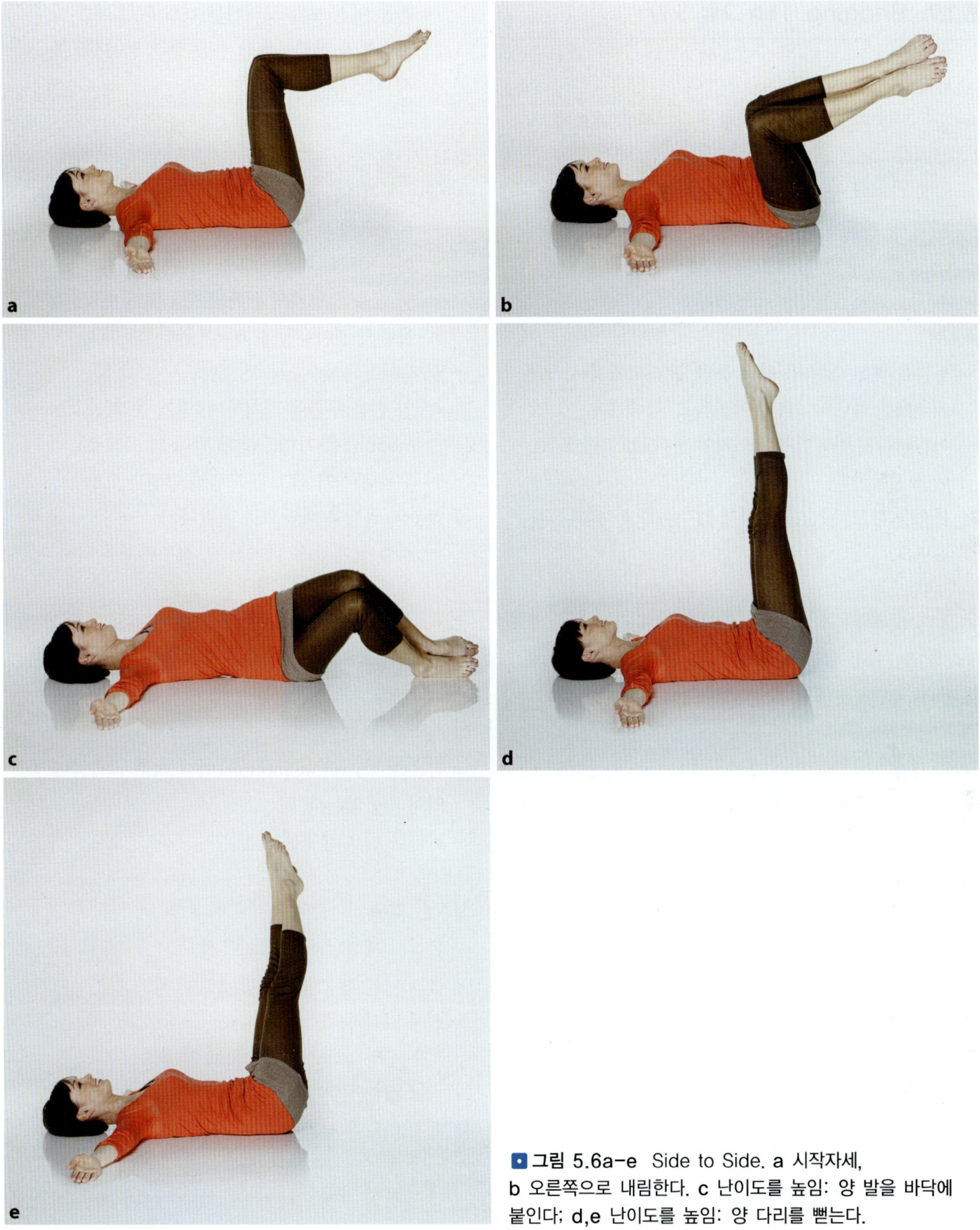

■ 그림 5.6a–e Side to Side. a 시작자세, b 오른쪽으로 내림한다. c 난이도를 높임: 양 발을 바닥에 붙인다; d,e 난이도를 높임: 양 다리를 뻗는다.

다른 발보다 더 내림되어야 한다(■ 그림 5.6e).

5.1.7 Bridging I (■그림 5.7)

■ **시작 자세**

- 활동적인 시작 자세: 엉치뼈와 갈비뼈를 매트에 붙인다.
- 양쪽 다리를 굽힘하고, 골반 넓이만큼 벌림한다. 이때 양 팔을 몸통 옆에 붙이고, 손바닥을 바닥쪽으로 향하게 한다(■그림 5.7a).

■ **수행**

- 들숨을 하고, 날숨을 하는 동안, 꼬리뼈에서 시작해 척추뼈를 하나하나씩 들어올리고, 나중에는 어깨뼈까지 바닥에서 떨어져야 한다(■그림 5.7b). 이를 반복한다.
- 들숨을 하고, 날숨을 하면서 척추뼈를 하나하나씩 지면으로 내려놓는다.

■ **운동 범주**

■■ **누운 자세: 몸통 통합**

초점: 시상면으로 척추를 분절운동한다.

구두 지시

- 골반과 척추를 들어 올린다:
  - 복장뼈를 유연하게 만들고 내림하도록 지시한다.
  - 꼬리뼈를 두덩뼈 쪽으로 감고, 두덩뼈를 배꼽 쪽으로 감도록 지시한다. 이때 척추뼈를 하나하나씩 감으면서 들어올리도록 지시한다.
  - 무릎 뒤쪽으로 궁둥뼈를 끌어당기도록 지시한다.
- 끝 자세:
  - 두덩뼈를 갈비뼈보다 더 높이 들어올리도록 지시한다.
  - 양쪽 무릎을 반대 벽 쪽으로 가져가도록 지시한다.
  - 어깨를 이완하고 펼치도록 지시한다.
  - 해먹 안에 누워 있듯이, 허리를 걸치도록 지시한다.
- 척추와 골반을 바닥으로 내린다:
  - 척추뼈들이 서로 벌어지게 당기도록 지시한다.
  - 가상의 선을 따라 척추뼈를 하나하나씩 바닥 쪽으로 내리도록 지시한다.
  - 운동 이전 보다 꼬리뼈를 매트 위로 내릴 때, 꼬리뼈가 머리로부터 가장 멀리 떨어지도록 지시한다.

촉각 지시

- 골반과 척추를 들어 올린다.
  - 복장뼈에 손을 배치한다("복장뼈를 내림하여 이완하도록 지시한다").
  - 양 손을 엉덩뼈의 왼쪽과 오른쪽에 배치하여, 골반의 경사운동을 가이드한다.
- 끝 자세
  - 양 손을 무릎에 배치하여, 뻗기 동작(reaching motion)을 가이드한다(반대 벽 쪽으로).
  - 무릎 뒤쪽을 잡고 부드럽게 당긴다.
- 척추와 골반을 바닥으로 내린다:
  - 척추 밑에 손을 배치하여, 척추뼈를 하나하나씩 촉진한다.
  - 움직임을 알려주기 위해 척추를 따라 집게손가락과 가운데손가락을 당긴다.

잘못된 운동 패턴

- 감는 동작(rolling motion)이나 척추 움직임이 일어나지 않는다.
- 다리나 발의 잘못된 정렬

실수의 근원

- 굽힘시 제한된 생리적 가동성
- 몸의 나쁜 협응력과 공간에 대한 좋지 못한 신체 자각 능력
- 척추 신장(axial elongation)의 부족

해결: 난이도를 낮춤

- 골반 운동의 촉각 가이드
- 발 정렬의 교정
- **소도구:**
  - 다리 축의 정렬을 교정하기 위해, 양쪽 무릎 사이에 공이나 서클을 배치한다.

수정: 난이도를 높임

- **교각자세에서 팔 운동을 한다:**

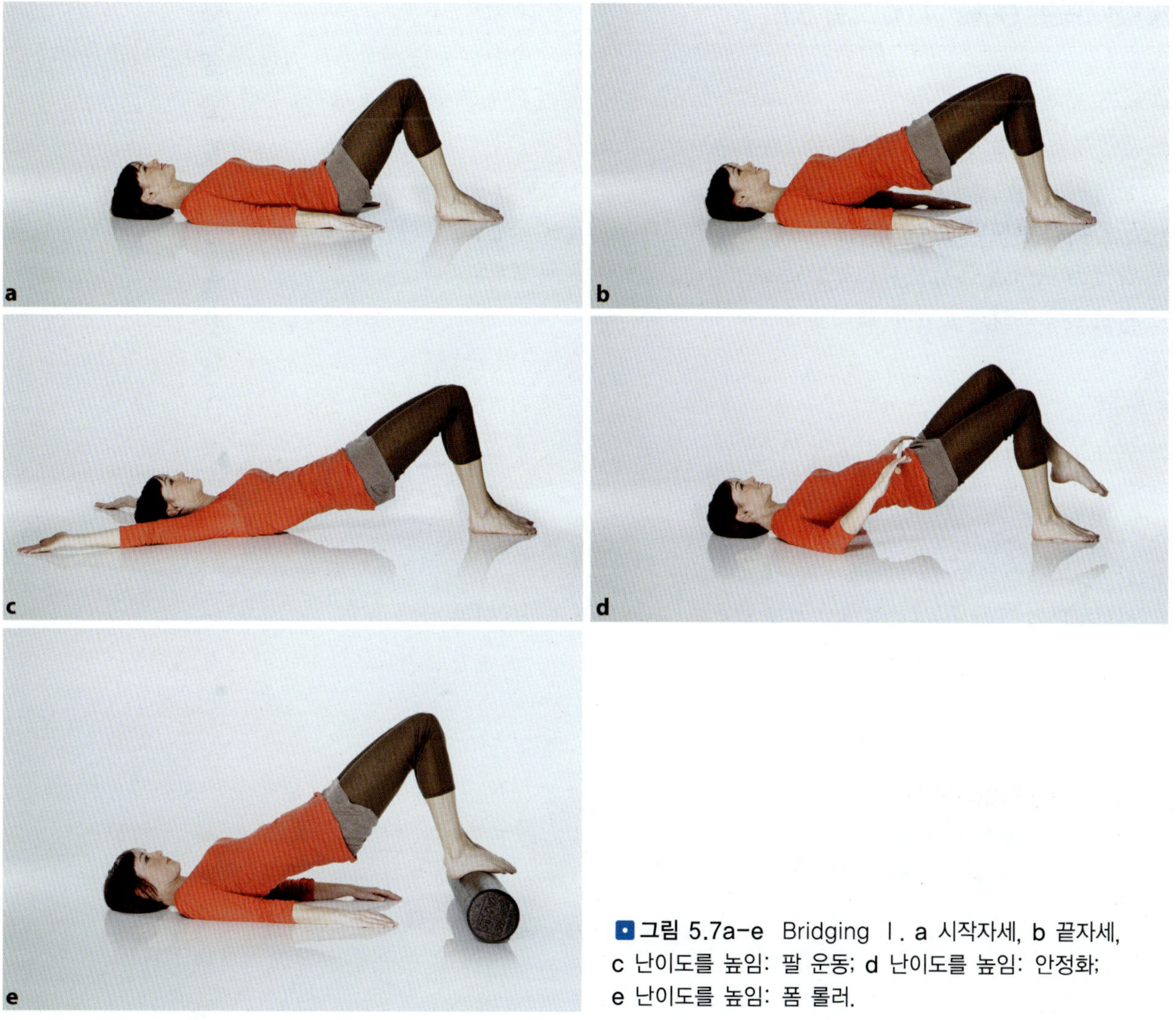

■그림 5.7a–e Bridging Ⅰ. a 시작자세, b 끝자세, c 난이도를 높임: 팔 운동; d 난이도를 높임: 안정화; e 난이도를 높임: 폼 롤러.

- 날숨을 하면서 골반을 들어 올린다.
- 들숨을 하고, 양 팔을 천장 쪽으로 들어 올린다. 그 다음, 양 팔을 바닥 위로 내려놓기 위해, 머리 뒤쪽으로 뻗는다(■그림 5.7c).
- 날숨을 하면서 척추와 골반을 바닥으로 내려 놓는다.
- 들숨을 하면서 양 팔이 바깥쪽으로 원을 그리고, 골반 쪽으로 다시 돌아간다.

- **교각자세에서 안정화 운동을 한다:**
  - 골반을 매트로부터 들어 올린다.
  - 엉덩뼈능선 위에 양 손(짐 스틱)을 배치한다.
  - 오른 다리를 약간 들어올리고, 10초간 유지한다; 이때 골반이 돌림되거나 경사져서는 안 된다.
  - 왼쪽 다리도 반복해 본다. 그런 다음, 척추와 골반을 바닥으로 내려놓는다(■그림 5.7d).
  - 평상시 호흡을 한다.
- **행진 동작:**
  - 골반을 매트로부터 들어 올린다.
  - 엉덩뼈능선 위에 양 손(짐 스틱)을 배치한다.
  - 양 다리를 교대로 들어 올린다.
  - 동작은 제자리 달리기와 비슷하다. 단, 골반의 움직임이 최소로 일어나야 한다.
- **소도구:**
  - 불안정한 표면(폼 롤러, 회전성 원반, 공) (■그림 5.7e).
  - 양쪽 무릎 사이에 서클이나 공을 배치한다.

5.1.8 Roll Over Ⅰ(◘그림 5.8)

■ **시작 자세**

- 활동적인 시작 자세: 엉치뼈와 갈비뼈를 매트에 붙인다.
- 양쪽 다리를 붙인 상태에서, 90°/90° 자세를 취한다.
- 양 팔을 뻗어 골반 옆에 내려놓는다. 손바닥을 지면 쪽으로 향하게 한다(◘그림 5.8a).

■ **수행**

- 들숨한 후, 날숨을 하면서 체중이 어깨뼈에 가해질 때까지 골반을 매트로부터 들어 올린다 (◘그림 5.8b).
- 한 번 더 들숨을 한 후, 날숨을 하면서 척추뼈를 하나하나씩 들어 올린다. 그리고 시작 자세로 다시 되돌아간다.

■ **운동 범주**

■■ **오버헤드 운동(거꾸로된 자세): 가동성과 동적 안정성**

초점: 시상면으로 척추 운동을 한다.

구두 지시

- 꼬리뼈를 두덩뼈로 감아올리고, 두덩뼈를 배꼽으로 감아올리도록 지시한다.
- 양쪽 어깨를 이완하고 펴도록 지시한다. 그리고 양 팔로 매트를 압박하도록 지시한다.
- 모멘텀을 이용하지 않도록 지시한다.
- 척추뼈들이 서로 멀어지도록 척추를 길게 늘어뜨리도록 지시한다.

촉각 지시

- 골반 운동을 시작하기 위해 강사의 손이나 허벅지 위에 환자의 발을 올려놓는다.

잘못된 운동 패턴

- 모멘텀을 이용해 운동을 수행한다.
- 목뼈의 압박

실수의 근원

- 허리뼈/엉덩관절/골반:
  - 굽힘 시의 제한된 생리적 가동성
  - 척추 신장의 소실
- 전신 활동:
  - 공간을 움직일 때 좋지 못한 협응
  - 나쁜 신체 협응
  - 골반과 가슴우리 사이의 연결 불충분

해결: 난이도를 낮춤

- 시작 자세에서 골반을 들어 올린다(쐐기형 쿠션, 둥글게 말은 타월, 폼 롤러)
- 누운 자세 보다 **지지된 않은 자세**에서 운동을 시작한다(◘그림 5.8c).
  - 들숨을 하면서, 등뼈와 복장뼈를 천장 쪽으로 뻗는다.
  - 날숨을 하면서, 양쪽 무릎을 가슴 쪽으로 당기고, 체중이 어깨뼈에 가해질 때까지 조절한다 (◘그림 5.8b). 그런 다음,
  - 들숨을 하면서 시작 자세로 되돌아간다.
  - 앞 · 뒤로 움직이는 동안, 동일한 자세로 팔꿈치를 유지한다.

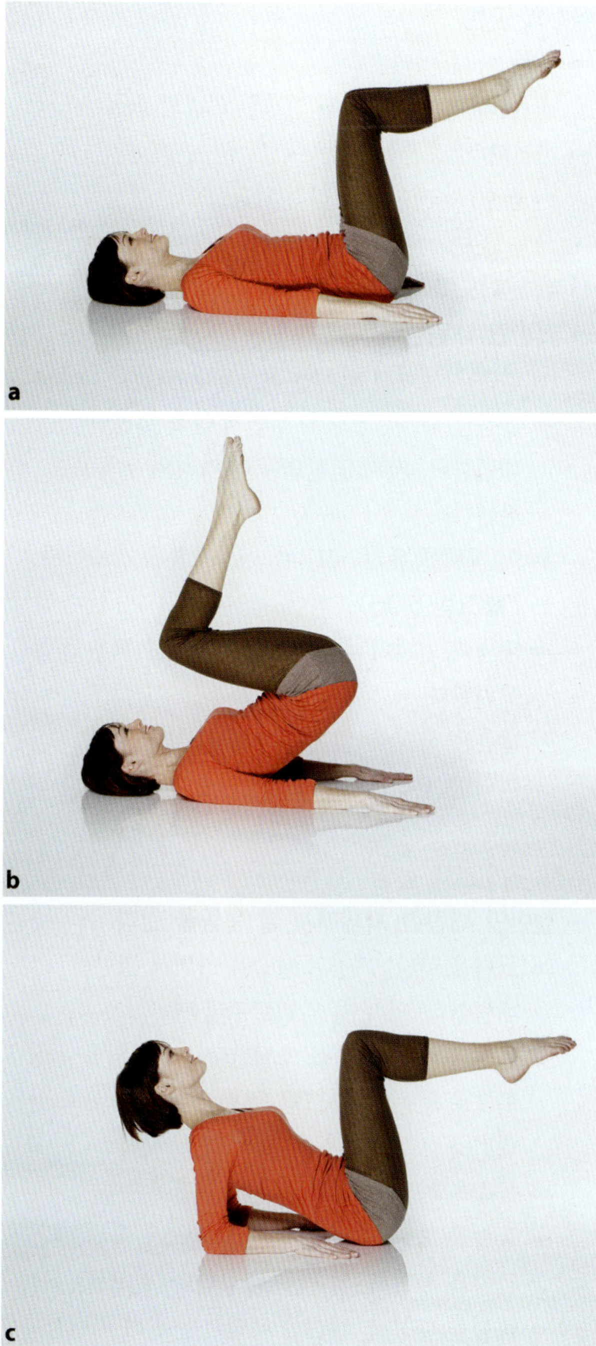

그림 5.8a–c Roll Over Ⅰ. a 시작 자세, b 끝 자세, c 난이도를 낮춤: 지지된 앉은 자세에서 시작함.

5.1.9 Assisted Roll Up/Roll Down (■그림 5.9)

■ 시작 자세
- 활동적인 시작 자세: 누운 자세
- 다리를 세운다.
- 어깨를 내림하여 양 손을 무릎 뒤쪽에 배치한다 (■그림 5.9a).

■ 수행
- 들숨을 쉰 후, 날숨을 하는 동안, 턱을 안으로 당기고, 양 손으로 다리 뒤쪽을 압박하면서 머리와 어깨뼈를 매트로부터 들어 올린다(■그림 5.9b). 앉은 자세로 롤링하고, 양 발을 지면에 닿게 한다 (■그림 5.9c).
- 들숨을 하면서, 척추를 길게 늘어뜨린다. 날숨을 하면서 다시 누운 자세로 되돌아간다. 이때도 다리의 뒤쪽을 그대로 잡는다.

■ 운동 범주
■■ 누운 자세: 몸통 통합과 배 근육 강화
초점: 굽힘 시 어깨, 목 및 머리의 정렬

구두 지시
- 몸이 내려가지 않도록 지시한다.
- 가장 큰 원호를 그린 후, 척추뼈를 하나하나씩 내려놓도록 지시한다.
- 척추를 C자 모양으로 유지하도록 지시한다.
- 발을 통해 도달한다.

촉각 지시
- 강사는 클라이언트의 양 발을 잡고 부드럽게 잡아당기거나, 또는 양 손을 잡고 약간 당김으로써 움직임을 가이드한다.

잘못된 운동 패턴
- 모멘텀을 이용한다.
- 롤링 운동이 일어나지 않는다.
- 척추를 순차적으로 움직이지 않는다.

실수의 근원
- 목뼈/어깨/머리:
  - 머리와 몸통 사이의 안정된 연결의 소실.
- 허리뼈/엉덩관절/골반:
  - 굽힘 시 제한된 생리적 가동성

해결: 난이도를 낮춤
- **절반만 내림한다:**
  - 앉은 자세에서 시작한다.
  - 들숨을 쉰 후, 날숨을 하면서 몸을 절반만 내림한다. 지지가 필요할 때 다리의 뒤쪽을 잡는다.
  - 이 자세를 유지하고, 여러 번 호흡을 시도한다 (■그림 5.9d).
  - 배벽의 인게이지를 유지하고, 팔이음뼈의 정렬을 유지한다.
  - 날숨을 하면서, 앉은 자세로 되돌아간다.
  - 여러 번 운동을 반복한다.

수정: 난이도를 높임
- **절반만 내림한 자세에서 팔 운동을 한다:**
  - 들숨을 한다. 그리고 날숨을 하면서 절반만 내림한다. 양 손을 다리로부터 뗀다.
  - 들숨을 하고(배벽을 조절한다), 오른팔을 천장 쪽으로 뻗는다(■그림 5.9e). 날숨을 하고 팔을 내린다.
  - 들숨을 하면서, 왼팔로 운동을 반복한다.
  - 들숨을 하면서, 양 팔을 천장 쪽으로 올림한다. 날숨을 하면서, 양 팔을 내림한다. 끝으로,
  - 들숨을 하면서, 날숨을 하면서 완전히 내림한다.
- **몸을 돌림하고 절반만 내림한다:**
  - 날숨을 하면서 절반만 내림한다.
  - 들숨을 하는 동안 상체를 돌림하고, 양 팔을 오른쪽으로 원을 그린다(■그림 5.9f). 다시 날숨을 하면서 양 팔을 중심으로 되돌린다.
  - 들숨을 하면서 왼쪽으로 움직임을 반복한다.
  - 날숨을 하면서 중심으로 되돌린다. 끝으로,
  - 들숨을 한 후, 날숨을 하면서 완전히 몸을 내림한다.
  - 나중에, 머리 위로 원을 그린다.

5

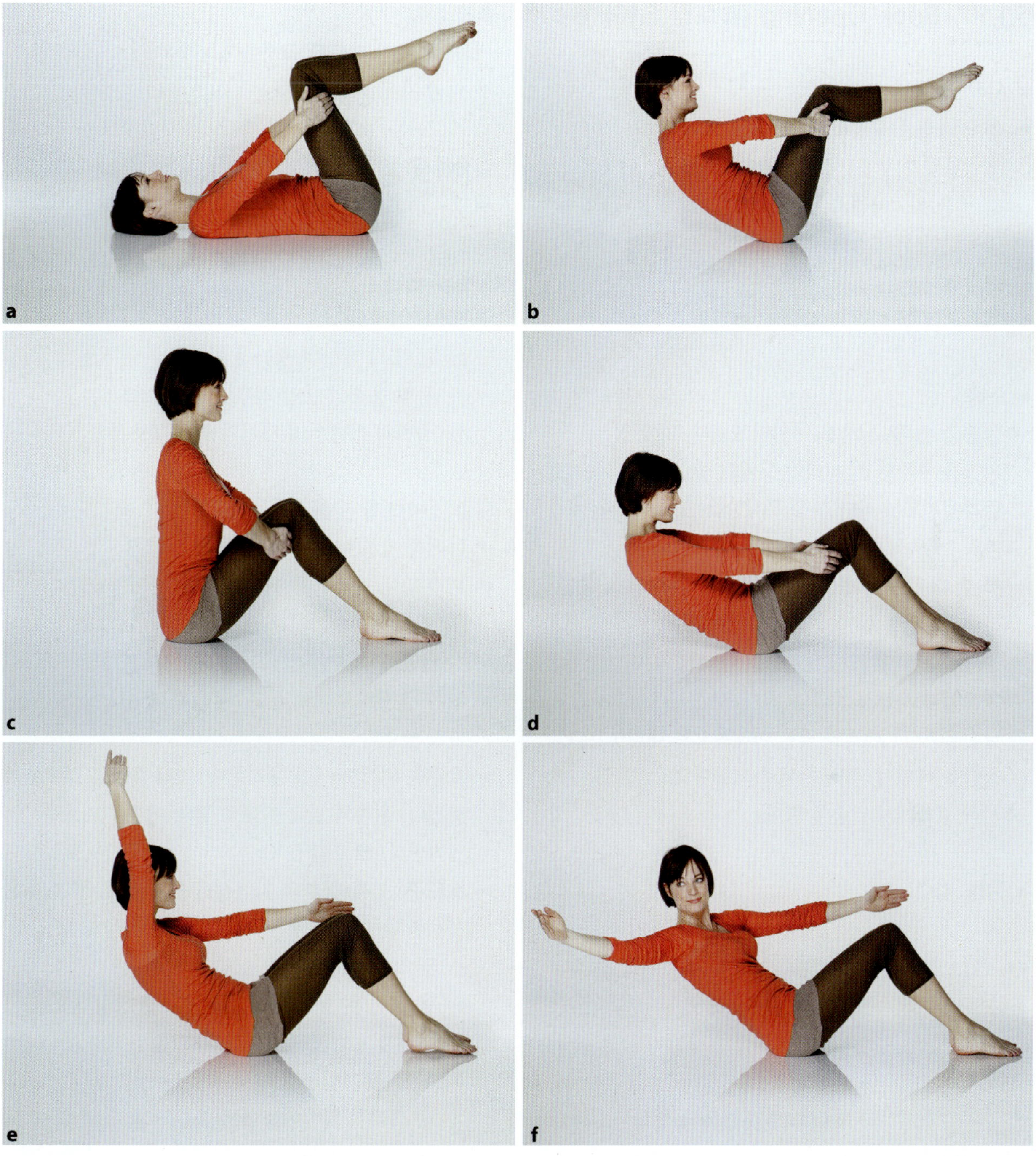

그림 5.9a–f Assisted Roll Up. a 시작 자세, b 몸을 들어올리기 위해, 양 손으로 다리로 당긴다, c 끝 자세, d 앉은 자세에서 절반만 뒤로 내림한다, e 난이도를 높임: 팔을 움직이면서 절반만 몸을 내림한다; f 난이도를 높임: 몸을 돌림하고 절반만 내림한다.

Assisted Roll Up/Roll Down

- 양 발을 들어올린 채로 유지하고, 양 다리를 굽힘하고 앉은 자세로 몸을 들어 올린다. 앉은 자세에서, 양 다리를 뻗는다. 양 다리를 뻗은 채로 천천히 몸을 내려놓는다.

5.1.10 Book Opening (그림 5.10)

■ **시작 자세**

- 양쪽 다리를 굽힘하고, 오른쪽으로 눕는다; 엉덩관절과 무릎관절을 90° 로 굽힘하고, 어깨높이로 양 팔을 위 · 아래로 겹쳐서 앞쪽으로 뻗는다.
- 활동적인 시작 자세: 동적 긴장으로 척추를 신장한다.
- 목과 머리를 길게 유지한다(그림 5.10a).

■ **수행**

- 들숨을 쉰 후, 날숨을 하면서 오른손 위에 있는 왼팔을 활주하고, 머리가 등뼈의 돌림을 따른다. 클라이언트는 바닥 쪽을 응시한다(또는 가동성에 따라, 오른쪽 어깨를 뒤쪽으로 움직인다).
- 한 번 더 들숨을 한다. 천장 쪽으로 위쪽 팔로 원을 그린 후, 팔을 몸 뒤쪽으로 움직여 상체를 돌림시킨다(그림 5.10b). 이때 양쪽 무릎과 발은 위 · 아래로 겹쳐 쌓인다.
- 날숨을 하고, 머리와 팔을 아래쪽으로 내려놓는다.
- 들숨을 하면서, 시작 자세로 되돌아오고, 시작 자세에서 날숨을 한다.

■ **운동 범주**

■■ **전신 통합: 복합 협응**

초점: 다면적으로 척추를 분절운동한다.

구두 지시

- 양쪽 무릎을 위 · 아래로 일직선 되게 쌓도록 지시한다.
- 양쪽 어깨를 내리고 양 팔을 길게 뻗도록 지시한다.
- 응시하고, 갈비우리가 움직임을 따르도록 지시한다.
- 척추를 길게 한 후 비틀도록 지시한다. 그리고 끝으로 내려놓도록 지시한다.
- 허리를 좁게 만들도록 지시한다.

촉각 지시

- 어깨/목의 자세를 교정한다.
- 다리 자세를 교정한다.

잘못된 운동 패턴

- 응시하고 갈비우리가 팔 움직임을 따르지 않는다.

실수의 근원

- **등뼈/어깨/팔**
  - 돌림 시 제한된 생리적 가동성
  - 등뼈 움직임 동안 척추 신장의 소실
  - 골반과 가슴우리 사이의 연결 불충분

해결: 난이도를 낮춤

- 아래쪽 팔을 머리 밑에 배치한다.
- 머리 밑에 납작한 쿠션을 배치한다.

수정: 난이도를 높임

- 위쪽 무릎은 그대로 놓고, 아래쪽 다리를 바닥을 따라 뻗는다.
- 호흡을 위해 자세를 유지한다. 바닥 쪽으로 부드럽게 당긴다. 위쪽의 팔과 아래쪽 팔의 어깨로 매트를 압박한다(그림 5.10c).
- **소도구:** 어깨/등뼈의 가동성을 돕기 위해 폼 롤러를 사용한다.
  - 옆으로 눕는다.
  - 폼 롤러 위에 팔을 올려놓는다(그림 5.10d).
  - 어깨를 벌림/모음, 엎침(그림 5.10e)/뒤침(그림 5.10f)함으로서 폼 롤러를 앞 · 뒤로 굴린다.
  - 골반을 고정한다; 양쪽 무릎을 아래위로 쌓는다.

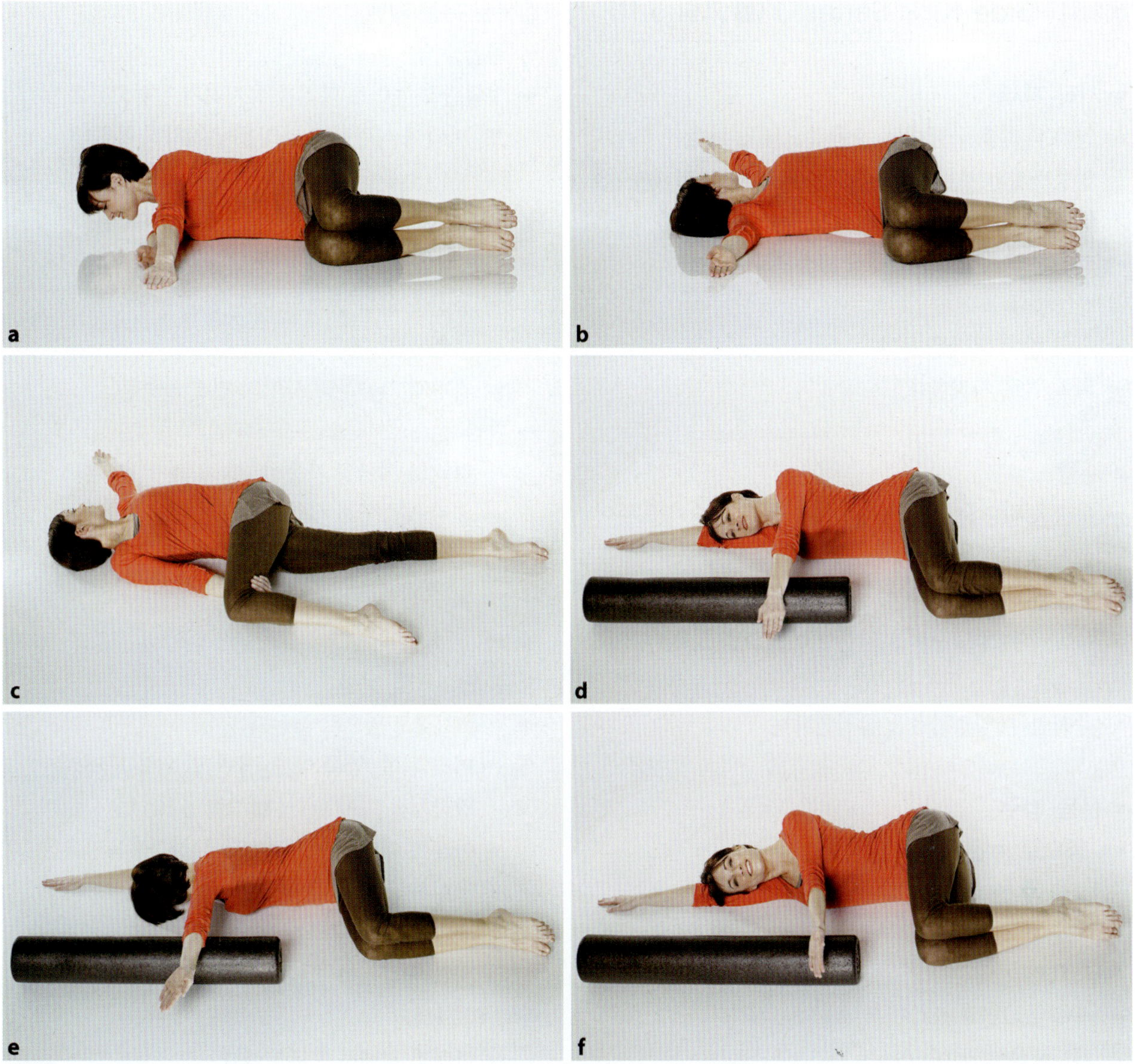

그림 5.10a–f Book Opening. a 시작 자세, b 팔을 왼쪽으로 그리고 위쪽으로 움직인다, c 난이도를 높임: 스트레치; d,e,f 난이도를 높임: 어깨 가동

5.1.11 Side Kick Series I (◘ 그림 5.11)

■ **시작 자세**

- 양쪽 다리를 굽힘하고, 오른쪽으로 눕는다; 엉덩관절과 무릎관절을 90° 로 굽힘하고, 어깨높이로 양 팔을 위 · 아래로 겹쳐서 앞쪽으로 뻗는다.
- 활동적인 시작 자세: 동적 긴장으로 척추를 신장한다.
- 아래 팔에 머리를 둔다.
- 위쪽 팔로 지지한다.

■ **수행**

- 들숨을 하면서 엉덩관절 높이까지 위쪽 다리를 들어 올린다.
- 날숨을 하면서 위쪽 다리를 뒤쪽으로 움직인다(엉덩관절을 폄한다)(◘ 그림 5.11a).
- 들숨을 하고, 위쪽 다리를 앞쪽으로 움직인다(엉덩관절을 굽힘한다).

■ **운동 범주**

■■ **옆으로 누운 자세: 안정화**

초점: 모든 면에서 몸통을 조절한다.

구두 지시

- 바닥에 나란하게 다리를 움직이도록 지시한다(테이블 상판을 가로지르듯이).
- 골반을 고정하도록 지시한다.
- 골반과 가슴우리 사이의 공간을 유지하도록 지시한다.
- 허리를 좁게 만들도록 지시한다.
- 다리를 길게 하도록 지시한다 (근육의 인게이지를 유지한다).

촉각 지시

- 한 손을 허리 밑에 넣고, 다른 손을 엉덩뼈능선 위쪽에 올려놓는다. 길이를 길게 하기 위해 가슴우리로부터 골반을 당긴다.
- 위쪽 어깨의 위치를 교정한다 (아래쪽 어깨 위에 쌓는다).

잘못된 운동 패턴

- 골반을 앞 · 뒤로 흔든다.
- 엉덩관절 높이로 다리를 유지하지 못하고, 또, 바닥에 나란하게 다리를 유지하지 못한다.

실수의 근원

- 전신 활동
  - 공간을 움직일 때의 나쁜 협응
  - 나쁜 신체 협응
  - 골반과 가슴우리 사이의 연결 불충분
- 다리
  - 다리의 제한된 가동성
  - 열린 사슬에서의 나쁜 정렬
  - 운동 동안 능동적 안정화의 부족
  - 척추 신장의 소실

해결: 난이도를 낮춤

- 벽에 기대고 옆으로 눕는다:
  - 머리 뒤쪽, 양쪽 어깨, 골반 및 위쪽 다리의 발꿈치를 벽에 댄다(◘ 그림 5.11b).
  - 아래쪽 다리의 엉덩관절과 무릎관절을 90° 로 굽힘한다.
  - 뻗었던 위쪽 다리를 들어올리고 내림한다.
  - 위쪽 발꿈치를 벽에 붙인다.
- 발의 자세:
  - 바닥과 평행하게 유지한다.
  - 엉덩관절의 가쪽돌림 (천장 쪽으로 발을 향하게 한다).
  - 엉덩관절의 안쪽돌림 (바닥 쪽으로 발을 향하게 한다).
  - 각 다리를 10회씩 반복한다.
- Clam:
  - 양쪽 무릎을 90° 로 굽힘하고, 양쪽 발바닥을 몸통과 일직선되게 배치한다.
  - 위쪽 무릎을 천장 쪽으로 벌림한다.
  - 엉덩관절을 위 · 아래로 쌓고, 양 발의 안쪽면을 접촉한다(◘ 그림 5.11c).

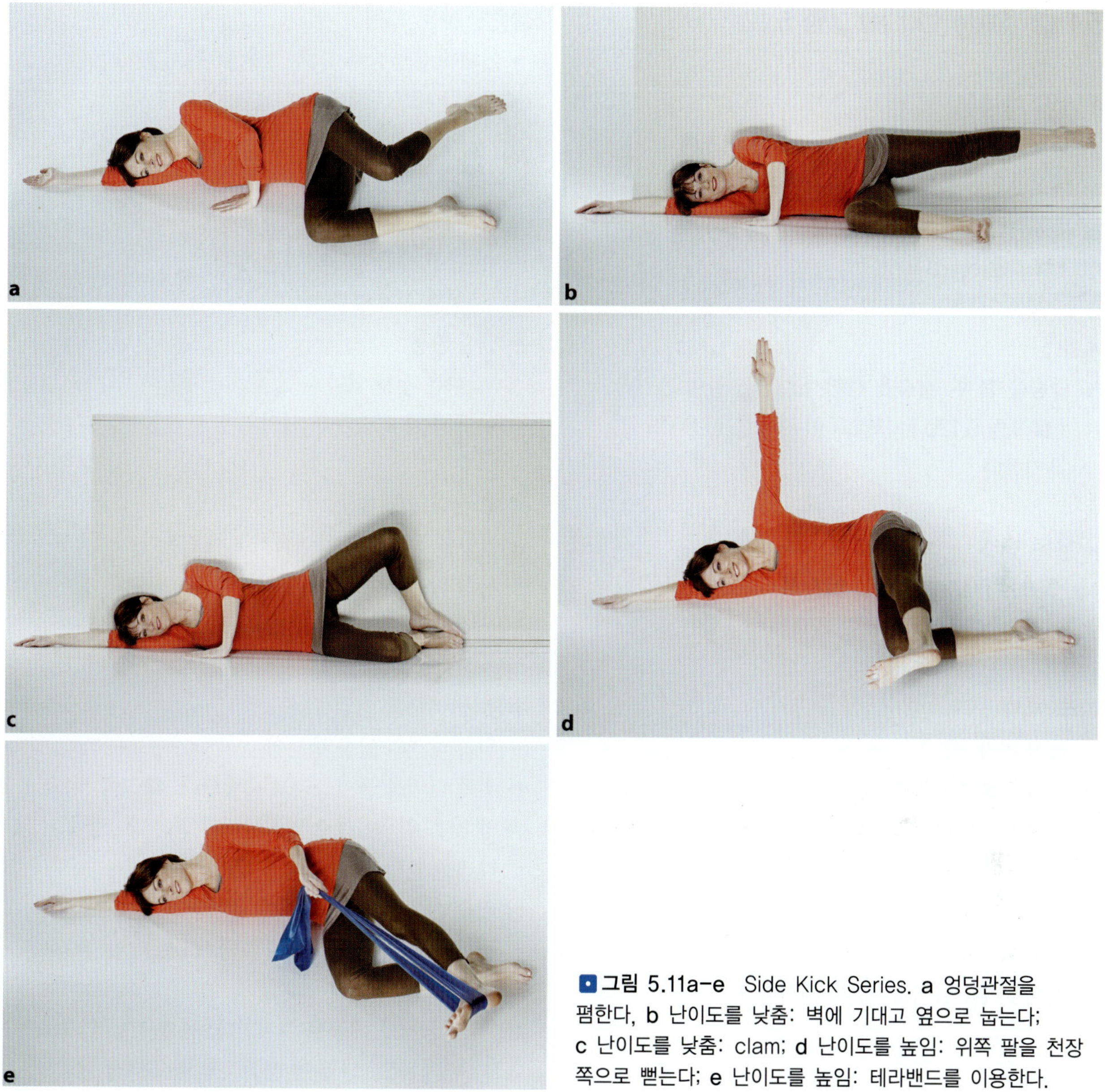

□ 그림 5.11a–e Side Kick Series. a 엉덩관절을 폄한다, b 난이도를 낮춤: 벽에 기대고 옆으로 눕는다; c 난이도를 낮춤: clam; d 난이도를 높임: 위쪽 팔을 천장 쪽으로 뻗는다; e 난이도를 높임: 테라밴드를 이용한다.

수정: 난이도를 높임

- 위쪽 다리를 뻗는다.
- 지지를 제거하고, 위쪽 팔을 천장으로 뻗는다 (□ 그림 5.11d).
- 다리를 앞 · 뒤로 움직인다(엉덩관절의 굽힘/폄).
- 다리를 들어올리고, 내림한다(엉덩관절의 벌림/모음).
- 양쪽 방향으로 작은 원을 그린다.
- **소도구:** 테라밴드 또는 코어밴드로, 뻗은 다리의 움직임을 가이드한다(□ 그림 5.11e).
  - 앞 · 뒤로 움직인다.
  - 들어올리고 내림한다.
  - 원을 그린다.

5.1.12 Side Lift (▣ 그림 5.12)

■ **시작 자세**
- 무릎관절을 굽힌한 후, 엉덩관절과 어깨에 일직선으로 무릎관절을 배치한다.
- 활동적인 시작 자세: 아래팔로 체중을 지지한다 (▣ 그림 5.12a).

■ **수행**
- 들숨을 쉰 후, 날숨을 하면서 골반을 들어 올린다 (▣ 그림 5.12b). 그리고 이 자세를 10-30초 유지한다.

■ **운동 범주**

■■ **옆으로 지지한 자세: 안정화**

초점: 팔로 체중을 지지하고 정렬한다.

구두 지시
- 동적 긴장
- 허리를 좁게 만들도록 지시한다.
- 양쪽 엉덩관절을 위 · 아래로 일직선 되게 쌓도록 지시한다.
- 어깨를 펴고 내림하도록 지시한다.
- 밀고 당기도록 지시한다.
- 갈비우리를 들어올리도록 지시한다.

촉각 지시
- 골반의 자세를 교정하고 돕는다.

잘못된 운동 패턴
- 어깨를 올림한다.
- 골반을 매트로부터 들어올릴 수 없다.

실수의 근원
- 팔
  - 닫힌 사슬에서의 나쁜 정렬
  - 척추 신장의 소실
- 전신 활동
  - 나쁜 신체 협응
  - 골반과 가슴우리 사이의 연결 불충분

해결: 난이도를 낮춤
- 골반을 동적으로 들어올리고 내림한다.
- 위쪽 팔을 상체 앞에 배치하여 지지한다 (상체의 돌림을 인지한다).

수정: 난이도를 높임
- 위쪽 다리와 팔을 뻗는다.
- 위쪽 다리를 들어올리고 내림한다(▣ 그림 5.12c).
- 양 발을 위 · 아래로 일직선되게 쌓은 후, 양쪽 다리를 뻗는다(▣ 그림 5.12d).
- 위쪽 손을 위쪽 다리 위에 올려놓고, 위쪽 다리를 들어올리고 내림한다(▣ 그림 5.12e).
- **소도구:** 폼 롤러
  - 팔꿈치로 체중을 지지한다. 폼 롤러를 옆으로 배치하고, 그 위에 양쪽 다리를 올려놓는다.
  - 위쪽 다리를 앞쪽에 배치한다.
  - 골반을 들어 올린다.
  - 뻗었던 양쪽 다리를 그대로 유지한다.
  - 균형을 유지한다.

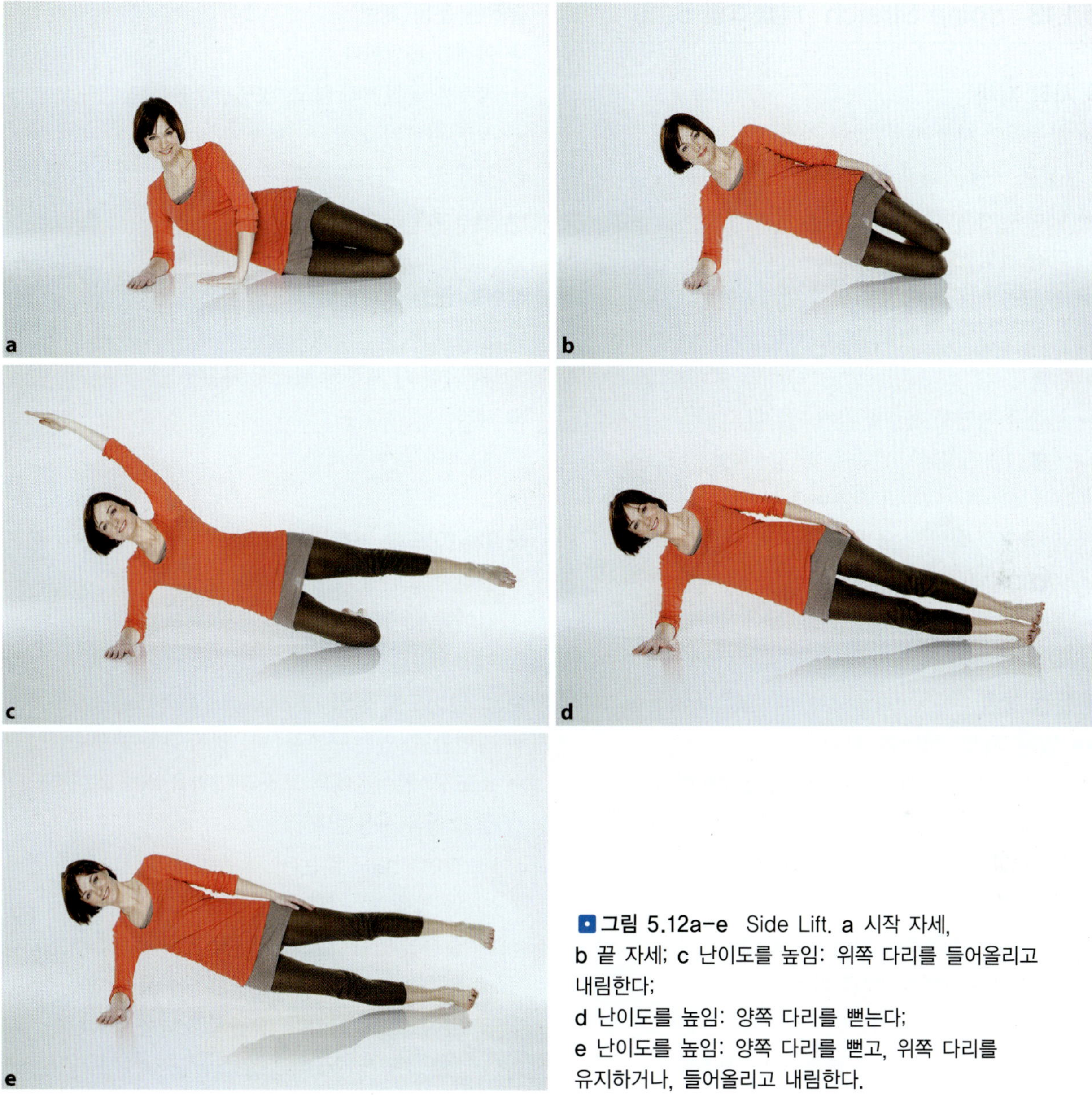

■ 그림 5.12a-e Side Lift. a 시작 자세,
b 끝 자세; c 난이도를 높임: 위쪽 다리를 들어올리고 내림한다;
d 난이도를 높임: 양쪽 다리를 뻗는다;
e 난이도를 높임: 양쪽 다리를 뻗고, 위쪽 다리를 유지하거나, 들어올리고 내림한다.

5.1.13 Spine Stretch I (◘그림 5.13)

■ **시작 자세**

- 활동적인 시작 자세: 앉은 자세
  (등을 벽에 기대고 앉은 자세가 선호된다)
- 다리를 어깨너비만큼 벌리고, 천장 쪽으로 무릎을 약간 굽힌다.
- 양 팔을 이완하여 몸통 옆에 내려놓는다.

■ **수행**

- 들숨을 하면서 척추를 길게 만든다 (◘그림 5.13a). 날숨을 하면서 턱을 안으로 당기고, 벽으로부터 척추뼈를 하나하나씩 떼어내어 앞쪽으로 숙인다. 골반을 약간 벽 쪽으로 민다 (◘그림 5.13b).
- 들숨을 하면서 다시 위쪽으로 들어 올린다.

■ **운동 범주**

■■ **앉은 자세: 똑바른 자세**

초점: 척추 신장을 하면서 척추를 분절운동한다.

구두 지시

- 앉은 자세:
  - 궁둥뼈로 체중을 지탱하도록 지시한다.
  - 밀고 당기도록 지시한다.
- 척추를 아래로 숙인다:
  - 천장 쪽으로 머리를 뻗는 다음, 척추를 앞쪽과 아래쪽으로 내림하도록 지시한다.
  - 벽 쪽으로 배꼽을 압박하도록 지시한다.
  - 목, 어깨와 팔을 이완하도록 지시한다.
- 척추를 위로 들어 올린다:
  - 척추뼈를 하나하나씩 다시 쌓듯이, 척추를 똑바로 세우도록 지시한다.
  - 척추를 길게 하여, 척추의 길이/공간을 만들도록 지시한다.

잘못된 운동 패턴

- 어깨를 올림한다.
- 척추를 움직이지 않고, 엉덩관절을 굽힌다.
- 척추 길이의 소실
- 길게 앉은 자세를 취할 수 없다.
- 배벽 조절의 불충분

실수의 근원

- 등뼈/허리뼈:
  - 굽힘 시 제한된 생리적 가동성
- 다리:
  다리의 유연성 제한

해결: 난이도를 낮춤

- 올라간 표면에 앉는다. 예를 들어, 감아놓은 매트나 폼 롤러

수정: 난이도를 높임

- 지탱할 수 있는 구조물(벽) 없이 운동을 연습한다.
- **소도구:** 팔이음뼈의 교정과 정렬을 위해 코어밴드나 짐 스틱을 사용한다.
  - 벽에 기대고 앉는다. 양 손에 밴드나 스틱을 잡고 양 팔을 "U"자로 들어 올린다.
  - 들숨을 한다(◘그림 5.13c).
  - 날숨을 하면서 바닥과 평행을 이룰 때까지 스틱을 앞쪽으로 움직인다. 팔꿈치로 벽을 압박한다 (◘그림 5.13d).
  - 들숨을 하면서, 척추를 길게 만들면서 양 팔을 앞쪽으로 뻗는다(◘그림 5.13e).
  - 날숨을 하면서 척추뼈를 하나하나씩 벽으로부터 떼어낸다. 그리고 다리를 뻗는다(◘그림 5.13f).
  - 운동의 끝지점에서 들숨을 한다. 그리고 날숨을 하면서 척추를 들어올리고, 팔꿈치를 벽 쪽으로 다시 움직이고(◘그림 5.13d), 시작 자세로 되돌아온다.

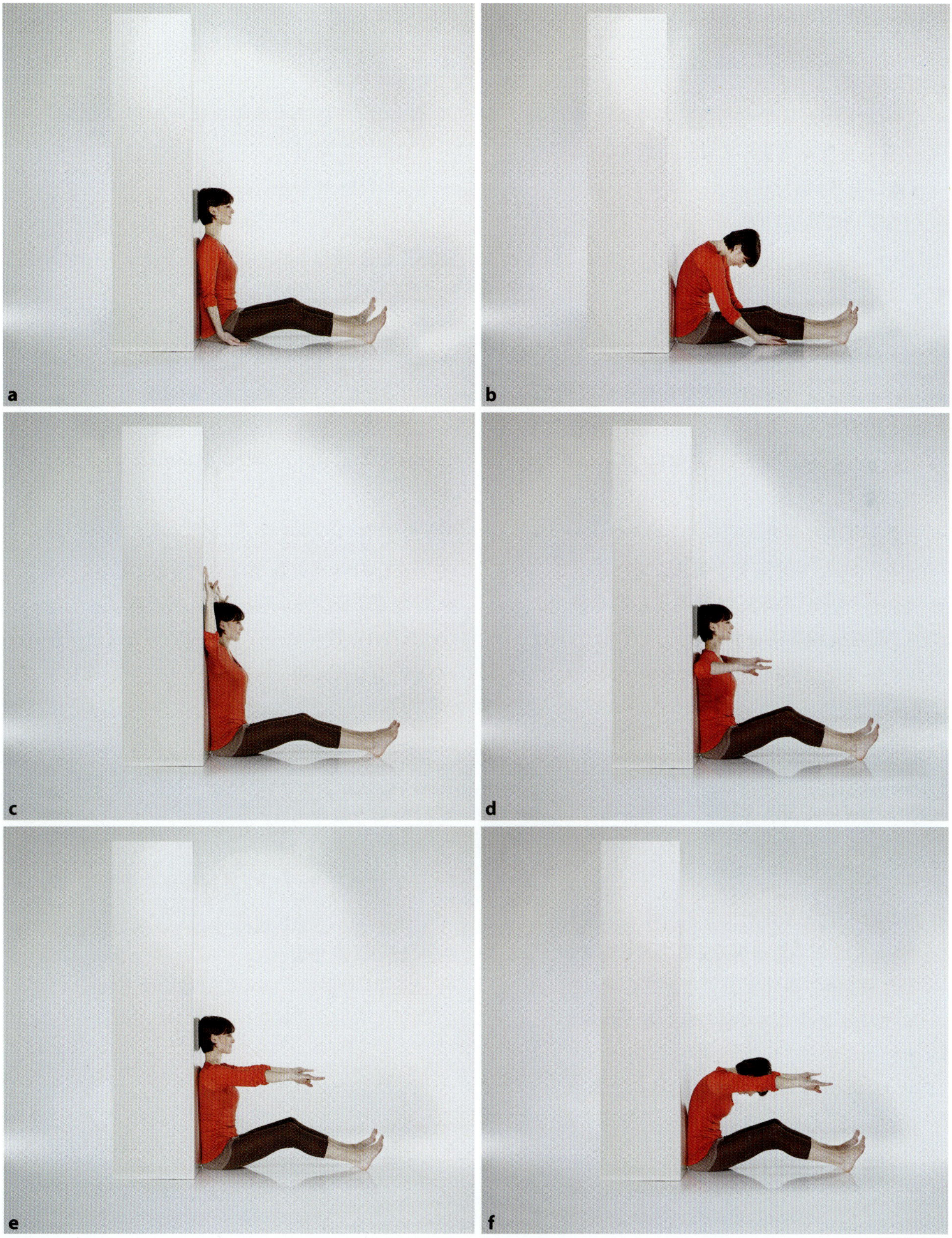

■ 그림 5.13a–f Spine Stretch Ⅰ. a 시작 자세, b 끝 자세, c,d,e,f 난이도를 높임: 짐 스틱을 사용한다(시작 자세, 팔이음뼈를 움직이고, 양 팔을 뻗은 후 척추를 아래쪽으로 내린다, 끝 자세).

5.1.14 Mermaid Ⅰ(■그림 5.14)

■ 시작 자세
- 활동적인 시작 자세: 양반다리 자세로 앉는다.
- 양 팔을 바닥과 평행하게 옆으로 뻗는다 (■그림 5.14a).
- 어깨를 내리고 벌린다.

■ 수행
- 들숨을 하면서, 척추를 길게 하고, 양 팔을 왼쪽/오른쪽으로 길게 또는 뻗는다.
- 날숨을 하면서, 오른팔을 천장 쪽으로 가져가고, 척추를 왼쪽으로 굽힘한다
- (■그림 5.14b); 왼손의 손가락끝을 바닥에 대고 활주한다.
- 들숨을 하면서 시작 자세로 되돌아온다.
- 날숨을 하고, 왼팔을 천장 쪽으로 뻗는다.
- 들숨을 하면서, 척추도 천장 쪽으로 길게 한 다음, 오른쪽으로 척추를 굽힘한다.
- 양측을 교대로 여러 번 반복해 본다.

■ 운동 범주
■■ 앉은 자세: 똑바른 자세
초점: 시상면으로 척추 분절운동을 한다.

구두 지시
- 머리를 천장 쪽으로 뻗도록 지시하고, 그 다음 큰 공 위로 척추를 굽힘하도록 지시한다.
- 양쪽 궁둥뼈를 바닥에 잘 유지하도록 지시한다.
- 두 조각의 유리 사이를 활주하도록 지시한다.
- 양쪽 어깨를 내림하고 벌리도록 지시한다.
- 옆굽힘을 할 때 귀와 위쪽 팔 사이의 공간을 유지하도록 지시한다.

촉각 지시
- 참가자의 뒤쪽에 서서, 한쪽 다리로 그의 등을 지지해 준다.
- 길어지는 것을 촉진하기 위해 뻗은 팔을 따라 스트로크를 해 준다.
- 필요하다면 어깨 올림을 교정한다.

잘못된 운동 패턴
- 양쪽 어깨를 올림한다.
- 좋지 못한 팔 운동: 팔을 길게 뻗지 못한다.
- 척추 신장이 일어나지 않는다. 즉, 옆굽힘이 너무 빠르게 일어난다.
- 옆굽힘하는 동안, 상체가 앞쪽으로 굽힘한다.
- 반대쪽 궁둥뼈가 바닥으로 떨어진다.

실수의 근원
- 옆굽힘 시의 제한된 생리적 가동성
- 앞쪽 구조물(가슴 근육, 관절, 복장뼈) 열림의 불충분
- 척추 신장의 부족

해결: 난이도를 낮춤
- 큰 공/의자와 같은 올라간 표면 위에 앉는다.
- 양쪽 다리를 어깨넓이로 벌리고, 길게 앉은 자세를 취한다.
- 등과 양 팔을 벽에 기대고 운동을 수행한다.

수정: 난이도를 높임
- **소도구:** 서클이나 코어밴드(■그림 5.14c).

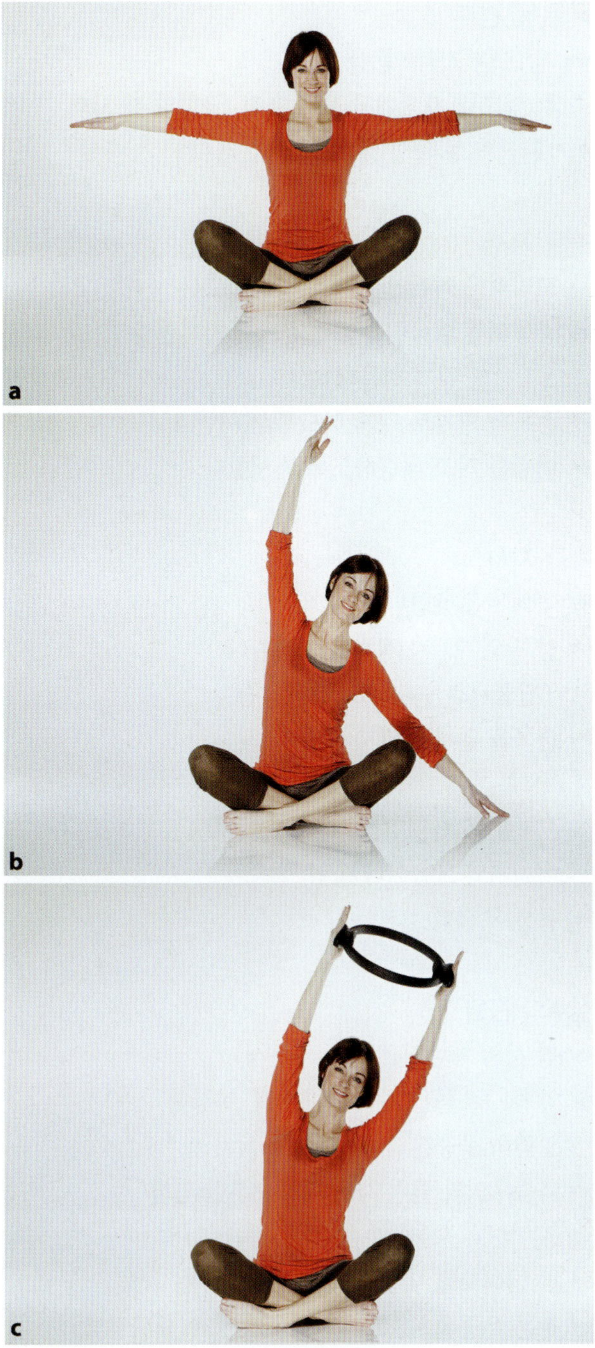

■ 그림 5.14a–c Mermaid Ⅰ. a 시작 자세, b 끝 자세, c 난이도를 높임: 끝 자세.

5.1.15 Scarecrow (◘그림 5.15)

■ 시작 자세

- 활동적인 시작 자세: 엎드린 자세.
- 꼬리뼈를 약간 안쪽으로 당긴다.
- 궁둥뼈를 발꿈치쪽으로 뻗는다.
- 엉덩관절의 폭만큼 양쪽 다리를 나란하게 벌린다.
- 양 팔을 "U"자 모양으로 들어 올린다. 이때 엄지를 천장 쪽으로 향하게 한다(◘그림 5.15a).

■ 수행

- 들숨을 하면서, 아래팔을 들어 올린다. 이때 손목을 길게 유지한다(◘그림 5.15b).
- 날숨을 하면서, 팔꿈치를 들어 올린다. 이때 양 손을 팔꿈치 보다 더 높게 들어 올린다(◘그림 5.15c).
- 들숨을 하면서, 등뼈를 펴하고, 상체를 들어 올린다(◘그림 5.15d).
- 날숨을 하면서, 양 팔을 쭉 뻗는다. 이때 상체가 아래로 내려가지 않도록 주의한다(◘그림 5.15e).
- 들숨을 하면서, 양 팔을 굽힌다(◘그림 5.15f).
- 날숨을 하면서, 상체를 매트로 내려놓는다(◘그림 5.15g).
- 들숨을 하면서, 팔꿈치를 매트로 내려놓는다(◘그림 5.15h).
- 날숨을 하면서, 아래팔을 매트로 내려놓는다(◘그림 5.15i).

■ 운동 범주

■■ 엎드린 자세: 몸통 강화

조점: 엎드린 자세에서 몸통 조절, 굽힘과 폄 시의 어깨관절의 동적 안정성.

구두 지시

- 꼬리뼈를 약간 안쪽으로 굽힘하도록 지시한다.
- 궁둥뼈를 발꿈치쪽으로 뻗도록 지시한다(척추를 길게 만든다).
- 손목을 일자로 길게 하도록 지시한다.
- 어깨를 펴고 내림하도록 지시한다.

촉각 지시

- 어깨에 접촉한다.
- 양 팔의 "U"자 정렬을 교정한다(팔꿉관절을 90°로 굽힌다).
- 손목을 일자로 길게 당긴다.

잘못된 운동 패턴

- 어깨뼈의 모음이나 올림
- 몸통 조절의 소실

실수의 근원

- 폄 시의 제한된 생리적 가동성
- 앞쪽 구조물(가슴 근육, 관절, 복장뼈) 열림의 불충분
- 가슴우리와 골반 사이의 불충분한 연결

해결: 난이도를 낮춤

- 부분 운동을 수행한다: 처음에는, 어깨관절의 가쪽돌림을 통해 양 손을 들어 올린다. 그 다음, 양 팔을 들어 올린다.

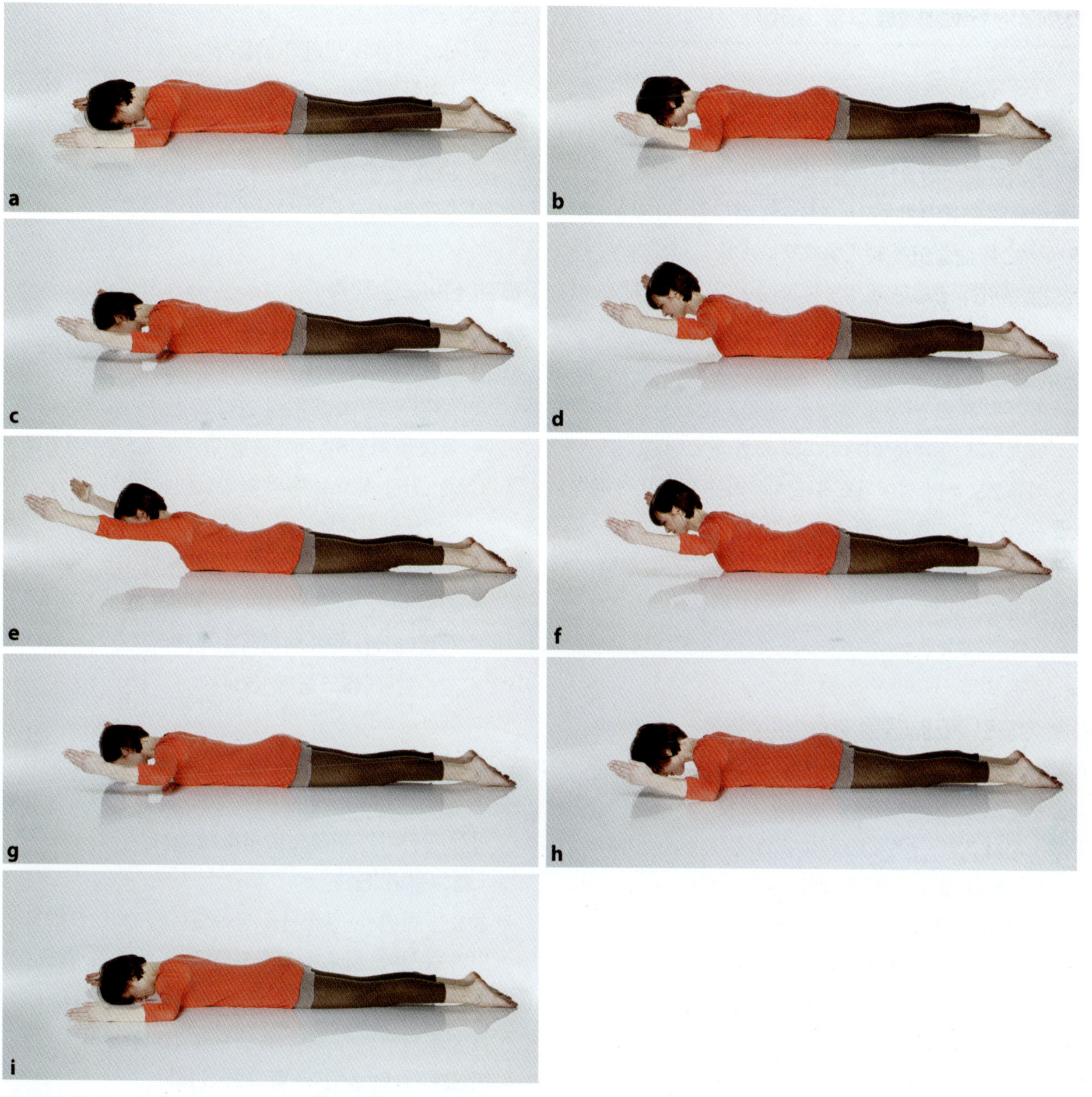

그림 5.15a–i Scarecrow. a 시작 자세, b 들숨을 하면서 아래팔을 들어 올린다, c 날숨을 한다, d 들숨을 하면서, 상체를 들어 올린다, e 끝 자세에서 날숨을 한다, f 들숨을 하면서 양 팔을 굽힘한다, g 날숨을 하면서 척추뼈 하나하나씩 움직여 상체를 내림한다, h 들숨을 하면서, 팔꿈치를 바닥에 내려놓는다, i 날숨을 하면서, 아래팔을 바닥에 내려놓는다.

5.1.16 Swan (■그림 5.16)

■ 시작 자세

- 활동적인 시작 자세: 엎드린 자세
- 꼬리뼈를 약간 안쪽으로 굽힌다.
- 궁둥뼈를 발꿈치쪽으로 뻗는다(■그림 5.16a).
- 양 손을 눈높이에 배치한다.
- 양 다리를 평행하게 엉덩관절 넓이만큼 벌린다.

■ 수행

- 들숨을 하고, 날숨을 하면서, 팔꿈치로 매트를 압박하고, 등뼈를 하나하나씩 폄한다. 그리고 배꼽으로부터 멀어지도록 갈비우리를 위쪽으로 들어 올린다(■그림 5.16b).
- 들숨을 하고, 날숨을 하면서, 상체를 매트로 내려놓는다.

■ 운동 범주

■■ 엎드린 자세: 몸통 강화

초점: 등뼈의 분절운동과 척추 신장

구두 지시

- 궁둥뼈를 발꿈치쪽으로 뻗도록 지시한다 (척추를 길게 만든다).
- 어깨를 펴고 내림하도록 지시한다.
- 팔꿈치로 매트를 압박하도록 지시한다 ("Low Swan").
- 거북이처럼, 목을 밖으로 빼도록 지시한다.

촉각 지시

- 팔꿈치 운동을 교정한다.
- 양쪽 어깨를 터치한다.
- 목의 길이를 길게 하기 위해 목을 스트로크하면서, 머리 자세를 교정한다.

잘못된 운동 패턴

- 어깨 정렬의 소실
- 몸통 조절의 소실

실수의 근원

- 폄 시의 제한된 생리적 가동성
- 전신 활동:
  - 공간을 움직일 때의 나쁜 협응
  - 나쁜 신체 협응
  - 골반과 가슴우리 사이의 연결 불충분

해결: 난이도를 낮춤

- **소도구:** 폼 롤러
- 어깨뼈만의 움직임을 연습한다:
  - 양 팔을 폼 롤러 위에 올리고 앞쪽으로 뻗는다.
  - 들숨을 하면서, 어깨뼈를 귀 쪽으로 활주시킨다. 즉, 천장 쪽으로 손의 안쪽날(새끼손가락)을 돌림(엎침)하여 폼 롤러를 머리 위쪽으로 굴림한다(■그림 5.16c).
  - 그런 다음, 날숨을 하면서, 손바닥을 위쪽으로 돌림(뒤침)하여 어깨뼈를 아래쪽으로 활주한다(■그림 5.16d).

수정: 난이도를 높임

- 양 손을 갈비우리 옆에 배치하고, 작은 날개처럼 양쪽 팔꿈치를 위쪽으로 향하게 한다 (■그림 5.16e).
- 들숨을 하면서, 팔꿈치를 발쪽으로 당긴다. 그리고 이와 동시에, 척추를 폄하고 상체를 들어 올린다 (양 손의 지지 없이 가능한 높이 들어 올린다).
- 날숨을 하면서 양 손으로 매트를 압박하면서, 상체를 더 높이 들어 올린다(■그림 5.16f).
- 만약 폄을 할 때 등뼈의 가동성이 충분하면, 최대 가동범위로 움직인다.
- 골반과 갈비우리 사이의 연결을 유지한다.
- 몸을 내려놓기 위해, 들숨과 날숨을 한다.
- 손목에 문제가 있을 때는, 주먹을 쥐고 가슴 옆에 배치한다.
- **호흡 수정:**
  - 팔꿈치를 발 쪽으로 당기고 동시에 양 팔을 쭉 뻗기 위해 들숨을 한다.
  - 상체를 매트로 내려놓는 동안, 날숨을 한다.

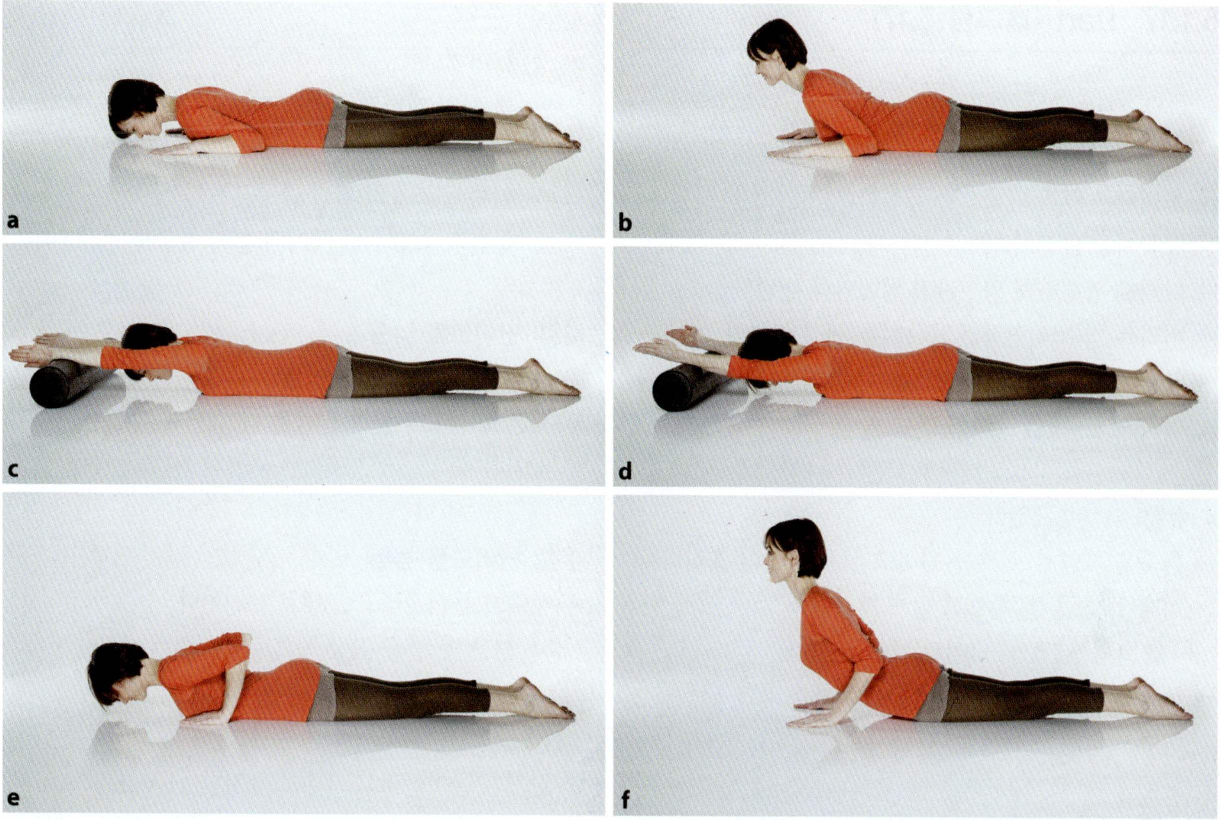

그림 5.16a–f Swan. a 시작 자세, b 끝 자세, c,d 난이도를 낮춤: 폼 롤러를 이용하여, 들숨과 날숨을 한다; e 난이도를 높임: 들숨을 한다; f 난이도를 높임: 날숨을 한다.

5.1.17 Dart (■그림 5.17)

■ 시작 자세

- 활동적인 시작 자세: 엎드린 자세
- 꼬리뼈를 약간 안쪽으로 굽힘한다.
- 궁둥뼈를 발꿈치쪽으로 뻗는다.
- 다리를 평행하게 엉덩관절 넓이만큼 벌린다.
- 머리는 척추의 연장선으로 척추 신장을 한다.
- 양 팔을 몸통 옆에 붙이고, 엄지를 매트 쪽으로 향하게 한다(■그림 5.17a).

■ 수행

- 들숨을 하면서, 목뼈를 폄하고 상체를 들어 올린다. 이때 양 손을 발 쪽으로 길게 뻗는다 (■그림 5.17b). 그리고 날숨을 한다.
- 들숨을 하면서, 상체를 더 높이 들어올리고, 날숨을 하면서 상체를 매트로 내려놓는다.

■ 운동 범주

■■ 엎드린 자세: 몸통 강화

초점: 어깨관절과 엉덩관절의 폄

구두 지시

- 궁둥뼈를 발꿈치쪽으로 뻗도록 지시한다 (척추를 길게 만든다).
- 어깨를 펴고 내림하도록 지시한다.
- 머리를 목으로부터 길게 당기고, 또 목을 어깨로부터 길게 당기도록 지시한다.
- 복장뼈를 앞쪽과 위쪽으로 뻗도록 지시한다.
- 호흡에 맞춰 운동을 하도록 지시한다.
- 볼기근육을 약간만 인게이지 시키도록 지시한다.

잘못된 운동 패턴

- 허리뼈/목뼈의 젖힘
- 양 발을 매트로부터 들어 올린다.
- 볼기 근육을 너무 강하게 수축한다.

실수의 근원

- 등뼈/어깨/팔:
  - 폄 시의 제한된 생리적 가동성
  - 등뼈 운동 동안 척추 신장의 소실
  - 앞쪽 구조물의 열림 불충분
  - 골반과 가슴우리 사이의 연결 불충분

해결: 난이도를 낮춤

- 호흡 패턴의 역전: 들어올릴 때 날숨을 한다.
- 작은 쿠션이나 둥글게 감은 타월을 배 밑에 배치한다.

수정: 난이도를 높임

- 상체를 들어올리고 그대로 유지한다:
  - 뻗은 양 팔을 천장 쪽으로 부드럽게 바운딩한다. 이때 손바닥은 바닥 쪽으로 향한다.
  - 5회 날숨하고, 5회 들숨을 한다.
- 상체를 들어올리고 그대로 유지한다:
  - 몸 뒤쪽에서 양 손을 잡는다. 이때 엄지는 궁둥이 쪽으로 향한다.
  - 양 손을 발꿈치 쪽으로 뻗는다.
  - 부드럽게 양 팔/양 손을 천장 쪽으로 들어 올린다.
  - 호흡을 위해 자세를 유지한다.
- 팔로 원을 그린다:
  - 들숨을 쉰 후, 날숨을 하면서 상체를 들어 올린다.
  - 들숨을 하면서, 양 팔을 옆으로 벌리고, 바닥과 평행되게 큰 원을 그린다(■그림 5.17c). 그리고 머리 쪽으로 원을 그린다(■그림 5.17d).
  - 날숨을 하면서, 상체와 양 팔을 매트로 내린다.
  - 들숨을 하면서, 상체와 양 팔을 들어 올린다.
  - 날숨을 하면서, 골반 쪽으로 양 팔로 큰 원을 그린다.
  - 들숨을 하면서, 상체를 내린다.

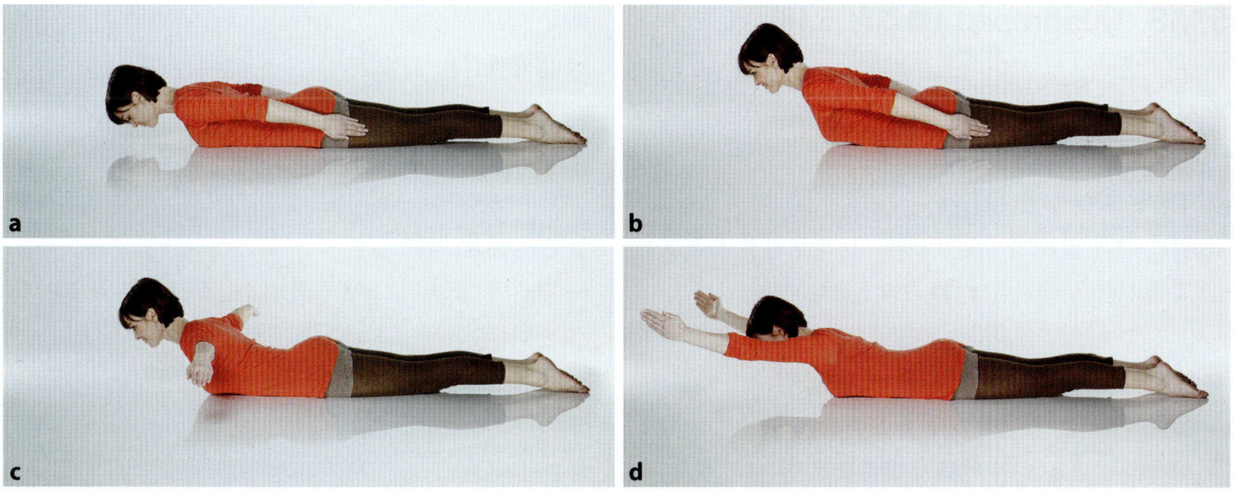

그림 5.17a–d Dart. a 시작 자세, b 끝 자세, c 난이도를 높임: 들숨을 하면서 양 팔을 앞쪽으로 뻗는다; d 난이도를 높임: 끝 자세.

5.1.18 Quadruped (◘그림 5.18)

■ **시작 자세**

- 활동적인 시작 자세: 네발기기 자세 (척추를 길게 한다)
- 어깨 수직 밑에 양 손을 배치하고, 엉덩관절 수직 밑에 무릎을 배치한다(◘그림 5.18a).

■ **수행**

- 들숨을 쉰 후, 날숨을 하면서 오른팔을 들어올려 바닥과 수평을 이룰 때까지 앞쪽으로 뻗는다 (◘그림 5.18b).
- 들숨을 하면서, 들어올린 팔을 매트로 내려놓고, 왼팔을 반복해 본다.
- 날숨을 하면서, 오른쪽 다리를 뒤쪽으로 활주하여 바닥과 수평을 이룰 때까지 매트로부터 들어 올린다(◘그림 5.18c). 날숨을 하면서, 그 다리를 다시 시작 자세로 되돌리고, 왼쪽 다리를 반복해 본다.
- 여러 번 전체 운동을 반복해 본다.
- 호흡 패턴을 바꾼다.

■ **운동 범주**

■■ **전신 통합: 복합 협응**

초점: 모든 운동면에서의 몸통 조절, 팔다리로 체중 부하

구두 지시

- 동적 긴장: 꼬리뼈를 머리쪽으로부터 멀어지도록 뻗고, 머리를 꼬리뼈로부터 멀어지게 뻗도록 지시한다.
- 팔/가슴의 근육: 양쪽 어깨뼈 사이로 복장뼈를 밀도록 지시한다.
- 골반을 고정하도록 지시한다. 골반이나 몸통의 가쪽으로 이동하지 않도록 지시한다.
- 몸이 바닥으로 멀어지게 압박하도록 지시한다.

촉각 지시

- 엉덩관절을 교정한다 (무릎 바로 위에 엉덩관절이 유지하도록 한다).
- 팔과 다리의 자세를 교정한다.

잘못된 운동 패턴

- 다리와 엉덩관절, 양 팔과 어깨, 또는 척추의 길이가 줄어든다.
- 몸통 조절의 소실

실수의 근원

- 공간을 움직일 때 나쁜 협응
- 나쁜 신체 협응
- 가슴우리와 골반 사이의 연결 불충분

해결: 난이도를 낮춤

- 다리나 팔의 움직임만 연습한다.
- 아래팔로 상체를 지지하고 다리만 움직인다.
- 소도구: 폼 롤러나 의자 위에 아래팔을 배치한다.

수정: 난이도를 높임

- 팔과 다리를 대각선으로 복합적으로 움직인다 (◘그림 5.18d).
- 골반의 조절을 최소화하면서, 같은 쪽 팔과 다리를 동시에 들어 올린다.
- 양 손이나 양쪽 무릎을 불안정한 표면 위에 올려놓는다.
- **소도구:** 폼 롤러
  - 정강이를 폼 롤러 위에 올려놓고, 양쪽 무릎을 매트로부터 뗀다.
  - 한쪽 다리를 천천히 뻗는다(◘그림 5.18e).
  - **폼 롤러 위에 아래팔을 지지한다:**
    - 양쪽 다리를 교대로 들어올리고 뒤쪽으로 뻗는다(◘그림 5.18f).
    - 다리 운동과 팔 운동을 복합한다(오른팔과 왼쪽 다리).

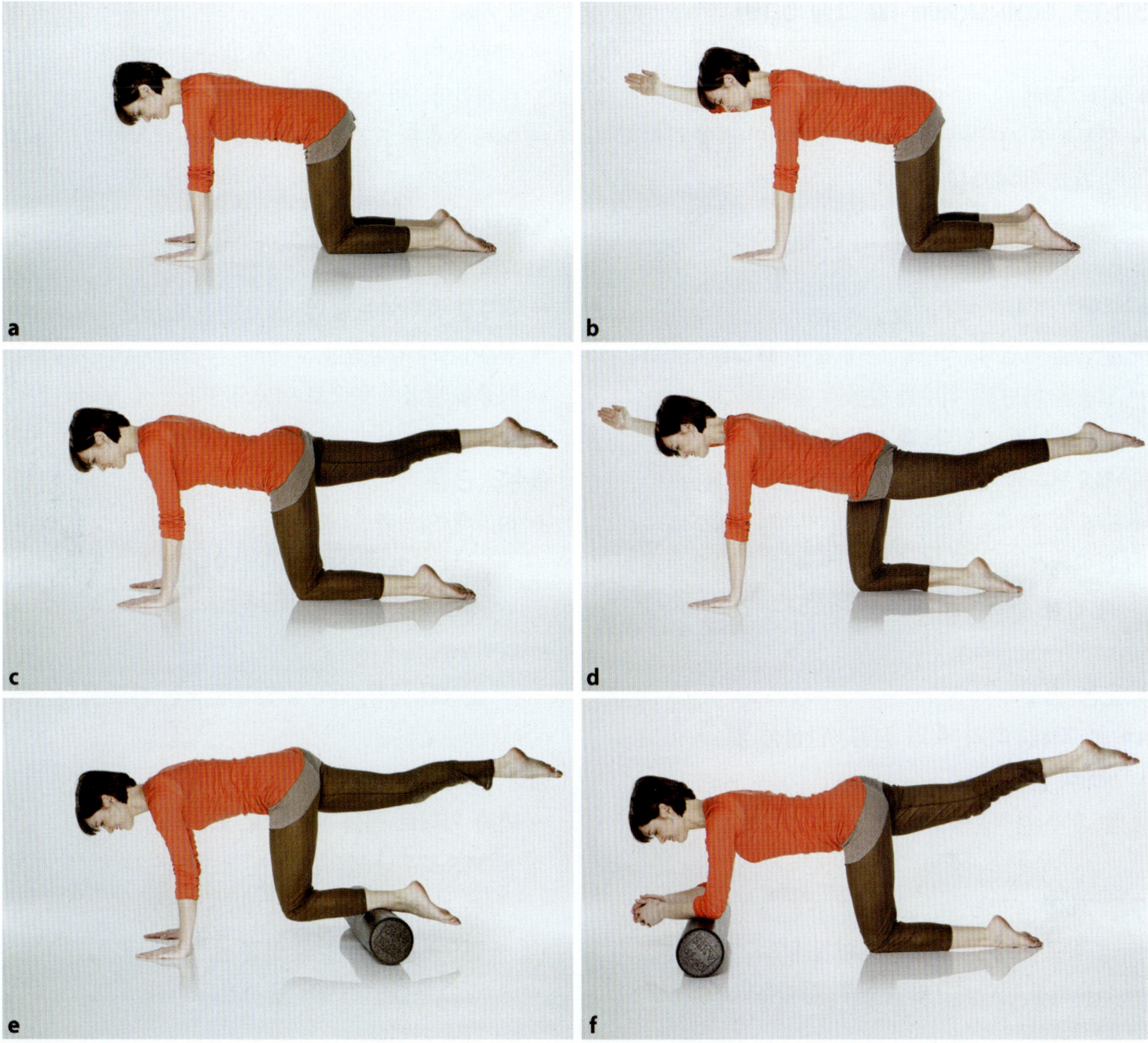

그림 5.18a-f Quadruped/All Fours. a 시작 자세, b 오른팔을 뻗는다, c 오른다리를 뻗는다, d 난이도를 높임: 팔과 다리를 복합으로 움직인다; e 난이도를 높임: 폼 롤러를 사용한다; f 난이도를 높임: 폼 롤러 위에 아래팔을 지지한다.

5.1.19 Roll Down (◘그림 5.19)

■ **시작 자세**

- 활동적인 시작 자세: 엉덩관절 넓이만큼 양 다리를 벌리고 선 자세를 취한다.
- 팔을 늘어뜨리고 어깨를 이완한다.

■ **수행**

- 들숨을 하면서, 척추를 길게 한다(◘그림 5.19a).
- 날숨을 하면서, 척추를 앞쪽과 아래쪽으로 하나하나씩 숙인다(◘그림 5.19b).
  필요하다면 무릎을 약간 굽힐 수도 있다.
- 들숨을 쉰 후, 날숨을 하면서, 척추를 위쪽으로 들어올려, 척추를 길게 만든다. 이때 무릎을 쭉 편다.

■ **운동 범주**

■■ **선 자세: 다리 축의 정렬, 안정성 및 척추 신장**

초점: 척추 분절운동과 척추 신장

구두 지시

- 양 발로 지탱한다: 중력을 이겨내도록 지시한다.
- 척추뼈를 하나하나씩 숙인후, 들어올리도록 지시한다.
- 어깨와 팔을 이완하도록 지시한다.
- 체중이 양쪽 발에 고르게 분포하도록 지시한다.

촉각 지시

- 척추 길이를 촉진하기 위해 한 손을 머리 위에 배치한다: "머리로 내 손을 밀어 보세요".
- 어깨 올림을 교정하기 위해 어깨를 터치한다.

잘못된 운동 패턴

- 양쪽 무릎의 젖힘.
- 척추를 움직이는 동안, 잘못된 분절 운동
- 목/어깨가 긴장된다.
- 체중을 발꿈치 쪽으로 이동시킨다.

실수의 근원

- 허리뼈/엉덩관절/골반:
  - 굽힘 시의 제한된 생리적 가동성
  - 척추 신장의 소실
- 다리:
  - 손상된 균형, 반응성 안정성 또는 선 자세의 정렬

해결: 난이도를 낮춤

- **벽에 기대로 몸을 앞쪽으로 숙인다:**
  - 벽으로부터 발의 길이 만큼 떨어져서 선 자세를 취한다(◘그림 5.19c).
  - 필요하다면, 무릎을 약간 굽힘하거나, 양쪽 무릎을 그대로 펴하기도 한다.
  - 벽에 기댄다.
  - 척추를 하나하나씩 숙인다. 이때 골반은 벽에 붙어 있어야 한다(◘그림 5.19d).

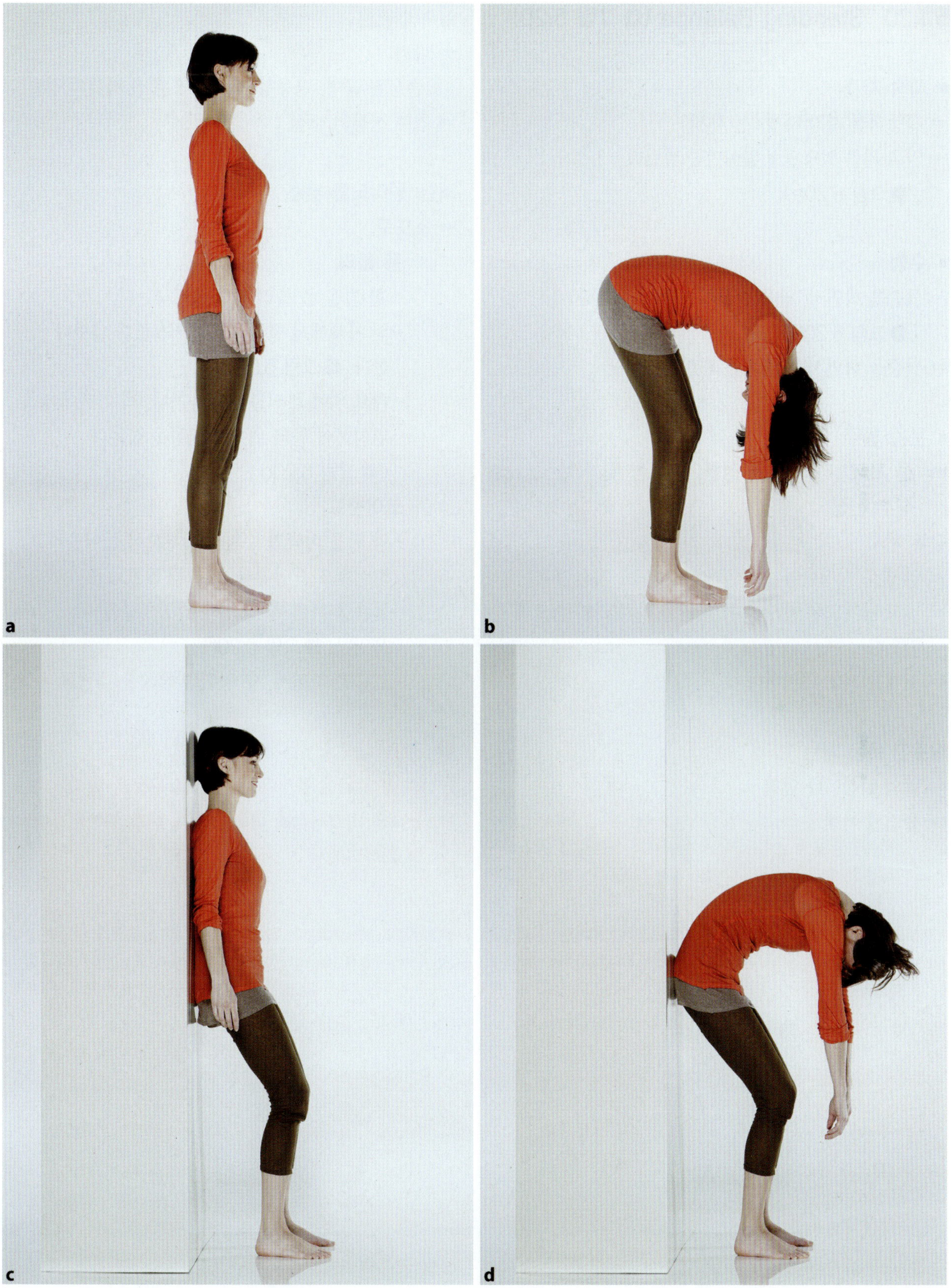

그림 5.19a-d Roll Down. a 시작 자세, b 끝 자세, c,d 난이도를 낮춤: 벽에 기대로 몸을 숙인다. 시작 자세와 끝자세.

5.1.20 Standing Balance (▣그림 5.20)

■ 시작 자세
- 활동적인 시작 자세: 선 자세
- 양 다리를 엉덩관절 넓이만큼 벌린다 (▣그림 5.20a).

■ 수행
- 들숨을 하면서, 양쪽 발꿈치를 들어 올린다 (▣그림 5.20b).
- 날숨을 하면서, 발꿈치를 내린다.

5

■ 운동 범주

■■ 선 자세: 다리 축의 정렬, 안정성 및 척추 신장

구두 지시
- 양 발로 지탱한다: 중력을 이겨내도록 지시한다.
- 밀고 당기도록 지시한다: 지면을 박차고 키를 크게 만든다.
- 어깨를 펴고 내림한다.

잘못된 운동 패턴
- 발의 뒤침이나 엎침
- 올림된 어깨

실수의 근원
- 다리:
  손상된 균형, 반응성 안정성 또는 선 자세의 정렬
- 척추 신장의 소실

해결: 난이도를 낮춤
- **소도구:**
  - **폼 롤러**
    - 한 발을 폼 롤러 위에 올려놓는다.
    - 선 자세에서 발꿈치를 들어올렸다 내렸다 한다(▣그림 5.20c).
    - 매트 위에 롤러를 올려놓거나, 벽 가까이에 위치하여 롤러 위에서 균형을 잡는다 (▣그림 5.20d).
  - **코어밴드:**
    - 양 팔을 바닥과 수평을 이루도록 들어올리고, 코어밴드를 당긴다(▣그림 5.20e).
    - 들숨을 하면서, 양 팔과 발꿈치를 들어 올린다(▣그림 5.20f).
    - 날숨을 하면서, 양 팔과 발꿈치를 내림한다.

❗ 경고

폼 롤러 위에 올라 서서 균형을 운동을 할 때, 롤러의 미끄러짐을 피하기 위해 매트 위에서 서거나 벽 가까이에서 선 자세를 취한다.

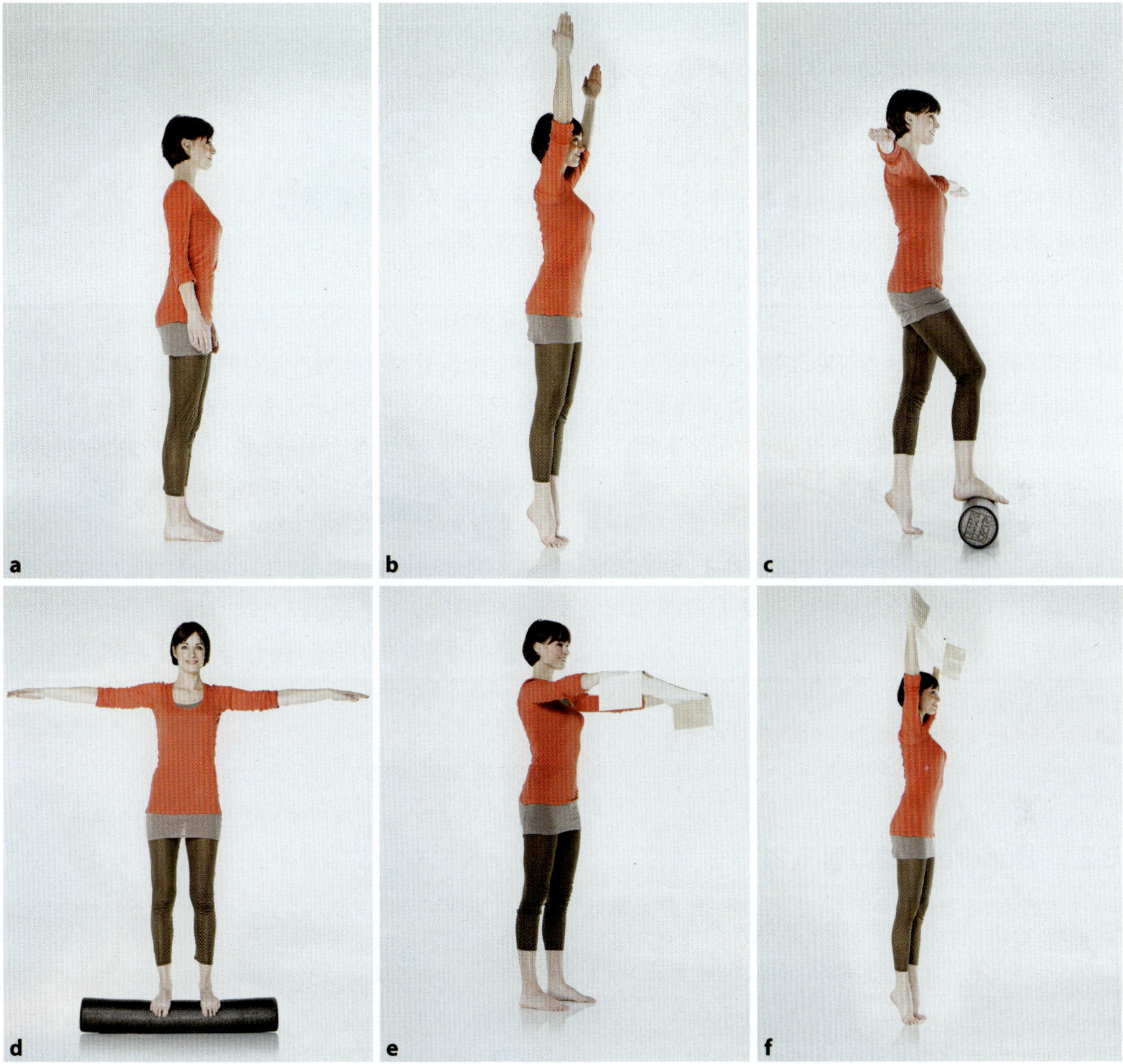

■ 그림 5.20a–f Standing Balance. a 시작 자세, b 들숨을 하면서, 양 팔과 발꿈치를 들어 올린다; c 난이도를 낮춤: 폼 롤러를 이용하여, 발꿈치를 들어올렸다 내렸다 한다; d 양쪽 발을 폼 롤러 위에 올려놓는다, e 시작 자세에서 코어밴드를 이용한다; f 들숨을 하면서, 발꿈치를 들어 올린다.

5.2 필라테스 운동: 진전(난이도를 높임)을 위한 프로그램

본 단락의 운동은 **중급자나 고급자**를 위한 운동이다. 심화 운동 프로그램을 시작하는데 있어서 신체 피트니스의 현존 수준이 필수적이기 때문에, 본 단락의 운동으로 진행하기 전에, 앞 단락의 사전 운동에 대한 충분한 지식과 경험을 습득해야 한다. 개별 클라이언트의 요구에 맞게 운동을 여러 가지 방법으로 수정할 수 있다.

❗ 난이도를 높이는 프로그램에 있어서, 근력은 효율적으로 이용되어야 하고(가능하면 적게 필요한 만큼 많이), 운동의 흐름이 부드러운 전환의 통합으로 강조되어야 한다(▶단락 5.2.17).

저항은 사람의 체중에 의해 이루어지고, 반복 횟수는 그룹이나 개인의 수행능력과 목적에 따라 조절될 수 있다.

❗ 각 운동은 정상적으로 최대 10회까지 수행될 수 있다.

5.2.1 Hundred (▣그림 5.21)

■ **시작 자세**
- 활동적인 시작 자세: 누운 자세
- 양 다리를 함께 모으고, 90/90°로 굽힌다.
- 양 팔을 몸통 옆에 붙인다(▣그림 5.21a).

■ **수행**
- 들숨을 하면서 양 팔을 천장 쪽으로 뻗고, 양쪽 어깨를 매트로 붙인다.
- 날숨을 하면서 상체를 매트로부터 들어 올린다. 양 팔을 엉덩관절 높이로 유지하고, 양쪽 다리를 모은 후 천장 쪽으로 뻗는다. 양쪽 다리를 매트 쪽으로 내림한다(골반을 안정하게 유지할 수 있는 지점을 지나서까지 내려가서는 안된다) (▣그림 5.21b): 뻗었던 팔로 작은 폭(약 10㎝의 폭으로 위·아래로 움직인다)의 펌프 운동을 실시한다.
- 5까지 숫자를 세는 동안 들숨을 하고, 다시 5까지 숫자를 세는 동안 날숨을 한다. 호흡을 고르게 한다(총 100까지 숫자를 세기 때문에, "Hundred"라고 이름을 붙였다).

■ **운동 범주**

■■ **누운 자세: 몸통 통합**

조점: 호흡

구두 지시
- 날숨을 할 때마다 배가 납작해지도록 지시한다.
- 모음근과 골반바닥근을 활성화하도록 지시한다.
- 무릎이나 배꼽을 응시하도록 지시한다.
- 신체 중심이 안정화를 유지할 때까지 양쪽 다리를 내림하도록 지시한다.
- 신체의 반대쪽 끝(머리/다리)이 들려진 상태로 유지하고, 신체 중심을 가라앉히도록 지시한다.
- 손가락끝과 발가락을 뻗어, 양 팔/양 손/양쪽 다리/양쪽 발을 길게 하도록 지시한다.

잘못된 운동 패턴
- 배 조절의 소실(배벽이 바깥으로 삐져나온다)
- 어깨가 귀쪽으로 올라간다.

실수의 근원
- 골반과 가슴우리 사이의 연결 불충분
- 척추 신장의 소실
- 운동 동안 잘못된 어깨 정렬, 능동 안정성 소실
- 열린사슬에서의 나쁜 정렬

해결: 난이도를 낮춤
- **각 호흡의 길이를 감소한다:**
  - 호흡의 숫자를 감소한다. 예를 들어, 3까지만 센다.
  - 호흡주기를 감소시킨다: 3회 호흡을 시작한다; 점차적으로 호흡주기를 10회까지 증가시킨다.
  - 사전 운동의 호흡을 먼저 연습한다 (▶단락 5.1.1).
  - 골반과 가슴우리 사이의 연결 불충분. 운동 동안 잘못된 어깨 정렬과 능동 안정성의 소실.

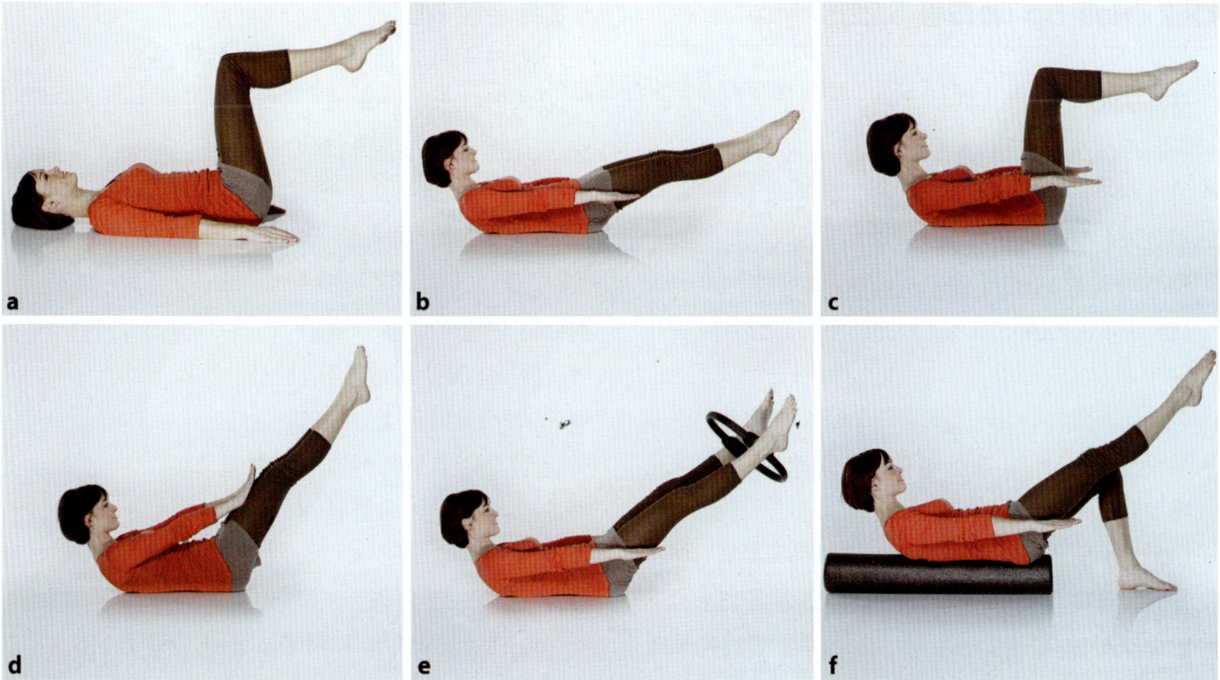
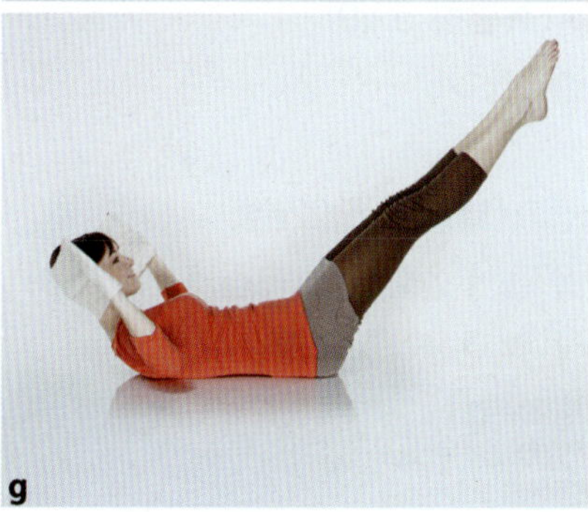

■ 그림 5.21a–g Hundred a 시작 자세, b 끝 자세, c 난이도를 낮춤: Table Top 자세로 다리를 유지한다; d 난이도를 낮춤: 양 손으로 무릎을 압박한다; e 난이도를 높임: 서클을 이용한다, f 폼 롤러를 이용한다, g 코어밴드를 이용한다.

- Chest Lift(▶단락 5.1.4)
- 양쪽 다리를 Table Top 자세로 취한다. 양쪽 다리를 굽힌한다(■그림 5.21c).
- 양쪽 다리를 굽힌하거나 뻗은 자세로, 머리를 바닥에 내리고, 팔을 이용한 펌핑 운동만 수행한다.
- 양쪽 다리를 천장 쪽으로 뻗고, 다리를 내림한다. 이때 양 손으로 머리를 받친다.
- 양 손으로 무릎을 압박하면서 양쪽 다리를 천장 쪽으로 뻗고, 다리를 내림한다 (■그림 5.21d).

수정: 난이도를 높임

- **타진성 호흡**(스타카토식 호흡):
  - 코를 통해 들숨을 하고, 1,2,3,4,5를 센다.
  - 입술을 오므려 날숨을 하고 공기를 내밀고, 1,2,3,4,5를 센다.
  - 양 팔로 펌핑 동작을 하고, 그 다음 동일한 리듬을 따른다.
- **소도구:**
  - 양쪽 다리 사이에 서클이나 공을 끼운다 (■그림 5.21e).
  - 폼 롤러 위에 눕는다(■그림 5.21f).
  - 코어밴드에 머리를 댄다(■그림 5.21g).

5.2.2 Roll Up (◘그림 5.22)

■ 시작 자세

- 활동적인 시작 자세: 누운 자세
- 아래쪽 갈비뼈를 매트 위에 붙이고, 양 팔을 머리 위로 뻗는다.
- 양쪽 다리를 모으고, 발을 발바닥굽힘한다 (◘그림 5.22a).

■ 수행

- 들숨을 하면서, 양 팔을 천장 쪽으로 뻗고, 어깨뼈를 매트 위에서 이완한다.
- (◘그림 5.22b). 머리와 상체를 매트로부터 들어올리고, 발을 발등굽힘한다(◘그림 5.22c).
- 날숨을 하면서, 부드러운 동작으로 몸을 들어올리고 양 손을 발 쪽으로 뻗는다(◘그림 5.22d).
- 들숨을 하면서 뒤쪽 구르기를 시작한다.
- 날숨을 하면서, 천천히 몸을 내리면서 발을 발바닥굽힘한다.

■ 운동 범주

■■ 누운 자세: 몸통 통합과 배 근육 강화

초점: 척추 굽힘으로 몸통 조절

구두 지시

- 동적 긴장
- 척추뼈를 하나하나씩 움직이도록 지시한다.
- 어깨를 펴고 내림하도록 지시한다.
- 허리를 좁게 만들도록 지시한다.
- 양 손을 반대쪽 벽으로 뻗도록 지시한다.
- 허벅지 안쪽에 힘을 주어, 양쪽 다리를 압박하도록 지시한다.

잘못된 운동 패턴

- 척추뼈를 위로 들어올릴 때, 잘못된 분절 움직임이 일어난다.
- 배 근육의 불충분한 조절 (배벽이 바깥쪽으로 삐져나온다)
- 어깨가 올라간다.

실수의 근원

- 굽힘 시 제한된 생리적 가동성
- 척추 신장의 소실
- 골반과 가슴우리 사이의 연결 불충분
- 어깨와 목뼈의 잘못된 정렬

해결: 난이도를 낮춤

- Assisted Roll Up, Roll Down(▶단락 5.1.9)
- Half Roll Down(▶단락 5.1.9)
- Chest Lift(▶단락 5.1.4)

또는

- 오른쪽 다리를 잡고(◘그림 5.22e), 앉은 자세로 몸을 들어 올린다(◘그림 5.22f).
- 양쪽 팔과 다리를 뻗고 몸을 내려놓는다.
- 다리를 교대로 반복한다.
- **소도구:**
  - 테라밴드: 구르기 동작을 돕기 위해 테라밴드를 양 발에 감는다(◘그림 5.22g).
  - 짐 스틱: 구르기 동작 동안 양 팔의 정렬을 촉진하기 위해, 바닥과 평행하게 양 손으로 짐 스틱을 잡는다(◘그림 5.22h).

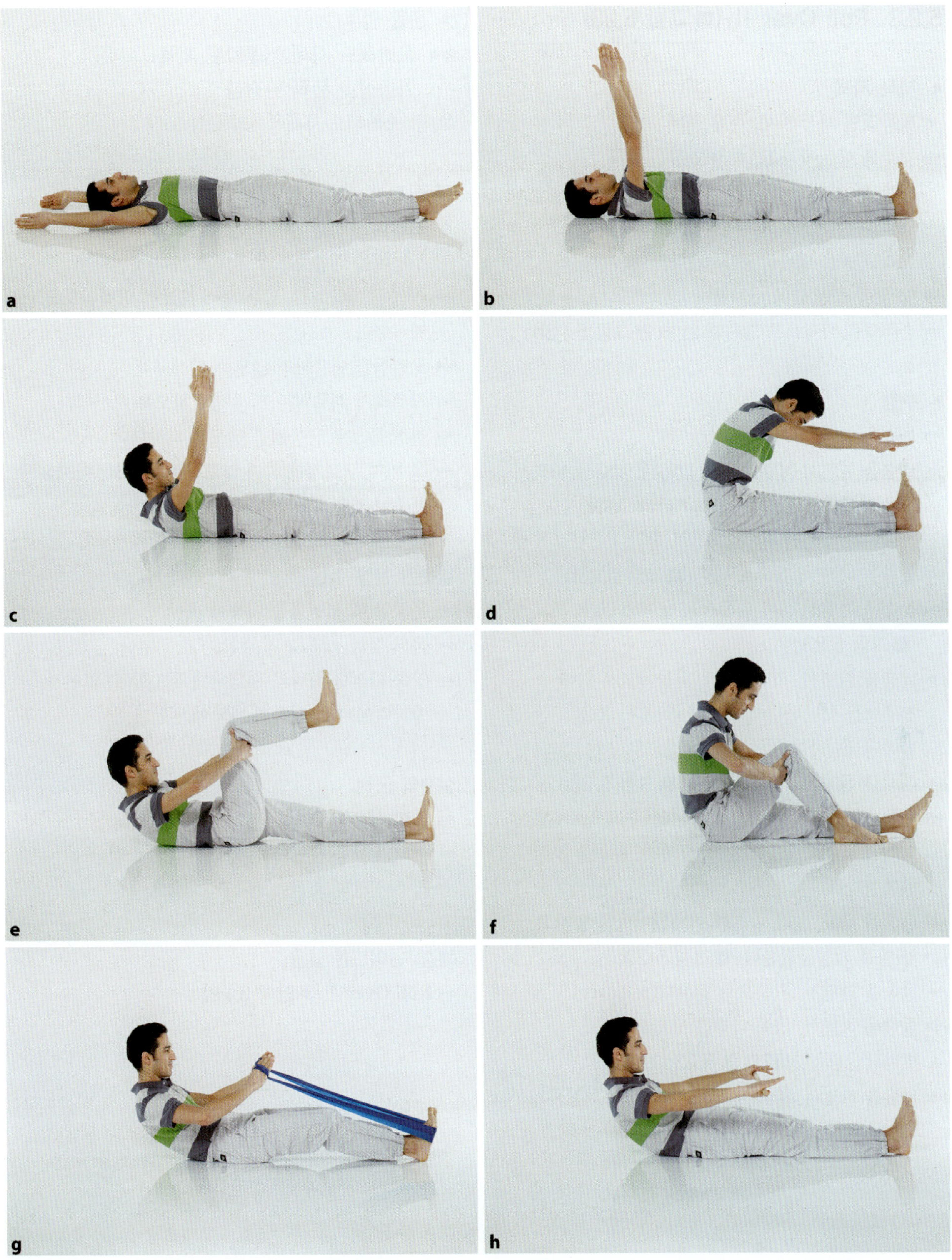

■ **그림 5.22a–h** Roll Up. a 시작 자세 b 들숨을 하면서, 양 팔을 천장을 뻗는다, c 상체를 들어 올린다, d 끝 자세, e 난이도를 낮춤: 한쪽 다리를 잡는다; f 난이도를 낮춤: 앉은 자세로 몸을 일으킨다; g 난이도를 낮춤: 테라밴드를 이용한다; h 난이도를 낮춤: 짐 스틱을 이용한다.

5.2.3 Roll Over II (■그림 5.23)

■ **시작 자세**

- 활동적인 시작 자세: 누운 자세
- 척추를 매트에 대고, 동적 긴장을 통해 척추 길이를 길게 한다.
- 양쪽 다리를 붙이고 천장 쪽으로 뻗는다. 그리고 발을 발바닥굽힘시킨다.
- 양 팔을 골반 옆에 배치한다.
- 손바닥을 바닥으로 향하게 한다(■그림 5.23a).

5

■ **수행**

- 들숨을 한다.
- 날숨을 하면서 척추를 길게 만든다. 날숨을 하면서 턱을 안으로 당기고, 벽으로부터 척추뼈를 하나하나씩 떼어내어 앞쪽으로 숙인다. 골반을 약간 벽 쪽으로 민다(■그림 5.23b).
- 들숨을 하면서 다시 위쪽으로 들어 올린다(■그림 5.23c).
- 날숨을 하면서, 시작자세로 되돌아오기 위해 척추뼈를 하나하나씩 천천히 감는다. 발을 발바닥굽힘하여 양쪽 다리를 밖으로 원을 그리고, 다시 시작자세로 되돌아온다(■그림 5.23d).
- 운동방향을 바꾸기 전에, 이 자세(수직으로부터 다리가 45° 로 기울어진 자세)에서, 운동을 3번 반복한다.
- 들숨을 하고, 양쪽 다리를 어깨넓이만큼 벌리고, 양 발을 발등굽힘한다(■그림 5.23c).
- 날숨을 하면서, 위쪽으로 감는다(roll over).
- 들숨을 하면서, 양쪽 다리를 모으고 발을 발바닥굽힘한다(■그림 5.23d).
- 날숨을 하면서, 양쪽 다리를 아래쪽으로 감는다(roll down).

■ **운동 범주**

■■ **오버헤드 자세(거꾸로된 자세): 가동성과 동적 안정성**

조점: 오버헤드 자세에서의 몸통 조절

구두 지시

- 꼬리뼈를 두덩뼈 쪽으로 당기도록 지시하고, 두덩뼈를 배꼽 쪽으로 당기도록 지시한다.
- 어깨를 이완하고, 팔을 뻗어 매트를 압박하도록 지시한다.
- 모멘텀을 이용하지 않도록 지시한다.
- 척추뼈가 서로 멀어지게 당김하도록 지시한다.
- 천장 쪽으로 궁둥뼈를 뻗도록 지시한다.
- 목 까지 구르기를 하지 않도록 지시하고, 어깨뼈에 체중이 가해지도록 지시한다.

잘못된 운동 패턴

- 움직일 때 모멘텀을 이용한다.
- 목의 젖힘
- 양쪽 다리를 바닥과 평행하게 유지할 수 없어서, 발가락이 머리 위쪽의 바닥에 닿는다.

실수의 근원

- 굽힘 시 제한된 생리적 가동성
- 머리와 몸통 사이에 안정성 연결의 소실
- 척추 신장의 소실

해결: 난이도를 낮춤

- Roll Over I (▶단락 5.1.8)

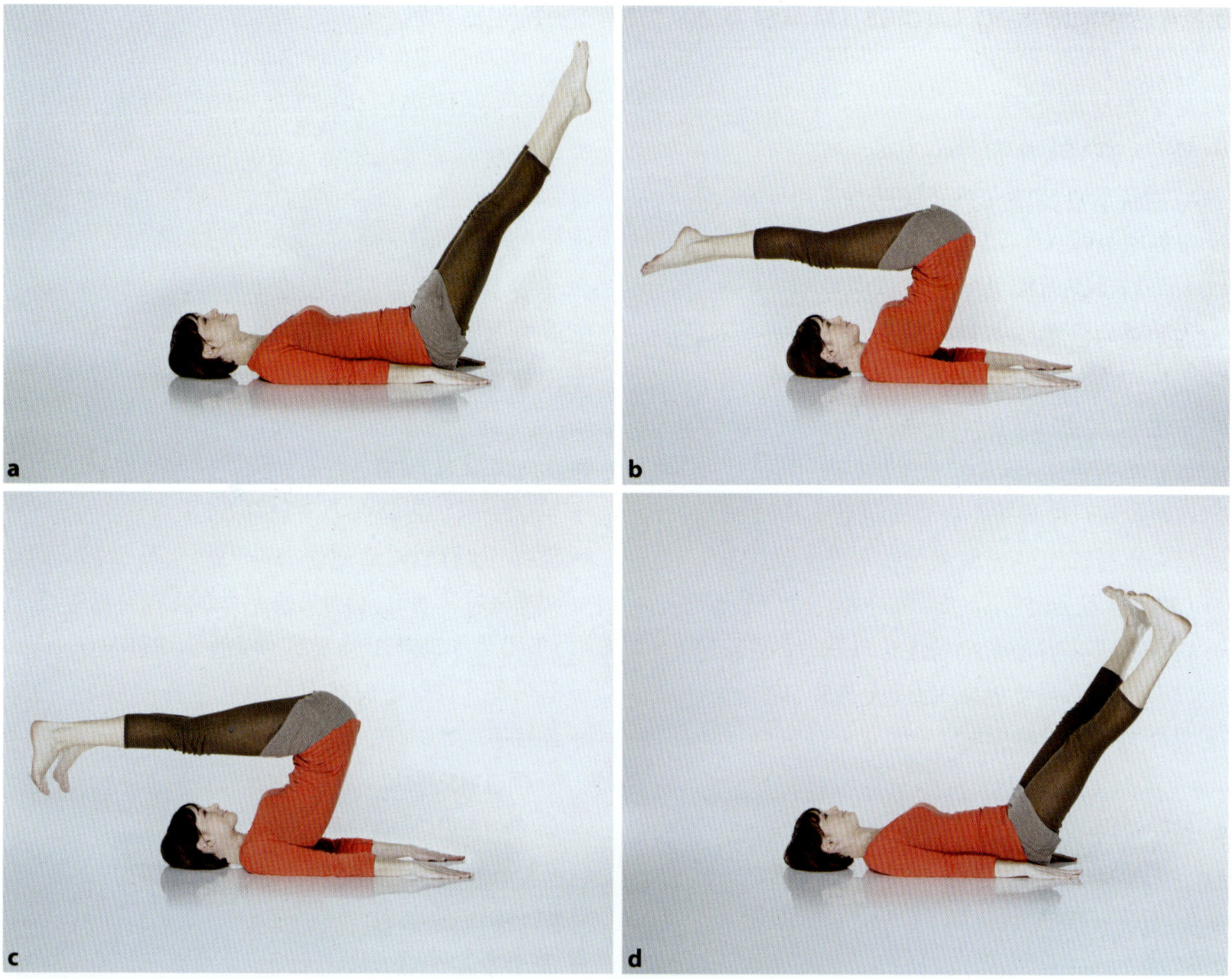

그림 5.23a–d Roll Over II. a 시작 자세, b 끝 자세, c 양쪽 다리를 벌리고, 발을 발등굽힘한다; d 양 다리를 아래쪽으로 반원을 그리면서 내림한다.

5.2.4 Single Leg Circles (■그림 5.24)

■ 시작 자세

- 활동적인 시작 자세: 누운 자세
- 양 팔을 골반 옆에 붙이고, 손바닥을 바닥쪽으로 향하게 한다.
- 왼쪽 다리를 매트 위에 뻗고, 오른쪽 다리를 천장 쪽으로 뻗는다(■그림 5.24a).

■ 수행

- 들숨을 하면서, 양 팔로 매트를 압박하고, 오른쪽 다리를 반대쪽 어깨로 당긴다.
- 날숨을 하면서, 다리로 천장에다 원을 그린다 (■그림 5.24b).
- 다리를 내리기 전에, 안쪽에서 가쪽으로 원을 5회 그리고, 가쪽에서 안쪽으로 원을 5회 그린다.
- 왼쪽 다리도 반복한다.

■ 운동 범주

■■ 누운 자세: 몸통 통합

초점: 몸통 조절

지시사항

- 동적 긴장을 통해 척추가 길어지도록 지시한다.
- 천장에 발로 원을 그리도록 지시한다.
- 엉덩관절의 앞쪽을 가능한 많이 이완하도록 지시한다.
- 왼쪽 다리로 매트를 압박하도록 지시한다.
- 뻗은 다리(왼쪽 다리)는 척추의 연장선이다.
- 목과 어깨를 이완하도록 지시한다.

잘못된 운동 패턴

- 어깨를 매트로부터 들어 올린다.
- 짧은 뒤넙다리근

실수의 근원

- 다리의 제한된 가동성
- 열린 사슬에서의 나쁜 정렬
- 운동 동안 능동 안정성의 소실
- 척추 신장의 소실

해결: 난이도를 낮춤

- 다리로 원호를 그린다(▶단락 5.1.5)
- 앞에서처럼 다리로 원을 그리지만, 양쪽 팔을 어깨높이로 뻗고, 손바닥을 위쪽으로 향하게 한다 (T 자세). 그리고 양 팔로 매트를 압박한다.
- 들어올린 다리를 약간 굽힘하여, 원을 그린다.
- **소도구**:
  - 테라밴드나 코어밴드로 다리의 원 운동을 가이드한다(■그림 5.24c).

수정: 난이도를 높임

- 양 팔을 천장 쪽으로 뻗는다 (필라테스 서클, 밴드나 공을 잡는다)
- 가동범위를 증가시킨다:
  - 다리를 반대쪽 어깨로 뻗을 때, 골반이 바닥으로부터 떨어지도록 허용한다. 이때도 몸통 조절을 유지해야 한다 (■그림 5.24d)
- **소도구**: 폼 롤러
  - 누운 자세
  - 한쪽 다리만 세운다.
  - 양쪽 팔을 몸통 옆에 배치하거나, 천장 쪽으로 뻗는다(■그림 5.24e).

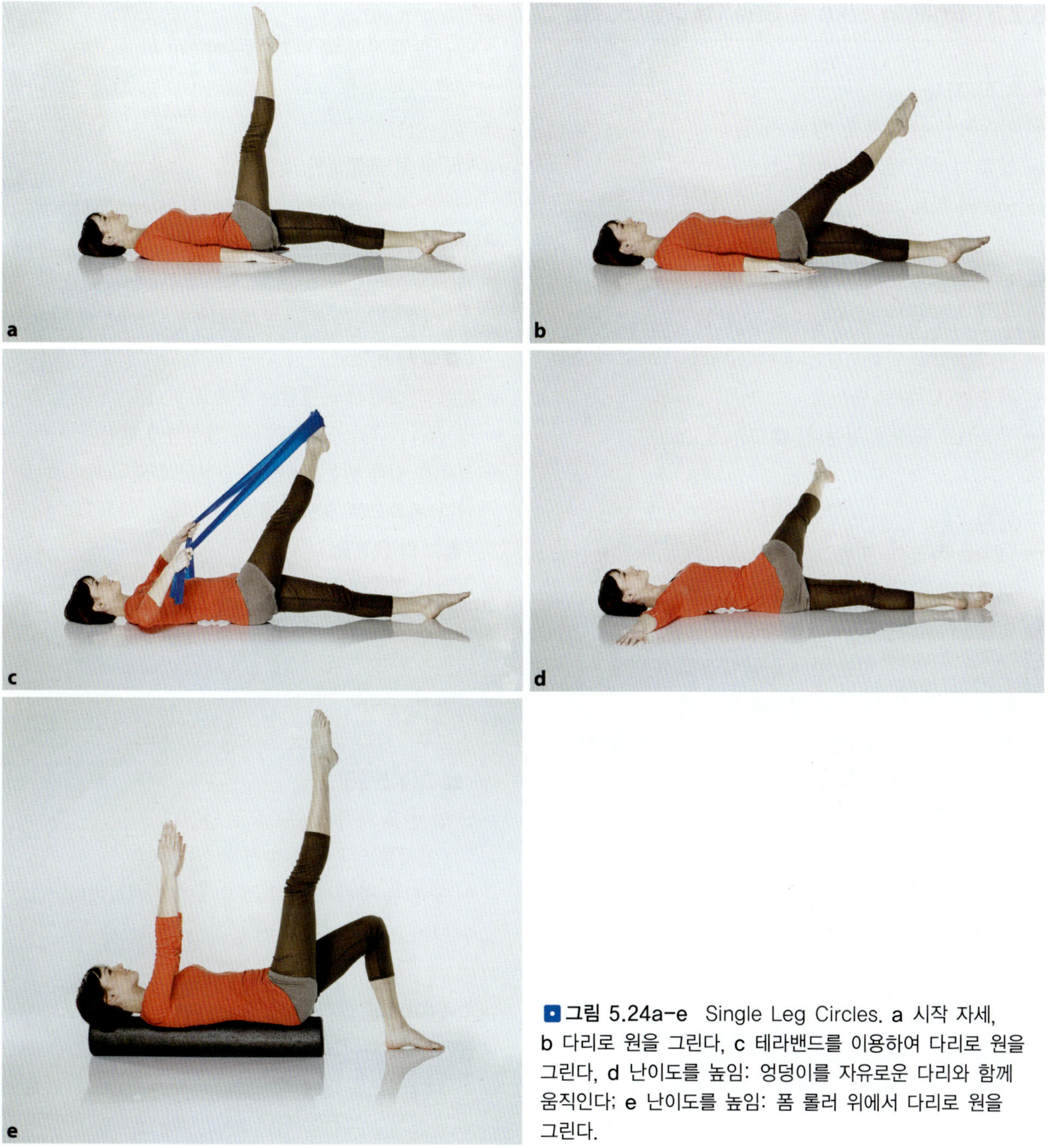

그림 5.24a-e Single Leg Circles. a 시작 자세, b 다리로 원을 그린다, c 테라밴드를 이용하여 다리로 원을 그린다, d 난이도를 높임: 엉덩이를 자유로운 다리와 함께 움직인다; e 난이도를 높임: 폼 롤러 위에서 다리로 원을 그린다.

5.2.5 Rolling Like a Ball (◘그림 5.25)

■ **시작 자세**

- 활동적인 시작 자세: 앉은 자세
- 양쪽 다리를 매트 위에서 뻗는다.
- 궁둥뼈 뒤로 체중을 굴린다.
- 양쪽 다리를 한 번에 하나씩 굽힌다.
- 양쪽 무릎을 어깨너비만큼 벌린다.
- 양 손으로 발목 위 정강이를 잡는다.
- 머리를 약간 안쪽으로 굽힌다: 척추를 "C"자로 만든다.
- 궁둥뼈로 균형을 잡는다(◘그림 5.25a).

■ **수행**

- 들숨을 하면서, 체중이 어깨뼈에 가해질 때까지 뒤쪽으로 구른다(◘그림 5.25b). 이때 머리가 매트에 닿아서는 안 된다.
- 날숨을 하면서, 앉은 자세로 균형을 잡기 위해 구른다: 폄이 일어나지 않도록 척추의 "C 자 만곡"을 유지한다. 이때 발이 매트에 닿아서는 안 된다.

■ **운동 범주**

■■ **전신 통합: 복합 협응**

초점: 의식적인 협응을 통한 협응과 균형

구두 지시

- 모멘텀을 이용하지 않도록 지시한다.
- 어깨와 무릎 사이의 거리를 유지하도록 지시한다.
- 몸통 조절: 배를 납작하게 하도록 지시한다.
- 호흡을 따라 움직이도록 지시한다.

잘못된 운동 패턴

- 귀쪽으로 어깨가 올림한다.
- 응시를 제대로 하지 못한다. 예를 들어, 뒤쪽으로 구르는 동안, 천장 쪽을 쳐다본다.
- 몸통 근력과 유연성의 부족 때문에, 다리를 당김으로서 구르기 동작을 시작한다.
- 발/머리가 바닥에 닿는다.

실수의 근원

- 공간을 움직일 때 나쁜 협응이 일어난다.
- 나쁜 신체 협응
- 척추 신장의 소실
- 배근육의 불충분한 조절

해결: 난이도를 낮춤

- 너무 심하게 굽힘을 하지 않는다: 양쪽 무릎을 붙인 후, 허벅지 뒤쪽에 손을 배치한다 (◘그림 5.25c).
- 앉은 자세에서 균형잡는 연습을 한다.
- 양 팔을 어깨높이로 바닥과 평행하게 뻗는다.
- 척추를 길게 만든다: 척추 신장을 유지하고, 골반을 약간 뒤쪽으로 경사지게 한다 (◘그림 5.25d).
- 척추를 "C"자로 만들어서 다시 한 번 더 뒤쪽으로 구르고(◘그림 5.25e), 다시 앉은 자세로 되돌아온다.
- 여러 번 연습을 한다.
- **소도구:** 발과 손으로 코어밴드를 잡는다 (◘그림 5.25f).
  - 양 손을 가쪽과 위쪽으로 당긴다 (엄지를 위쪽으로 향하게 한다).
  - 양 발을 중간 크기의 주머니 안에 배치한다.
  - 당기고 밀면서 구르기 동작을 촉진한다.

수정: 난이도를 높임

- **공간을 유지한다:**
  - 손가락끝을 귀에 배치한다.
  - 팔꿈치로 무릎을 압박하고, 무릎으로 팔꿈치로 압박한다.
  - 움직이는 동안 무릎과 팔꿈치가 떨어져서는 안 된다(◘그림 5.25g).

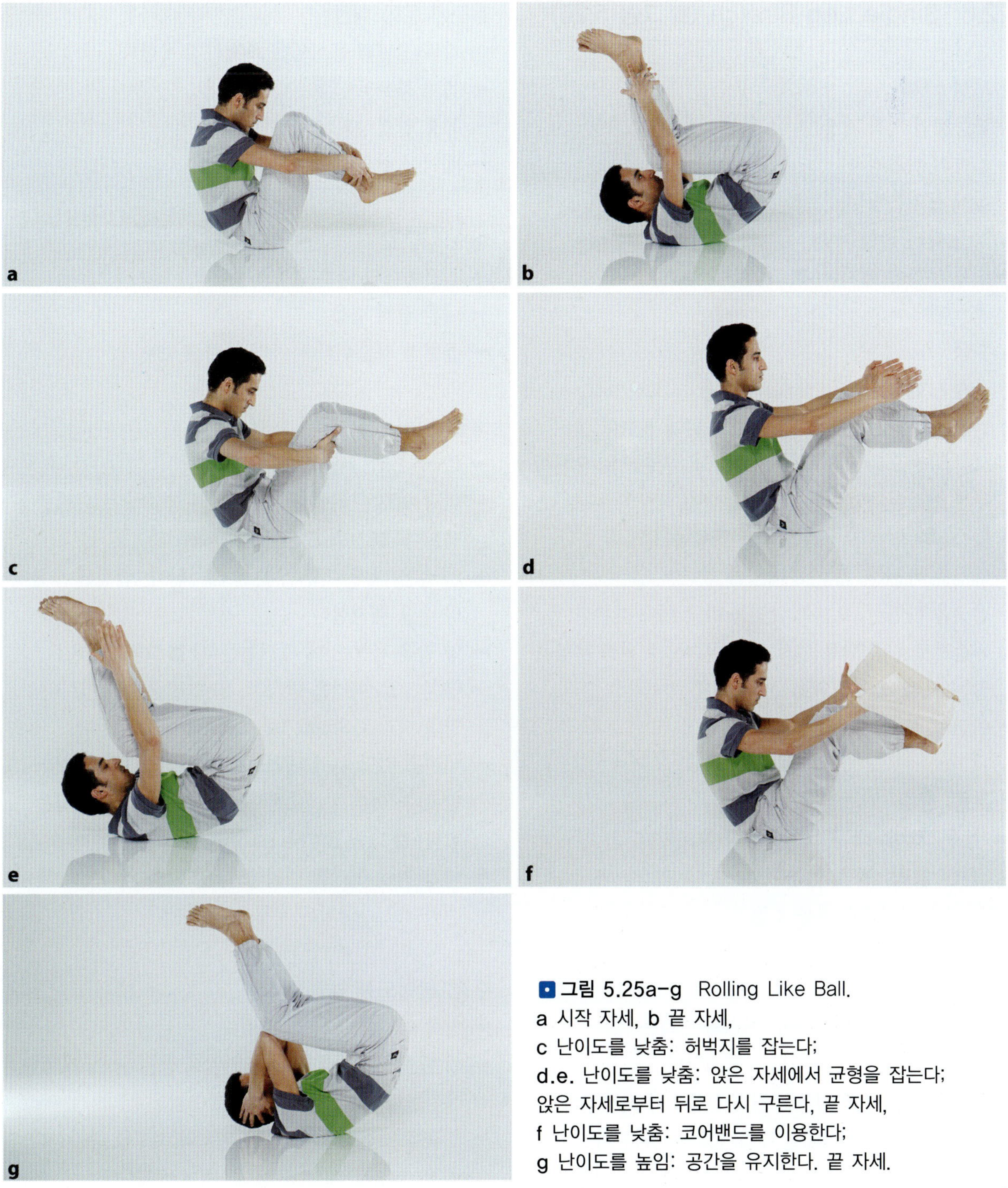

■ 그림 5.25a-g Rolling Like Ball.
a 시작 자세, b 끝 자세,
c 난이도를 낮춤: 허벅지를 잡는다;
d.e. 난이도를 낮춤: 앉은 자세에서 균형을 잡는다;
앉은 자세로부터 뒤로 다시 구른다, 끝 자세,
f 난이도를 낮춤: 코어밴드를 이용한다;
g 난이도를 높임: 공간을 유지한다. 끝 자세.

5.2.6 Single Leg Stretch (◘ 그림 5.26)

■ **시작 자세**

- 활동적인 시작 자세: 누운 자세
- 골반의 뒤쪽경사
- 상체 들어올림
- 양쪽 다리 굽힘
- 손을 무릎에 배치함(◘ 그림 5.26a).

■ **수행**

- 들숨을 한다.
- 날숨을 하면서 왼쪽 다리를 바닥 위에 뻗는다; 오른쪽 손으로 오른쪽 발목을 잡고, 왼손으로 오른쪽 무릎을 잡는다.
- 들숨을 하면서 오른쪽 다리를 굽힘하고, 다리를 바꾼다.
- 날숨을 하면서, 오른쪽 다리를 바닥 위에 뻗는다; 왼손으로 왼쪽 발목을 잡고, 오른손으로 왼쪽 무릎을 잡는다(◘ 그림 5.26b).
- 여러 번 반복해 본다.

■ **운동: 범주**

■■ **누운 자세: 배 근육 강화/ 전신 통합: 복합 협응**

초점: 척추 굽힘으로 몸통 조절

구두 지시

- 몸통 중심을 축으로 하여, 머리와 다리를 바닥으로부터 들어올리도록 지시한다.
- 동적 긴장을 통해 척추를 길게 만들도록 지시한다.
- 팔꿈치를 벌리고 어깨를 내림하도록 지시한다.
- 뻗은 다리가 내려가지 않고, 같은 높이를 유지하도록 지시한다.
- 골반과 갈비뼈 사이의 공간을 크게 유지하도록 지시한다(T 셔츠에 주름이 생기지 않도록).
- 좌 · 우 갈비뼈와 골반 사이의 공간을 균등하게 유지한다.
- 머리와 엄지발가락(뻗은쪽 다리) 사이의 공간을 가능하면 많이 유지하도록 지시한다.

잘못된 운동 패턴

- 다리나 팔의 움직임을 조절하지 못한다.
- 몸이 좌우로 흔들린다.
- 몸통 안정성의 소실
- 배벽이 바깥쪽으로 뼈져나온다.

실수의 근원

- 공간에서의 나쁜 협응
- 나쁜 신체 협응
- 골반과 가슴우리 사이의 연결 불충분

해결: 난이도를 낮춤

- Chest Lift(▶단락 5.1.4)
- 바닥 위로 다리를 뻗지 않고, 천장 쪽으로 다리를 뻗는다(◘ 그림 5.26c).
- 양 손을 다시 발목/무릎에 배치한다. 굽힘된 무릎에 양 손을 배치한다.
- 양 팔을 몸통 옆에 내려놓는다(◘ 그림 5.26d).
- 양 손으로 머리를 받치고, 양쪽 팔꿈치를 벌린다. 양쪽 다리로 Single Leg Stretch를 수행한다.
- 머리를 바닥 위에 내려놓고, 양 팔을 “U”자 모양으로 만든다. 이때 발을 발등굽힘하거나 발바닥굽힘을 한다(◘ 그림 5.26e).
- 바닥 위에 머리를 내려놓고, 양 팔을 앞쪽으로 뻗어, 손바닥으로 굽힘된 무릎을 압박한다.

수정: 난이도를 높임

- 양쪽 다리를 조금 더 내린다.
- 양 팔을 귀에 붙이고, 머리 위로 뻗는다. 이 자세를 유지한다.
- 호흡을 조절하면서, 다리 운동의 속도를 증가한다. 한 번 호흡할 때, 다리를 두 번 바꾼다.
- **소도구:**
  - 코어밴드로 머리를 받친다(◘ 그림 5.26f).
  - 폼 롤러 위에 누운 후, 손으로 바닥을 짚고, 다리 운동을 수행한다.
  - 서클/공/밴드를 양 손으로 잡고, 위쪽을 뻗는다. 이때 양 팔은 귀 옆에 위치해야 한다.

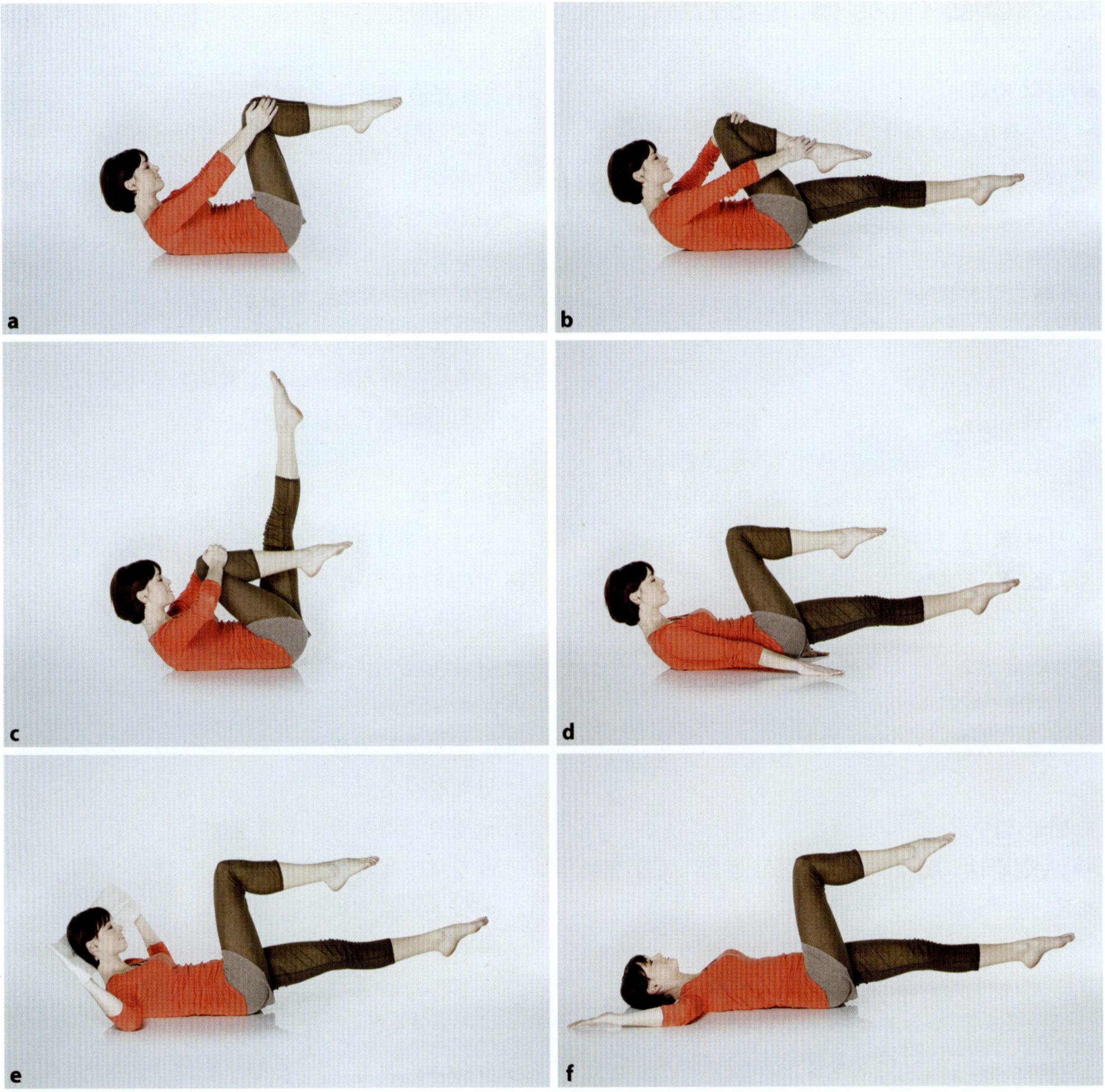

그림 5.26a–f Single Leg Stretch. a 시작 자세, b 날숨을 하면서 왼쪽 다리를 뻗는다; c 난이도를 낮춤: 뻗은 다리를 천장 쪽으로 뻗는다; d 팔 운동을 하지 않는다; e 난이도를 낮춤: 양 팔을 바닥에 배치한다; f 난이도를 높임: 코어밴드 위에 머리를 내려놓는다.

5.2.7 Criss-Cross (▣ 그림 5.27)

■ **시작 자세**
- 활동적인 시작 자세: 누운 자세
- 골반의 뒤쪽경사
- 상체 들어올림
- 양쪽 엉덩관절과 무릎관절을 90°로 굽힘 (▣ 그림 5.27a).
- 양 손으로 머리를 받친다.

5

■ **수행**
- 들숨을 쉰 후, 날숨을 하면서 상체를 오른쪽으로 돌림하고, 왼쪽 팔꿈치와 오른쪽 무릎이 서로 닿도록 끌어당긴다. 왼쪽 다리는 바닥 위로 뻗는다 (▣ 그림 5.27b).
- 들숨을 쉰 후, 날숨을 하면서 반대쪽으로 바뀌고, 오른쪽 팔꿈치와 왼쪽 무릎이 서로 닿도록 끌어당긴다.
- 이런 운동을 여러 번 반복한다.

■ **운동 범주**

■■ **누운 자세: 배 근육 강화/전신 통합: 복합 협응**

초점: 척추 굽힘으로 몸통 조절

구두 지시
- 몸통 중심을 앵커로 하고, 머리와 다리를 바닥으로부터 들어올리도록 지시한다.
- 머리와 팔을 이용하지 않고, 갈비우리만으로 몸통을 돌림하도록 지시한다.
- 돌림: 위쪽 팔꿈치는 천장 쪽으로 뻗고, 아래쪽 팔꿈치는 매트에 닿지 않도록 지시한다.
- 등의 길이를 길게 만든다. 상체를 들어올리고, 돌림하도록 지시한다.
- 상체를 돌림할 때, 상체가 매트에 닿지 않도록 지시한다.
- 양쪽 어깨를 펴고 내림하고, 양쪽 팔꿈치를 벌림하도록 지시한다.
- 반대쪽 힘을 느끼도록 지시한다.
- 엉덩관절과 일직선 되게 한쪽 다리를 굽힌다. 벽 쪽으로 반대쪽 다리를 길어지게 만들도록 지시한다.

잘못된 운동 패턴
- 상체 돌림이 제한되어, 어깨/팔의 움직임으로 보상한다.
- 골반을 앵커로 만들지 못하고, 몸통으로 좌우로 흔들린다.
- 배벽이 바깥쪽으로 삐져나간다.
- 다리를 완전히 뻗지 못한다.
- 양쪽 무릎이 엉덩관절과 일직선을 유지하지 못하고, 양쪽 다리가 안쪽돌림된다.

실수의 근원
- 돌림 시 제한된 생리적 가동성
- 골반과 가슴우리 사이의 연결 불충분
- 등뼈를 움직이는 동안, 척추 신장의 소실
- 다리의 축: 열린사슬에서의 나쁜 정렬

해결: 난이도를 낮춤
- 단독 상체 돌림:
  - 양쪽 다리를 바닥 위에 뻗는다.
  - 상체를 들어 올린다.
  - 양 손으로 머리를 받친다.
  - 골반과 다리를 고정한다.
  - 들숨을 쉰 후, 날숨을 하면서 천천히 한쪽으로 몸통을 비튼다(▣ 그림 5.27c).
  - 들숨을 쉰 후, 날숨을 하면서 시작 자세로 되돌아간다.
- **소도구:** 코어밴드
  - 코어밴드에 머리를 내려놓고, "U"자 모양으로 양 팔을 유지한다(▣ 그림 5.27d).

수정: 난이도를 높임
- **소도구: 폼 롤러**
  - 양 발을 바닥에 붙이고, 다리를 세운다.
  - 왼손으로 머리를 받친다.
  - 들숨을 쉰 후, 날숨을 하면서 상체를 들어올리고 오른쪽 다리를 굽힌다 (▣ 그림 5.27e).
  - 들숨을 쉰 후, 날숨을 하면서 상체를 돌림하고,

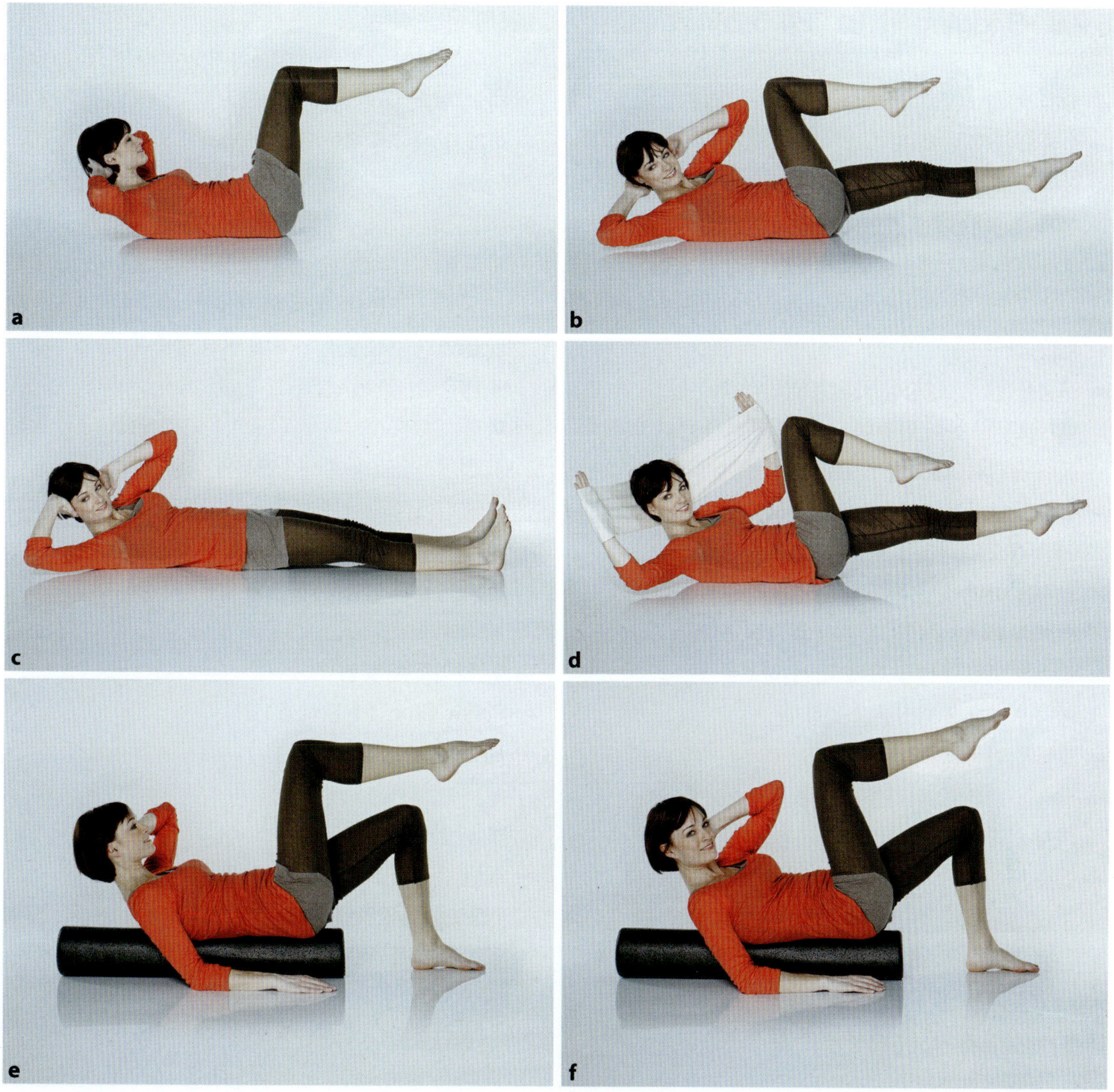

■ 그림 5.27a–f Criss-Cross. a 시작 자세, b 끝 자세 c 난이도를 낮춤: 양 발을 매트에 붙인다; d 난이도를 낮춤: 코어밴드를 이용한다; e.f 난이도를 높임: 시작 자세를 폼 롤러 위에서 실시하고 몸통을 돌림한다.

왼쪽 팔꿈치와 오른쪽 무릎이 서로 닿도록 끌어당긴다(■ 그림 5.27f).

- 들숨을 하면서, 중심으로 다시 되돌아온다. 5회 반복한다.
- 다리와 상체를 바닥으로 내린다. 반대쪽으로 바꾼다.
- 상체를 들어올리고, 오른손으로 머리를 받친다. 오른쪽 팔꿈치와 왼쪽 무릎이 서로 닿도록 끌어당긴다.

5.2.8 Bridging II (◘그림 5.28)

■ 시작 자세
- 활동적인 시작 자세: 누운 자세
- 양쪽 다리를 엉덩관절 넓이만큼 벌리고, 세운다.
- 양 팔은 골반 옆에 붙인다.
- 손바닥은 바닥 쪽으로 향한다(◘그림 5.28a).

■ 수행
- 들숨을 쉰 후, 날숨을 하면서 골반과 척추를 매트로부터 들어 올린다. 이때 척추뼈를 하나하나씩 들어 올린다(◘그림 5.28b).
- 들숨을 하면서 오른쪽 다리를 가슴 쪽으로 당기고, 천장 쪽으로 다리를 뻗는다(◘그림 5.28c).
- 날숨을 하면서, 오른쪽 다리의 발목을 발등굽힘하고, 왼쪽 무릎 높이까지 내린다(◘그림 5.28d).
- 들숨을 하면서 발을 발바닥굽힘하고 머리 방향으로 다리를 스윙한다.
- 동작을 반복한다.
- 날숨을 하면서, 다리를 굽힘하고, 다시 시작 자세로 다리를 내려놓는다.
- 들숨을 하면서, 왼쪽 다리를 천장 쪽으로 뻗는다.

■ 운동 범주
■■ 전신 통합: 복합 협응
초점: 시상면과 가로면에서 척추 분절운동을 수행한다.

구두 지시
- 척추뼈를 하나하나씩 들어올리도록 지시한다.
- 복장뼈를 유연하도록 지시한다.
- 무릎 뒤쪽으로 궁둥뼈를 뻗도록 지시한다.
- 체중이 어깨뼈에 가해질 때까지 몸을 들어올리도록 지시한다.
- 어깨를 펴고 이완하도록 지시한다.
- 양쪽 엉덩관절을 같은 레벨로 유지하도록 지시한다.
- 발로 매트를 압박하도록 지시한다.
- 골반을 안정되게 고정하도록 지시한다.
- 다리의 안쪽면에 힘을 주도록 지시한다.

잘못된 운동 패턴
- 척추의 관절 움직임이 일어나지 않는다.
- 다리/발의 나쁜 정렬
- 어깨가 아니라 목에서 체중 부하가 일어난다.

실수의 근원
- 허리뼈:
  - 굽힘 시 제한된 생리적 가동성
  - 골반과 가슴우리 사이의 연결 불충분
  - 척추 신장의 소실
- 다리:
  - 열린사슬과 닫힌사슬에서의 나쁜 정렬
  - 공간에서의 나쁜 협응
- 목뼈/등뼈
  - 목뼈등뼈 이음부의 변형(압박)

해결: 난이도를 낮춤
- Pelvic Clock(▶단락 5.1.2)
- Bridging I(▶단락 5.1.7)

수정: 난이도를 높임
- 골반 운동과 Bridging을 결합한다(◘그림 5.28e).
- **골반을 매트 위로 들어 올린다:**
  - 오른쪽 엉덩이를 바닥으로 내린 후, 다시 들어 올린다. 그 다음 왼쪽 엉덩이를 바닥으로 내린 후, 다시 들어 올린다. 이런 동작을 여러 번 반복한다. 골반을 똑바로 해서 바닥에 내려놓는다(골반의 정렬을 돕기 위해 짐 스틱을 골반을 가로질러 배치한다).
  - 오른쪽 엉덩이를 바닥 쪽으로 내림하고, 골반을 대각선 방향으로 이동한다. 왼쪽 엉덩이를 바닥을 내림하고, 대각선 방향으로 이동하여 지그재그 동작을 일으킨다. 그런 다음, 다시 골반을 위쪽으로 들어 올린다(골반의 움직임을 돕기 위해 짐 스틱을 배치한다).
  - 움직임 방향을 바꾸어 가면서 골반을 8자로 움직인다.

5

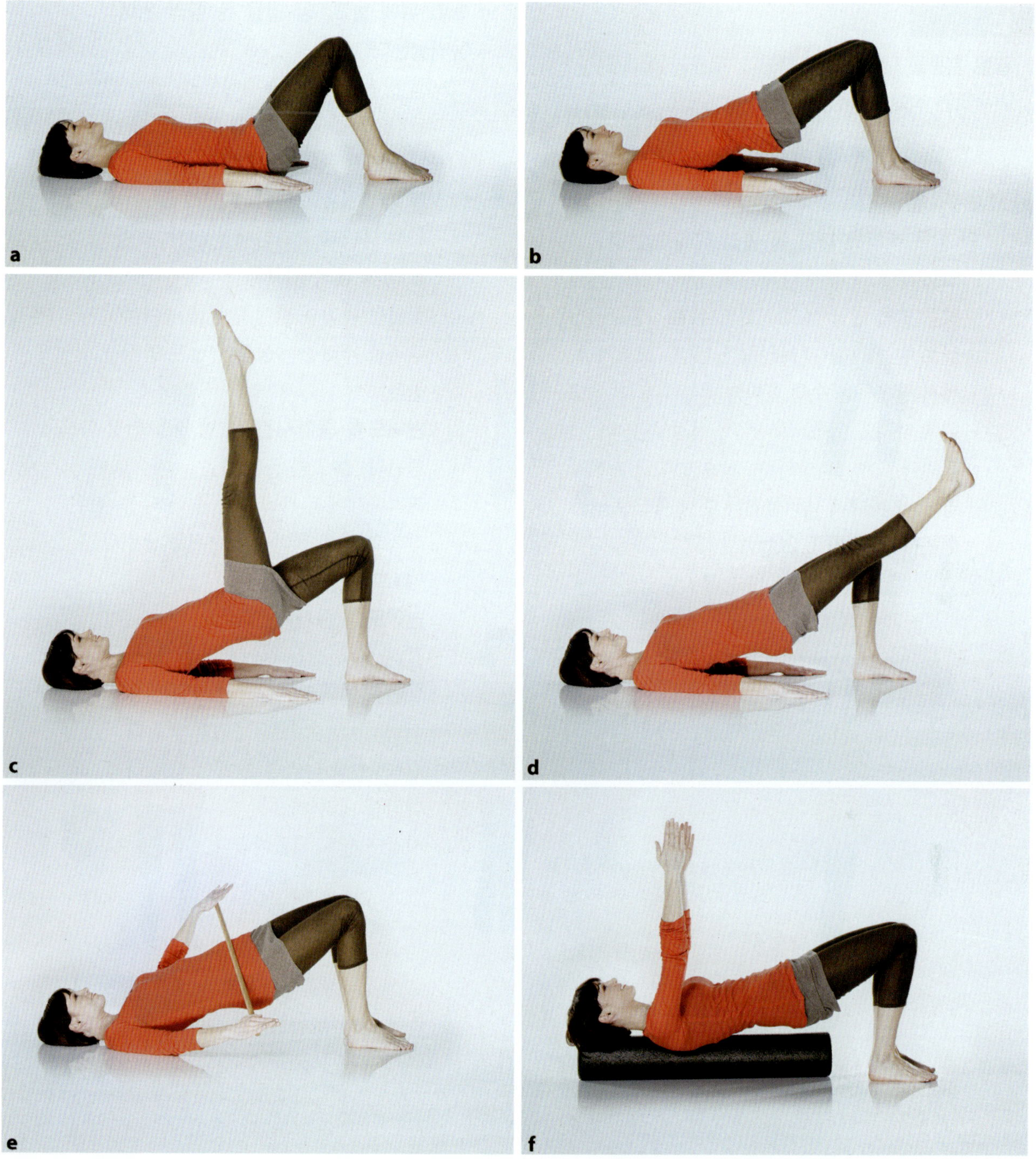

그림 5.28a–k Bridging II a 시작 자세, b 날숨을 하면서 골반을 들어 올린다, c 오른쪽 다리를 천장 쪽으로 뻗는다, d 오른쪽 다리를 왼쪽 무릎 높이까지 다시 내린다, e 난이도를 높임: 골반 운동, f 난이도를 높임: 폼 롤러 위에 누워서, 양쪽 다리로 교각자세를 취한다, g 폼 롤러 위에 누워서, 한쪽 다리로 교각자세를 취한다; h 난이도를 높임: 매트 위에 누워서, 양 발을 폼 롤러 위에 배치한다, i. 한쪽 발을 폼 롤러 위에 올리고, 교각자세를 취한다, j 폼 롤러를 앞 · 뒤로 움직인다, k 양쪽 다리를 완전히 뻗는다.

팁

골반 운동을 단독으로 수행한다. 무릎과 어깨를 가능하면 적게 움직인다.

- **소도구: 폼 롤러**
  - **양 발을 바닥에 대고 폼 롤러 위에 눕는다.**
    - Bridging – 양쪽 다리
    - 양쪽 팔을 천장 쪽으로 뻗거나(◘그림 5.28f), 팔로 원을 그린다(▶단락 5.1.7.1, 교각자세에서 팔운동을 수행 한다).
    - 한쪽 다리를 위쪽으로 뻗고, 천정에다 작은 원을 그린다.
    - 양 팔을 바닥에 내려놓거나 천장 쪽으로 뻗는다(◘그림 5.28g).
  - **매트 위에 눕고, 양 발을 폼 롤러 위에 올려놓는다;**
    - 양 팔을 몸통 옆에 내려놓고, 양쪽 발로 교각자세를 취한다(◘그림 5.28h).
    - **난이도를 증가시킨다:** 양 팔을 천장 쪽으로 뻗거나 원을 그린다(▶단락 5.1.7.1).
    - 한쪽 다리로 교각자세를 취한다: 양 팔을 몸 옆에 내려놓는다.
    - 뻗었던 다리를 반대쪽 무릎 높이까지 내림한다; 다리를 내려놓는 동안 골반은 안정을 취해야 한다.
    - **난이도를 증가시킨다:** 양 팔을 천장 쪽으로 뻗는다(◘그림 5.28i).
    - 교각자세에서 관절 운동을 한 다음, 작은 진폭으로 폼 롤러를 앞 · 뒤로 굴린다. (◘그림 5.28j)
    - **난이도를 증가시킨다:**
    - 끝 자세(전신을 길어지게 한다)를 유지하고, 호흡을 여러 번 한다(◘그림 5.28k).
    - 선택: 천장 쪽으로 양 팔을 뻗는다.
    - 선택: 한쪽 다리를 들어서 뻗은 다음, 다리를 내려놓는다.
    - 시작 자세로 되돌아간다.

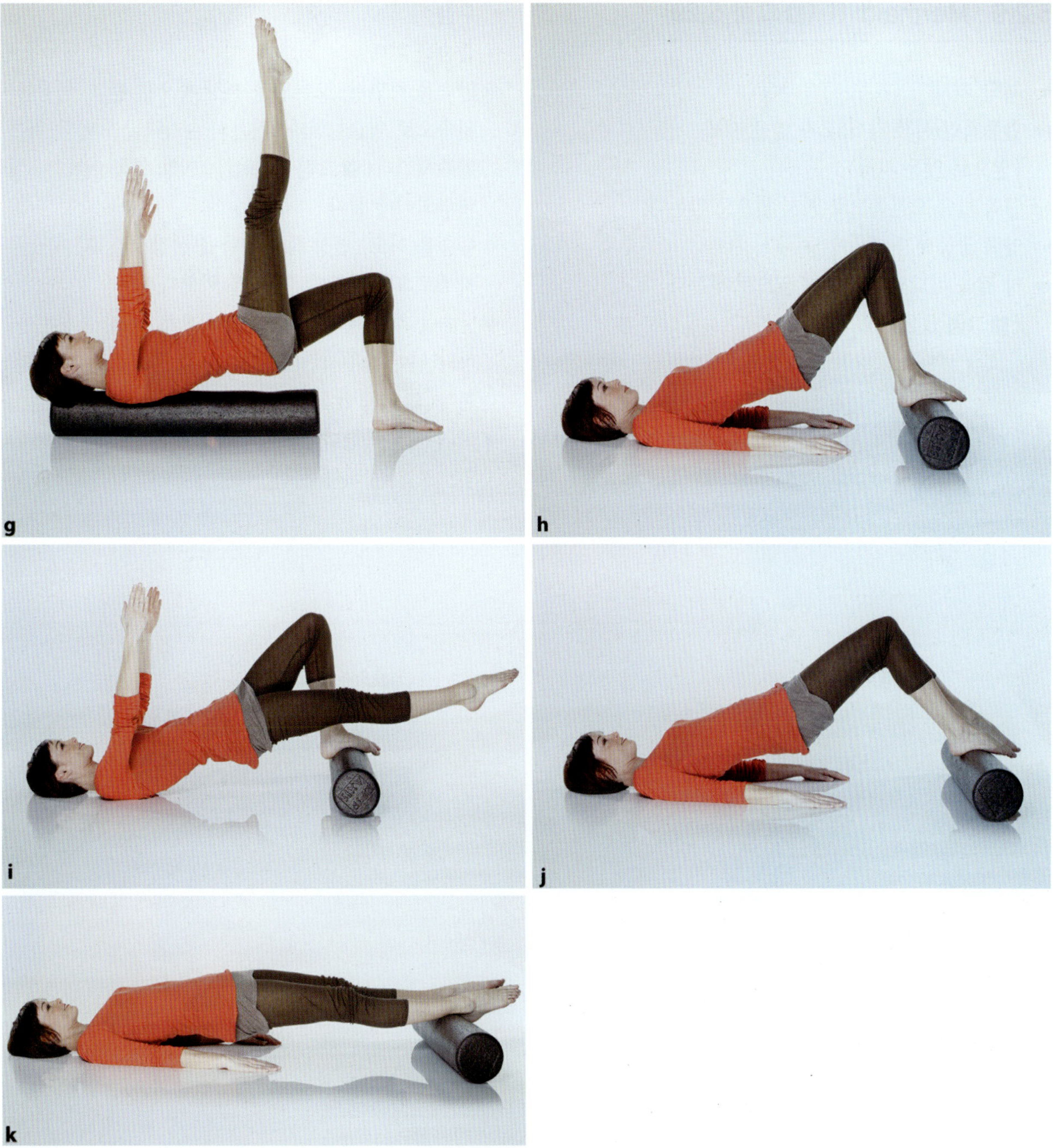

그림 5.28a-k (계속)Bridging II a 시작 자세, b 날숨을 하면서 골반을 들어 올린다, c 오른쪽 다리를 천장 쪽으로 뻗는다, d. 오른쪽 다리를 왼쪽 무릎 높이까지 다시 내린다, e 난이도를 높임: 골반 운동, f 난이도를 높임: 폼 롤러 위에 누워서, 양쪽 다리로 교각자세를 취한다; g 폼 롤러 위에 누워서, 한쪽 다리로 교각자세를 취한다. h 난이도를 높임: 매트 위에 누워서, 양 발을 폼 롤러 위에 배치한다; i 한쪽 발을 폼 롤러 위에 올리고, 교각자세를 취한다; j 폼 롤러를 앞 · 뒤로 움직인다, k 양쪽 다리를 완전히 뻗는다.

5.2.9 Mermaid II (그림 5.29)

■ 시작 자세

- 활동적인 시작 자세: Z자 앉은 자세 (옆으로 앉은 자세)
- 양쪽 발을 오른쪽으로 빼서 옆으로 앉는다.
- 양쪽 궁둥뼈가 매트에 닿는다.
- 양 팔을 바닥과 평행하게 옆으로 뻗는다 (그림 5.29a).

■ 수행

- 들숨을 한다.
- 날숨을 하면서, 오른팔을 천장 쪽으로 뻗고, 몸통을 왼쪽으로 옆굽힘한다. 왼손의 손가락끝을 바닥 위에 활주시킨다(그림 5.29b). 이때 양쪽 어깨는 내림되어야 한다.
- 들숨을 하고, 천장 쪽으로 몸을 신장시킨 후, 시작 자세로 되돌아간다; 양 팔을 바꾼다.
- 날숨을 하면서, 왼팔을 천장 쪽으로 뻗고, 오른손을 바닥 위에 활주시킨다. 척추를 발 쪽으로 크게 굽힘 한다(그림 5.29c).
- 여러 번 반복한다. 양쪽 다리를 왼쪽으로 빼서 옆으로 앉은 자세를 취한다.

5

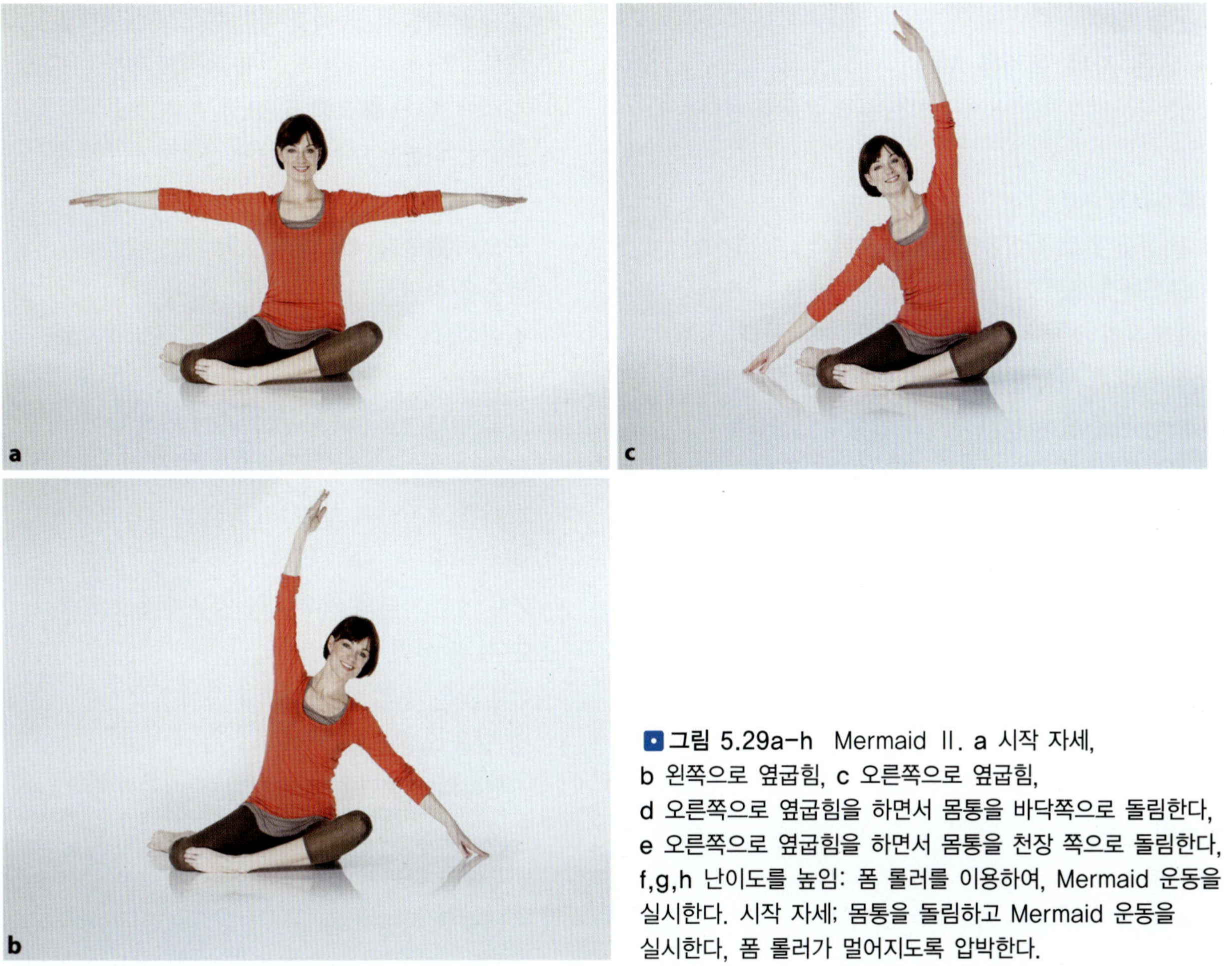

▣ 그림 5.29a–h Mermaid II. a 시작 자세, b 왼쪽으로 옆굽힘, c 오른쪽으로 옆굽힘, d 오른쪽으로 옆굽힘을 하면서 몸통을 바닥쪽으로 돌림한다, e 오른쪽으로 옆굽힘을 하면서 몸통을 천장 쪽으로 돌림한다, f,g,h 난이도를 높임: 폼 롤러를 이용하여, Mermaid 운동을 실시한다. 시작 자세; 몸통을 돌림하고 Mermaid 운동을 실시한다, 폼 롤러가 멀어지도록 압박한다.

■ **운동 범주**

■■ **앉은 자세: 똑바른 자세**

초점: 시상면과 가로면에서 척추 분절 운동을 한다.

구두 지시

- 큰 공을 위로 들어올리도록 지시한다.
- 궁둥뼈를 앵커로 하도록 지시한다.
- 2개 유리 조각 사이를 활주하도록 지시한다.
- 어깨와 귀 사이에 큰 공간이 생기도록 지시한다.
- 귀와 위쪽 팔 사이의 거리가 항상 동일하도록 지시한다(머리와 척추가 일직선 되도록 배치한다).
- 먼저 척추를 늘인 다음, 굽힘하도록 지시한다.

잘못된 운동 패턴

- 옆굽힘을 너무 쉽게 시작하고, 척추가 충분하게 늘어나지 않는다.
- 매트에서 궁둥뼈가 떨어진다.

실수의 근원

- 등뼈:
  - 등뼈 운동 동안 척추 신장의 소실
  - 옆굽힘시 제한된 생리적 가동성
  - 몸통(어깨뼈)에 팔 운동의 능동적 연결이 불충분하다.
- 팔 운동:
  - 척추 신장의 소실
  - 열린사슬에서의 나쁜 정렬

해결: 난이도를 낮춤

- Mermaid Ⅰ(▶단락 5.1.14)
- 양반다리 자세로 앉는다.
- 앉은 자세와 팔 운동을 촉각으로 교정한다.

수정: 난이도를 높임

- **돌림 자세에서 Mermaid 운동을 실시한다.**
  - 양반다리 앉은 자세나 양 발을 오른쪽으로 뺀 Z자 앉은 자세를 취한다.
  - 들숨을 하면서, 왼쪽 팔을 천장 쪽으로 뻗고, 몸통의 왼쪽을 늘인다. 큰 원호를 그리듯이 오른쪽 옆굽힘을 한다(■그림 5.29c).
  - 날숨을 하면서, 등뼈를 바닥 쪽으로 돌림하면서, 매트 바닥을 쳐다본다. 이때 복장뼈가 바닥 쪽을 향해야 한다(■그림 5.29d).
  - 들숨을 하면서, 시선 방향에 집중하고 등뼈를 천장 쪽으로 다시 들어 올린다. 복장뼈는 천장 쪽으로 향한다(■그림 5.29e).
  - 날숨을 하면서 시작 자세로 되돌아온다.
  - 반대쪽으로 바뀐다. 오른쪽 팔을 천장 쪽으로 뻗는다.
  - 양쪽 방향으로 3회 반복한다. 그 다음 다리 위치를 바꾼다.
  - 다리를 교차하여 앉을 때, 다른 다리를 앞쪽에 배치한다.
  - Z자 앉은 자세의 경우는 양 발을 왼쪽으로 뺀다.
- **소도구**: 폼 롤러
  - Z자 앉은 자세: 폼 롤러의 왼쪽에 앉고, 양 발을 오른쪽으로 뺀다.
    - 왼손의 안쪽면을 폼 롤러 위에 배치한다.
    - 오른팔을 천장 쪽으로 뻗는다.
    - 들숨을 하면서 몸을 신장한다.
    - 날숨을 하면서 폼 롤러를 왼쪽으로 굴린다(■그림 5.29f); 궁둥뼈가 움직여서는 안 된다.
    - 들숨을 하면서 중심으로 다시 되돌아온다.
    - 반대쪽으로 운동을 한다: 오른손을 바닥 위에 활주시키고, 왼손을 천장 쪽으로 뻗는다.
    - 반복 한다.
    - 반대쪽으로 바꾼다. 폼 롤러의 왼쪽에 앉아서, 양 발을 왼쪽으로 뺀다.
  - **돌림 자세에서 Mermaid 운동을 실시한다.**
    - Z자 앉은 자세(가능하면, 오른쪽 궁둥뼈를 높이 들지 않는다), 몸의 왼쪽에 폼 롤러를 배치하고, 양 발을 오른쪽에 위치시킨다.
    - 들숨을 하면서, 몸을 신장하고 천장 쪽을 쳐다본다. 이때 양 손을 폼 롤러 위에 올려놓는다.(■그림 5.29g)
    - 날숨을 하고, 폼 롤러를 멀리 밀면서 위쪽 다리를 바깥으로 길게 뻗는다. 들숨을 하면서 몸을 신장한다: 손바닥으로 누르면서, 양쪽 어깨를 귀쪽으로 활주시킨다(■그림 5.29h).
    - 날숨을 하면서, 어깨뼈를 허리 쪽으로 당기고,

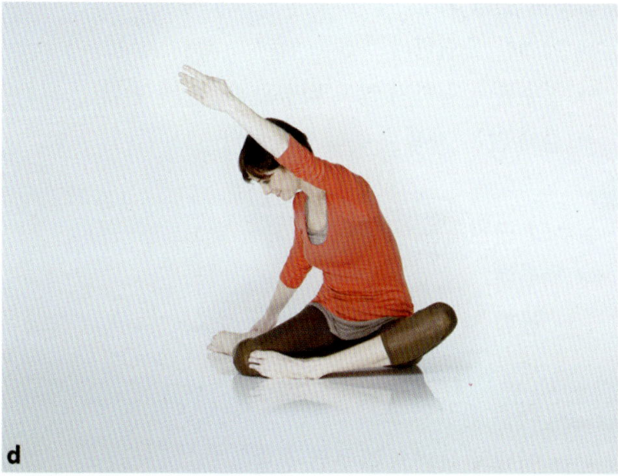

d

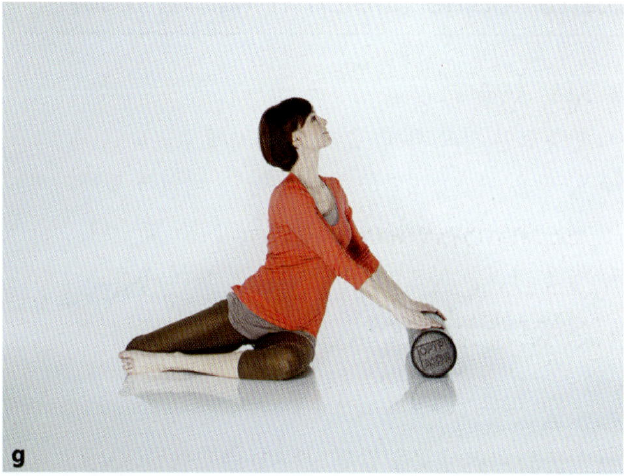

g

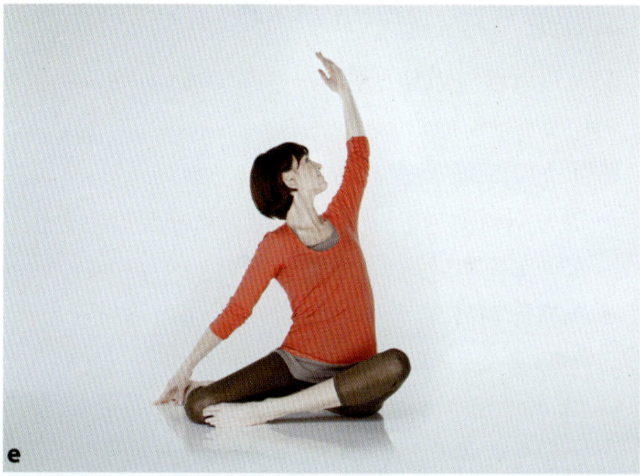

e

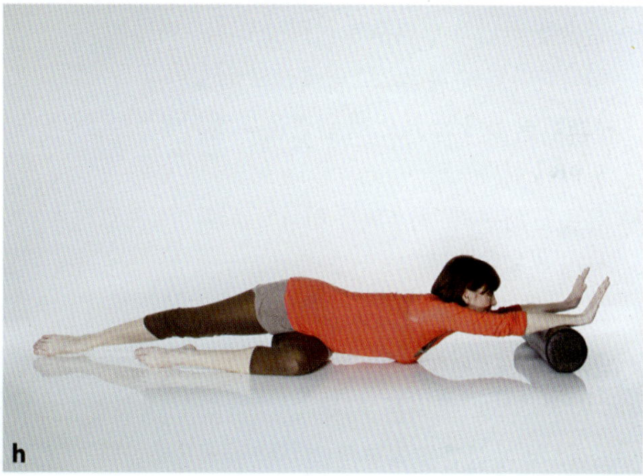

h

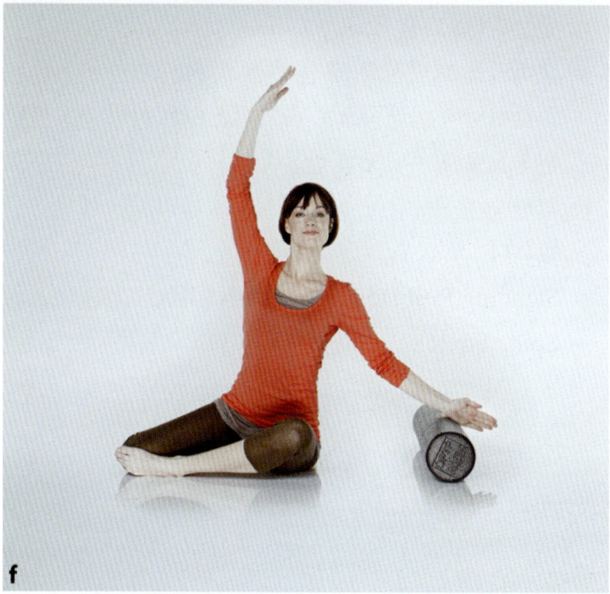

f

▪ **그림 5.29a–h** Mermaid II. a. 시작 자세, b 왼쪽으로 옆굽힘, c 오른쪽으로 옆굽힘, d 오른쪽으로 옆굽힘을 하면서 몸통을 바닥쪽으로 돌림한다, e 오른쪽으로 옆굽힘을 하면서 몸통을 천장 쪽으로 돌림한다, f,g,h 난이도를 높임: 폼 롤러를 이용하여, Mermaid 운동을 실시한다. 시작 자세; 몸통을 돌림하고 Mermaid 운동을 실시한다, 폼 롤러가 멀어지도록 압박한다.

양 팔로 폼 롤러를 압박한다. 오른쪽 궁둥뼈를 이용해 골반을 다시 중심으로 당기고, 오른쪽 다리를 한 번 더 굽힘한다; 똑바른 자세에서 시작 자세로 되돌아올 때까지 척추뼈를 하나하나씩 움직인다.

- 여러 번 반복한다.
- 반대쪽으로 바꾼다.

5.2.10 Spine Stretch II (■그림 5.30)

■ **시작 자세**

- 활동적인 시작 자세: 길게 앉은 자세
- 양 팔을 어깨높이만큼 들어 올리고, 바닥과 평행되게 뻗는다. 이때 손바닥은 아래쪽을 향하도록 한다.
- 양쪽 다리를 어깨넓이만큼 벌리고, 발목이 발등굽힘되어 발가락은 천장을 향한다.

■ **수행**

- 들숨을 하면서 몸을 길게 만든다(■그림 5.30a).
- 날숨을 하면서 머리부터 허리까지 척추뼈를 하나하나씩 순차적으로 앞쪽으로 굽힘한다(■그림 5.30b); 이때 골반은 고정되어 있어야 한다.
- 들숨을 하면서, 척추뼈를 하나하나씩 위쪽으로 들어 올린다.

■ **운동 범주**

■■ **앉은 자세: 똑바른 자세**

초점: 척추 신장을 하면서 척추를 분절운동한다.

구두 지시

- 궁둥뼈로 바닥을 누르고, 몸을 위쪽으로 신장시키도록 지시한다.
- 골반으로부터 척추가 늘어나도록 지시한다.
- 어깨를 펴고 내림하도록 지시한다.
- 몸을 들어 올린다:
  - 레고 블록처럼 척추뼈를 하나하나씩 쌓아올리도록 지시한다.
  - 몸을 아래로 숙인다: 배를 안쪽과 뒤쪽으로 당기면서, 양 팔과 머리가 반대편 벽에 닿도록 지시한다.
  - 테이블 상단을 활주하듯이, 양 팔을 앞쪽으로 뻗는다.

잘못된 운동 패턴

- 어깨를 올림한다.
- 척추를 굽힘하지 않고 엉덩관절을 굽힘한다.
- 길게 앉는 자세를 취하지 못한다.

실수의 근원

- 척추뼈:
  - 굽힘 시 제한된 생리적 가동성
  - 폄 시 제한된 생리적 가동성
  - 척추 신장의 소실
  - 어깨와 목뼈의 잘못된 정렬
- 다리:
  - 다리의 유연성 제한

해결: 난이도를 낮춤

- 양쪽 다리를 약간만 굽힘하고, 양쪽 무릎이 천장을 향하도록 한다.
- 어깨를 펴서 양 팔을 몸통 옆에 내리고, 손바닥을 천장 쪽으로 향하게 한다.
- 한 번에 척추뼈를 하나씩 앞쪽으로 굽힘하면서, 양쪽 손등으로 바닥을 활주하면서, 발쪽으로 팔을 뻗는다(■그림 5.30c); 또는
- 손바닥을 허벅지 위에 올려 놓고, 척추뼈를 하나하나씩 아래쪽으로 숙여, 양 손이 허벅지를 따라 발쪽으로 활주되도록 만든다.
- 약간 높은 곳(감아 놓은 매트, 폼 롤러, 공)에 앉는다.
- Standing Roll Down(▶단락 5.1.19).
- Spine Stretch I(▶단락 5.1.13)

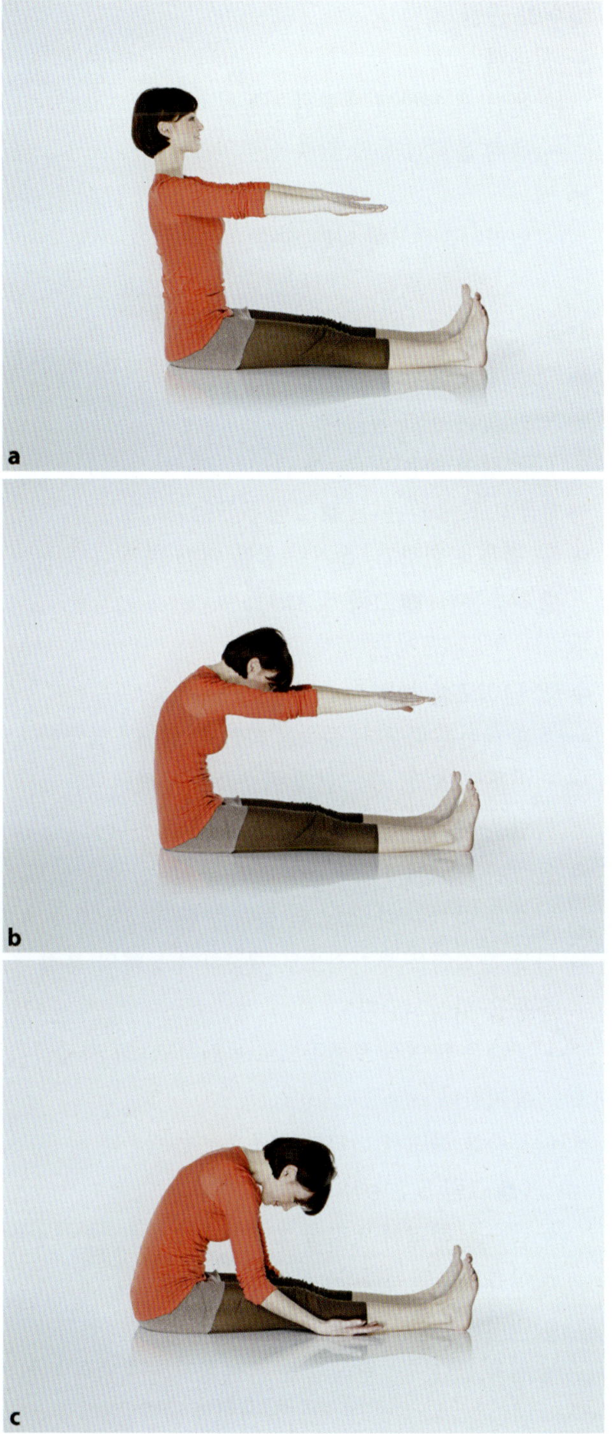

■ **그림 5.30a-c** Spine Stretch II. a 시작 자세, b 끝 자세, c 난이도를 낮춤: 양 팔을 몸통 옆으로 내린다.

5.2.11 Spine Twist (■그림 5.31)

■ 시작 자세

- 활동적인 시작 자세: 길게 앉은 자세
- 다리를 어깨너비만큼 벌린다.
- 발목을 발등굽힘한다.
- 양 팔을 어깨높이까지 올리고 옆으로 벌린다. 이때 엄지의 방향은 천장 쪽이다(■그림 5.31a).

■ 수행

- 들숨을 쉰 후, 날숨을 하면서 상체를 오른쪽으로 돌림한다(■그림 5.31b).
- 들숨을 하고, 다시 상체를 원래 위치로 돌린다.
- 날숨을 하면서 상체를 왼쪽으로 돌린다.
- 좌우 교대로 여러 번 반복한다.

■ 운동 범주

■■ 앉은 자세: 똑바른 자세

초점: 척추 신장하면서 가로면으로 척추를 분절운동한다.

구두 지시

- 들숨을 하면서 앉은 키를 키우도록 지시한다.
- 시선은 움직임 방향을 따르도록 지시한다.
- 날숨을 하면서, 천장 쪽으로 상체를 돌리도록 지시한다.
- 궁둥뼈에 체중을 고르게 분산하도록 지시한다.
- 뿌리를 내리듯이 아래쪽으로 힘을 주고, 앉은 키를 키우듯이 위쪽으로 척추를 신장하도록 지시한다.
- 양 팔을 이용하여 갈비우리를 비틀도록 지시한다.
- 테이블 위에 앉아 있는 것처럼 양 팔을 바닥과 평행하게 움직이도록 지시한다.

촉각 지시

- 양 팔의 위치를 교정한다.
- 앉은 자세를 교정한다.

잘못된 운동 패턴

- 궁둥뼈가 바닥에 잘 접촉되지 않고, 상체를 따라 골반이 들리고 비틀리게 된다.
- 등뼈를 돌림하지 않고 양 팔만 돌림한다.

실수의 근원

- 척추뼈:
  - 돌림 시 제한된 생리적 가동성
  - 등뼈 움직임 동안 척추 신장의 소실
- 팔:
  - 열린사슬에서의 나쁜 정렬

해결: 난이도를 낮춤

- 양반다리 자세로 앉는다.
- 약간 높은 곳에 앉는다
  (공, 감아 놓은 매트, 폼 롤러, 작은 상자 등)
- 발꿈치 위에 앉는다(■그림 5.31c).
- 양 팔을 굽힘하고, 손가락 끝을 어깨 위에 올려놓는다(■그림 5.31d).

수정: 난이도를 높임

- 호흡 패턴을 바꾼다: 들숨을 하면서, 상체를 돌림한다.
- 리바운드 효과: 부드럽게 바운스를 주면서 3회 돌림을 하고, 이때 3회의 짧은 호흡을 한다.
- 돌림된 자세에서 3회 이상 호흡을 한다.
  날숨을 할 때마다 조금 더 돌림을 한다.
- 단독 움직임을 부가적으로 제공하여 **등뼈의 분절 운동을 향상**시킨다:
  - 날숨을 하면서 오른쪽으로 돌림하고, 그 자세를 유지한다.
  - 들숨을 하면서 머리를 왼쪽으로 돌림한다 (■그림 5.31e).
  - 날숨을 하면서 머리를 오른쪽으로 돌림한다. 이를 5회 반복한다.
  - 머리를 오른쪽에 유지하고, 눈만 움직인다.
  - 왼쪽, 오른쪽, 왼쪽을 눈을 움직이는데, 5회 반복한다.
- **소도구:**
  - 양 팔의 정렬과 위치를 돕기 위해 코어밴드를 이용한다:
    - 손바닥을 아래쪽으로 하고, 코어밴드를 당긴다 (■그림 5.31f).
  - 등뼈의 돌림을 조절하기 위해 **필라테스 서클**을 이용한다:
    - 서클을 복장뼈 앞에 붙인다.

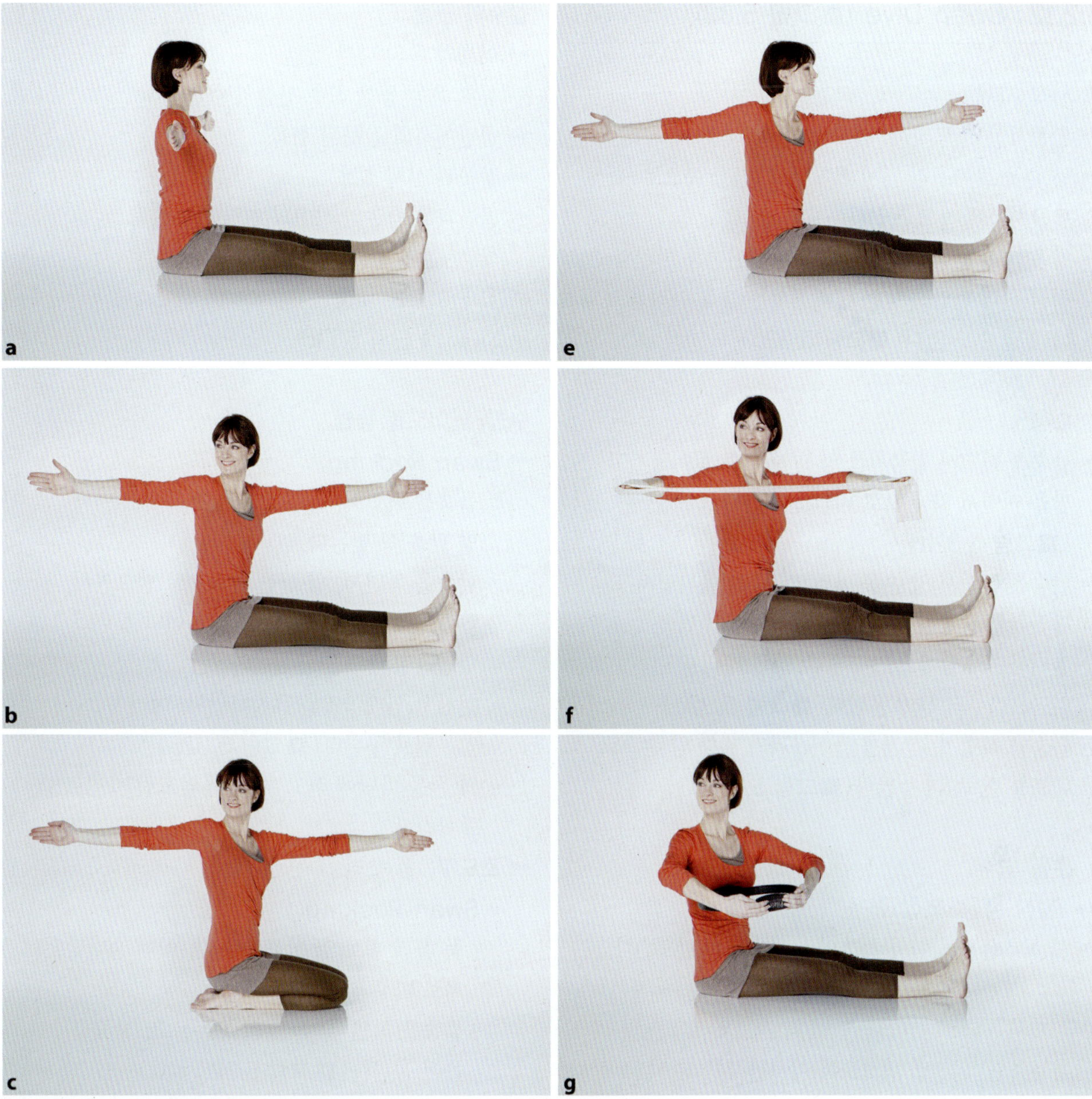

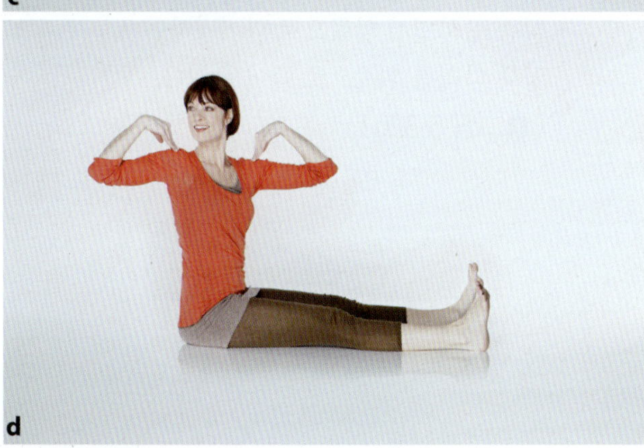

■ 그림 5.31a–g Spine Twist a 시작 자세, b 끝 자세, c 난이도를 낮춤: 발꿈치 위에 앉는다; d 난이도를 낮춤: 발꿈치 위에 앉는다, 손가락을 어깨 위에 올려놓는다; e 난이도를 높임: 머리만 단독으로 움직인다; f 코어밴드를 이용한다, g 필라테스 서클을 이용한다.

- 팔꿈치를 들어 올린다.
- 돌림하는 동안, 양 손을 복장뼈와 나란하게 유지한다(■ 그림 5.31g).

5.2.12 Swan Dive (◘그림 5.32)

■ **시작 자세**

- 활동적인 시작 자세: 엎드린 자세
- 양 손을 갈비우리 옆에 배치하고, 천장 쪽으로 팔꿈치를 향하도록 한다.
- 양쪽 다리를 나란하게 엉덩관절 넓이만큼 벌린다. 허리를 더 편안하게 하기 위해서는 양쪽 다리를 조금 더 벌릴 수도 있다(◘그림 5.32a).

■ **수행**

- 들숨을 하면서 팔꿈치를 양 발 쪽으로 끌어당기고, 팔을 펴면서 양 손으로 바닥을 누른다 (◘그림 5.32b).
- 날숨을 하면서 양 손을 바닥으로 들어올리면서 팔꿈치를 굽힌한다. 척추와 엉덩관절의 폄을 유지하면서 앞쪽으로 구른다; 양쪽 다리를 바닥으로부터 들어 올린다(◘그림 5.32c).
- 들숨을 하면서, 상체를 들어올리기 위해 양 손으로 매트를 한 번 더 누른다(◘그림 5.32d).

■ **운동 범주**

■■ **전신 통합: 복합 협응**

초점: 척추를 폄하면서 척추의 분절운동을 일으킨다.

구두 지시

- 가능하면, 완전히 폄하도록 지시한다.
- 시소처럼 몸을 위 · 아래로 구르도록 지시한다.
- 허리를 좁게 만들도록 지시한다.
- 볼기 근육을 수축하도록 지시한다.

잘못된 운동 패턴

- 어깨를 올립한다.
- 배벽이 평편해지지 않고, 지지를 위해 안쪽으로 당긴다.
- 목의 길이 소실

실수의 근원

- 어깨와 목의 나쁜 정렬
- 등뼈 운동 동안 척추 신장의 소실
- 공간에서의 잘못된 협응
- 잘못된 신체 협응
- 골반과 가슴우리 사이의 연결 불충분

해결: 난이도를 낮춤

- Swan(▶단락 5.1.16)

수정: 난이도를 높임

- Swan Rocking:
  - 들숨을 하면서, 양 손으로 매트를 누르면서 양 팔을 쭉 뻗는다.
  - 날숨을 하면서, 양 팔을 앞쪽으로 뻗으면서, 앞쪽으로 몸을 구른다. 척추 길이와 척추와 엉덩관절의 폄을 유지한다.
  - 전신의 인게이지를 유지하면서, 여러 번 앞 · 뒤로 구른다(◘그림 5.32e).
  - 양 손을 바닥에 짚고, 천천히 엎드린 자세로 돌아간다.
- **소도구:** 폼 롤러
  - Swan Rocking:
    - 폼 롤러 위로 양 팔을 뻗는다. 이때 손바닥은 서로 마주 본다.
    - 들숨을 하면서, 폼 롤러를 누르고, 상체를 들어 올린다(◘그림 5.32f).
    - 날숨을 하면서 앞쪽으로 다이빙하면서, 양쪽 다리를 위쪽으로 들어 올린다 (◘그림 5.32g).

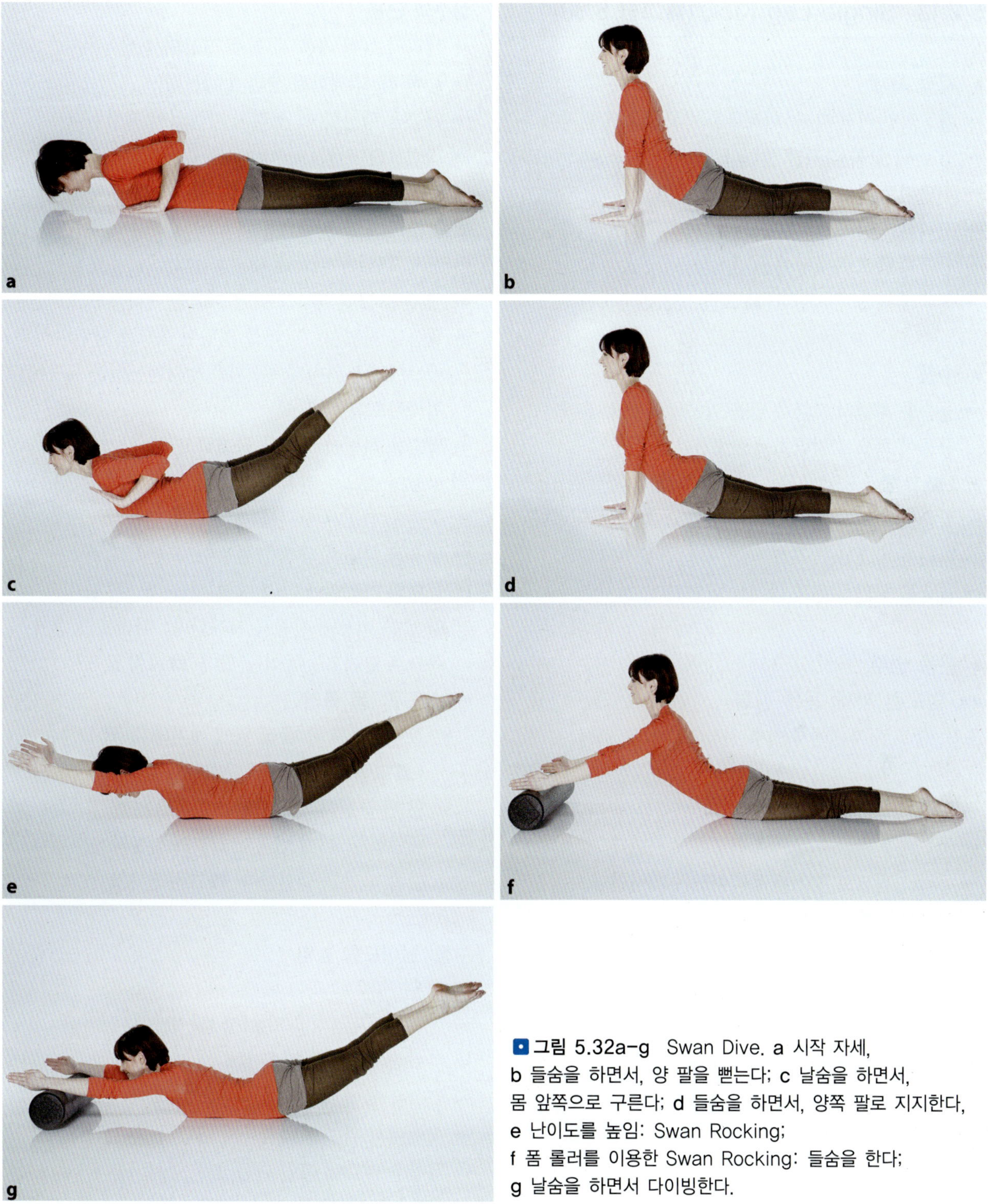

그림 5.32a–g Swan Dive. a 시작 자세, b 들숨을 하면서, 양 팔을 뻗는다; c 날숨을 하면서, 몸 앞쪽으로 구른다; d 들숨을 하면서, 양쪽 팔로 지지한다, e 난이도를 높임: Swan Rocking; f 폼 롤러를 이용한 Swan Rocking: 들숨을 한다; g 날숨을 하면서 다이빙한다.

5.2.13 Single Leg Kick (◘그림 5.33)

■ **시작 자세**

- 활동적인 시작 자세: 아래팔을 받치고 엎드린 자세
- 양 손과 양쪽 다리를 붙인다.
- 두덩뼈로 부드럽게 매트를 압박한다.
- 꼬리뼈를 안쪽으로 굽힘한다.
- 발꿈치 쪽으로 궁둥뼈를 뻗는다.
- 척추 신장을 유지한다(◘그림 5.33a).

■ **수행**

- 들숨을 하면서 오른쪽 발을 발등굽힘하고, 궁둥이 쪽으로 발꿈치를 2번 찬다.
- (◘그림 5.33b).
- 날숨을 하면서 오른쪽 다리를 뻗고, 아래로 내린다. 다리를 바꾼다.
- 들숨을 하면서 왼쪽 다리를 굽힘한다.

■ **운동 범주**

■■ **엎드린 자세: 몸통 강화**

초점: 엎드린 자세에서 척추 신장으로 몸통 조절

구두 지시

- 궁둥뼈를 발꿈치 쪽으로 뻗도록 지시한다.
- 동적 긴장으로 척추를 유지하도록 지시한다.
- 아래팔로 매트를 누르도록 지시한다.
- 어깨를 펴고 내림하도록 지시한다.
- 볼기근을 약간 수축하도록 지시한다.
- 골반을 고정하도록 지시한다.
- 허리를 좁게 만들도록 지시한다.

촉각 지시

- 어깨 위치를 교정한다.
- 발(발가락, 발꿈치), 무릎 및 엉덩관절이 일직선에 놓이도록 위치를 교정한다

잘못된 운동 패턴

- 어깨를 올림한다.
- 다리를 찰 때, 발이 바깥쪽으로 향한다.

실수의 근원

- 생리적 목뼈 굽음 시 척추 신장의 소실
- 등뼈 폄 시 제한된 생리적 가동성
- 가슴을 팽창할 때 생리적 가동성이 제한된다.
- 열린사슬(다리)에서의 나쁜 정렬

해결: 난이도를 낮춤

- 상체/머리를 바닥에 내려놓는다.
- 양 손을 포갠 후, 그 위에 이마를 댄다.
- 들숨을 하면서, "다리를 엉덩이 쪽으로 당긴다." 매트에 3 부위(오른쪽/왼쪽 엉덩뼈능선과 두덩뼈)가 접촉하도록 한다.
- 날숨을 하면서 다리를 굽힘하고, 발 차기와 관계없이 궁둥이 쪽으로 발꿈치를 당긴다(◘그림 5.33c).
- 들숨을 하면서 다리를 뻗고 길게 만든다.
- 날숨을 하면서 다리를 뻗는다. 또는
- 등뼈의 가동성에 따라, 허리뼈를 바닥에 붙이고 양 팔을 이용해 상체를 지지한다: "다리를 엉덩이 쪽으로 당기고", 들어 올린다(◘그림 5.33d).
- **소도구: 폼 롤러**
  - 갈비우리를 폼 롤러 위에 배치하고, 굽힘한다(◘그림 5.33e).
  - 양 팔을 뻗어, 폼 롤러 위에 올려놓고, 어깨를 내림한다. 이때 머리와 척추가 신장되어야 한다.
  - 한쪽 다리를 굽힘한다(◘그림 5.33f).

수정: 난이도를 높임

- 협응
- 발등굽힘으로 3번 킥을 할 때, 발을 굽힘한다.
- 중립위에서의 몸통 안정성
- 골반을 들어 올린다.
- 상체에서 위쪽 허벅지까지 대각선을 이룬다.
- 무릎을 매트에 붙인 다음, 2번 발차기를 한다(◘그림 5.33g).
- 난이도를 증가시킨다:
  - 들숨을 하면서 2번 발차기를 한다.
  - 날숨을 하면서, 무릎을 들어올리고, 발꿈치를 천장 쪽으로 민다(◘그림 5.33h).

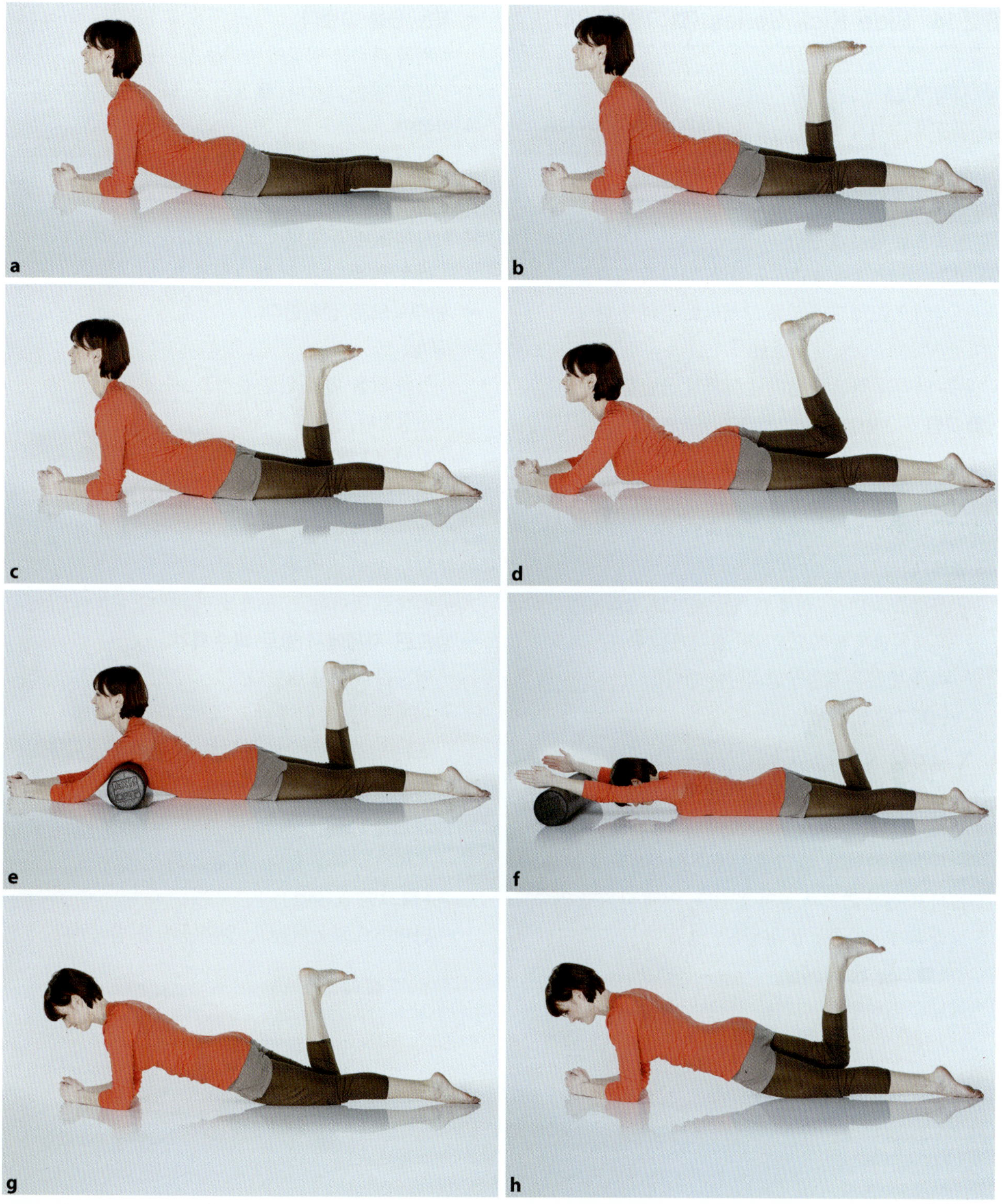

그림 5.33a–h Single Leg Kick. a 시작 자세, b 2번 발차기, c 난이도를 낮춤: 상체에 붙인다; d 난이도를 낮춤: 허리뼈를 바닥에 붙인다; e 난이도를 낮춤: 상체를 바닥에 붙인다; 갈비우리를 폼 롤러 위에 올려놓는다; f 난이도를 낮춤: 양 팔을 폼 롤러 위에 올려놓는다; g 난이도를 높임: 척추를 중립위로 취한다; h 난이도를 높임: 난이도를 증가시키기 위해, 무릎을 들어 올린다.

5.2.14 Side Kick Series (그림 5.34)

■ **시작 자세**

- 활동적인 시작 자세: 아래팔로 지지하고 옆으로 누운 자세
- 지지 팔: 손바닥을 매트에 붙이고, 손가락을 앞쪽으로 향하게 한다.
- 양쪽 엉덩관절을 45°로 굽힘하고, 양쪽 다리를 대각선으로 매트의 앞쪽 모서리로 향하게 한다.

위쪽 다리를 뻗고 엉덩이 높이까지 올림한다 (그림 5.34a).

■ **수행**

시작 자세에서 다리 운동을 수행한다.

- **앞쪽/뒤쪽:**
  - 들숨을 하면서, 위쪽 다리를 바닥과 평행하게 유지하면서 앞쪽으로 2번 발차기를 한다. 이때 발목은 발등굽힘되어야 한다 (그림 5.34b).
  - 날숨을 하면서 다리를 뒤쪽으로 뻗는다. 이때는 발목이 발바닥굽힘되어야 한다.
- **위쪽/아래쪽:**
  - 들숨을 하면서, 다리를 몸통과 일직선되게 유지하고 천장 쪽으로 들어 올린다. 이때 다리가 안쪽돌림이나 가쪽돌림되어서는 안 된다 (그림 5.34c).
  - 날숨을 하면서, 다리를 천천히 아래로 내린다.
- **작은 원을 그린다:**
  - 위쪽 다리를 엉덩이 높이로 들어올리고 작은 원을 그린다(그림 5.34d). 그런 다음,
- **안쪽면:**
  - 상체를 바닥에 내리고, 양쪽 다리를 몸통과 일직선되게 배치한다.
  - 상체를 바닥에 내리고, 다리를 들어올려, 작은 원을 그린다(그림 5.34e).
- **반대쪽으로 전환한다:**
- 균형:
  - 양쪽 팔을 머리 위로 올리고, 몸 전체를 신장한다.
  - 선택, 양 팔과 양쪽 다리를 동시에 아래쪽과 위쪽으로 움직인다(그림 5.34f).
  - 엎드린 자세에서 양 팔과 양쪽 다리를 모두 들어 올린다.
  - 반대로 돌아눕고, 동작을 반복한다.
- **엎드린 자세에서 발로 박수치기:**
  - 엎드린 자세를 취한다.
  - 머리를 양 손 위에 대고, 양쪽 다리를 평행 또는 약간 가쪽으로 돌림하고, 양쪽 발꿈치를 빠르게 부딪힌다.
  - 들숨을 하면서 숫자 5를 세고, 그 다음 5를 세면서 날숨을 한다. 최대 10회 반복한다 (그림 5.34g).
  - 반대쪽으로 돌아눕고, 위의 동작을 반복한다.

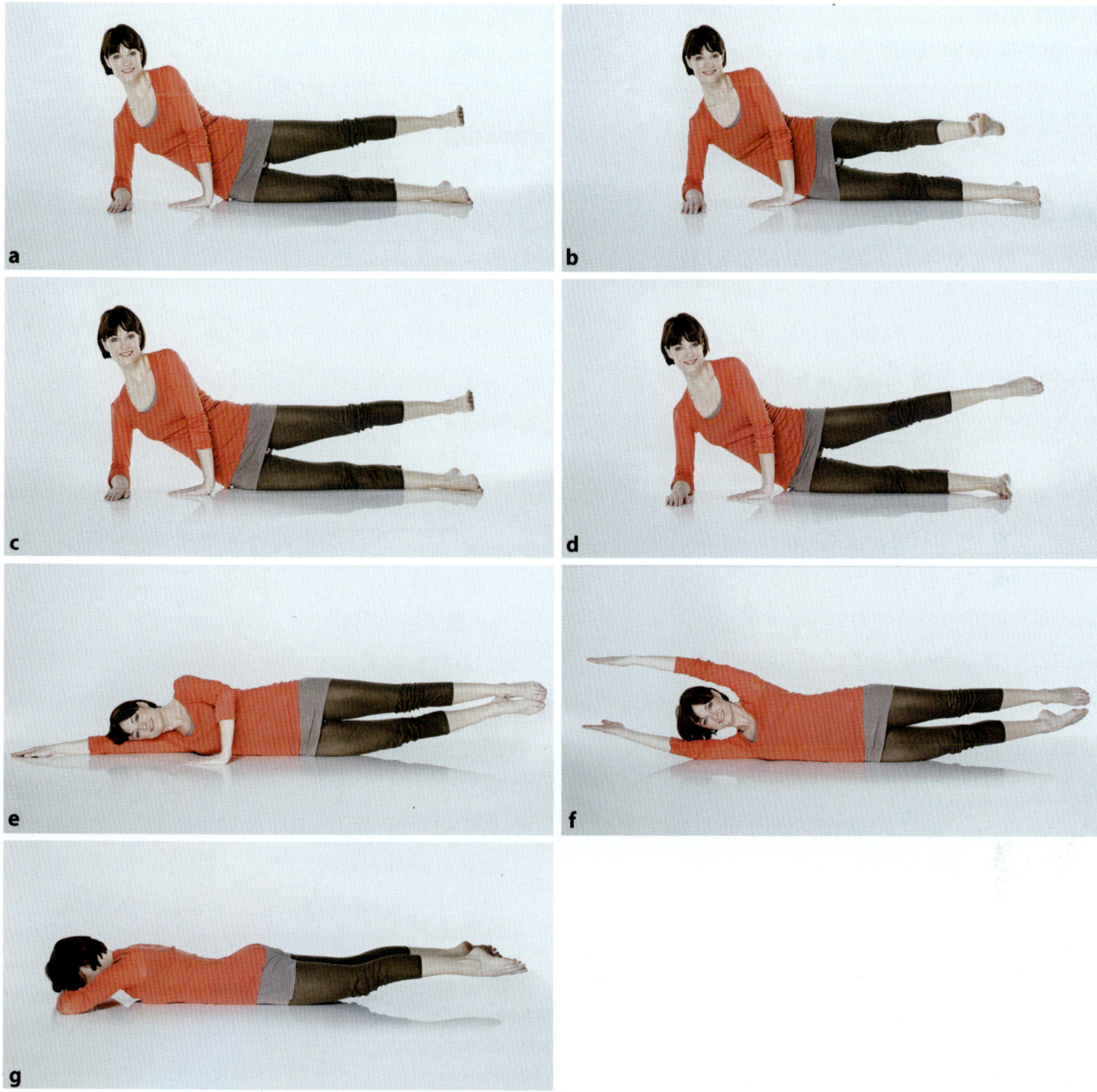

■ 그림 5.34a–k Side Kick Series. a 시작 자세, b 앞쪽과 뒤쪽으로 발을 찬다, c 위쪽과 아래쪽으로 발을 찬다, d 원을 그리면서 발을 찬다, e 아래쪽 다리를 위쪽과 아래쪽으로 움직이고, 또 원을 그린다, f. 반대쪽으로 자세를 전환한다: 균형, g 반대쪽으로 자세를 전환한다: 엎드린 자세에서 발꿈치를 부딪힌다; h 난이도를 높임: 아래팔로 지지한다; i 난이도를 높임: 팔꿈치로 지지한다, j 난이도를 높임: 다리를 뻗고 옆으로 눕는다; k 다리를 위 · 아래로 움직인다.

■ 운동 범주

■■ 옆으로 누운 자세: 안정화

초점: 열린사슬에서의 정렬, 모든 운동면에서의 몸통 조절

구두 지시

- 머리, 어깨 및 엉덩관절을 일직선 되게 배치하도록 지시한다.
- 양쪽 엉덩이를 수직되게 쌓도록 지시한다.
- 동적 긴장을 통해 척추를 신장하도록 지시한다.
- 지지 팔로 매트를 누르면서 바닥으로부터 몸을 들어올리도록 지시한다.
- 양쪽 엉덩관절이 개별적인 움직임을 갖도록 지시한다. 엉덩관절을 굽힌다. 이때 허리가 굽힘되어서는 안 된다.
- 갈비우리와 골반이 통합되도록 지시한다.
- 머리 뒤쪽, 어깨 및 골반이 매트에 닿도록 지시한다.

잘못된 운동 패턴

- 등뼈의 돌림
- 몸통 조절의 소실. 엉덩관절 움직임이 분해되지 않는다.

실수의 근원

- 척추뼈:
  - 척추 신장의 소실
  - 골반과 가슴우리 사이의 연결 불충분
- 팔:
  - 닫힌사슬에서의 나쁜 정렬
- 다리:
  - 다리의 제한된 가동성
  - 열린사슬에서의 나쁜 정렬

해결: 난이도를 낮춤

- 큰뼈돌기의 불편; 아래쪽 다리를 굽힌다.
- 옆으로 누운 자세(▶단락 5.1.11)
- 머리를 뻗은 아래쪽 팔 위에 내려놓는다.
- 다리는 굽힘이 되도록 유지한다(◘그림 5.11b)

수정: 난이도를 높임

지지 팔을 위한 자세 :

- 아래팔/손을 머리 쪽(◘그림 5.34h)이나 골반 쪽으로 향하게 한다.
- 양 손을 잡고 머리 뒤에 배치한 후, 팔꿈치로 지지한다. 양 손으로 머리 뒤를 압박한다. 이때 양쪽 팔꿈치가 일직선 상에 놓이도록 벌림한다. 갈비우리를 들려야 하고, 몸통이 축 처져서는 안 된다.
- (◘그림 5.34i).
- 양쪽 팔을 뻗는다. 이때 머리는 양쪽 팔 사이에 위치해야 한다.

- 위쪽 다리를 앞쪽과 뒤쪽, 위쪽과 아래쪽으로 발차기를 하고, 원을 그린다(◘그림 5.34j).
- 위쪽 다리에 닿도록 아래쪽 다리를 들어 올린다. 그리고 다시 아래쪽 다리를 내린다. 이런 동작을 여러 번 반복한다(◘그림 5.34k).
- **소도구:**
  - 매직 서클/공을 잡고 양 팔을 쭉 펴서 머리 위로 들어 올린다. 그리고 다리 운동을 수행한다.
  - 다리 사이에 매직 서클/공을 끼고, 양쪽 다리를 위 · 아래로 움직이고, 또 원을 그린다.

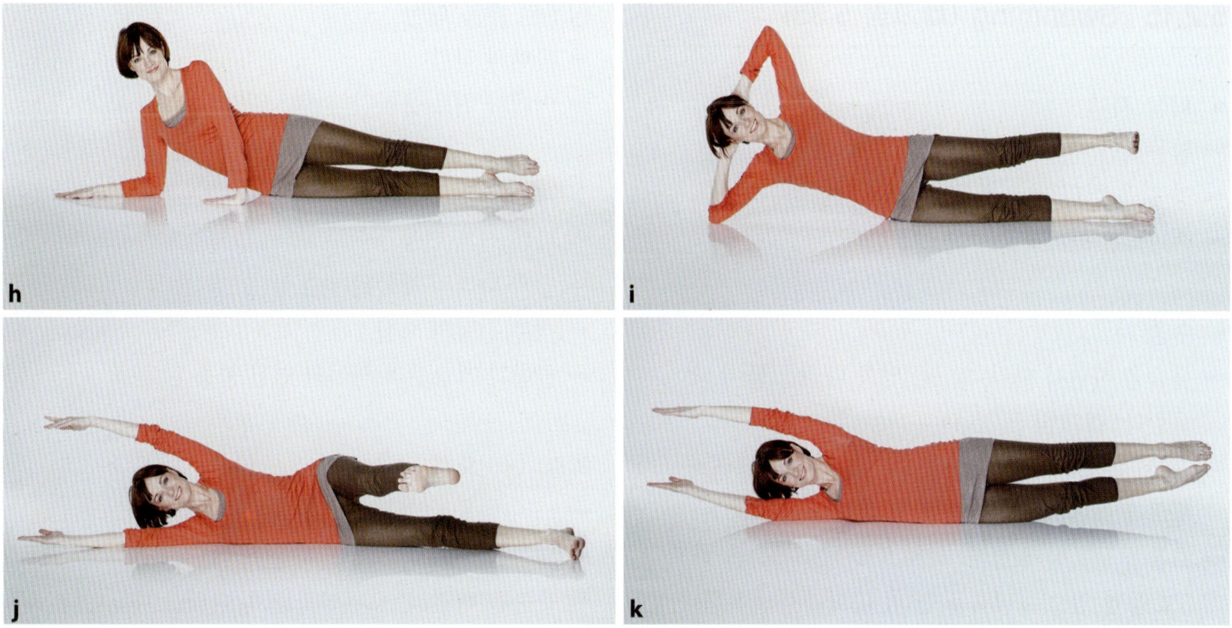

■ 그림 5.34a-k Side Kick Series. a 시작 자세, b 앞쪽과 뒤쪽으로 발을 찬다, c 위쪽과 아래쪽으로 발을 찬다, d. 원을 그리면서 발을 찬다, e 아래쪽 다리를 위쪽과 아래쪽으로 움직이고, 또 원을 그린다, f 반대쪽으로 자세를 전환한다: 균형, g 반대쪽으로 자세를 전환한다: 엎드린 자세에서 발꿈치를 부딪힌다; h 난이도를 높임: 아래팔로 지지한다; i 난이도를 높임: 팔꿈치로 지지한다; j 난이도를 높임: 다리를 뻗고 옆으로 눕는다; k 다리를 위 · 아래로 움직인다.

5.2.15 Swimming (◘ 그림 5.35)

■ 시작 자세

- 활동적인 시작 자세: 엎드린 자세
- 양 팔을 머리 위로 뻗고, 바닥에 내려놓는다.
- 손바닥은 아래쪽을 향하도록 한다.

■ 수행

- 들숨을 하면서 머리, 양 팔, 양쪽 다리를 들어 올린다(◘ 그림 5.35a).
- 오른팔/왼쪽 다리와 왼팔/오른쪽 다리를 교대로 빠르게 들어올렸다 내림한다(◘ 그림 5.35b).
- 호흡을 균등하게 한다: 코로 5초 동안 들숨을 하고, 5초 동안 입으로 날숨을 한다; 10회까지 반복한다.

■ 운동 범주

■■ 엎드린 자세: 몸통 강화

초점: 엎드린 자세에서 몸통 조절

구두 지시

- 골반을 매트에 고정하도록 지시한다.
- 좌우로 흔들리지 않도록 지시한다.
- 먼저 척추를 신장한 다음, 팔다리를 들어올리도록 지시한다.
- 어깨를 펴고 내림하여 팔을 길게 뻗도록 지시한다.
- 손가락끝이나 발가락끝이 살아있도록 지시한다.
- 머리를 척추에 정렬하도록 지시한다.

잘못된 운동 패턴

- 목뼈의 젖힘
- 어깨가 위로 올라간다.

실수의 근원

- 나쁜 신체 협응
- 팔과 다리의 제한된 가동성
- 척추 신장의 소실
- 골반과 가슴우리 사이의 연결 불충분

해결: 난이도를 낮춤

- 느리게 움직인다.
- 날숨을 하면서, 오른팔과 왼쪽 다리를 들어 올린다.
- 들숨을 하면서, 오른팔과 왼쪽 다리를 내림한다.
- 날숨을 하면서, 왼팔과 오른쪽 다리를 들어 올린다.
- 양쪽을 여러 번 반복해 본다.
- 호흡 패턴을 거꾸로 바꾼다: 들숨을 하면서 들어올리고, 날숨을 하면서 내림한다.

수정: 난이도를 높임

- 양쪽 손바닥을 서로 마주보게 돌림한다.
- **소도구:**
  - 쿠션 위에서 엎드린 자세를 취한다.
  - 양 손으로 코어밴드 고리를 잡는다. (◘ 그림 5.35c)
  - 손바닥을 아래쪽으로 향하도록 한다; 손의 안쪽날을 이용하여 밴드를 팽팽하게 당긴다.
  - 손바닥을 서로 마주 보게 한다: 밴드를 팽팽하게 당기기 위해 손등으로 압박한다.

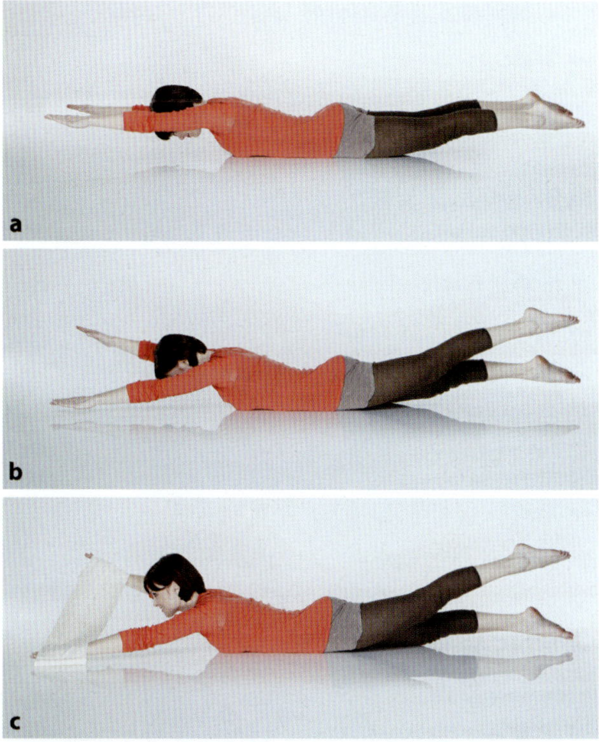

그림 5.35a–c Swimming. a 시작 자세, b 양 팔을 들어올렸다 내렸다를 교대로 한다, c 코어밴드를 이용한다.

5.2.16 Leg Pull Front (■그림 5.36)

■ **시작 자세**

- 활동적인 시작 자세: 팔굽혀 펴기 자세(plank)
- 양 손을 어깨 바로 밑에 배치한다 (■그림 5.36a).

■ **수행**

- 들숨을 하면서 오른쪽 다리를 들어올리고, 발을 발바닥굽힘한다. 천장 쪽으로 2번 압박한다.
- (■그림 5.36b)
- 날숨을 하면서 발을 아래로 내린다.
- 이번에는 왼쪽 다리를 들어올리고 발을 발바닥굽힘한다. 천장 쪽으로 2번 압박한다.
- 다리를 바꾸어 운동을 반복한다.

■ **운동 범주**

■■ **전신 통합: 복합 협응**

초점: 팔굽혀 펴기 자세에서 몸통 조절

구두 지시

- 어깨를 펴고 내림하도록 지시한다.
- 머리에서 골반과 발까지 대각선을 유지하도록 지시한다.
- 발을 천장 쪽으로 압박할 때 골반 고정을 유지하도록 지시한다.
- 양쪽 어깨 사이로 갈비우리를 들어올리도록 지시한다.

잘못된 운동 패턴

- 갈비우리로부터 어깨와 어깨뼈 사이의 축 처짐이 일어난다.
- 다리를 들어올릴 때 골반이 아래로 처지거나 옆으로 기울어진다.

실수의 근원

- 척추뼈:
  - 척추 신장의 소실
- 팔:
  - 닫힌사슬에서의 나쁜 정렬
  - 어깨뼈와 몸통 사이의 능동 연결 불충분
- 다리:
  - 열린사슬과 닫힌사슬에서의 나쁜 정렬

해결: 난이도를 낮춤

다리를 들지 않고, 여러 번의 호흡을 위해 팔굽혀 펴기 자세를 취한다.

- 팔을 펴지 않고 다리만 들어 올린다.
- 운동을 하는 동안 지지를 위해 아래팔을 이용한다(손목에 문제가 있을 때).
- 네발 자세
- 다리를 굽힘하고, 매트로부터 양쪽 무릎을 약 2 cm 들어 올린다. 그리고 호흡을 위해 이 자세를 유지한다.
- **난이도를 증가시킨다:**
  - 무릎을 약 2cm 정도 들어올린 후, 오른쪽 발을 매트로부터 들어올리고, 다리를 내리기 전에 그 자세를 잠시 유지한다; 왼쪽 발을 들어 올린다 (■그림 5.36c).
  - "네발기기": 양쪽 무릎을 들어올린 후, 앞 · 뒤로 먼저 오른팔/왼쪽 다리를 움직이고, 그 다음 왼팔/오른쪽 다리를 움직인다: 등(척추)는 바닥과 협응을 유지한다(■그림 5.36d).

수정: 난이도를 높임

- **결합:** 교대
  - 오른쪽 다리를 2번 위쪽으로 압박한다. 골반은 고정되어야 하고, 척추 길이에 초점을 맞춘다.
  - 체중부하는 다리의 발꿈치를 뒤쪽으로 2번 누르고, 교대로 발목을 발등굽힘과 발바닥굽힘한다(■그림 5.36e).
- **소도구:**
  - 양쪽 아래팔이나 양 손이 폼 롤러 위에 있는 신체를 지지한다.
  - 발가락관절에 통증이 있는 경우(엄지발가락 가쪽 휨증, Hallux Valgus), 폼 롤러를 발목 근처의 정강이 밑에 배치한다(■그림 5.36f).

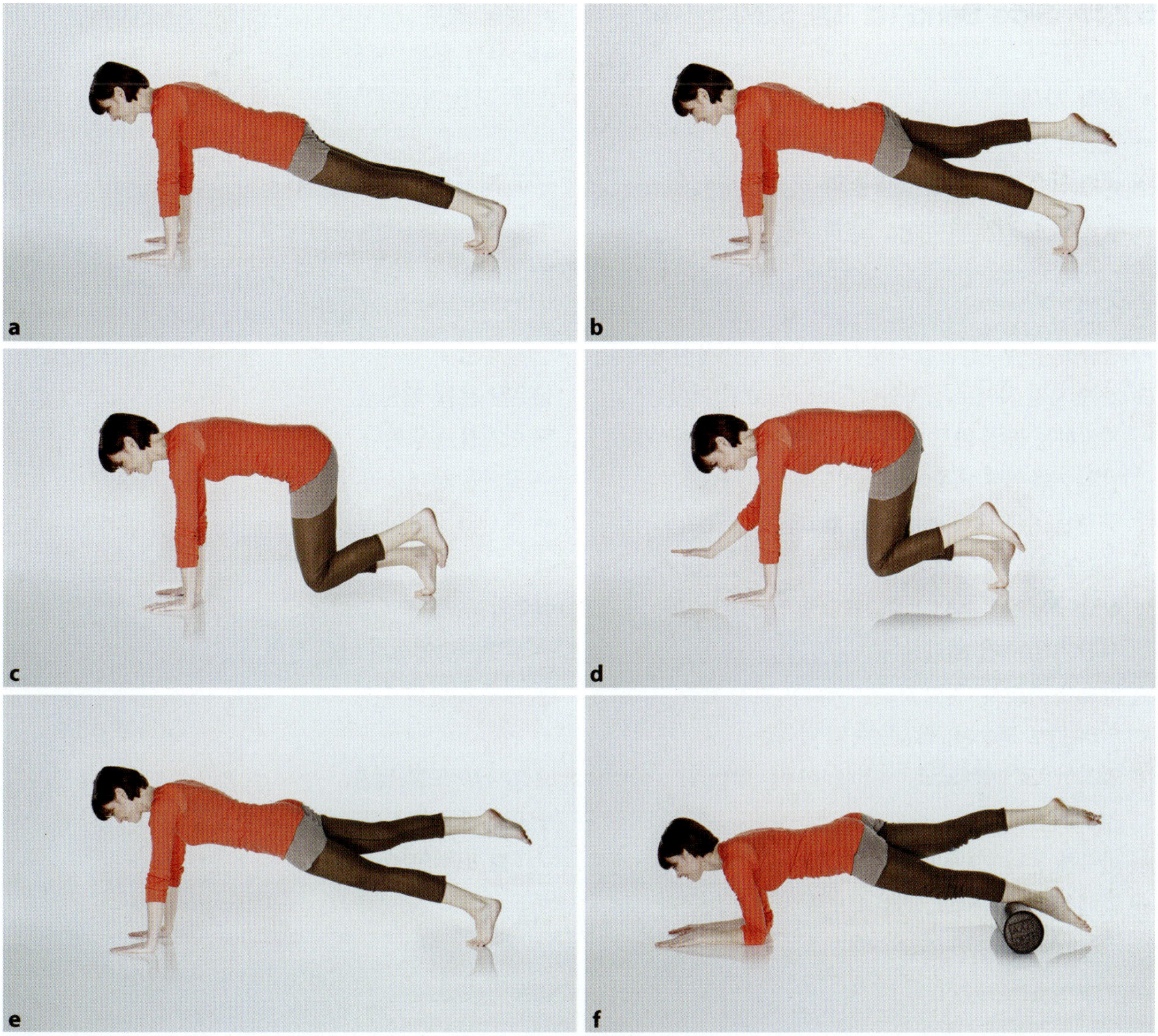

■ 그림 5.36a–f Leg Pull Front. a 시작 자세, b 수행, c 난이도를 낮춤: 네발 자세; d 난이도를 낮춤: 네발기기; e 난이도를 높임: 체중 지지의 발을 교대로 발등굽힘과 발바닥굽힘한다; f 폼 롤러를 이용한다.

5.2.17 Side Bend (■그림 5.37)

■ **시작 자세**
- 활동적인 시작 자세: 옆으로 앉는다.
- 지지 팔은 바닥 위에 올려놓고, 지지를 하지 않는 팔은 다리 위에 올려놓는다(■그림 5.37a).

■ **수행**
- 들숨을 쉰 후, 날숨을 하면서 골반을 들어올리고 가쪽 지지 자세로 움직인다(side plank); 어깨는 지지하는 팔의 바로 위에 배치되어야 하고, 아래쪽 발의 가쪽면에 체중이 가해지도록 양 발을 수직으로 배치한다(■그림 5.37b).
- 들숨을 하면서 골반을 아래로 내리는데, 골반이 바닥에 닿아서는 안 된다(■그림 5.37c). 그리고 시선은 발 쪽을 쳐다본다.
- 날숨을 하면서, 골반을 들어올리고 위쪽 팔을 머리 위로 뻗는다. 팔, 몸통 및 다리는 일직선으로 배치되고, 시선은 바닥을 향한다(■그림 5.37d).
- 반복해 본다. 그런 다음,
- 앉은 자세를 취하고, 반대쪽으로 자세를 바꾼다.

5

■ **운동 범주**

■■ **전신 몸통: 복합 협응**

조점: 모든 자세에서 몸통 조절

구두 지시
- 발에서 머리까지 동적 긴장을 유지하도록 지시한다.
- 양 손과 양 발을 이용해 바닥으로부터 몸통을 들어올리도록 지시한다.

잘못된 운동 패턴
- 어깨를 올림한다.
- 골반을 들어올리기 어렵다.
- 전신의 신장이 부족해진다.

실수의 근원
- 닫힌사슬에서의 나쁜 정렬
- 척추 신장의 소실

해결: 난이도를 낮춤
- 아래팔로 지지하여 몸통을 옆굽힘한다(■그림 5.37e,f).

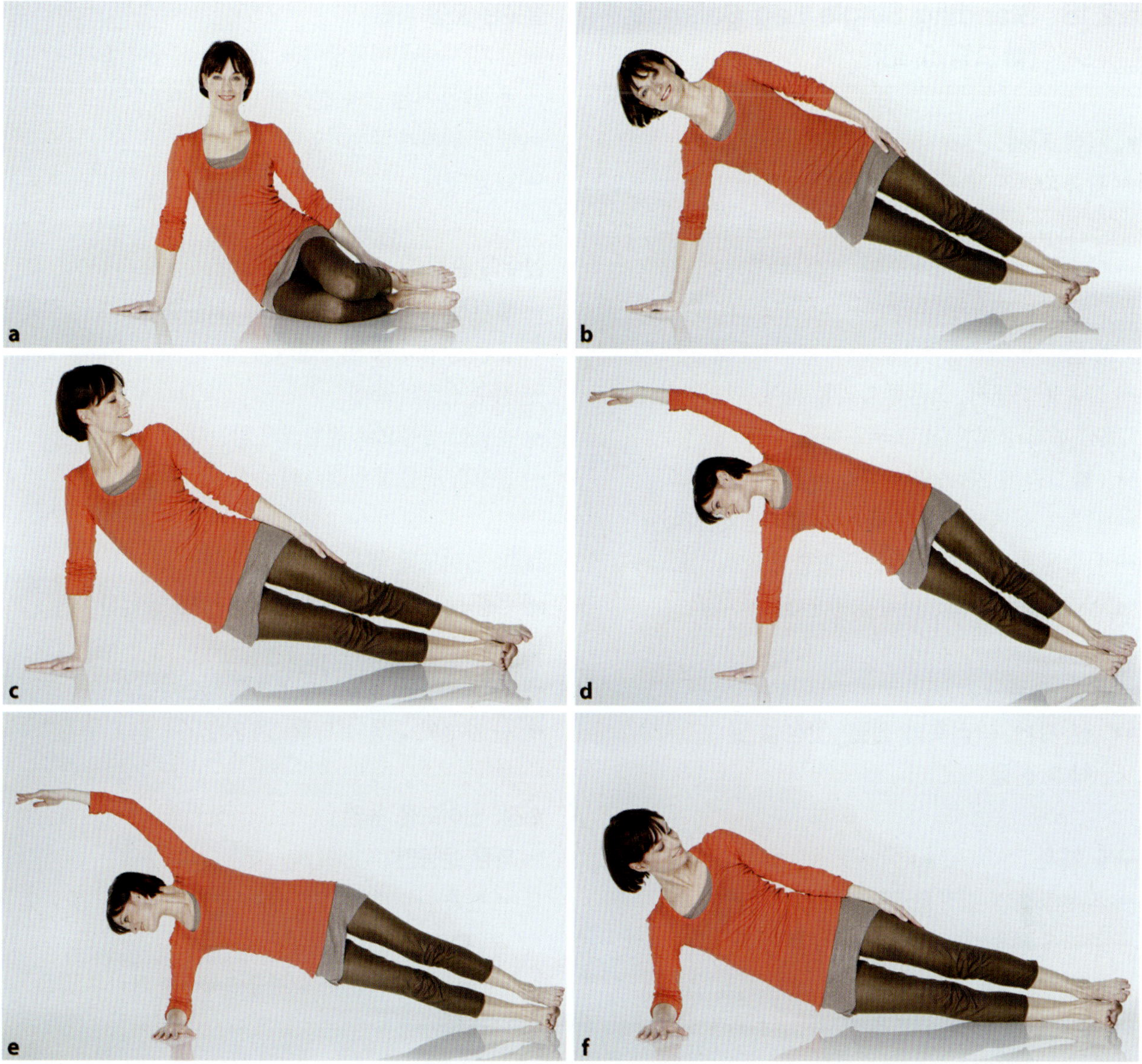

그림 5.37a–f Side Bend. a 시작 자세, b 옆으로 지지한 자세, c 들숨을 하면서, 골반을 내림한다; d 날숨을 하면서, 골반을 올림한다; e 난이도를 낮춤: 아래팔로 지지하면서, 골반을 들어 올린다; f 난이도를 낮춤: 아래팔로 지지하면서, 골반을 내림한다.

5.2.18 Standing Single Leg Balance (◘그림 5.38)

▪ 시작 자세

- 활동적인 시작 자세: 선 자세
- 양 발을 붙인다.
- 양 팔을 몸통 옆에 붙인다.

▪ 수행

- 들숨을 하면서, 오른쪽 다리를 들어, 엉덩관절을 90°까지 굽힌다. 그리고 허벅지 뒤쪽을 잡는다.
- (◘그림 5.38a)와 어깨를 이완한다.
- 날숨을 하면서 다리를 뻗는다(◘그림 5.38b).
- 들숨을 하면서 그 다리를 굽힌다.
- 여러 번 반복하고, 다리를 바꾼다.

▪ 운동 범주

▪▪ 선 자세: 다리축의 정렬, 안정성 및 척추 신장

구두 지시

- 척추의 동적 긴장을 유지하도록 지시한다.
- 중력을 거슬리고 움직이도록 지시한다.
- 바닥으로부터 신장이 커질 수 있도록 지시한다.
- 어깨를 펴고 내림하도록 지시한다.

잘못된 운동 패턴

- 서기 자세가 비대칭이고, 정렬과 신장이 좋지 못하다(기본 근육 길이의 소실).
- 발의 위치가 잘못되었다.
- 나쁜 균형

실수의 근원

- 열린사슬과 닫힌사슬에서의 나쁜 정렬
- 운동 동안 능동 안정성의 부족
- 척추 신장의 소실
- 운동이 몸통으로 전환되지 않는다.
- 균형과 반응성 안정성의 손상

해결: 난이도를 낮춤

- 무릎을 똑바로 뻗지 못하고, 다리를 굽힌 채로 유지한다.
- 양 팔을 어깨높이까지 옆으로 뻗는다.
- 선 자세의 균형(▶단락 5.1.20)

수정: 난이도를 높임

- **다른 운동면:**
  - 한쪽 다리를 옆으로 벌리고, 뻗는다 (◘그림 5.38c).
  - 불안정한 표면 위에 체중부하하는 다리의 발을 배치한다.

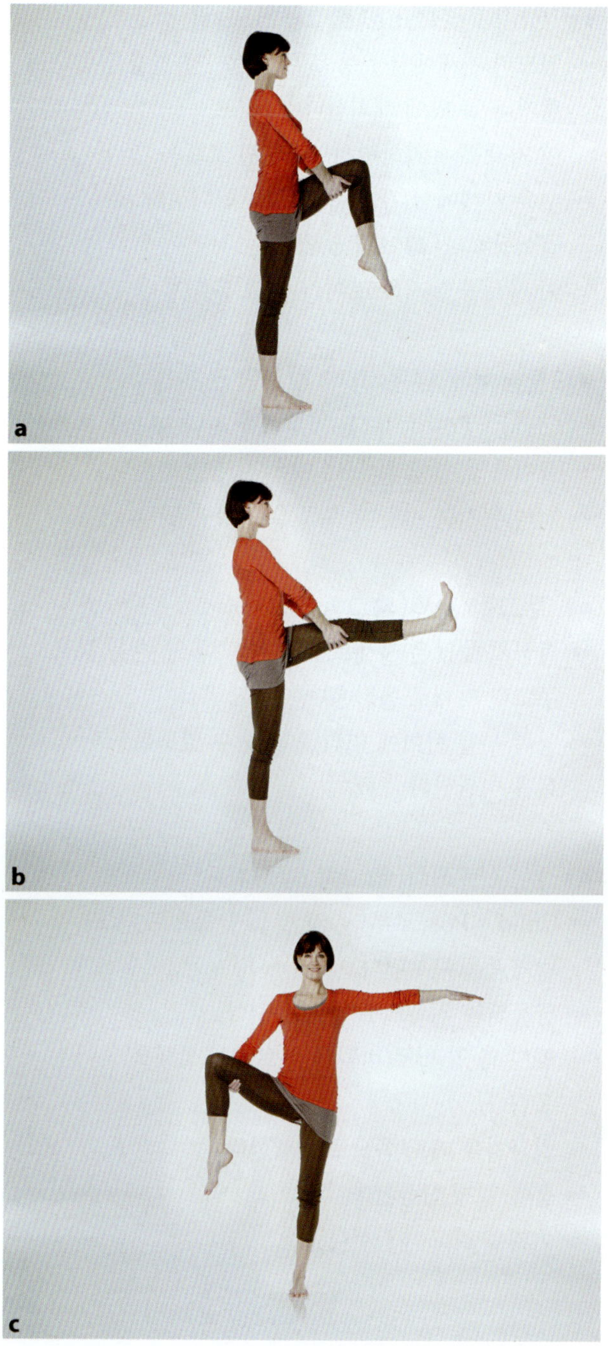

그림 5.38a–c Standing Single Leg Balance.
a 시작 자세, b 날숨을 하면서, 다리를 뻗는다;
c 다른 운동면: 다리를 벌림하고, 쭉 뻗는다.

5.3 전환 (Transitions) 과 스트레치 (Stretches)

5.3.1 전환 (◘그림 5.39)

Pilates는 "**흐름 운동**(flow movement)"을 요구했고, 강의 동안, 운동은 흐름을 가지고 있어야 한다. 각 운동들은 다른 운동으로 자연스럽게 전환되어야 한다. 협응에 도전하는 과제의 수행은 초점과 수업을 개발할 뿐만 아니라, 일상의 운동 기술에 도움이 된다(Gottlob 2001, p164).

전문가들은 일상의 자세와 신체 조직을 더 좋게 변화시키기 위해, 움직임(처음에는 의식적으로 수행하다가 나중에는 무의식적으로 수행하는)을 효율적으로 수행하는 전략 개발을 배운다.

현대의 필라테스는 개인의 창조성을 거의 제한하지 않는다(Halprin 1997).

▪ 전환 자세(◘그림 5.39)

다음의 자세들이나 운동은 유용한 **전환**을 만들어내는데 이용될 수 있다:

- 앉은 자세에서 엎드린 자세
- 엎드린 자세에서 선 자세
- 선 자세에서 누운 자세
- 엎드린 자세에서 옆으로 누운 자세
- "전환과 전환 사이"(전환의 설명은 아래에서 발견된다).

▪▪ Child's Pose(◘그림 5.39a)

- 엎드린 자세에서 운동을 한 다음, 양 팔을 앞쪽으로 뻗거나 몸 옆에 배치한다. 그리고 이 자세를 유지하면서, 여러 번 호흡을 한다.
- 누운 자세에서 가슴 쪽으로 양쪽 다리를 끌어당긴다(◘그림 5.39에는 사진이 없다). 이 자세를 유지하고 여러 번 호흡을 한다.

▪▪ 발꿈치에 앉은 자세(◘그림 5.39b)

- Child's Pose로부터, 척추뼈를 하나하나씩 들어올려, 발꿈치 위에 앉은 자세를 취한다.
- 발의 위치를 바꾼다; 발등을 바닥에 댄다.

▪▪ 쭈그린 자세(◘그림 5.39c)

- 발꿈치에 앉은 자세로부터, 바닥에 양 손을 짚고 쭈그린 자세로 올라온다.
- 양쪽 무릎 사이에 머리를 넣을 수 있도록, 목을 이완한다.

▪▪ V-스트레치(◘그림 5.39d)

- Child's Pose로부터, 양 팔을 앞쪽으로 뻗고, 발가락을 구부린다.
- 궁둥뼈를 위쪽으로 들어 올린다.
- 양 손과 양 발로 바닥을 누르면서 상체를 들어 올린다.
- 발꿈치를 매트 쪽으로 내림한다.
- 등을 길게 신장한다.
- 어깨를 펴고 내림한다.

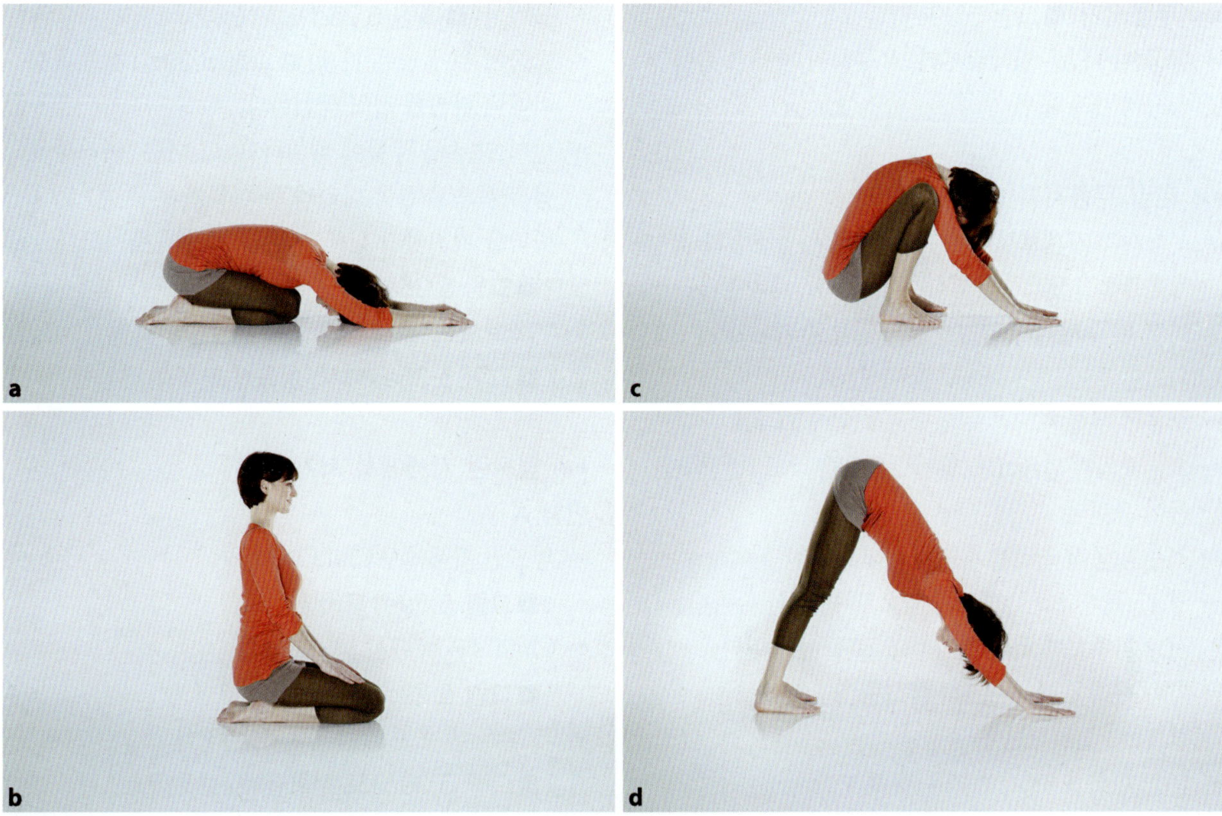

■ **그림 5.39a–h** 자세 a Child' pose, b 발꿈치에 앉은 자세, c 쭈그린 자세, d "V" 스트레치.

▪▪ 무릎서기(◘그림 5.39e)

- 발꿈치에 앉은 자세로부터, 무릎서기 자세로 몸을 일으켜 세운다.

▪▪ 한발 무릎서기(◘그림 5.39f)

- 무릎서기 자세로부터, 왼쪽 다리의 엉덩관절과 무릎관절을 90° 로 굽힘하여 앞쪽으로 배치한다. 이때 왼쪽 다리가 엉덩관절과 일직선 되게 배치 되어야 한다.
- 오른쪽 무릎은 오른쪽 엉덩관절 밑에 그대로 둔다.
- 오른발의 두덩(ball)/발가락을 구부리고, 발꿈치를 들어 올린다.
- 척추의 동적 긴장을 유지하는데 집중한다.
- 양 팔을 바닥과 수평하게 옆으로 뻗거나, 손바닥을 서로 마주보게 하여 천장 쪽으로 들어 올린다.
- 양쪽 다리를 쭉 뻗은 후(◘그림 5.39g), 한 번 더 굽힘한다.
- 10회 반복을 하고, 다리를 바꾼다.

❗ 무릎관절에 문제가 있다면, 무릎서기 보다는 서기 자세에서 시작을 한다. 운동은 통증이 발생하지 않는 범위내에서 수행되어야 한다.

▪▪ 마운틴 자세 (Vad V(2004), ◘그림 5.39h)

- 운동 사이를 재조절하고 재구성하기 위해, 누운 자세를 취한다.
- 들숨을 하면서, 양 팔을 머리 위로 올린다. 이때 양 발은 발등굽힘된다(가능하면 여러분 스스로 척추를 신장한다).
- 날숨을 하면서, 양 팔을 골반 옆으로 다시 가져가고(Shoulder Drop, ▶단락 5.1.3), 발목을 발바닥굽힘한다.

▪ 추천 운동 순서

▪▪ 앉은 자세에서 엎드린 자세

- "Mermaid", "Spine Stretch", "Twist" 등은 수행하는 앉은 자세에서, 궁둥뼈 뒤쪽으로 약간 구른 후, "Seated Balance Position"으로 가기 위해 한쪽 다리를 들어올린 다음, 다른쪽 다리도 들어 올린다(◘그림 5.25d).
- 발꿈치 위에 앉은 자세(◘그림 5.39b)처럼 몸통 아래에 다리를 접어 배치한다.
- 먼저 양 손을 무릎에 배치하고, 그 다음, 여러분이 몸 뒤쪽으로 한쪽 다리씩 두 다리를 뻗을 때, 바닥을 지지하기 위해 양 손을 바닥에 배치한다 (◘그림 5.36a).
- V 스트레치(◘그림 5.39d)나 팔굽혀 펴기 자세 (◘그림 5.36a)에서, 엎드린 자세로 전환한다.

▪▪ 엎드린 자세에서 서기 자세

변형 A

- 엎드린 자세에서 Child' s Pose (◘그림 5.39a)로 전환한다.
- Child' s Pose에서 V 스트레치 (◘그림 5.39d)로 전환한다.
- 두 발을 손 쪽으로 움직여서, 완전한 쭈그린 자세 (◘그림 5.39c)로 전환한다.
- 척추뼈를 하나하나씩 들어올려, 쭈그린 자세에서 선 자세(◘그림 5.19b)로 전환한다.
- **난이도를 증가시킨다:**
  - 선 자세에서 몸을 아래쪽으로 숙이고, 팔굽혀 펴기 자세(◘그림 5.36a)로 전환하기 위해 손을 앞쪽으로 이동시킨다. 팔굽혀 펴기 자세에서, 양 손을 다시 발 쪽으로 이동시킨 후 선 자세로 전환한다. 이런 동작을 3-5회 반복한다.

변형 B

- 엎드린 자세에서 Child' s Pose(◘그림 5.39a)로 움직인다.
- 척추뼈를 하나하나씩 들어올려 발꿈치 위에 앉은 자세(◘그림 5.39b)로 전환한다.
- 이 자세에서, 무릎서기 자세(◘그림 5.39e)로 전환한다.
- 무릎서기 자세에서 한 발을 앞쪽으로 이동시켜 한발 무릎서기(◘그림 5.39f)로 전환한다.
- 오른쪽 다리로 10-15회 반복한다.
- 다리를 바꾸기 위해 무릎을 꿇고, 왼쪽 다리로 10-15회 반복한다.
- 양쪽 다리를 붙이고, 일어서서 선 자세를 취한다.

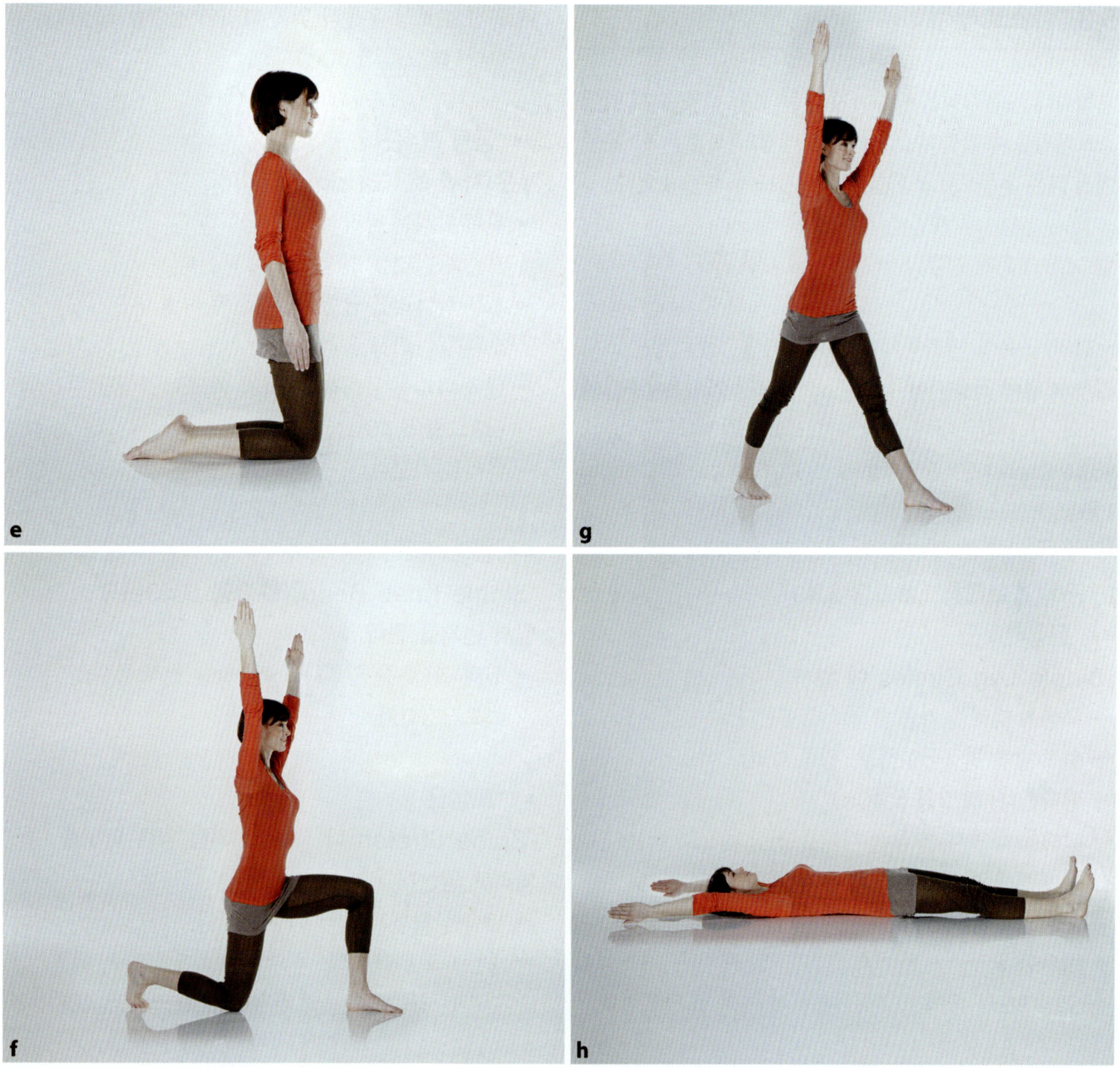

■ 그림 5.39a-h **자세** (계속). e 무릎서기(high kneeling), f 한발 무릎서기(Single Knee-Bend); g 양 다리 뻗기, h 마운틴 자세(Mountain Pose).

■■ 선 자세에서 누운 자세

- 척추뼈를 하나하나씩 아래로 굽힌다 (■ 그림 5.39b)
- 쭈그린 자세(■ 그림 5.39c)
- 앉은 자세로 돌아오고, 절반만 척추를 아래쪽으로 굽힌다(■ 그림 5.9d)

5.3.2 스트레치

필라테스 움직임을 방해하지 않는다면, 운동 순서 안에 스트레칭을 통합할 수 있다. 스트레칭의 목적은 한 운동에서 다른 운동으로 조화롭게 넘어가도록 하는데 있다.

❗ 스트레치가 전환의 한 방법으로 이용된다.

만약 근육이 명확하게 **단축**되었다면, 집중적인 스트레칭 기법이 적용되어야 한다. 스트레칭 기법은 1주일에 2-3회 실시되는 것이 이상적이고 효율적이다(Weineck 2010; Knebel 2005; Martins 1997; Egoscue와 Gittines 1999).

5

- **근육 스트레칭** (◘그림 5.40).

■■ 뒤넙다리근

"Single Leg Circles"에 앞서:

- 오른쪽 다리를 가슴 쪽으로 굽힌다.
- 왼쪽 발을 발등굽힘하고, 왼쪽 다리로 매트를 압박한다(◘그림 5.40a).
- 날숨을 하면서, 오른쪽 다리를 천장 쪽으로 뻗는다. 이때 발을 발등굽힘한 채 유지한다 (◘그림 5.40b).
- 이완한다.
- 코어밴드나 테라밴드를 이용하여 여러 번 반복한다.

■■ 넙다리네갈래근

엎드린 자세:

- 한 발을 잡는다.
- 발등으로 손을 압박한다.
- 무릎을 들어올리고 골반과 두덩뼈로 매트를 압박한다 (▶단락 4.3, Prone Knee Bend, ◘그림 4.26).

옆으로 누운 자세(예, "Side Kicks" 이후):

- 골반을 정렬하고 앞쪽으로 압박한다.
- 아래쪽 다리를 가슴 쪽으로 굽힌다.
- 위쪽 손으로 위쪽 다리의 발목 부위를 잡고, 그 다리를 궁둥이 쪽으로 끌어당긴다. 이때 바닥과 나란하게 한다. 무릎을 엉덩관절 뒤쪽으로 가져간다.
- 골반의 보상 운동과 위쪽 다리의 정렬을 확인해야 한다(◘그림 5.40c).

■■ 궁둥구멍근

누운 자세(예, "Bridging" 이후)

- 왼쪽 다리는 바닥 위에서 굽힘하고, 오른쪽 다리는 천장 쪽으로 뻗는다.
- 오른쪽 다리를 굽힘한 후, 왼쪽 허벅지에 오른쪽 다리를 올려놓는다.
- 왼쪽 다리를 들어올려, 몸통 쪽으로 끌어당긴다 (◘그림 5.40d).
- 다리를 바꾼다.

■■ 엉덩허리근

"Single Knee Bend"(◘그림 5.40e)에 앞서 런지를 한다:

- 선택: 양 손을 연결하고, 양 팔을 천장 쪽으로 스트레칭한다.

■■ 모음근

"Spine Stretch"나 "Twsit"처럼 양쪽 다리를 벌리고 앉는다:

- 날숨을 하면서 동적 신장을 한다.
- 중심으로부터, 오른쪽 다리를 오른쪽으로, 왼쪽 다리를 왼쪽으로 스트레칭한다(◘그림 5.40f).

■■ 팔이음뼈

선 자세에서 등 뒤로 양 손을 잡는다:

- 상체를 앞쪽으로 숙인다(몸통 굽힘).
- 양 손을 천장 쪽으로 뻗고, 날숨을 하면서 스트레칭한다(◘그림 5.40g).
- 엎드린 자세에서 운동을 마무리할 때: 몸 뒤쪽에서 양 손을 잡는다. 이때 엄지는 궁둥이 쪽을 향한다. 양 손을 부드럽게 천장 쪽으로 당긴다.

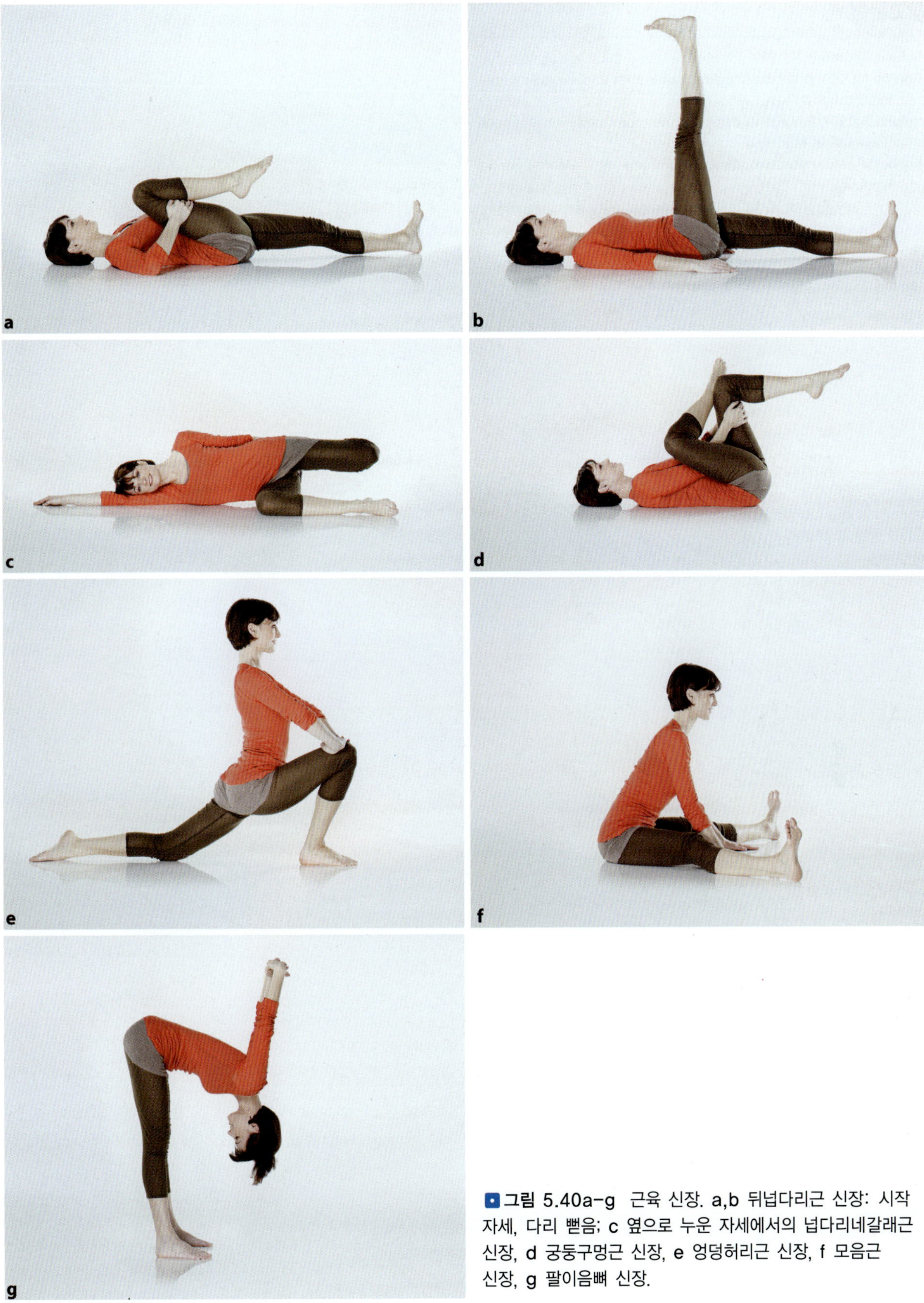

그림 5.40a-g 근육 신장. a,b 뒤넙다리근 신장: 시작 자세, 다리 뻗음; c 옆으로 누운 자세에서의 넙다리네갈래근 신장, d 궁둥구멍근 신장, e 엉덩허리근 신장, f 모음근 신장, g 팔이음뼈 신장.

참고문헌

Egoscue P, Gittines R (1999) Schmerzfrei Leben. Beust Verlag, München

Gottlob A (2001) Differenziertes Krafttraining mit Schwerpunkt Wirbelsäule. Urban & Fischer, München

Halprin A (1997) Bewegungsritual – Tänzerische Meditationsübungen. Hugendubel, München

Knebel KP (2005) Muskelcoaching: Top in Form mit Stretching. Rororo, Hamburg

Martins P (1997) New York City Ballet Workout: Fifty stretches and exercises anyone can do for a strong, graceful and sculpted body. William Morrow and Company Inc., New York

Weineck J (2010) Optimales Training. Spitta Verlag, Balingen

강좌별 프로그램

Verena Geweniger, Alexander Bohlander

6.1 필라테스 매트 프로그램: 초급자 - 156

6.2 필라테스 매트 프로그램: 중급자 - 161

6.3 필라테스 매트 프로그램: 고급자 - 166

6.4 운동 순서: 폼 롤러를 이용한 필라테스 - 172

6.5 튼튼한 척추를 위한 필라테스 매트 프로그램 - 180

6.6 남성을 위한 필라테스 매트 프로그램 - 187

6.7 임산부를 위한 필라테스 매트 프로그램 - 196

6.8 골다공증을 위한 필라테스 매트 프로그램 - 201

6.9 필라테스 운동과 기능적 그룹 - 206

참고문헌 - 207

"안전이 최우선"이라는 법칙은 예방 분야의 집단 수업에도 적용된다.

- **운동의 선택**은 수행 수준에 맞게 적절해야 한다.
- 경험이 없는 참가자는 간결하고 명확한 지시를 통해 조심스럽게 가이드되어야 한다.

신체 능력(physical competence)은 개인의 경험과 자가 인식을 통해서만 개발될 수 있기 때문에, 1주에 1번 하는 운동은 적절하지 못하다. 1주에 2번 이하의 운동은 근력, 지구력 및 민첩성을 제대로 향상시킬 수 없을 것이다(Van Wingerden 1998, p296).

! 필라테스 매트 훈련은 1시간 동안 전신을 훈련시키는 재미있고, 집중적인 운동을 제공할 뿐만 아니라, 가정에서도 훈련할 수 있게 만드는 아이디어와 동기 부여를 제공한다.

다음 장들은 앞에서 설명된 운동범주의 강좌를 보여주는 예제로서 운동의 선택과 순서를 제시하고 있다 (▶단락 4.1.1) (▶**개요 6.1**).

개요 6.1 필라테스 매트 훈련 순서

- 매트 프로그램(초급자) (▶단락 6.1)
- 매트 프로그램(중급자) (▶단락 6.2)
- 매트 프로그램(고급자) (▶단락 6.3)
- 폼 롤러를 이용한 운동(▶단락 6.4)
- 튼튼한 척추를 위한 매트 프로그램(▶단락 6.5)
- 남성을 위한 매트 프로그램(▶단락 6.6)
- 임산부를 위한 매트 프로그램(▶단락 6.7)
- 골다공증을 위한 매트 프로그램(▶단락 6.8)

6.1 필라테스 매트 프로그램: 초급자

초급자들은 필라테스 용어와 강사의 지시에 친숙해져야 할 것이다. **초급자를 위한 운동**의 목적은 다음과 같다 (▶**개요 6.2**):

- 몸통 안정성 향상
- 척추 가동성 향상

초급자를 가르칠 때, 강사들이 어려워하는 일 중의 하나는 적절한 지시를 언제 제공해야 하는가이다.

개요 6.2 필라테스 매트 프로그램: 초급자

운동	장	그림
누운 자세		
Mountain Pose	▶단락 5.3.1	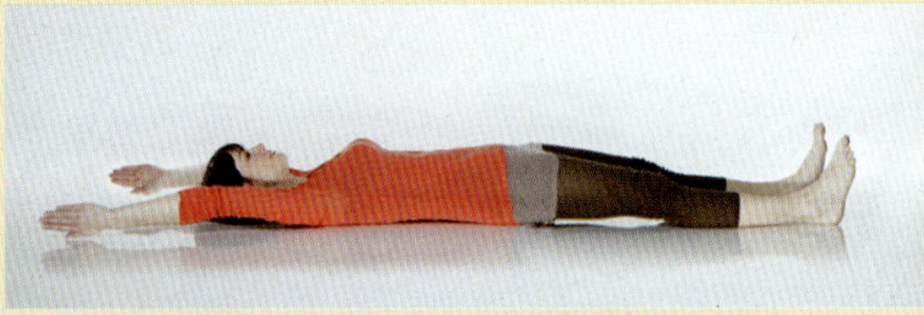
Breathing	▶단락 5.1.1	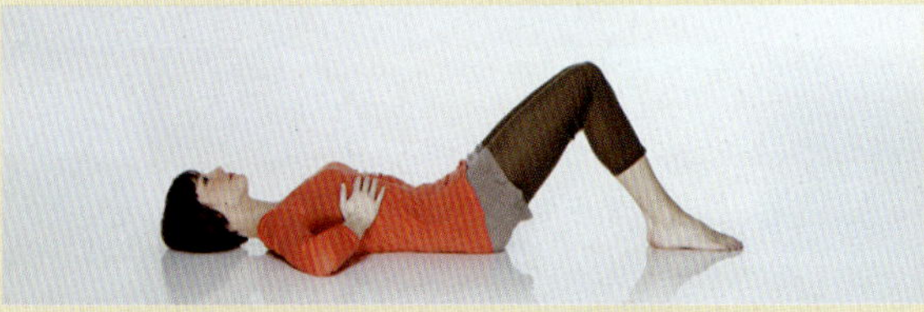
Pelvic Clock	▶단락 5.1.2	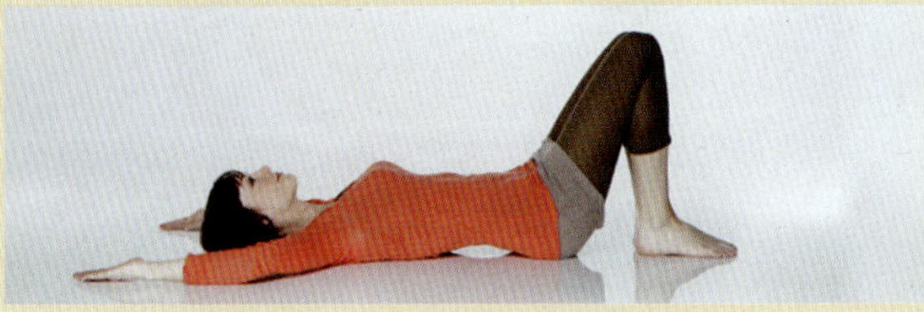

운동	장	그림
Shoulder Drops	▶단락 5.1.3	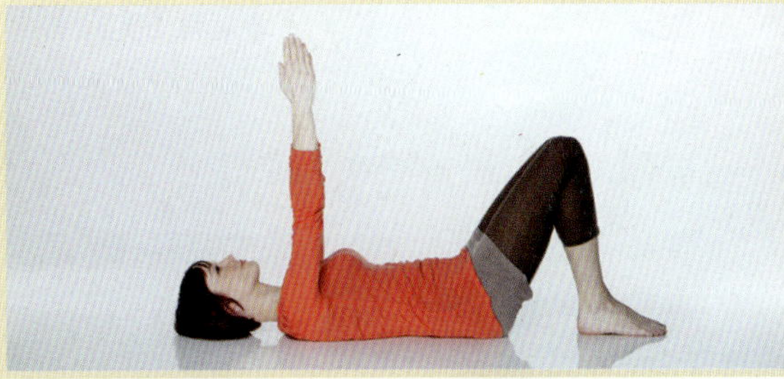
Arm Arcs		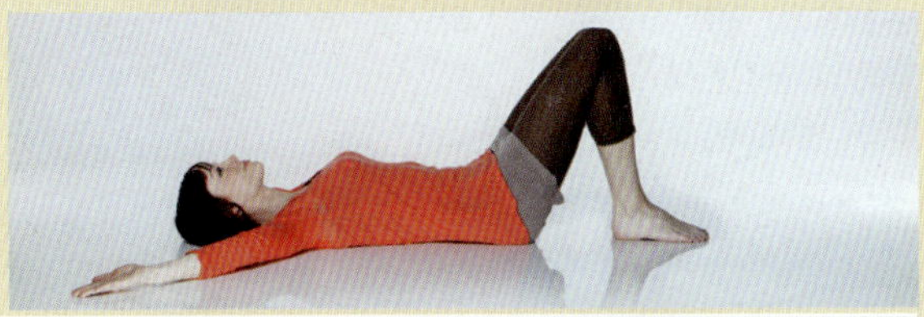
Windmill		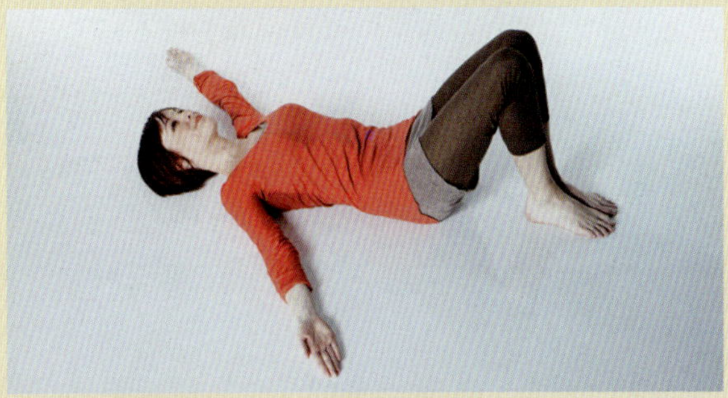
Chest Lift	▶단락 5.1.4	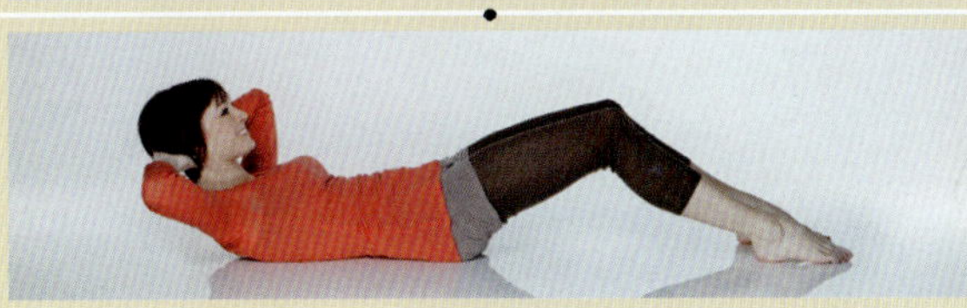
Assisted Roll Up/ Roll Down	▶단락 5.1.9	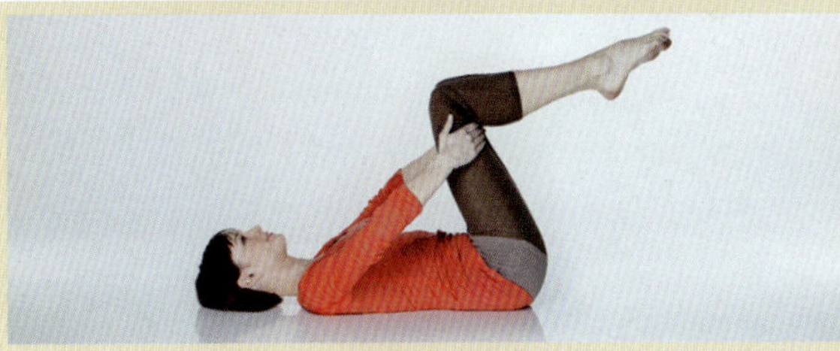 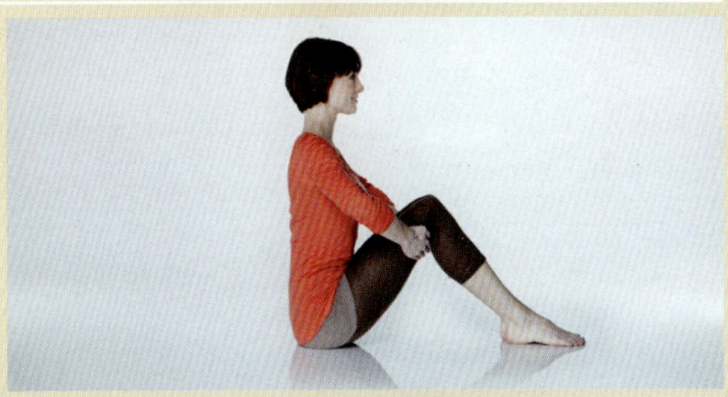
Dead Bug: 낮은 난이도: "Femur Arcs"와 "Leg Lowers"	▶단락 5.1.5	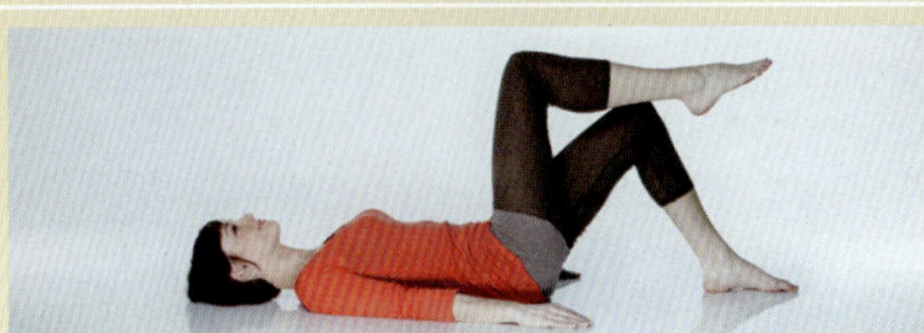

운동	장	그림
Dead Bug	▶단락 5.1.5	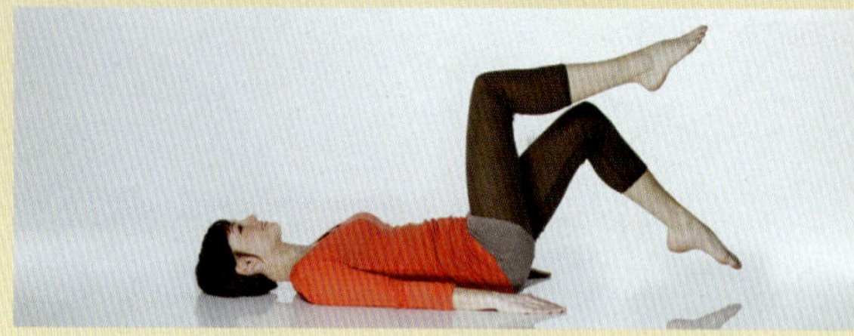
Side to Side 스트레치: 양쪽 다리를 천장 쪽으로 뻗었다 굽힌다. 여러 번 반복한다. 그런 다음 양 발을 하나씩 바닥에 내려놓는다.	▶단락 5.1.6	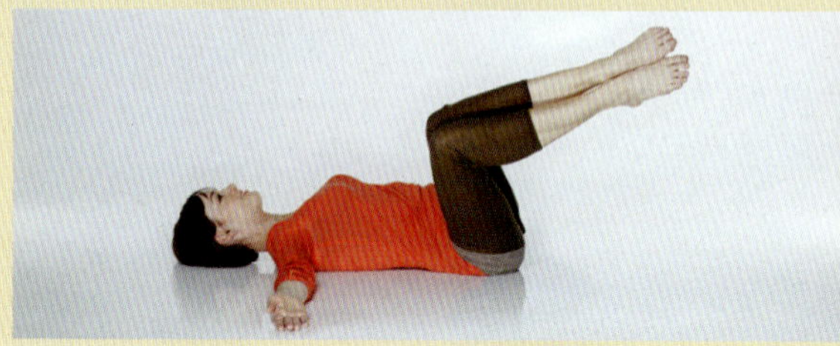
Bridging I	▶단락 5.1.7	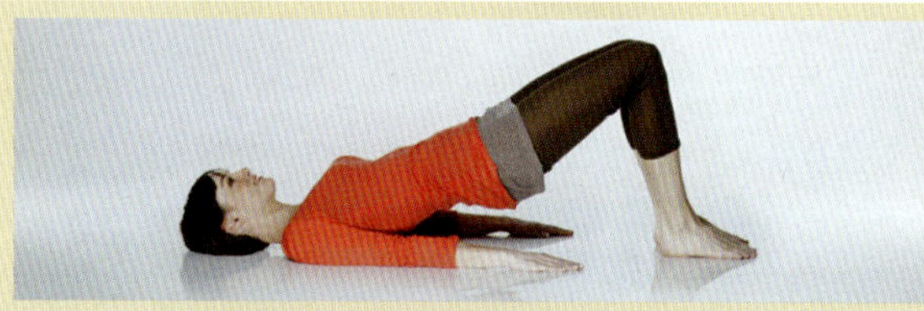
Book Opening	▶단락 5.1.10	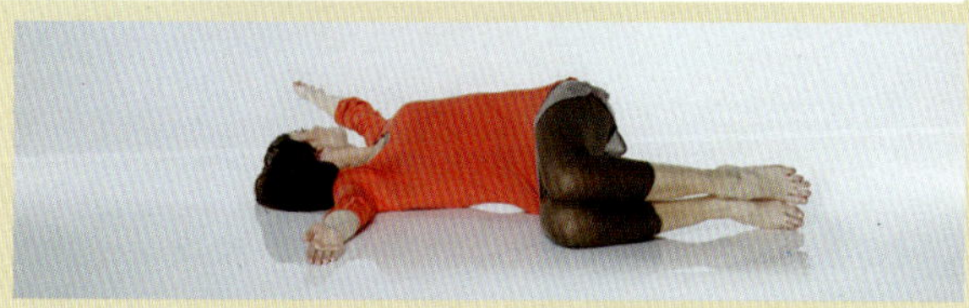
Stretch	▶단락 5.1.10	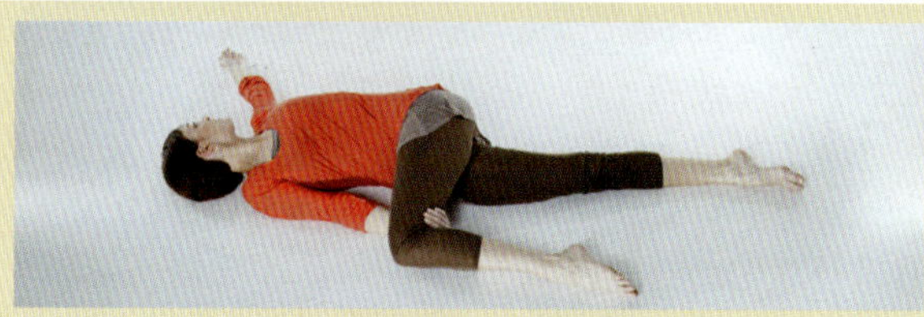
Side Kick Series	▶단락 5.1.11	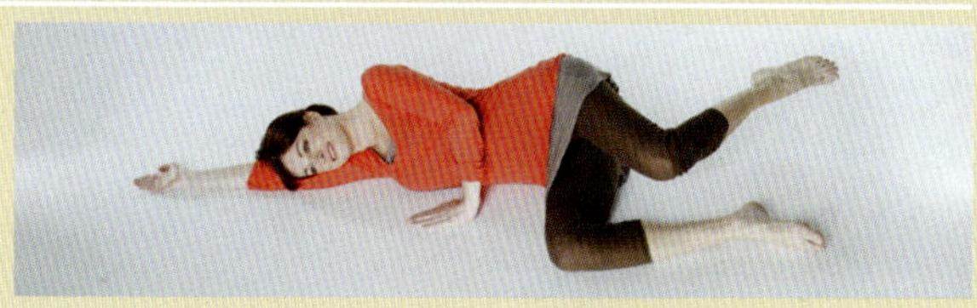
Mountain Pose를 통해 왼쪽으로 옆으로 누운 자세로 전환(5.3.1); 그런 다음 Assisted Roll Up(5.1)를 통해 앉은 자세로 전환;		
Spine Stretch I 또는	▶단락 5.1.13	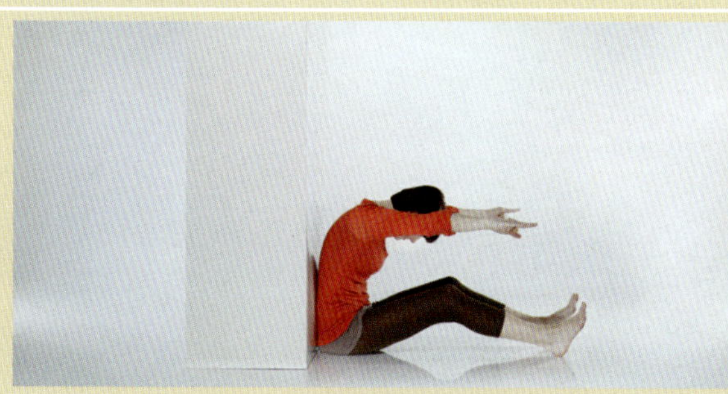

운동	장	그림
Spine Stretch II	▶단락 5.2.10	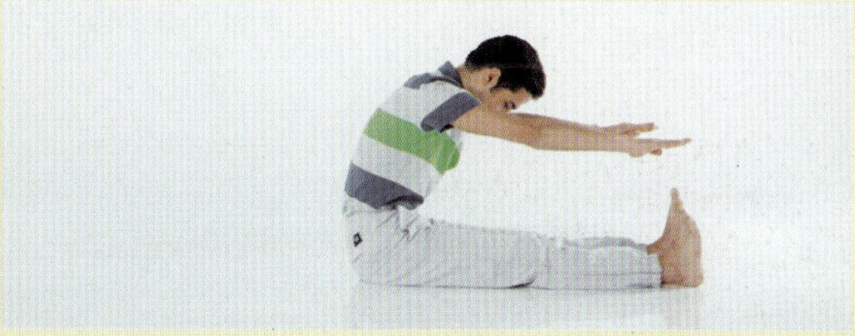
Mermaid I	▶단락 5.1.14	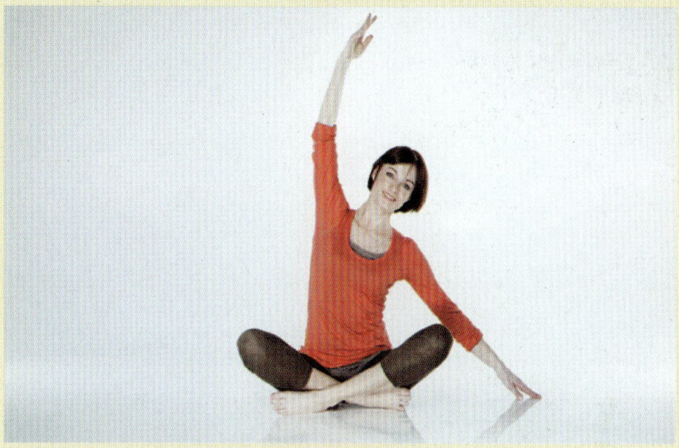
Side Lift right/left	▶단락 5.1.12	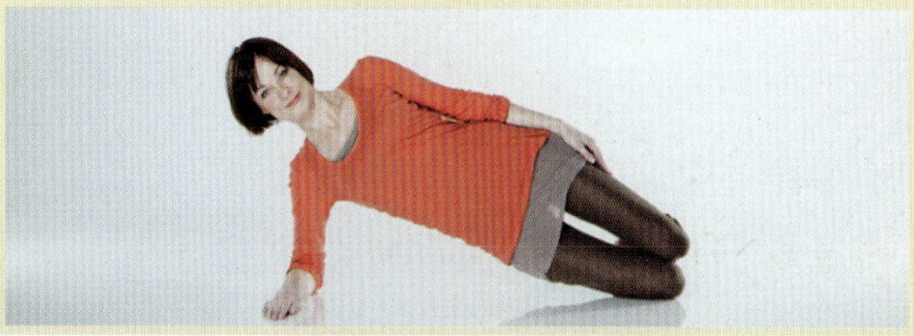
엎드린 자세로 전환		
Seated Balance Position	▶단락 5.2.5	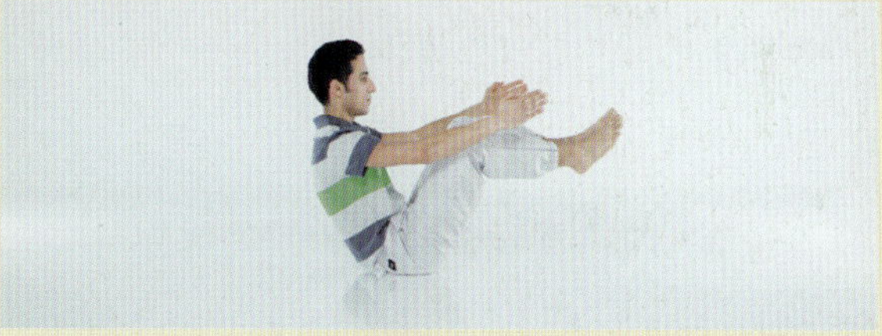
Seated On Heels	▶단락 5.3.1	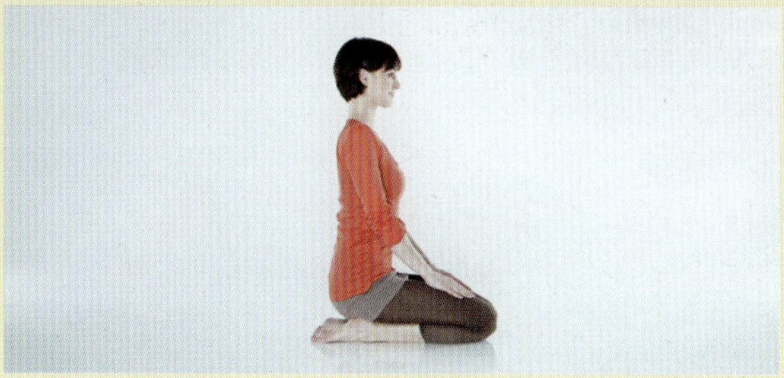
엎드린 자세로 전환하여, Push Up Position		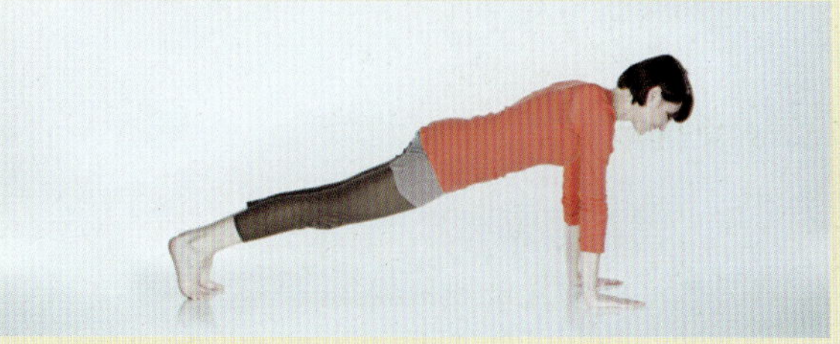

운동	장	그림
Scarecrow	▶단락 5.1.15	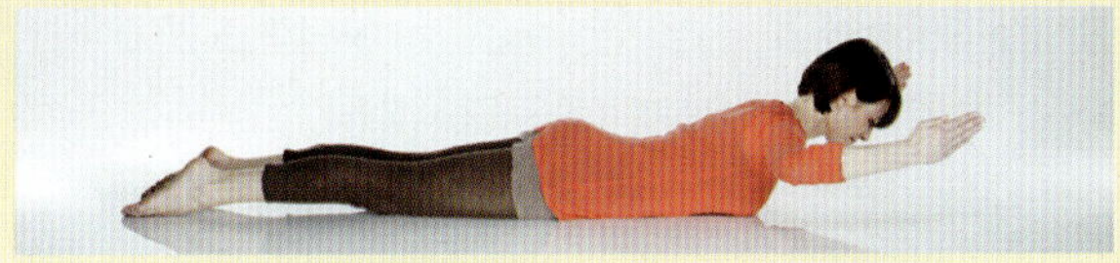
Dart 양 손을 몸통 옆에 붙인다.	▶단락 5.1.17	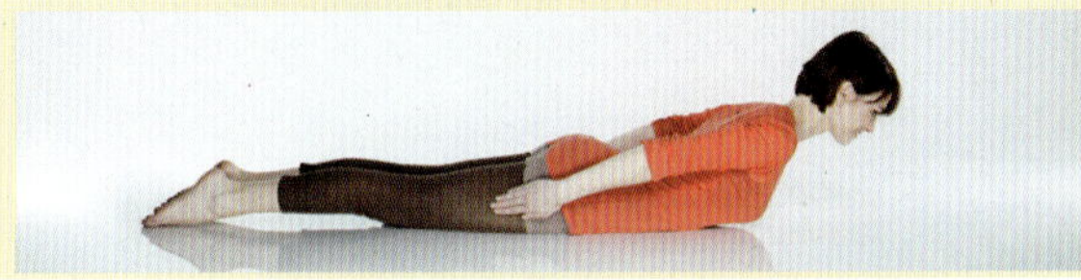
Quadruped	▶단락 5.1.18	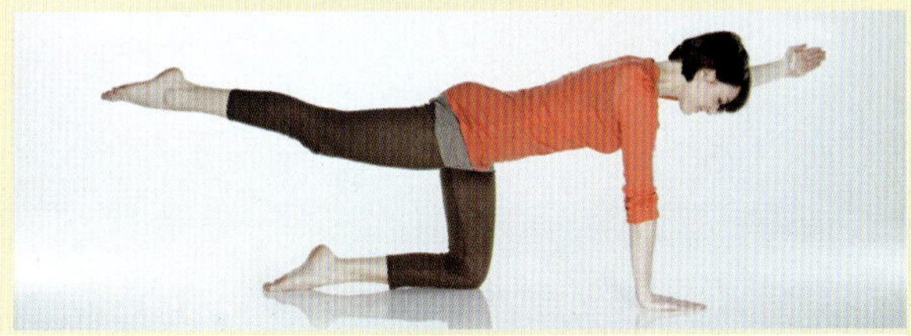
		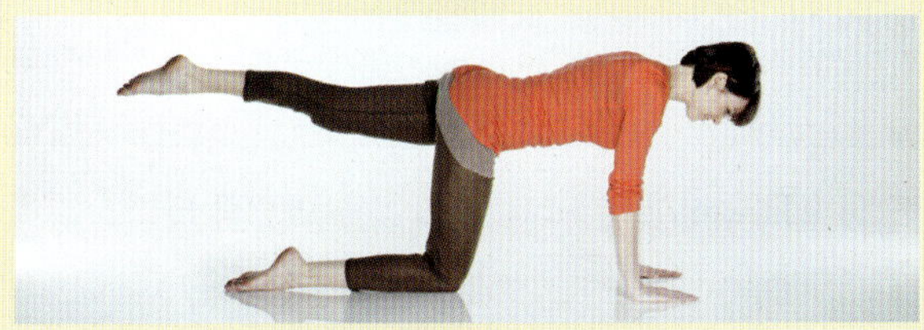
선 자세로 전환		
Child's Pose	▶단락 5.3.1	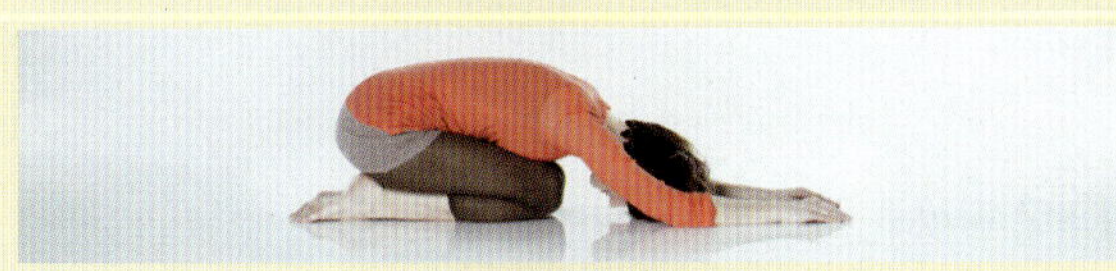
Squatting		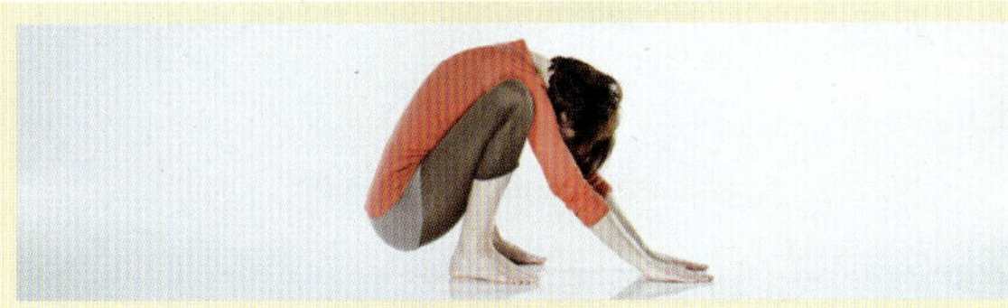
Standing Roll Up/ Roll Down	▶단락 5.1.19	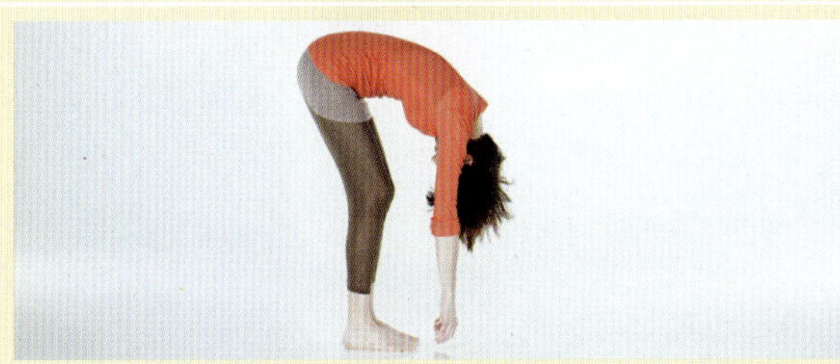
Standing Balance	▶단락 5.1.20	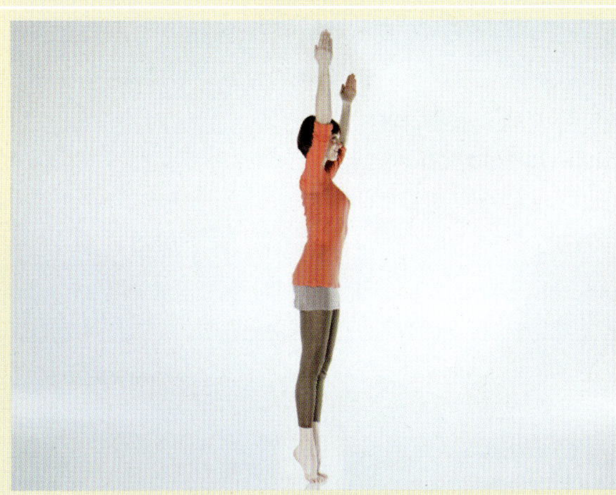

6.2 필라테스 매트 프로그램: 중급자

참가자는 기본 운동과 용어에 익숙해야 하고, 기본 필라테스 기술을 완전히 익혀야 한다. 필라테스 운동들은 중급자 수준으로 **수정**(높은 난이도)될 수 있다. 복잡한 운동과 반대 움직임이 신체 조절과 몸통 안정성을 더욱 증가시킨다(▶**개요 6.3**).

개요 6.3 필라테스 매트 프로그램: 중급자

운동	장	그림
누운 자세		
Mountain Pose	▶단락 5.3.1	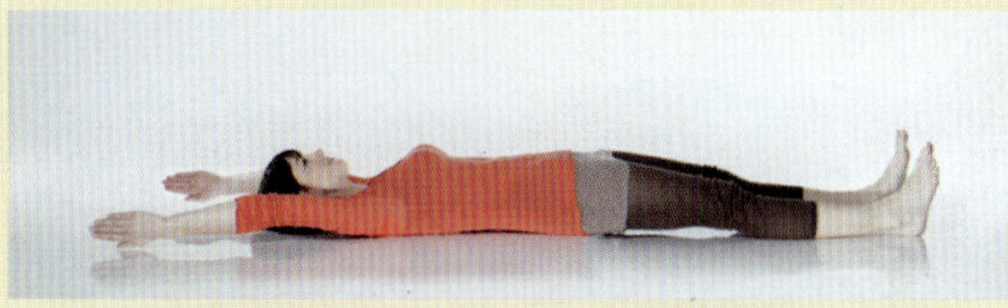
Chest Lift	▶단락 5.1.4	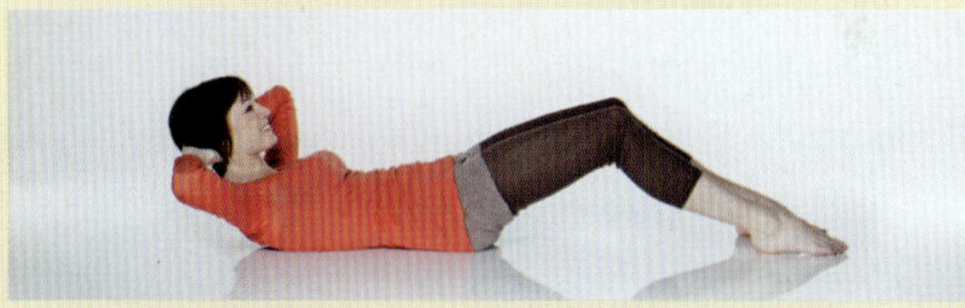
난이도를 높임		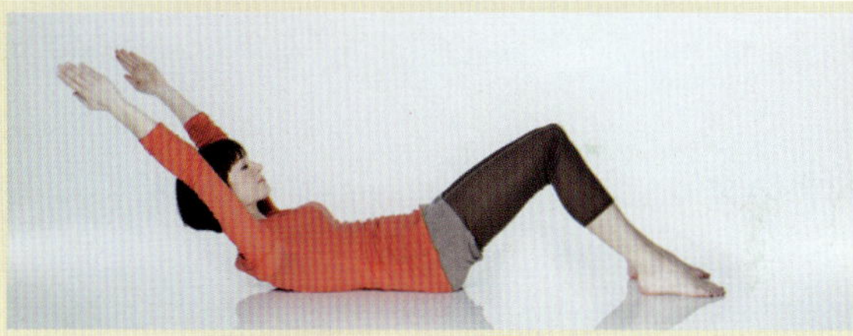
Assisted Roll Up to Sitting	▶단락 5.1.9	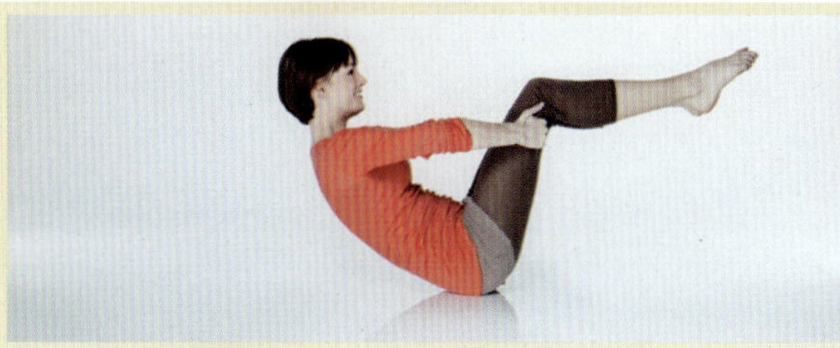
Half Roll Down	▶단락 5.1.9	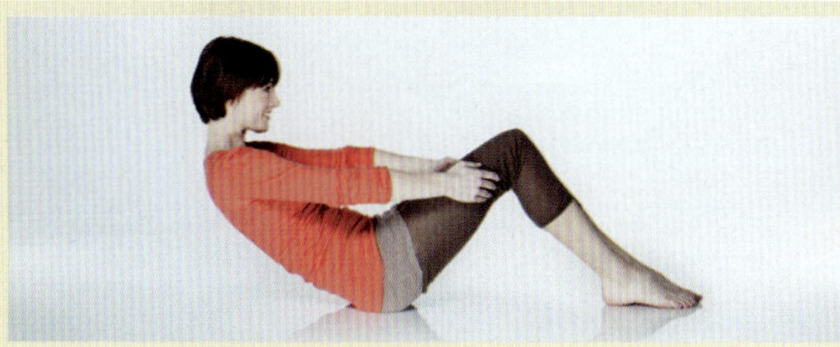
Dead Bug: 높은 난이도	▶단락 5.1.5	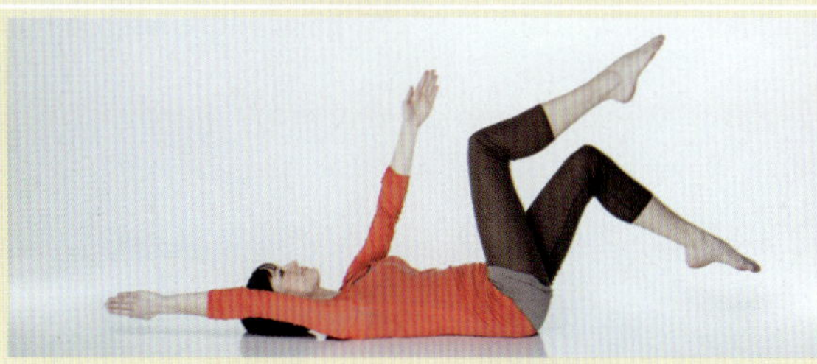

운동	장	그림
Hundred: 낮은 난이도	▶단락 5.2.1	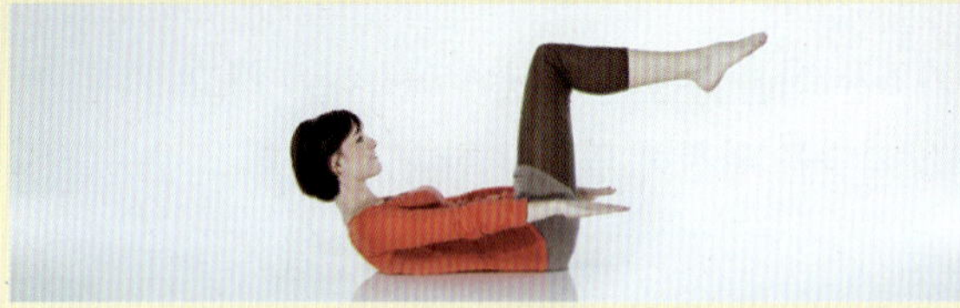
Side to Side: 높은 난이도	▶단락 5.1.6	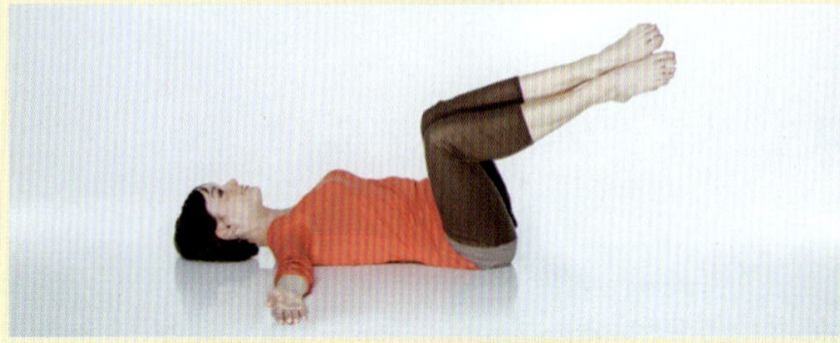
Bridging Ⅰ: 팔운동을 이용한 높은 난이도	▶단락 5.1.7	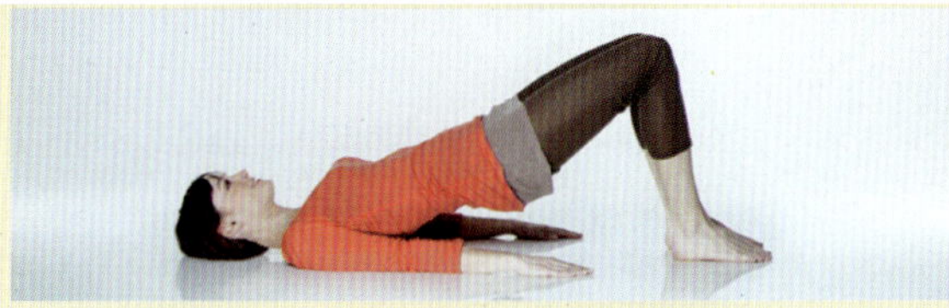
Bridging Ⅰ: 안정화	▶단락 5.1.7	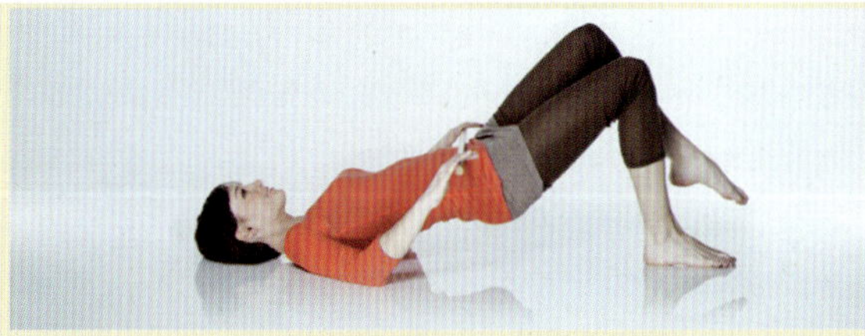
Roll Over Ⅰ	▶단락 5.1.8	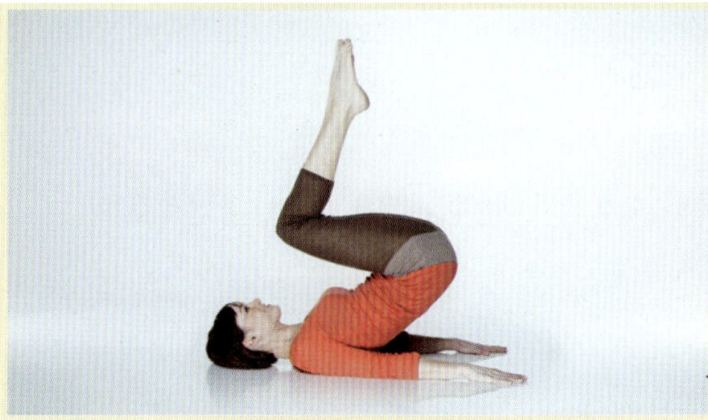
Hamstrings Stretch	▶단락 5.3.2	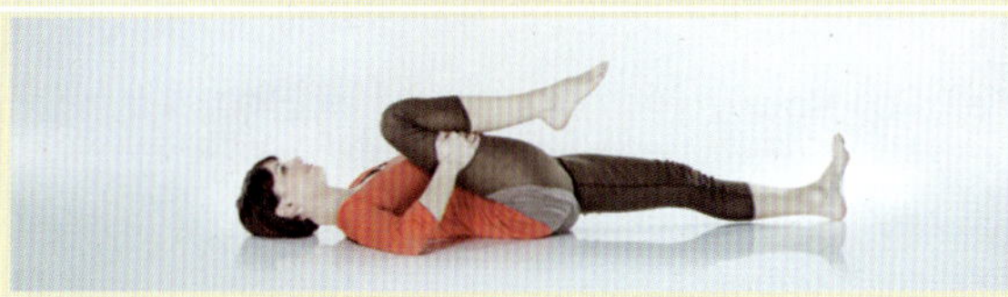
Single Leg Circles	▶단락 5.2.4	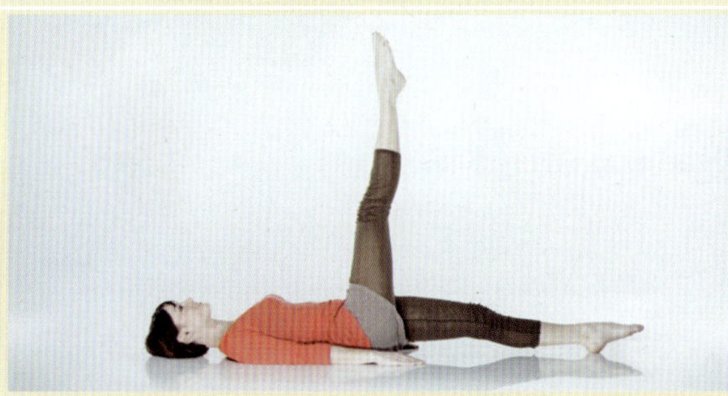

운동	장	그림
Single Leg Stretch	▶단락 5.2.6	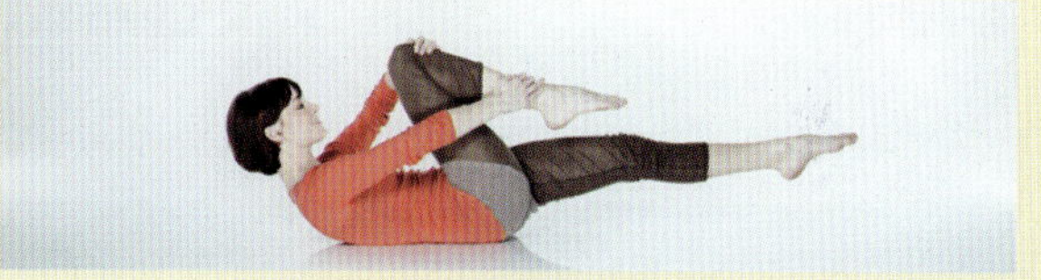
Criss-Cross: 낮은 난이도 옆으로 누운 자세로 전환	▶단락 5.2.7	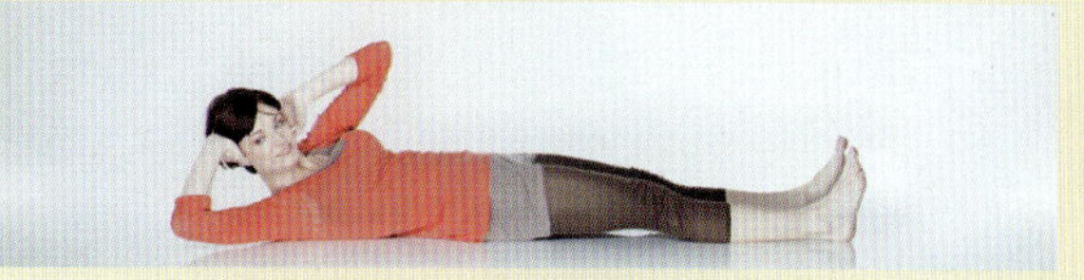
Book Opening	▶단락 5.1.10	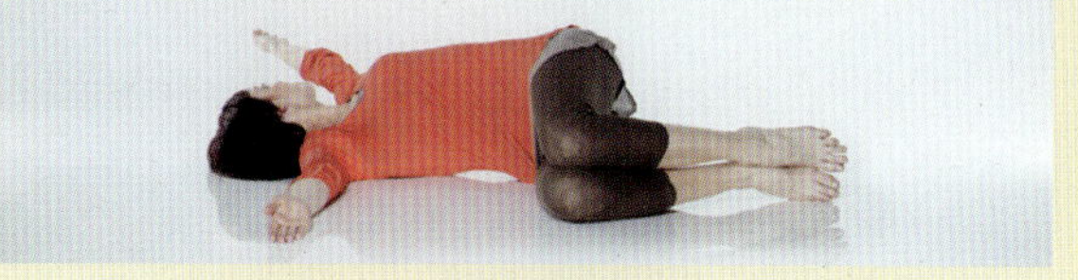
Stretch	▶단락 5.1.10	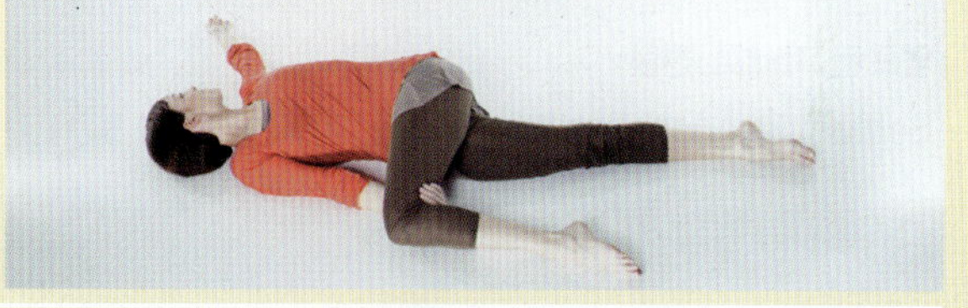
Side Kick Series: 높은 난이도	▶단락 5.1.11	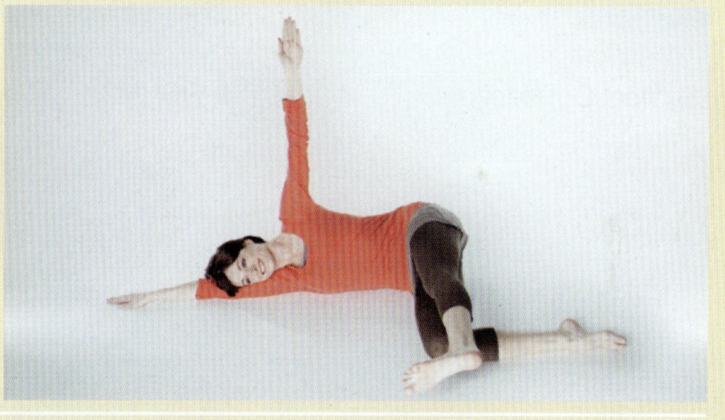
Side Lift	▶단락 5.1.12	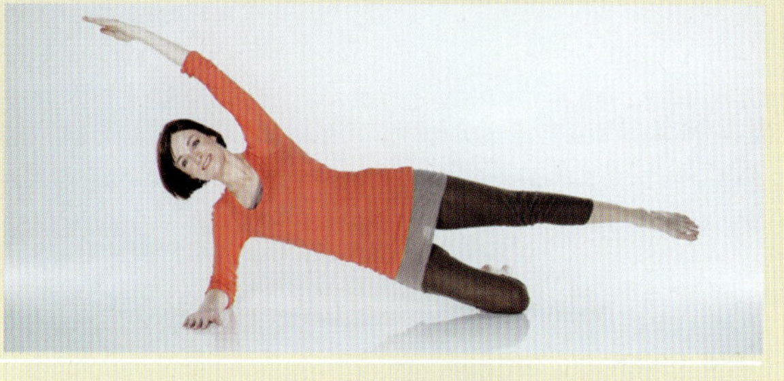
prone Heel Beats를 통해 왼쪽으로 옆으로 누운 자세로 전환	▶단락 5.2.14	
Rolling Like a Ball	▶단락 5.2.5	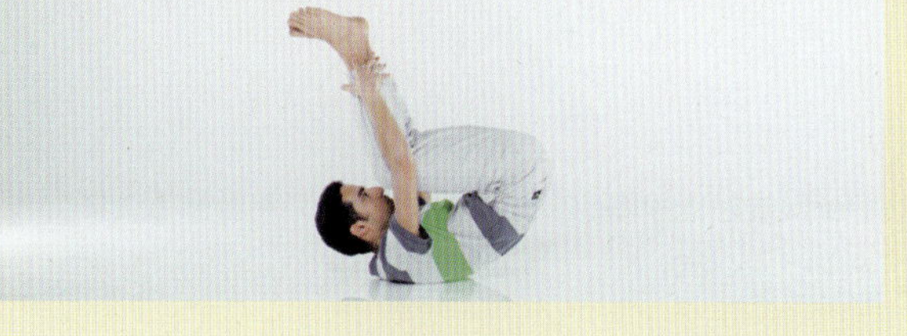

운동	장	그림
Spine Stretch II	▶단락 5.2.10	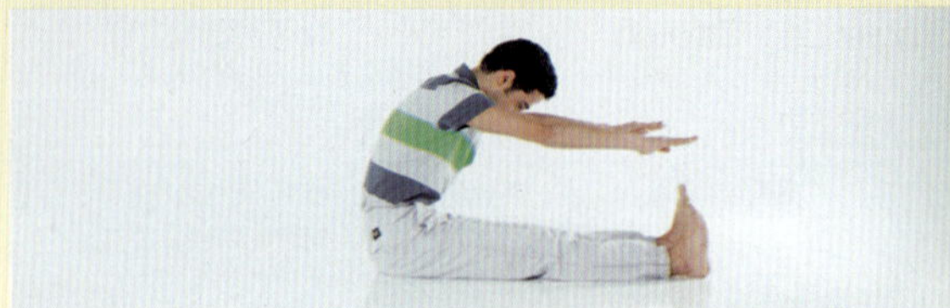
Mermaid II	▶단락 5.2.9	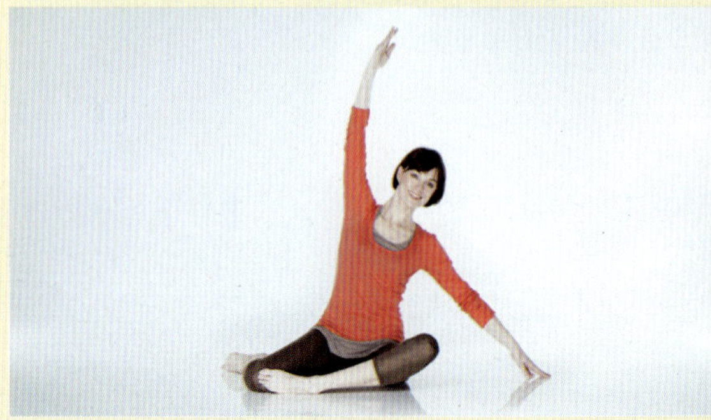
엎드린 자세로 전환		
Seated Balance Position	▶단락 5.2.5	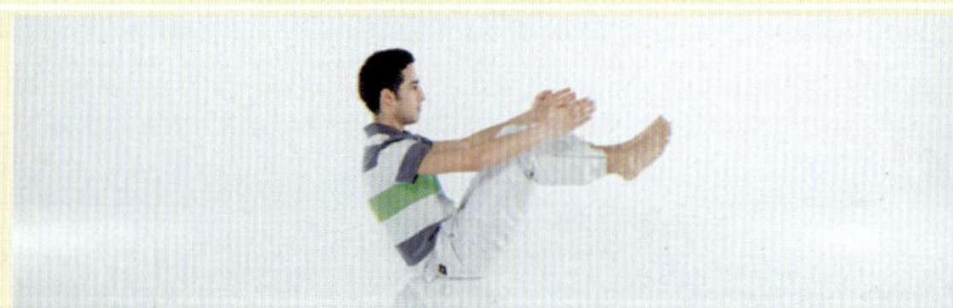
Seated On Heels	▶단락 5.3.1	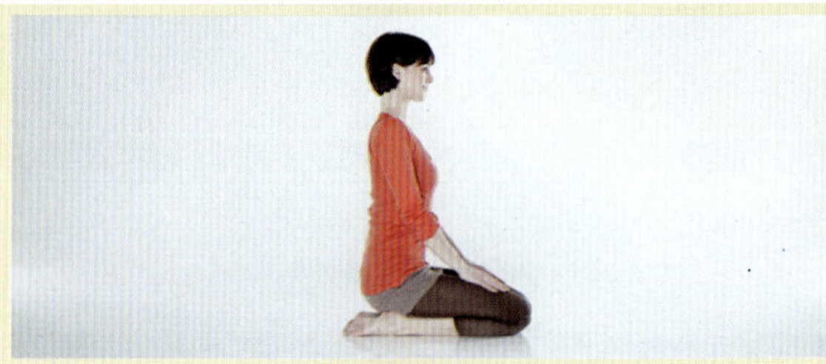
V-Stretch		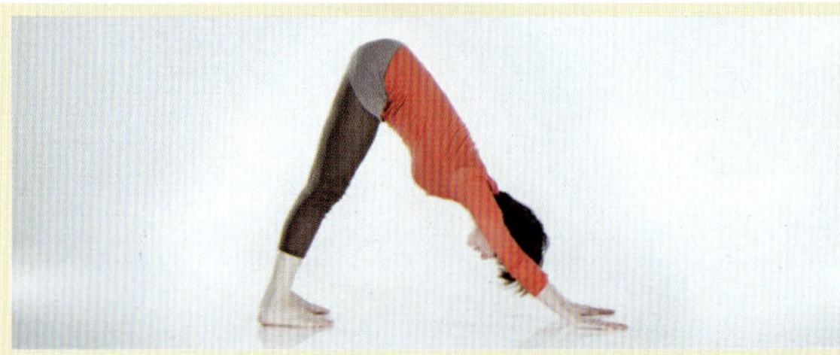
Push Up position into prone	▶단락 5.2.16	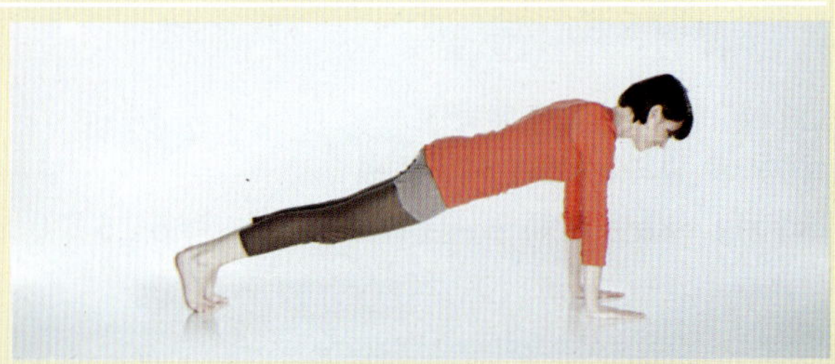
Dart: 높은 난이도; Arm Circles	▶단락 5.1.17	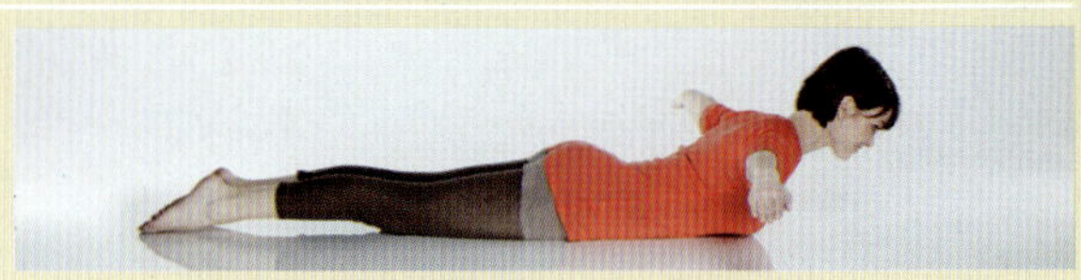

운동	장	그림
Swan: 높은 난이도	▶단락 5.1.16	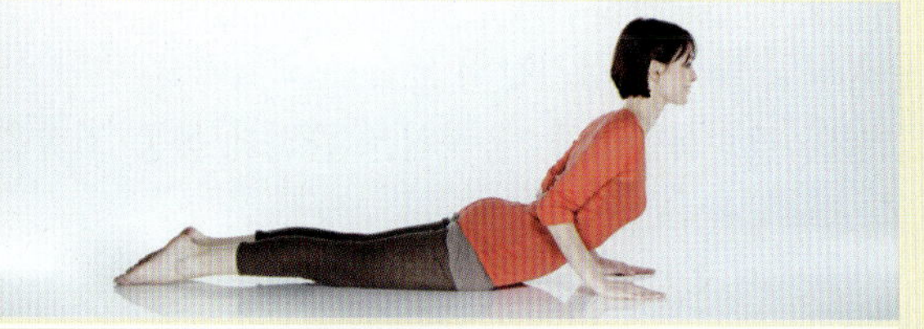
Child's Pose	▶단락 5.3.1	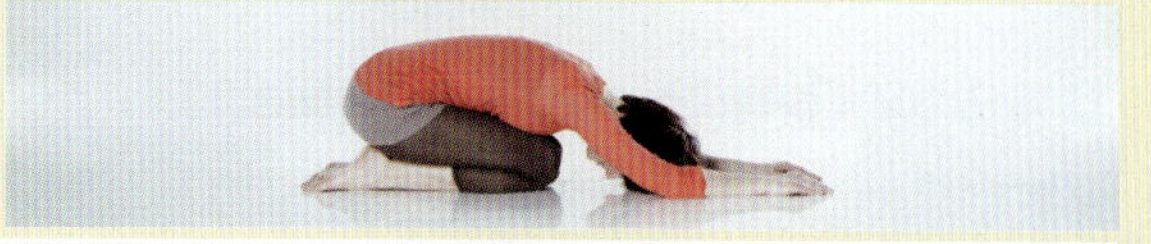
Quadruped/All Fours	▶단락 5.1.18	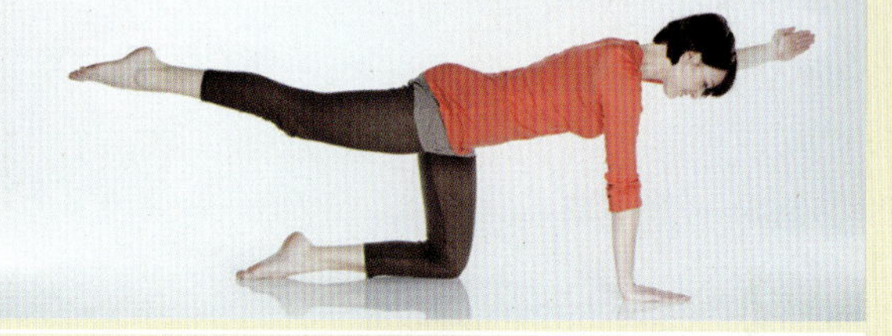
선 자세로 전환		
Knee Bends	▶단락 5.3.1	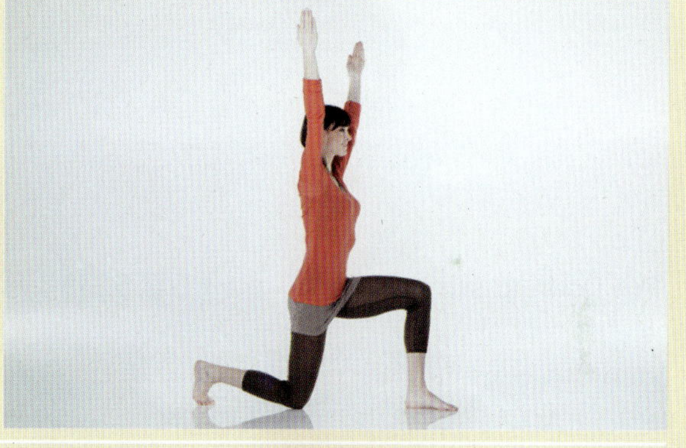
Roll Down	▶단락 5.1.19	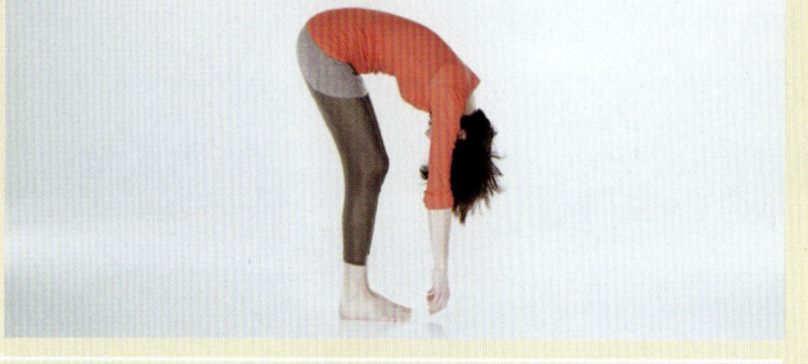
Standing Single Leg Balance	▶단락 5.2.18	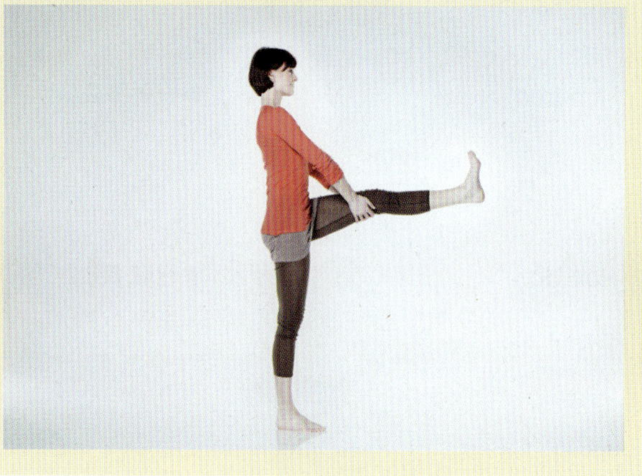

6.3 필라테스 매트 프로그램: 고급자

규칙적인 출석과 장기간의 연습은 고급자를 위한 프로그램의 필수사항이다. 움직임은 완전한 **몸통 조절**을 통한 **전 가동범위**를 필요로 한다. 사전 프로그램의 운동은 난이도를 높여서 연습될 수 있다(▶**개요 6.4**). 필라테스 강사는 한 운동에서 다음 운동으로 전환할 때, 물 흐르듯이 부드럽게 운동을 전환해야 한다.

6

개요 6.4 필라테스 매트 프로그램: 고급자

운동	장	그림
누운 자세		
Standing Balance	▶단락 5.1.20	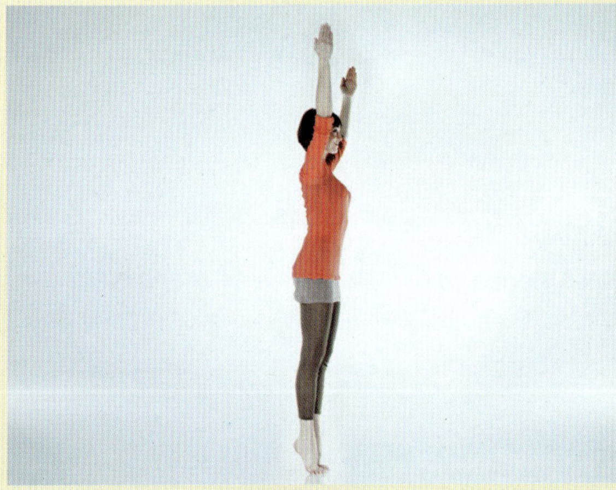
Roll Down to siiting	▶단락 5.1.19	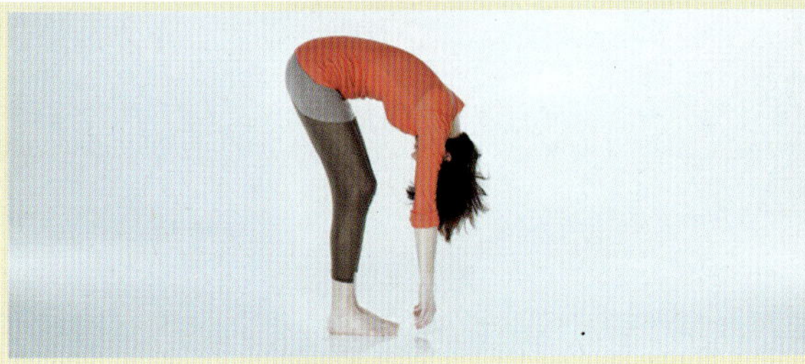
Half Roll Down: 높은 난이도 "돌림"	▶단락 5.1.9	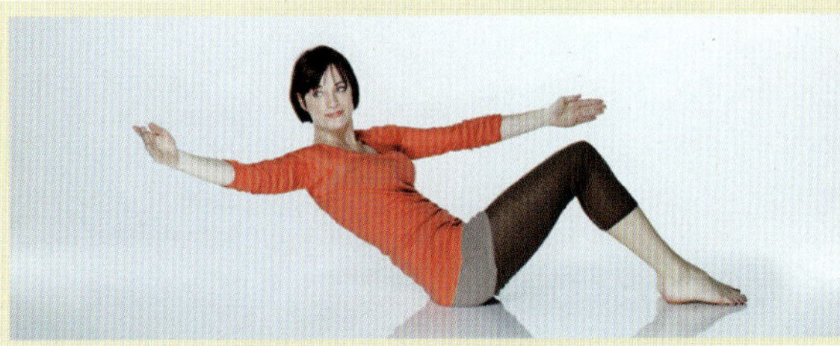
Hundred	▶단락 5.2.1	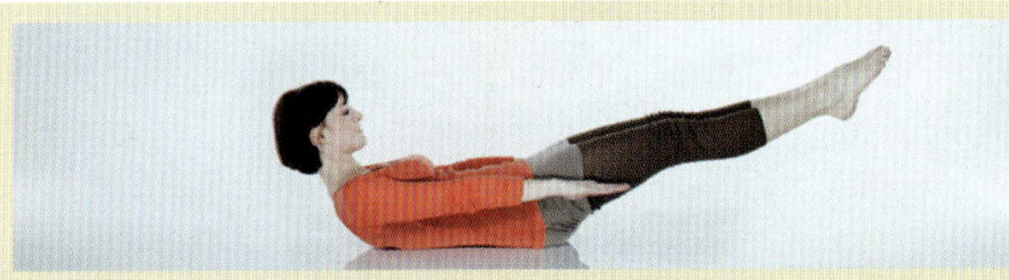
Roll Up	▶단락 5.2.2	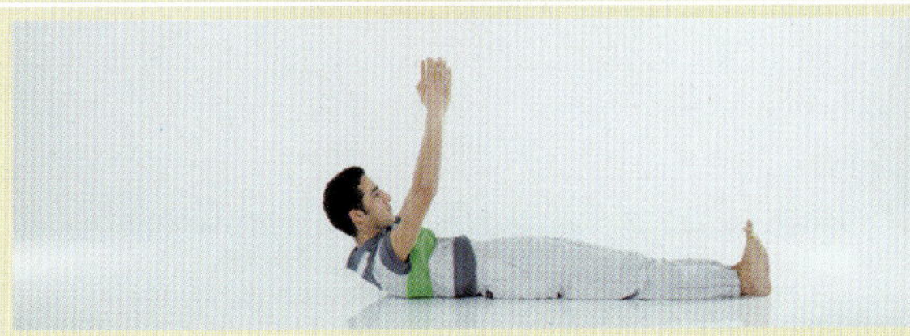

운동	장	그림
Roll Over II	▶단락 5.2.3	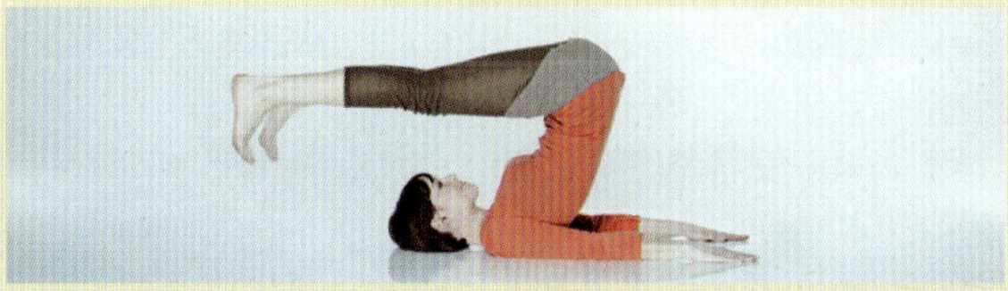
Hamstrings stretch	▶단락 5.3.2	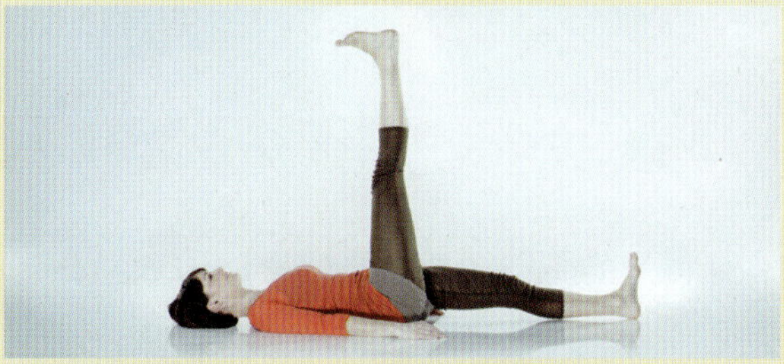
Single Leg Circles	▶단락 5.2.4	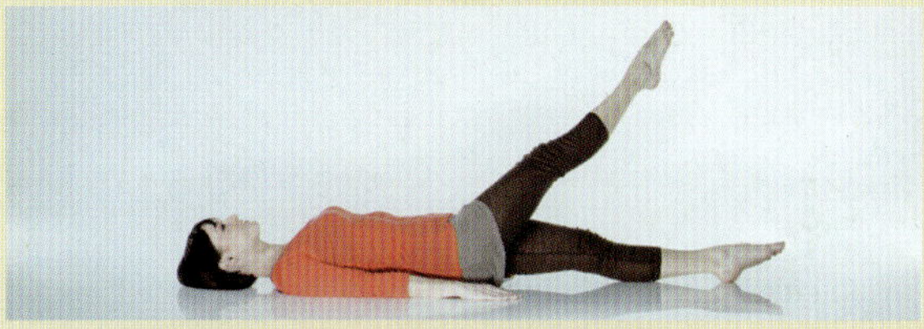
Rolling Like a Ball	▶단락 5.2.5	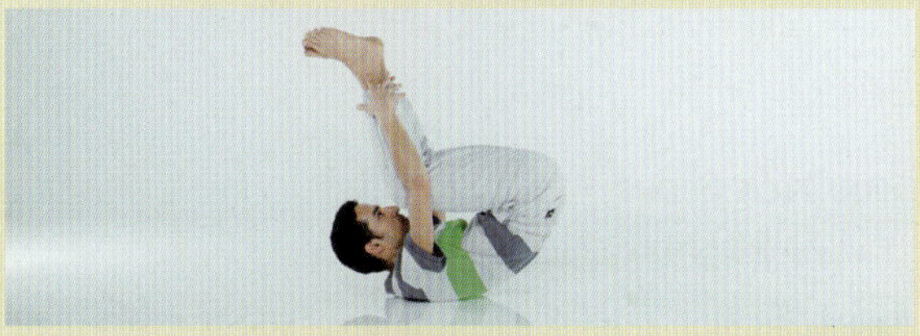
Single Leg Stretch	▶단락 5.2.6	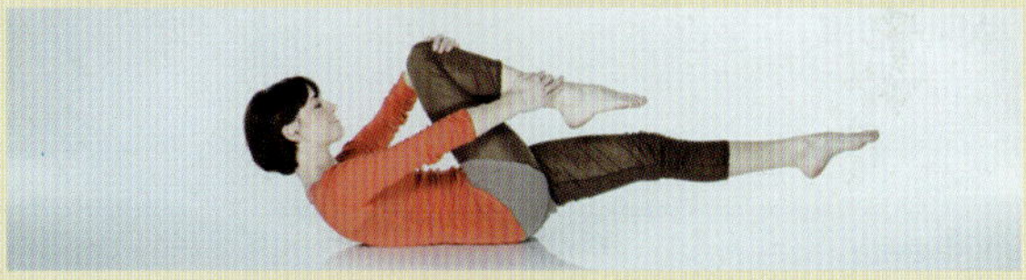
Criss-Cross	▶단락 5.2.7	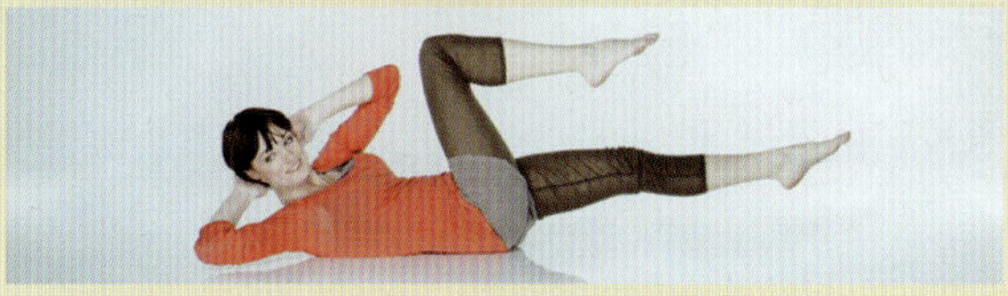
Bridging II	▶단락 5.2.8	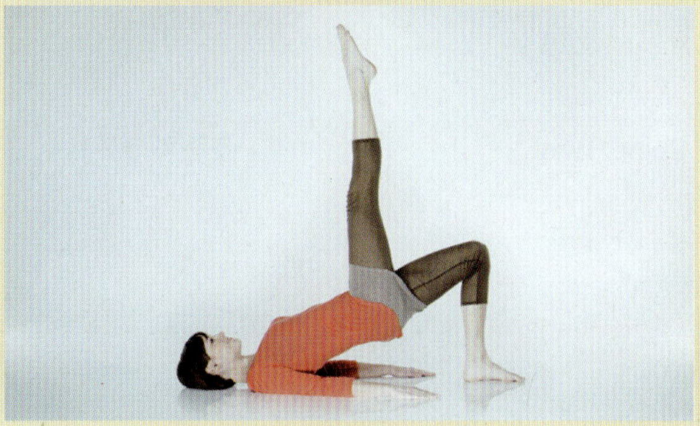

운동	장	그림
Side to Side: 높은 난이도 양쪽 다리를 천장 쪽으로 뻗는다; 양쪽 다리를 오른쪽/왼쪽으로 움직인다; 옆으로 누운 자세로 전환한다.	▶단락 5.1.6	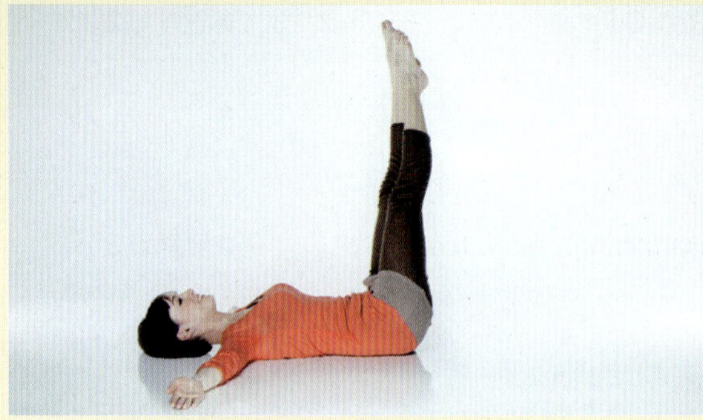
Side Kick Series – 오른쪽	▶단락 5.2.14	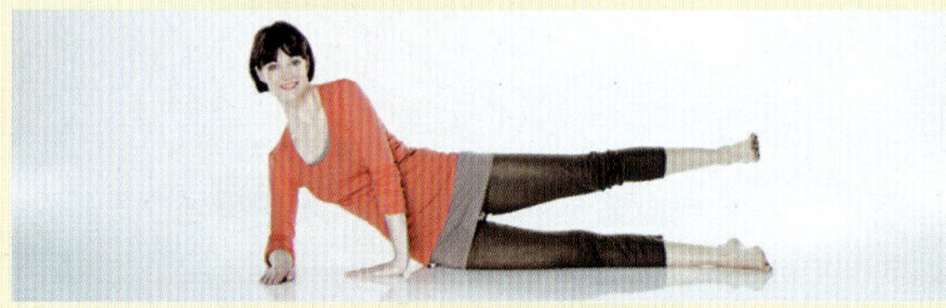
Stretch	▶단락 5.1.10	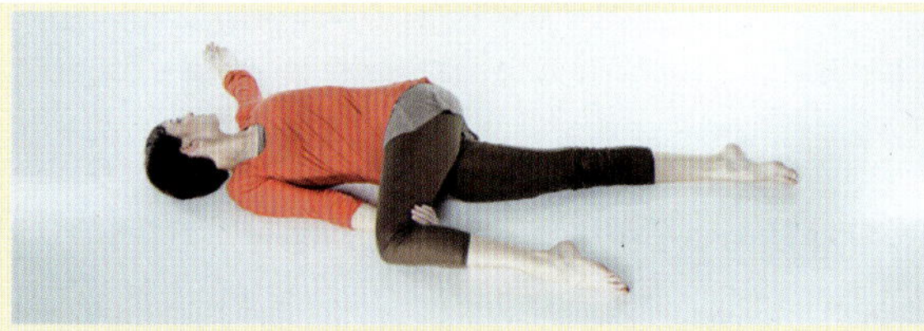
Side Kick Series – 왼쪽 Stretch 누운 자세에서 앉은 자세로 Roll Up		
Mermaid II: 높은 난이도 – 돌림	▶단락 5.2.9	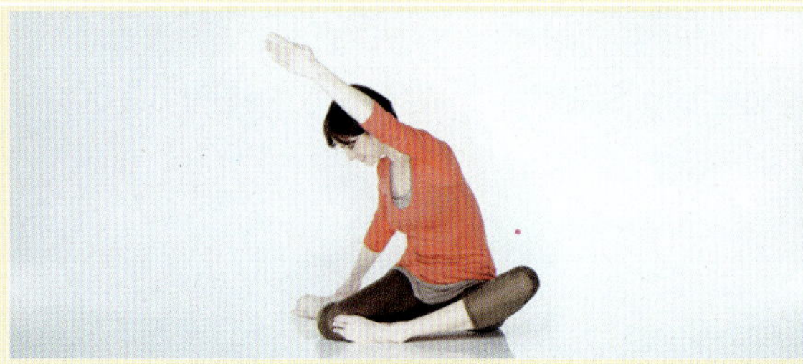
Spine Stretch II	▶단락 5.2.10	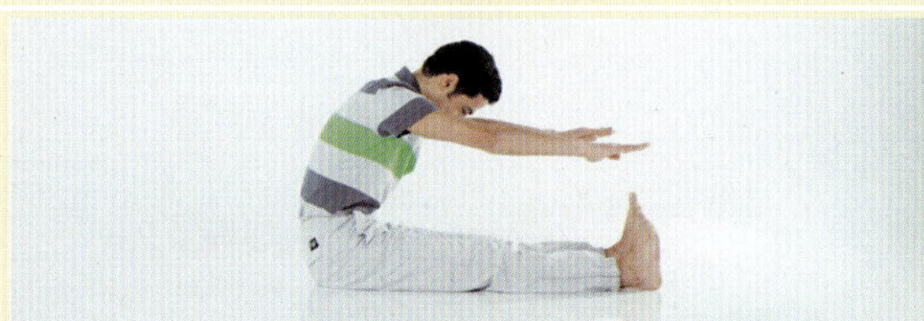
Spine Twist	▶단락 5.2.11	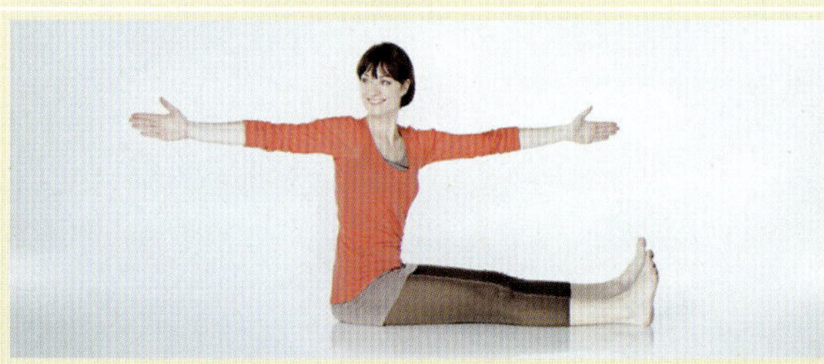

<table>
<tr><th>운동</th><th>장</th><th>그림</th></tr>
<tr><td colspan="3">엎드린 자세로 전환</td></tr>
<tr><td>Seated Balance position</td><td>▶단락 5.2.5</td><td>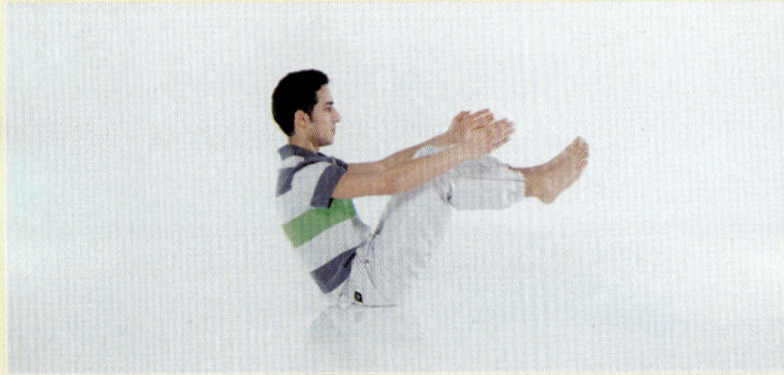</td></tr>
<tr><td>Seated On Heels</td><td rowspan="2">▶단락 5.3.1</td><td>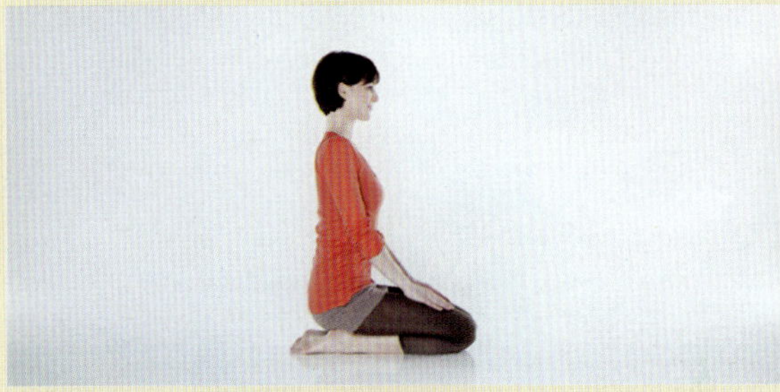</td></tr>
<tr><td>V-Stretch</td><td>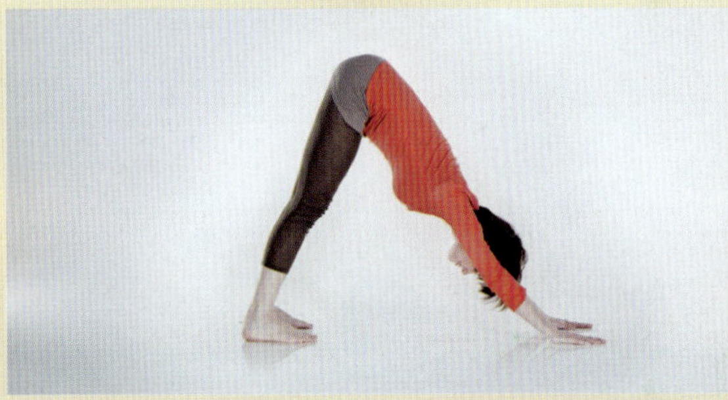</td></tr>
<tr><td>Push Up position</td><td>▶단락 5.2.16</td><td>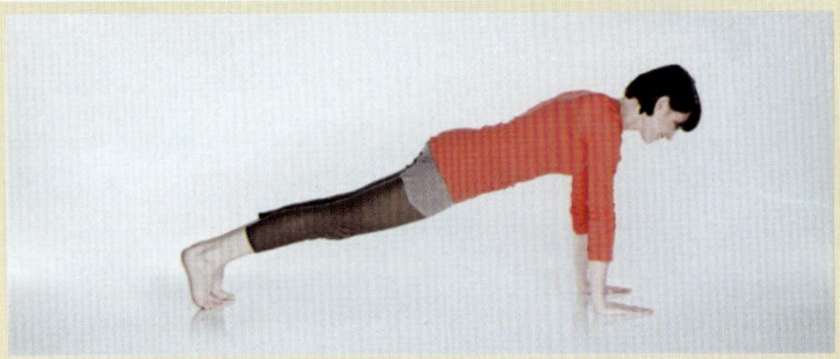</td></tr>
<tr><td>Swan Dive</td><td>▶단락 5.2.12</td><td>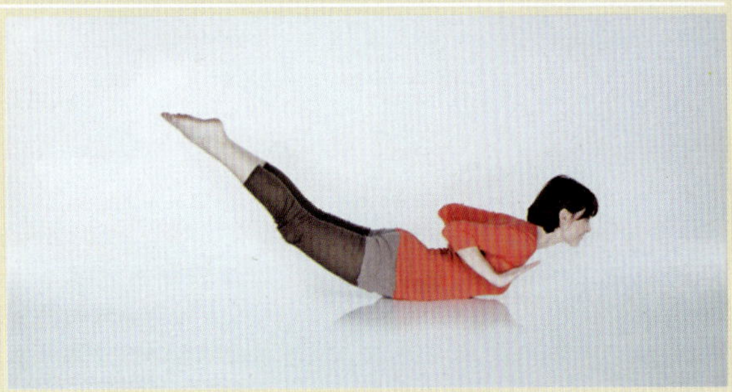</td></tr>
</table>

6

운동	장	그림
Single Leg Kick II	▶단락 5.2.13	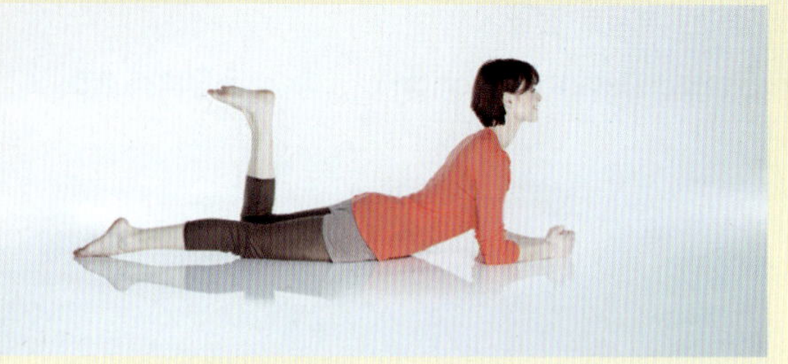
Swimming	▶단락 5.2.15	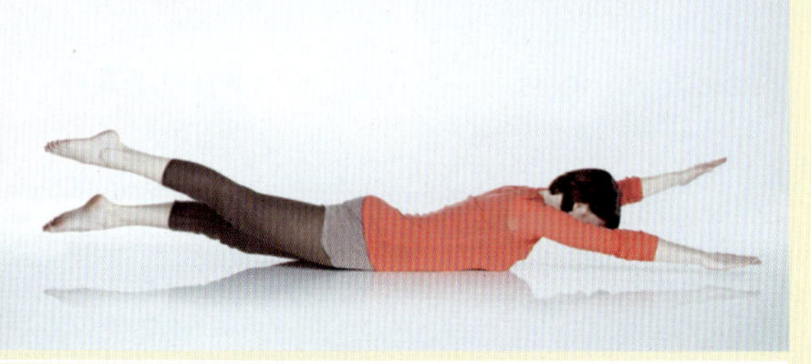
Child's Pose	▶단락 5.3.1	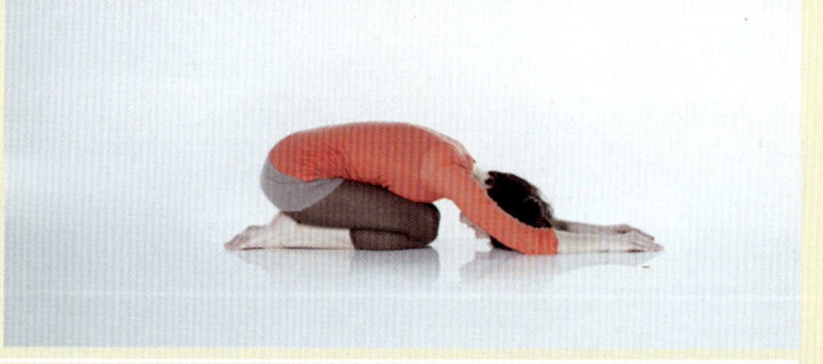
Leg Pull Front	▶단락 5.2.16	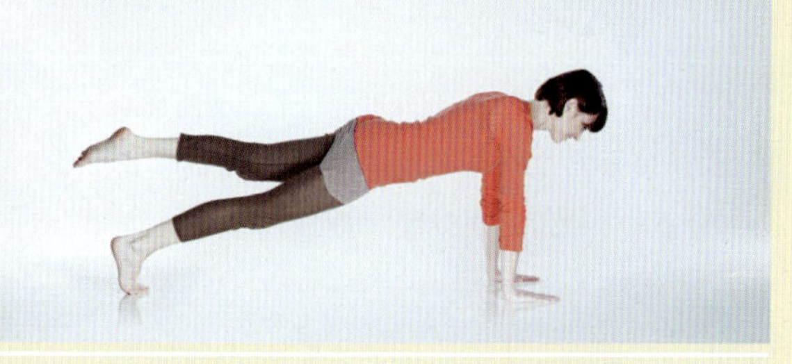
Side Bend right/left	▶단락 5.2.17	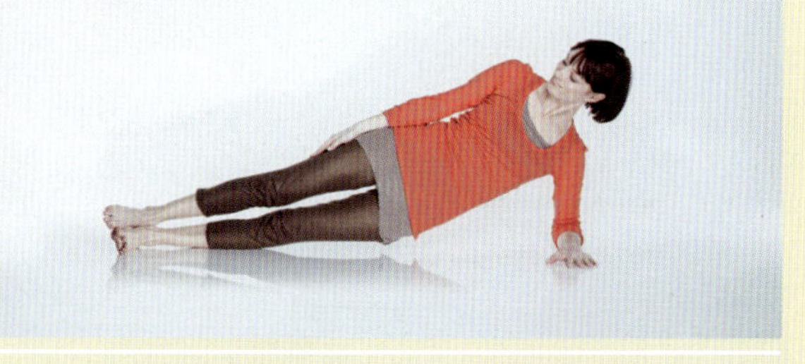
Push Up position	▶단락 5.2.16	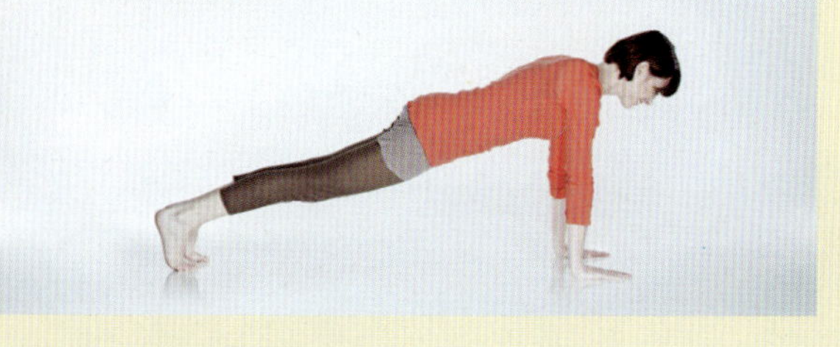

<table>
<tr><th>운동</th><th>장</th><th>그림</th></tr>
<tr><td rowspan="2">V-Stretch에서
High Kneeling</td><td rowspan="2">▶단락 5.3.1</td><td>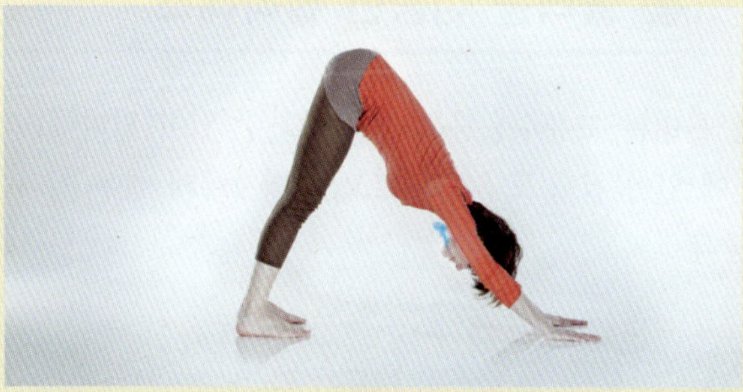</td></tr>
<tr><td>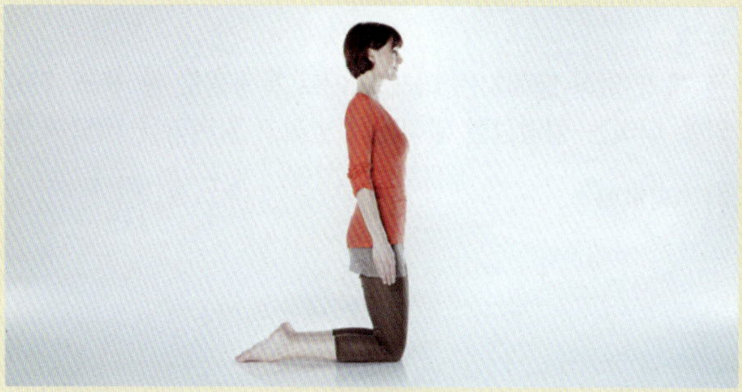</td></tr>
<tr><td>선 자세에서 Knee Bends로
스트레칭</td><td>▶단락 5.3.1</td><td>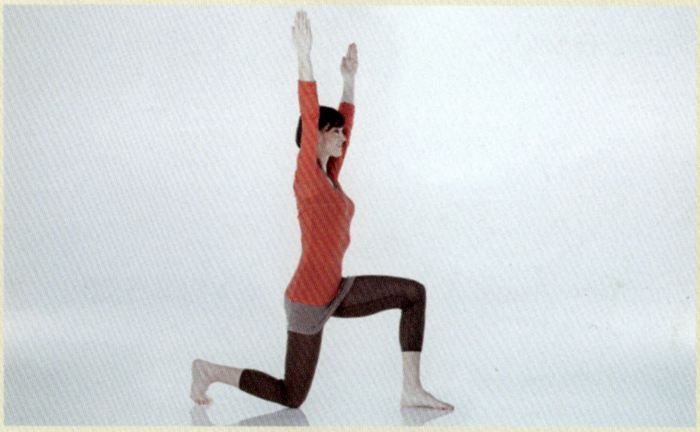</td></tr>
<tr><td>Standing Roll Down</td><td>▶단락 5.1.19</td><td>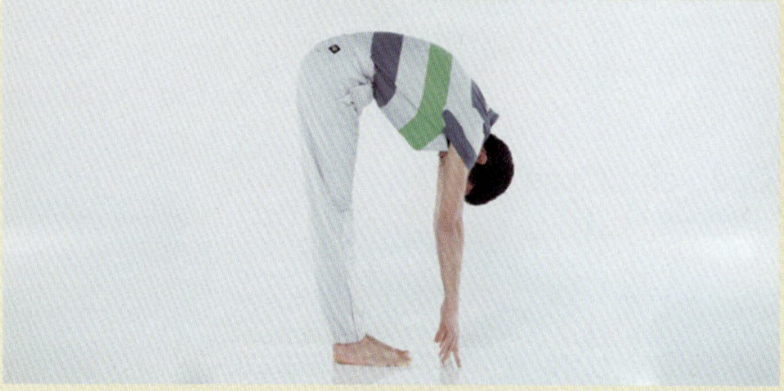</td></tr>
<tr><td>Standing
Single Leg Balance</td><td>▶단락 5.2.18</td><td>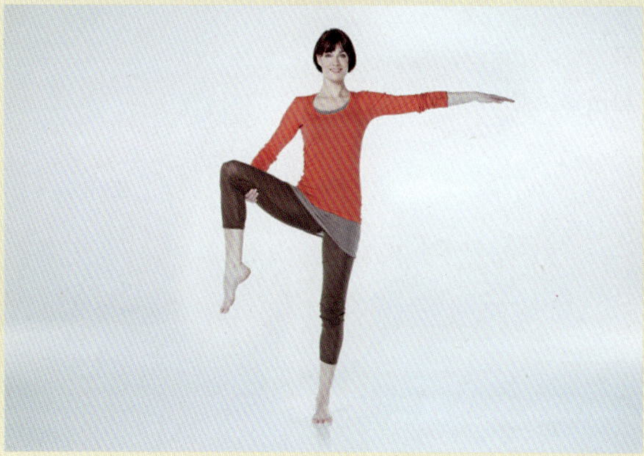</td></tr>
</table>

6.4 운동 순서: 폼 롤러를 이용한 필라테스

폼 롤러는 고유수용성을 증가시킬 수 있어 필라테스 훈련에 있어 필수 도구가 되었고, 참가자에게 매우 인기가 좋다.

많은 운동들이 본 단락에 제시되었고, 이들 모든 운동은 폼 롤러를 통해 이루어질 수 있으며, 표준 폼 롤러 운동의 일부분이 되었다(▶**개요 6.5**). 그 운동들은 참가자의 수행 수준과 훈련 목적에 따라 1시간용 폼 롤러 강좌에 포함된다.

6

개요 6.5 폼 롤러를 이용한 필라테스

운동	장	그림
폼 롤러 없이 행해지는 아래의 매트 운동들도 폼 롤러 위에 누운 자세에서 효율적으로 수행될 수 있다. 양쪽 다리는 엉덩관절 넓이만큼 벌리고 발바닥을 바닥에 붙인다.		
Breathing*	▶단락 5.1.1	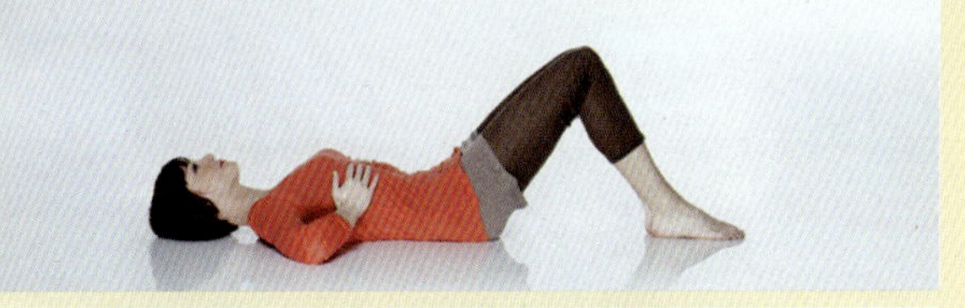
Pelvic Clock*	▶단락 5.1.2	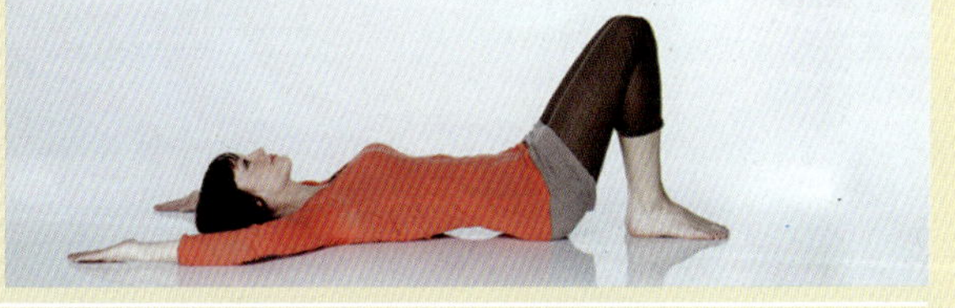
Shoulder Drops: 높은 난이도*	▶단락 5.1.3	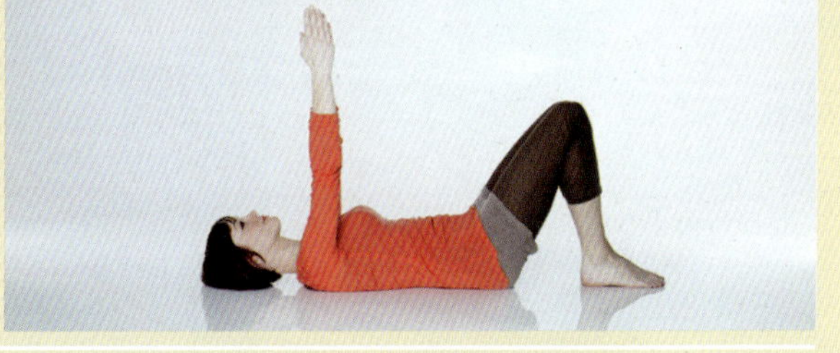
Open and Close*		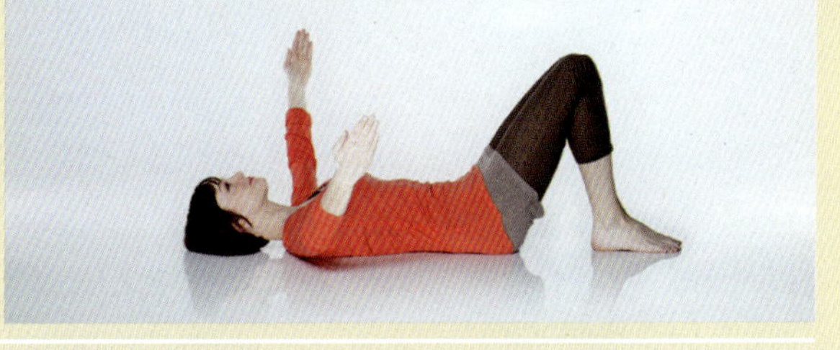
Arm Arcs*		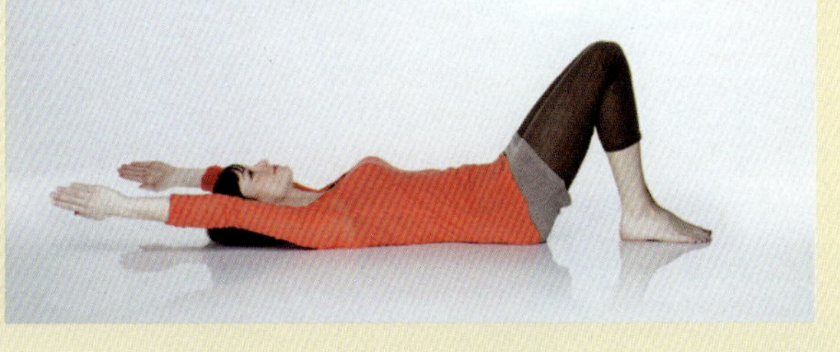

운동	장	그림
Windmill*	▶단락 5.1.3	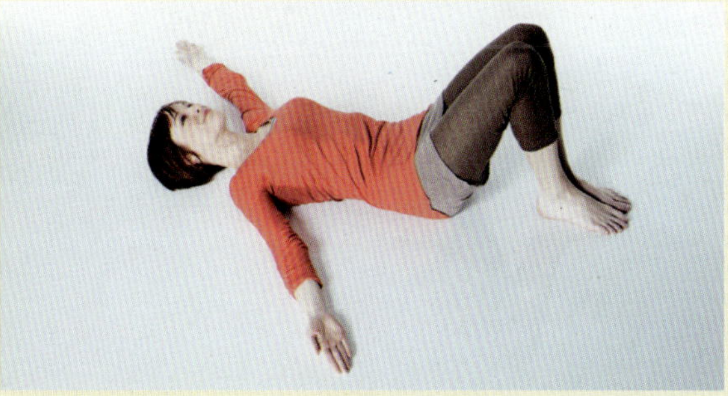
Arm Arcs과 Windmill은 바닥 위에 양쪽 다리를 쭉 뻗은 자세에서도 수행될 수 있다. 경우에 따라 양쪽 다리를 뻗은 후, 양쪽 팔을 머리 위로 올리고, 모든 방향으로 신장한다. 큰 대자로 폼 롤러 위에 누워서 앞 · 뒤로 흔들거린다.		
Chest Lift*	▶단락 5.1.4	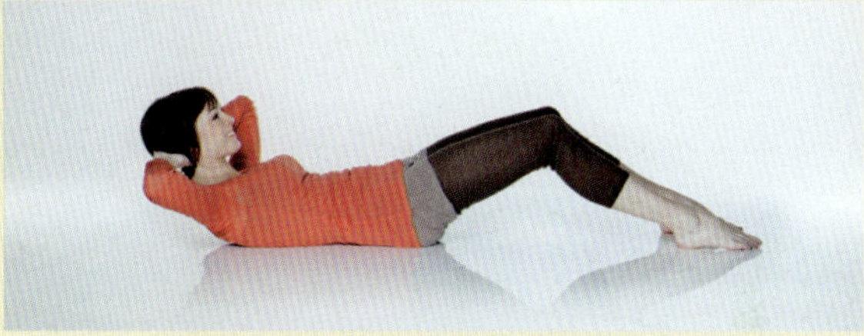 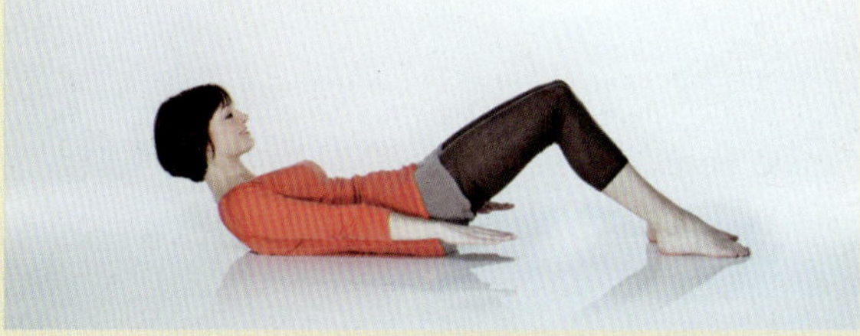
Dead Bug:	▶단락 5.1.5	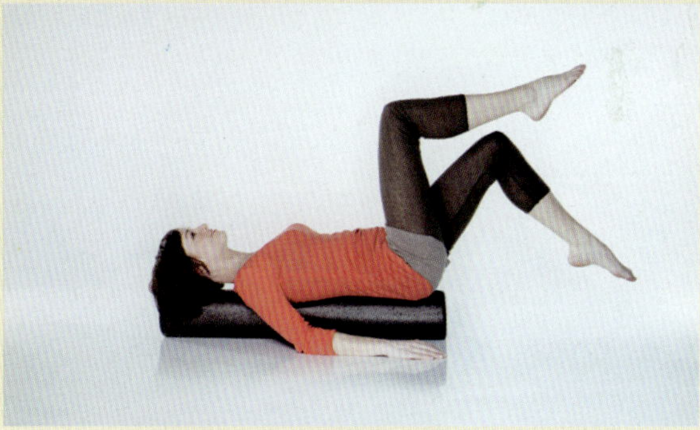
Hundred	▶단락 5.2.1	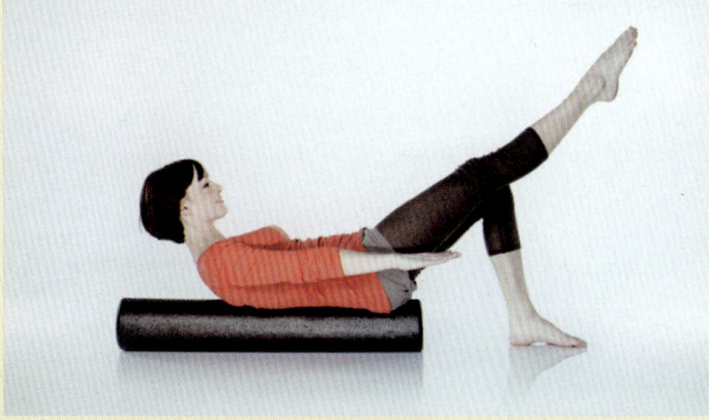

운동	장	그림
Bridging II	▶단락 5.2.8	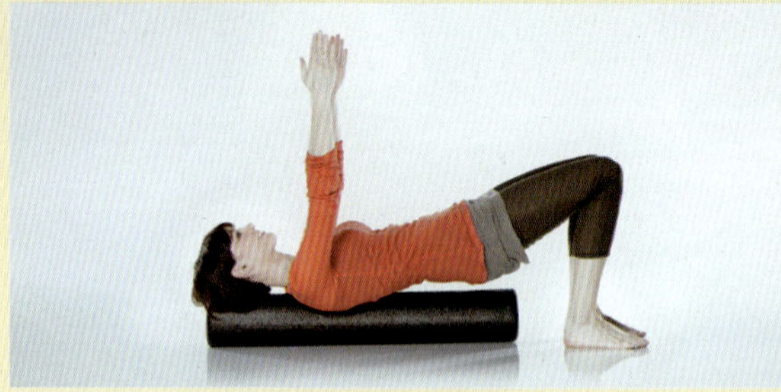 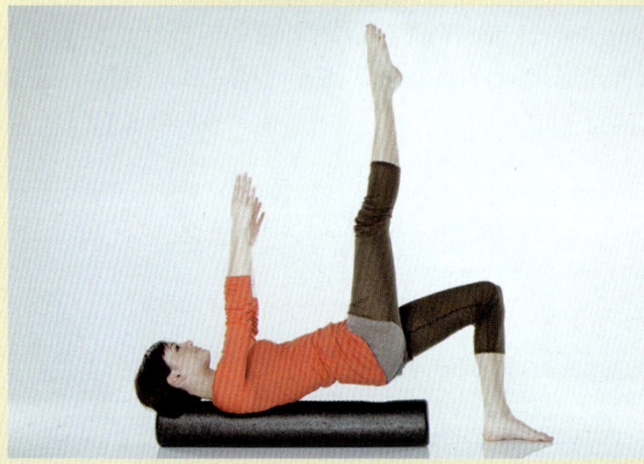
Single Leg Circles	▶단락 5.2.4	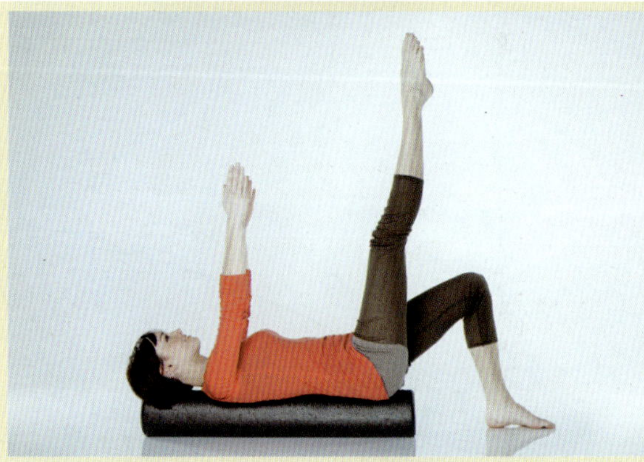
Criss-Cross	▶단락 5.2.7	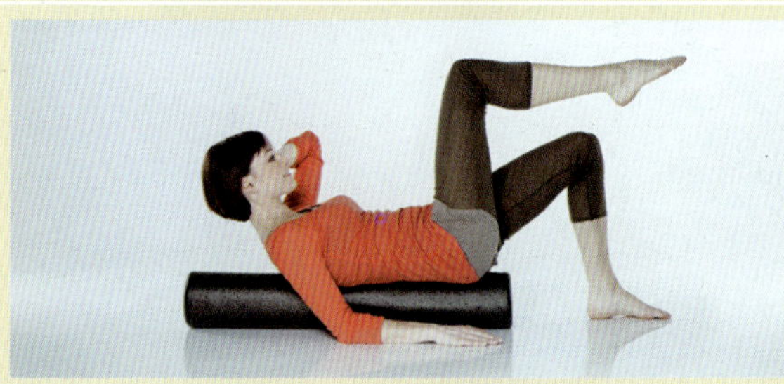 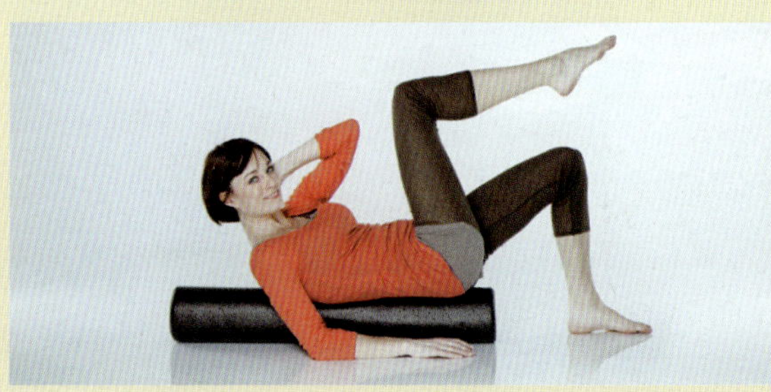

양쪽 발을 하나하나씩 내리고, 폼 롤러 위에서 내려온다.

운동	장	그림
옆으로 누운 자세		
Shoulder mobilization	▶단락 5.1.10	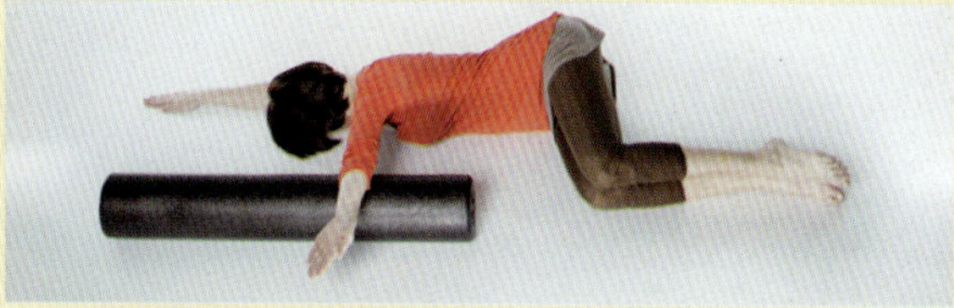
Hip mobilization* 굽힌 다리를 폼 롤러 위에 올려놓고, Shoulder mobilization과 비슷한 동작으로 폼 롤러를 앞 · 뒤로 움직인다 (엉덩관절의 벌림과 모음).		
Side Lift: 폼 롤러 이용* 양쪽 다리를 뻗어서 폼 롤러 위에 올려놓는다. 그 다음, 골반을 들어올렸다 내렸다 한다. 그리고 자세를 유지한다.	▶단락 5.1.12	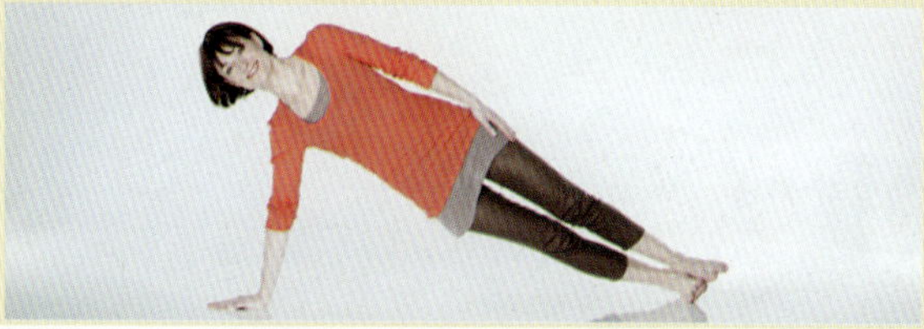
바닥에서 누운 자세를 취한다(폼 롤러를 매트 위에 횡으로 배치하고, 위에 골반을 올려놓는다). (해먹 위에 누워 있듯이, 척추가 약간 굽힘된다).*		
Hip Flexor Stretch: 무릎 뒤를 잡고 오른쪽 다리를 가슴쪽을 당긴다. 큰 원을 그리면서 왼쪽 다리를 바닥 방향으로 움직인다. 이때 골반이 움직여서는 안 된다. 왼쪽 다리를 바닥 위에 내려놓고, 몇 초간 호흡을 하고, 다리를 바꾼다.	▶단락 5.3.2	
→"Spine Corrector"를 이용한 전통적인 운동순서에 기반한다; 양쪽 다리를 가슴 쪽으로 당긴 후, "Scissors", "Walking", "Bicycle", "Circles", "Helicopter", "Roll Over", "Corkscrew"을 수행한다.		
바닥에서 누운 자세를 취한다(폼 롤러를 매트 위에 횡으로 배치하고, 양 발을 폼 롤러 위에 올려놓는다).		
Bridging II: 폼 롤러 이용	▶단락 5.2.8	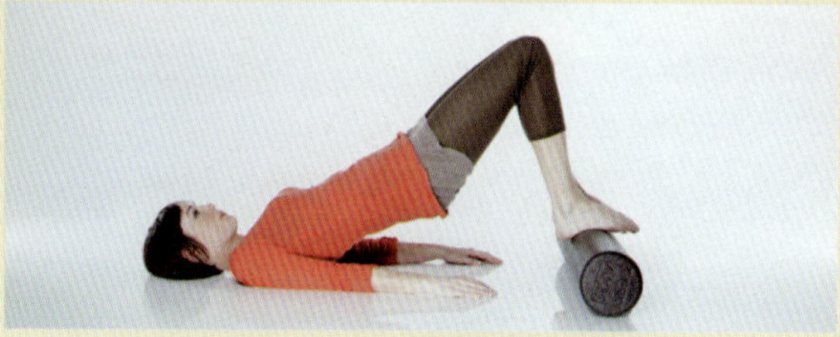
Bridging II: 높은 난이도; "Single Leg"		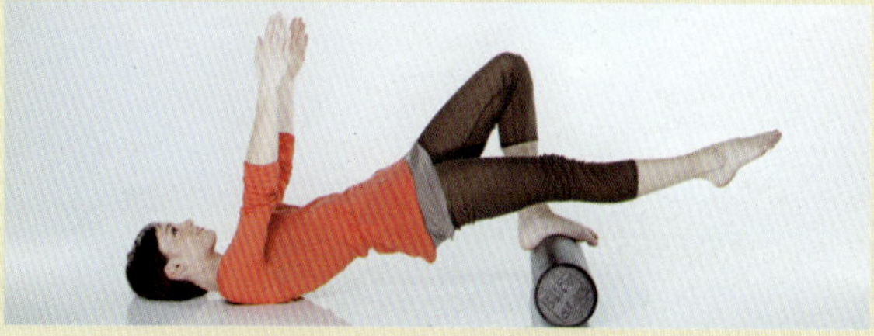

운동	장	그림
Bridging II : 높은 난이도; "Tiny Steps"	▶단락 5.2.8	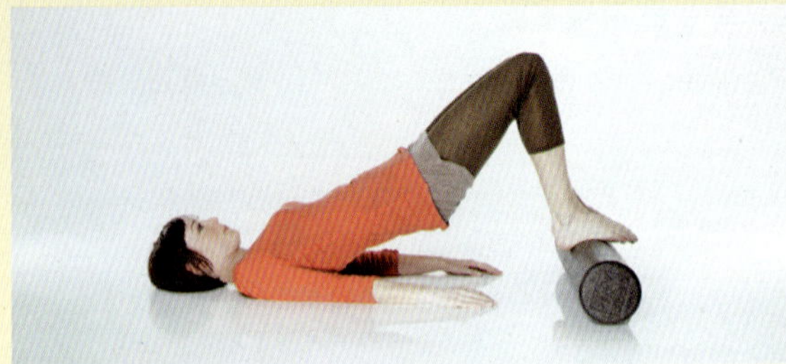
Bridging II : 높은 난이도; "Whole Body Lengthening"		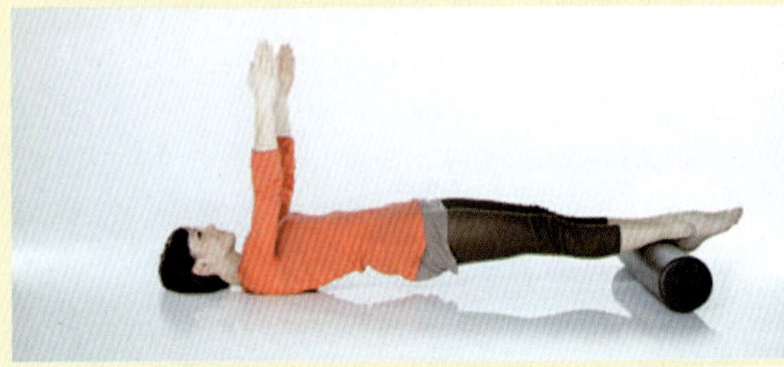
엎드린 자세		
Shoulder Mobilization	▶단락 5.1.16	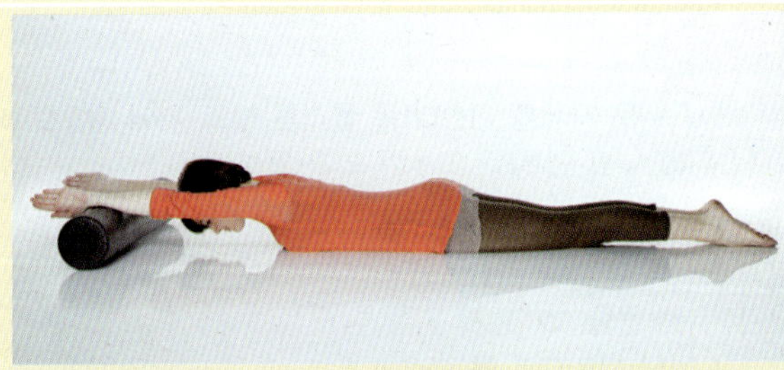 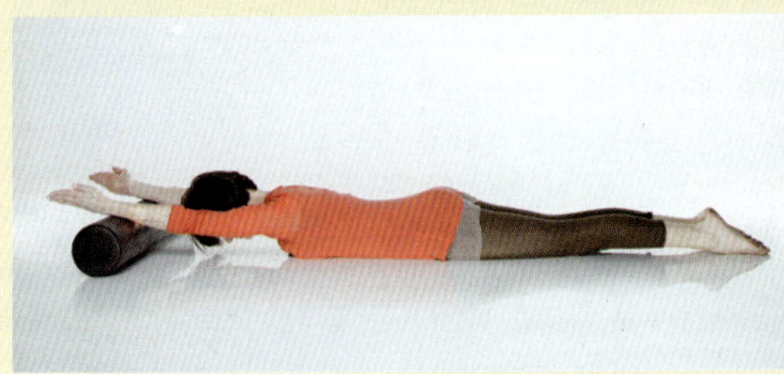
Swan Dive	▶단락 5.2.12	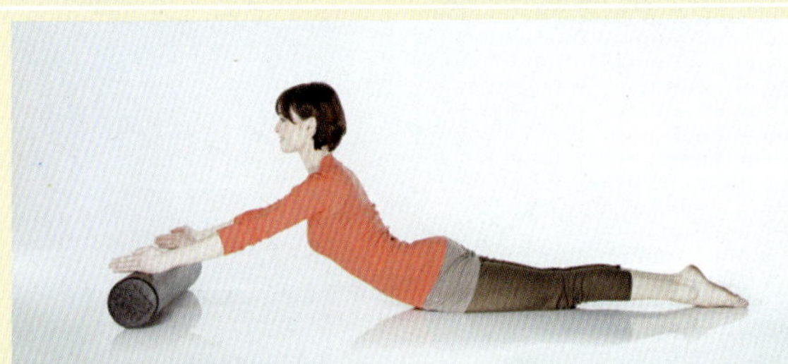 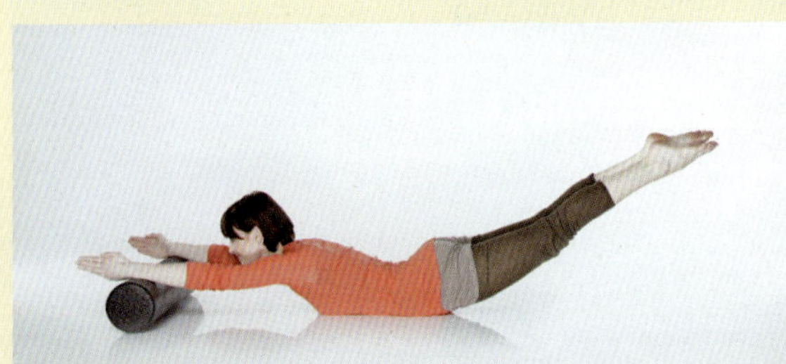

운동	장	그림
Single Leg Kick	▶단락 5.2.13	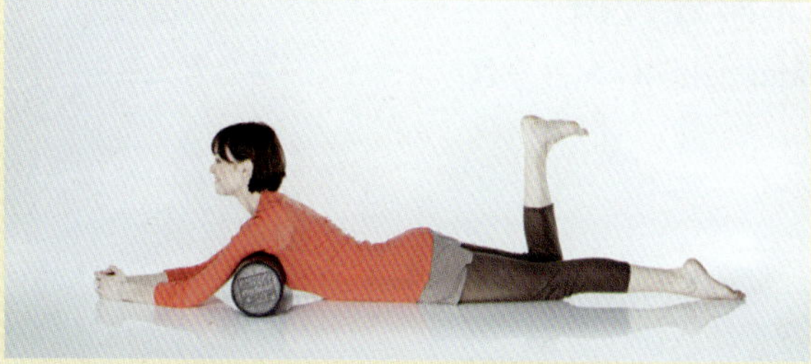 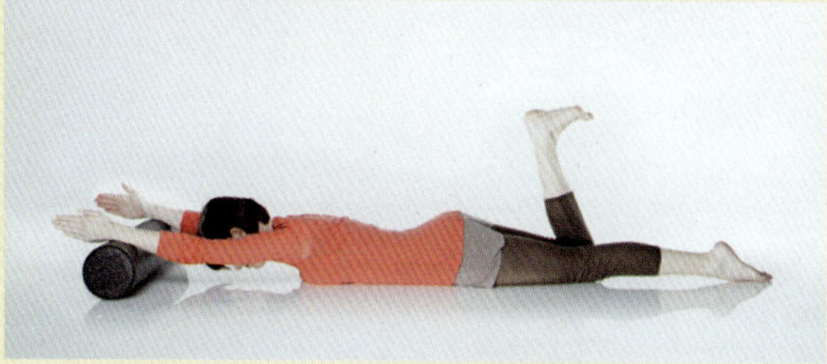
Child's Pose: 양 팔을 폼 롤러 위에 올려놓고 이완한다.*	▶단락 5.3.1	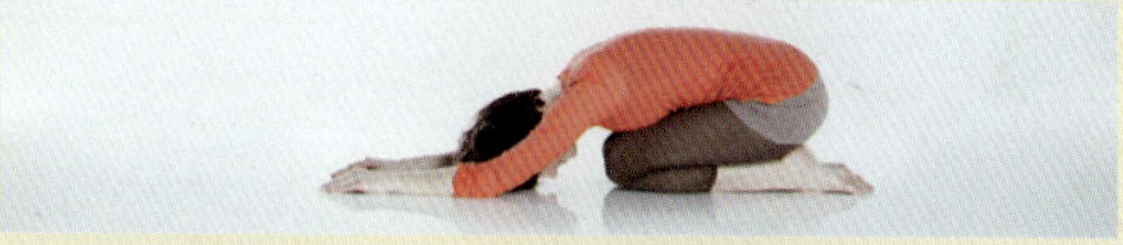
Quadruped: 양쪽 아래팔로 지지하고, 바닥과 수평하게 한쪽 다리를 뻗는다.	▶단락 5.1.18	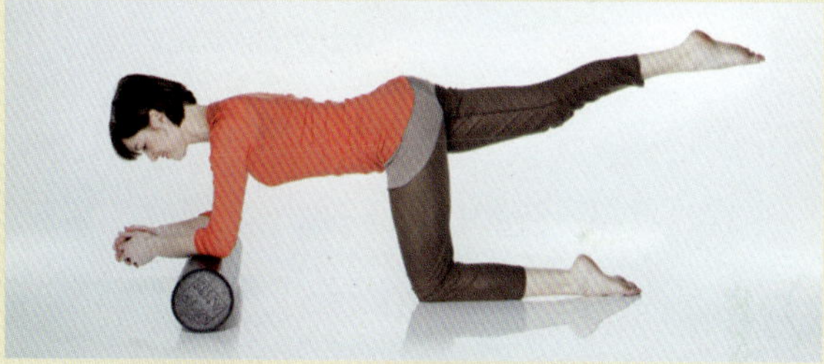
Quadruped: 양쪽 손으로 지지하고, 정강이를 폼 롤러 위에 올려놓는다.		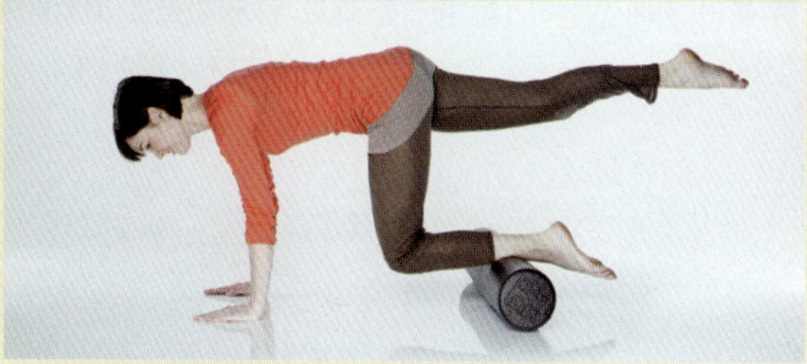
Leg Pull Front* 수정: 양쪽 다리를 폼 롤러 위에 올려놓고, 양쪽 다리를 굽혔다 뻗는다 ("Rolling in/Rolling out")	▶단락 5.2.16	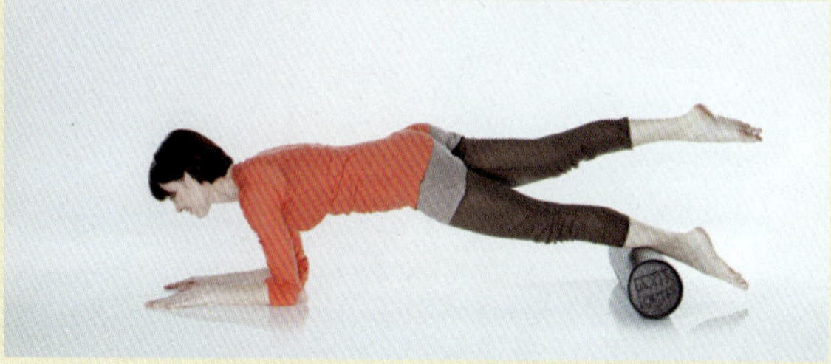

운동	장	그림
바닥에 앉은 자세		
Mermaid Ⅱ: 모든 수정	▶단락 5.2.9	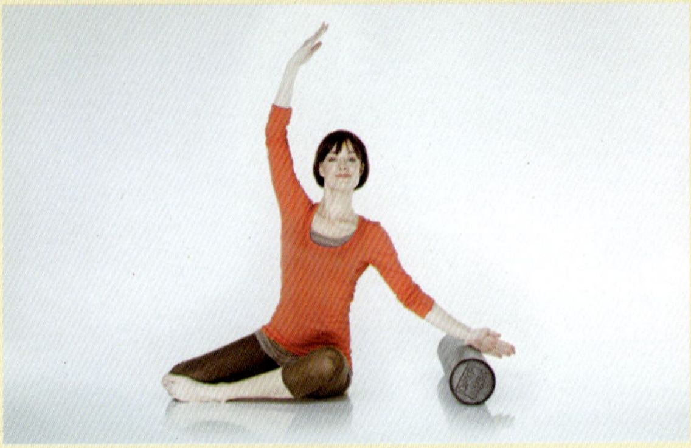 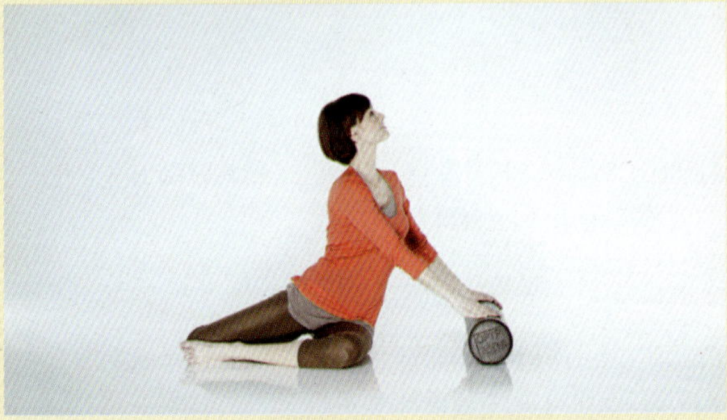 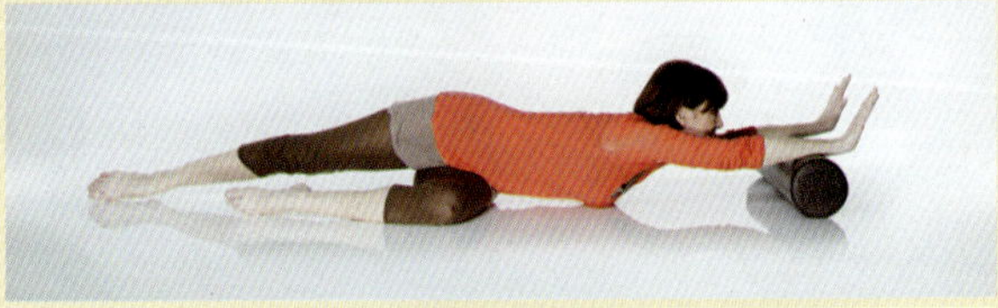
폼 롤러 위에 앉는다 (폼 롤러를 매트 위에 가로로 배치한다), 양 발을 바닥에 붙이고, 양쪽 다리를 약간 굽힌다.		
Spine Stretch*	▶단락 5.2.10	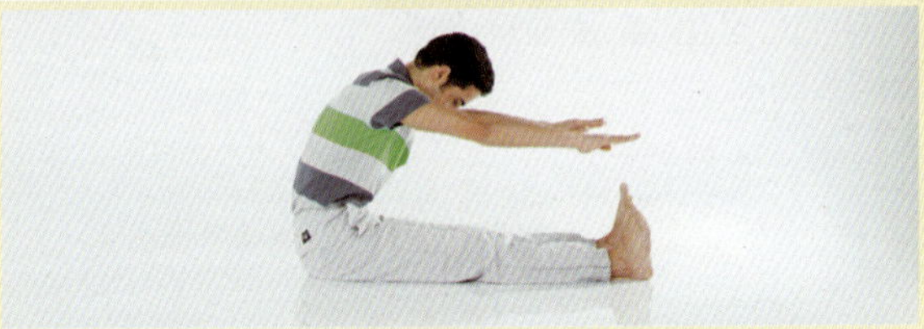
Spine Twist*	▶단락 5.2.11	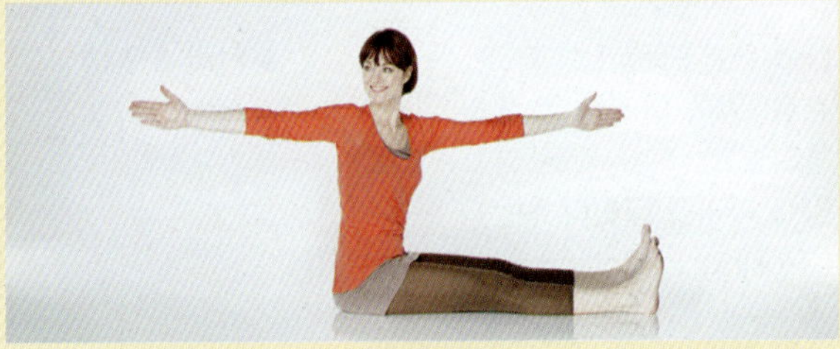
척추를 따라* 마사지를 한다. 지지를 위해, 폼 롤러 뒤에 양 손을 배치한다. 골반으로부터 위쪽으로 움직여 등까지 구른다. 나중에, 지지를 위해 머리 뒤에서 깍지 낀 손으로 등을 마사지한다.		

운동	장	그림
선 자세		
양쪽 무릎을 꿇은 High Kneeling 자세에서 시작하여, 한쪽 다리를 앞쪽으로 내딛는다.* 폼 롤러 위에 한쪽 발을 올려놓고, 양쪽 다리를 굽혔다 폈다 한다.	▶단락 5.3.1	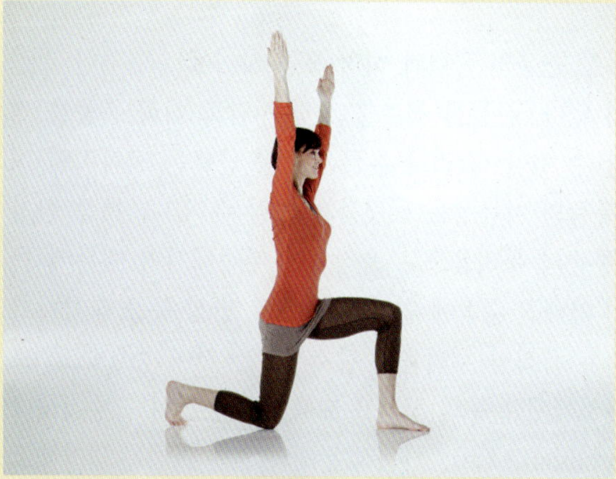
Standing Balance	▶단락 5.1.20	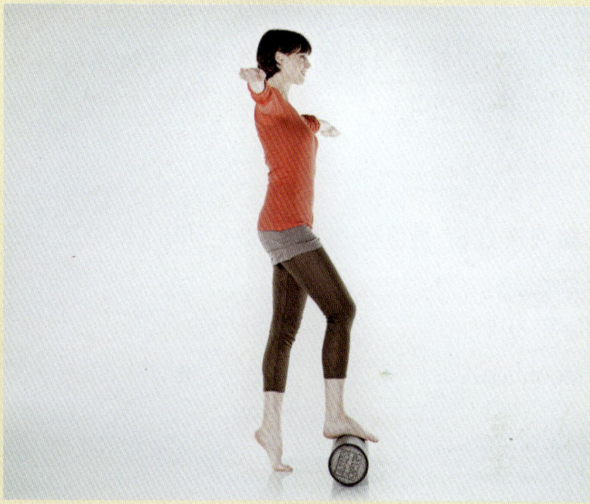 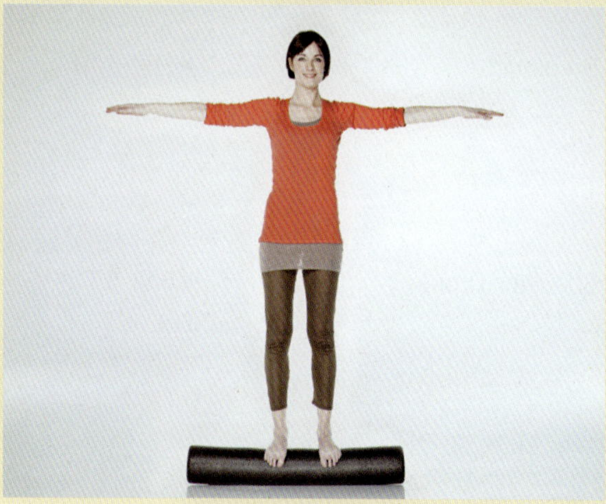

* 폼 롤러를 이용하지 않았다.

6.5 튼튼한 척추를 위한 필라테스 매트 프로그램

몸통 근육의 근력과 허리 통증 사이에는 엄격한 관련성이 없다. 튼튼한 척추를 가진 사람도 허리 통증을 경험할 수 있다. 그러나 튼튼한 몸통 근육은 반복적인 허리 통증의 가능성을 뚜렷하게 줄일 수 있다. 통증 환자는 통증의 두려움으로 움직임이 부족해지기 때문에 근력이 약해질 수밖에 없다. 그러므로 **만성 통증** 참가자가 가지는 움직임 두려움을 감소시키는 것이 중요하고, 또 참가자에게 운동의 장점을 교육시키는 것이 필수적이다(Hamilton 2009). 기능적 문제와 원인 관계는 필라테스가 전인적 접근법이기 때문에 필라테스 훈련 동안 고려될 수 있다: 팔다리의 움직임 제한이 허리 통증을 유발하거나 악화시킬 수 있다.

훈련은 **허리-골반-엉덩 부위의 안정화**와 가동성 증가에 초점을 주로 맞추고 있다(▶**개요 6.6**). 허리 통증이 재발할 때, 응급조치의 운동 형태로서 가정에서 수행할 때, 실수의 가능성이 낮은 운동을 연습하는 것이 중요하다. 만약 너무 오랫동안 자세를 지속하거나 반대 균형을 제공하는 자세라면, 좋은 자세도 나쁜 자세가 될 수 있다. 이것은 앉은 자세 뿐만 아니라, 한 손으로 하는 스포츠 활동에도 적용된다. 나쁜 자세는 신체 중심(파워 실린더)의 안정화에 기여하는 구조물의 기능 소실을 초래한다.

장시간에 걸쳐 움직임 양상이나 재발성 통증, 그리고 운동조절(피드 포워드)이 변화되었다면, 그것은 일상의 움직임 양상으로 성공적인 전환을 하기 위해 매일 훈련(▶10장, 지시와 특정 훈련)하는 근육 자극을 필요로 한다.

개요 6.6 튼튼한 척추를 위한 필라테스 매트 프로그램

운동	장	그림
누운 자세		
Mountain Pose	▶단락 5.3.1	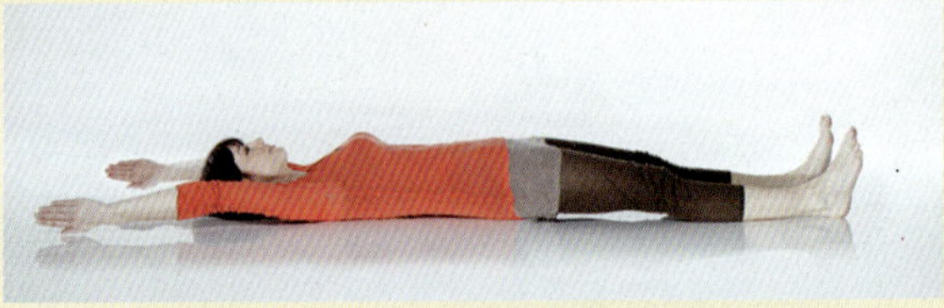
Breathing	▶단락 5.1.1	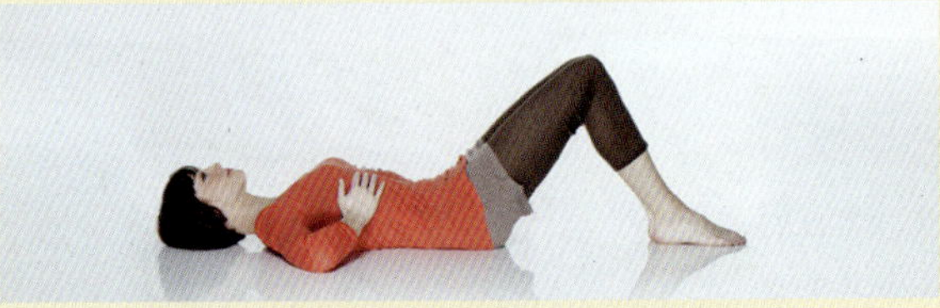
Shoulder Drops	▶단락 5.1.3	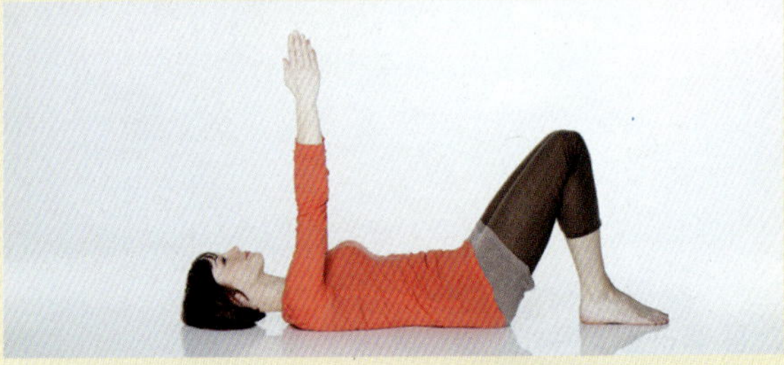
Pelvic Clock	▶단락 5.1.2	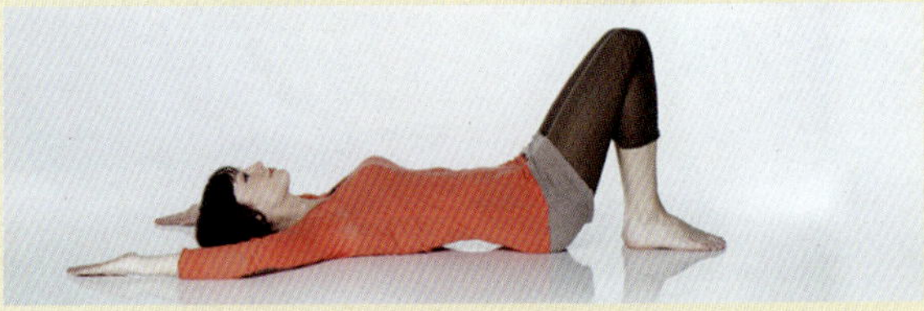

운동	장	그림
Chest Lift	▶단락 5.1.4	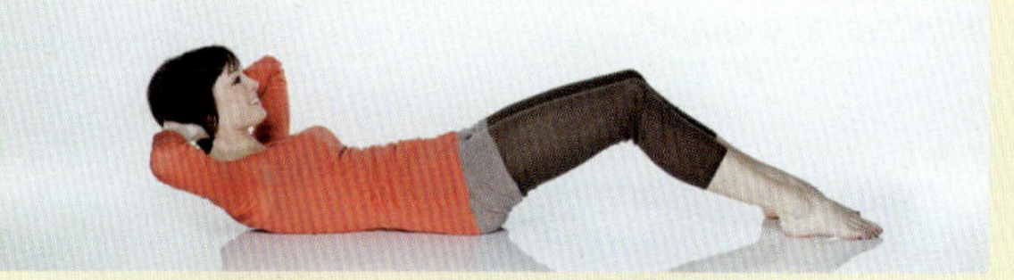 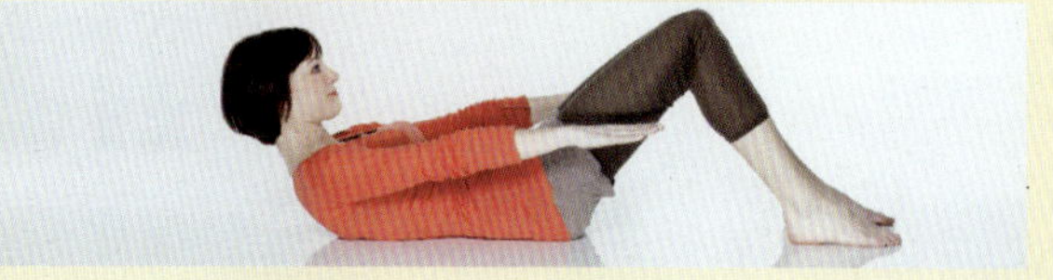
Assisted Roll Up/Roll Down : with Half Roll Down	▶단락 5.1.9	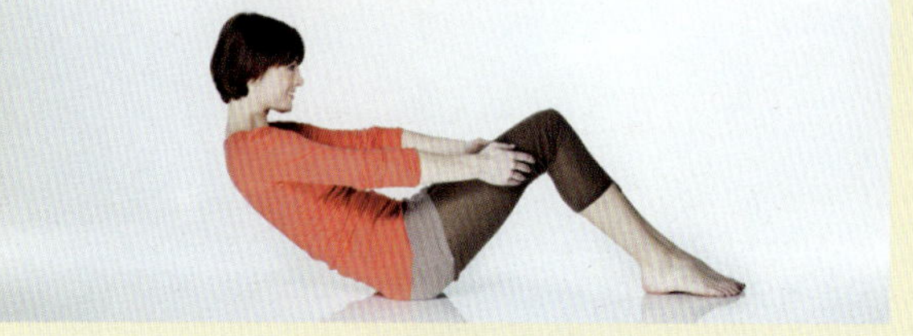
Dead Bug: 평가를 위해 타월 사용 ; 양 발을 하나하나씩 내려놓는다.	▶단락 5.1.5	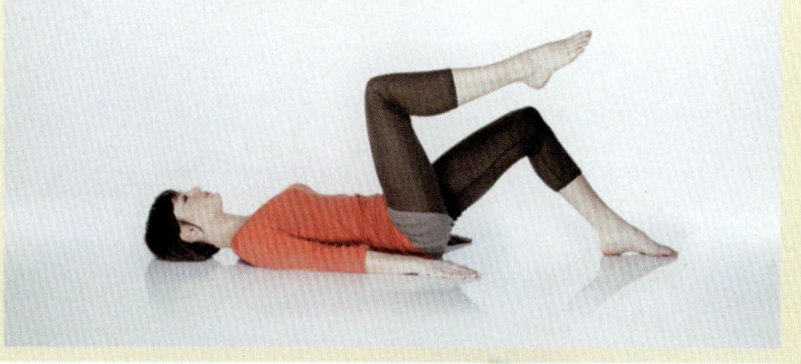
Bridging Ⅰ	▶단락 5.1.7	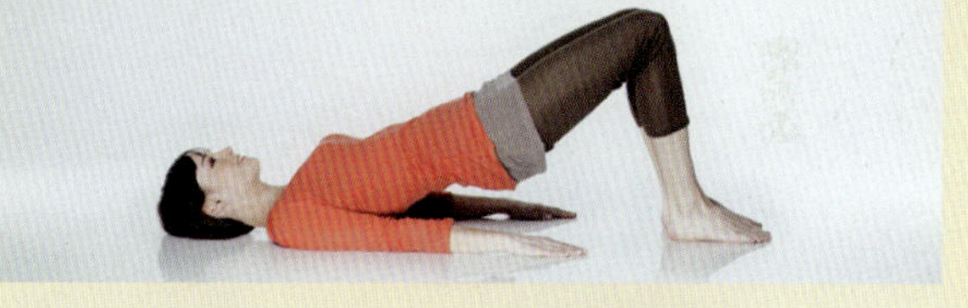
Bridging Ⅰ: 높은 난이도 "Stabilization"과 "Marching"		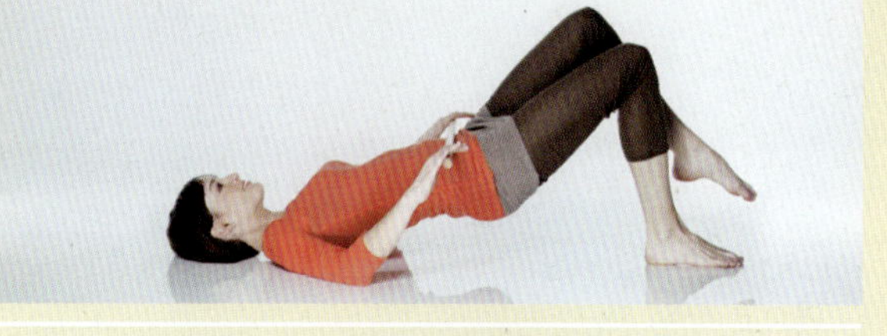
Piriformis stretch	▶단락 5.3.2	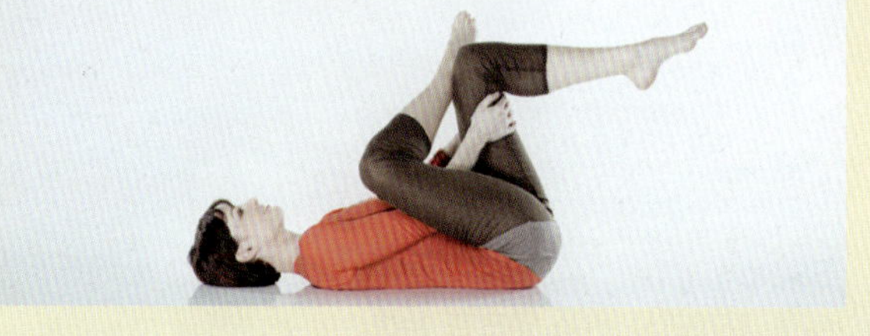

운동	장	그림
Hamstrings stretch	▶단락 5.3.2	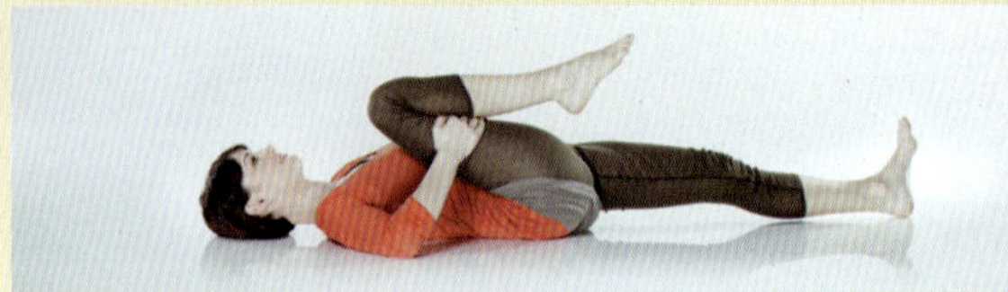 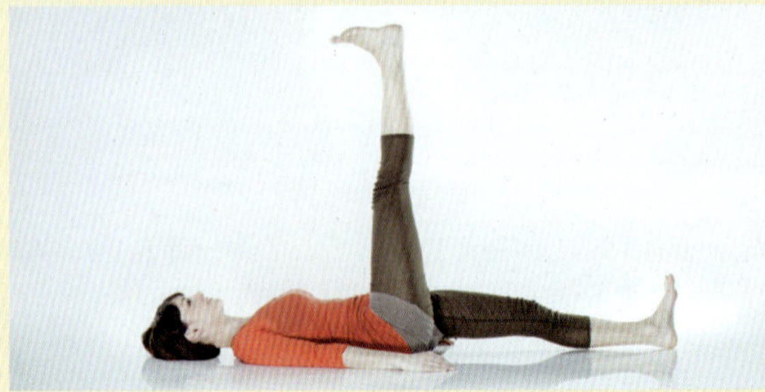
Single Leg Circles 오른쪽으로 구른다.	▶단락 5.2.4	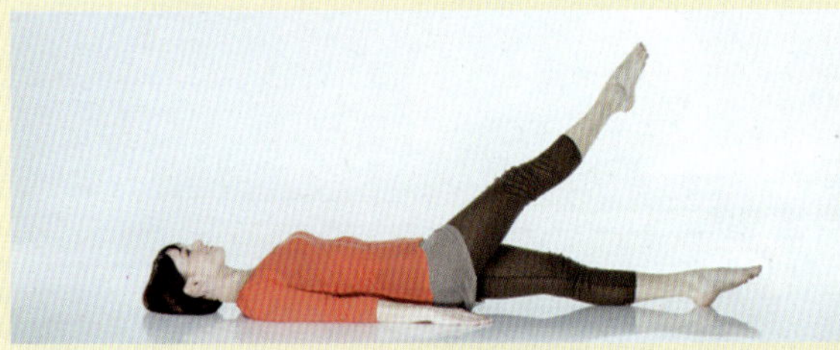
Book Opening	▶단락 5.1.10	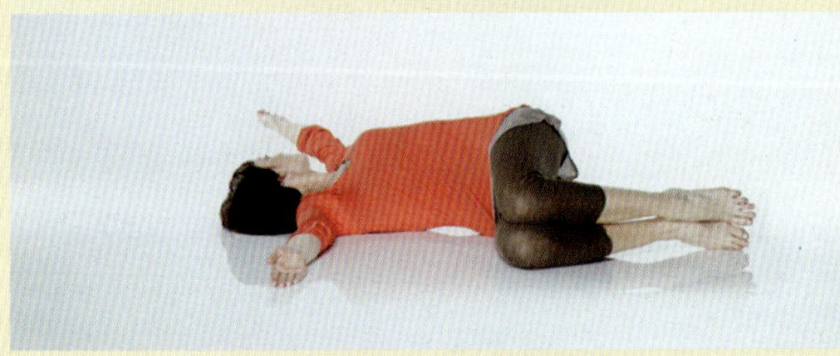
Side Kick Series Ⅰ	▶단락 5.1.11	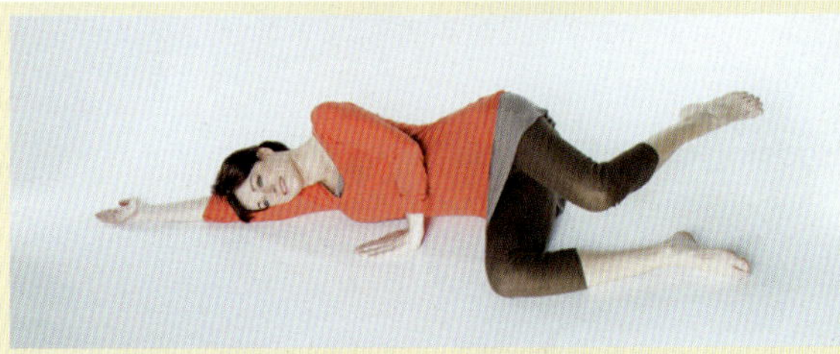
Quadriceps stretch ; 옆으로 누운 자세	▶단락 5.3.2	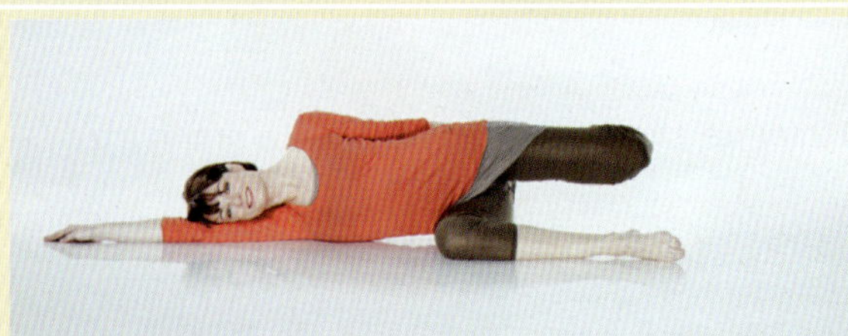
Stretch 누운 자세에서 왼쪽 옆으로 누운 자세로 전환. Book Opening을 반복하고, 그 다음, Assisted Roll Up를 통해 앉은 자세로 전환한다.	▶단락 5.1.10	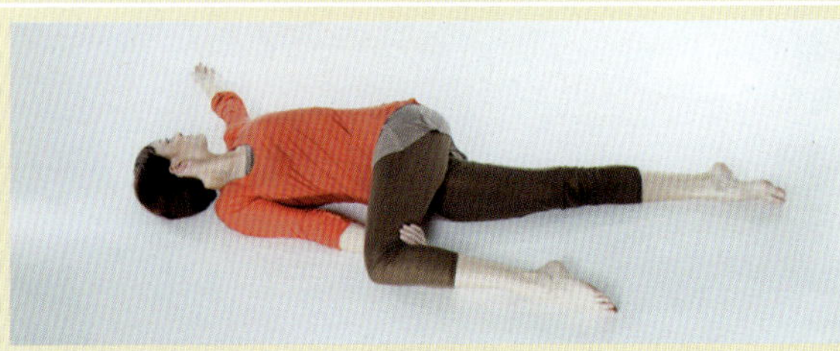

운동	장	그림
Mermaid Ⅰ 또는	▶단락 5.1.14	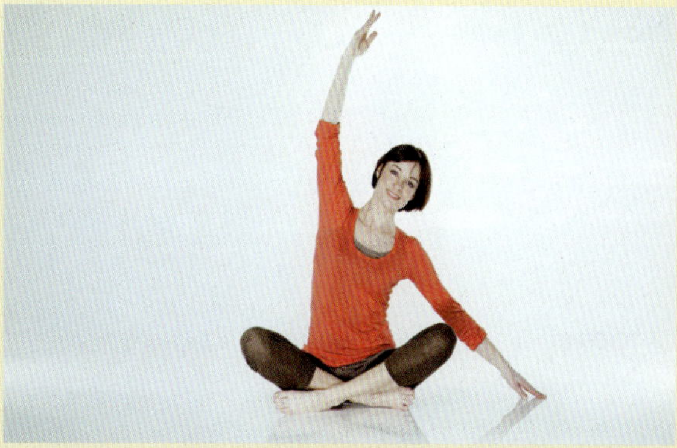
Mermaid Ⅱ	▶단락 5.2.9	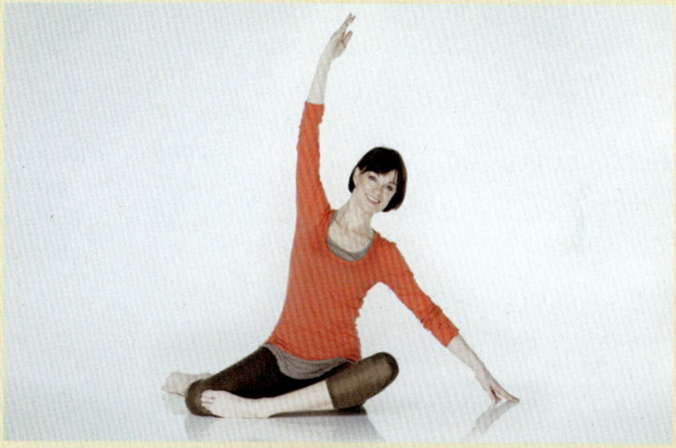
Spine Stretch Ⅰ 또는 Spine Stretch Ⅱ	▶단락 5.1.13	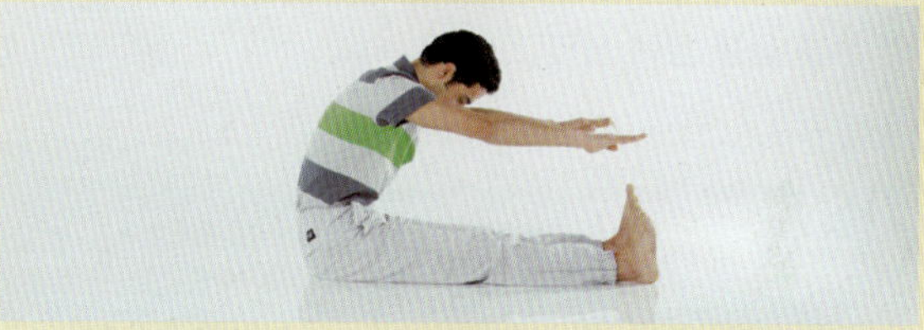
Adductor stretch	▶단락 5.3.2	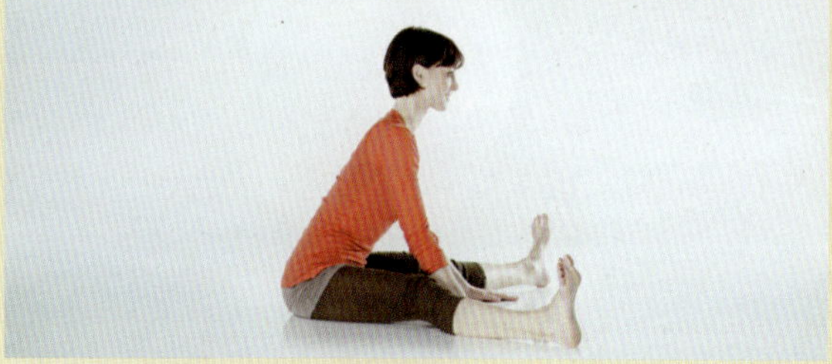
Side Lift	▶단락 5.1.12	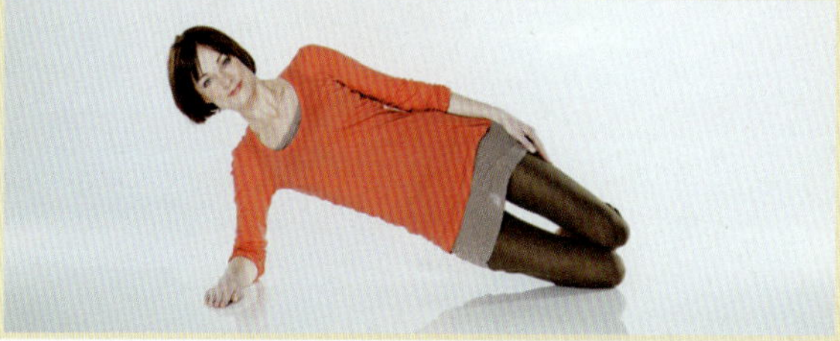
엎드린 자세로 전환		
Seated Balance Position	▶단락 5.2.5	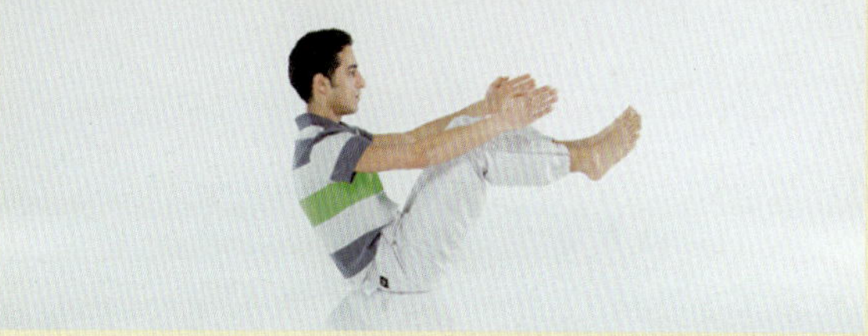

운동	장	그림
Seated On Heels	▶단락 5.3.1	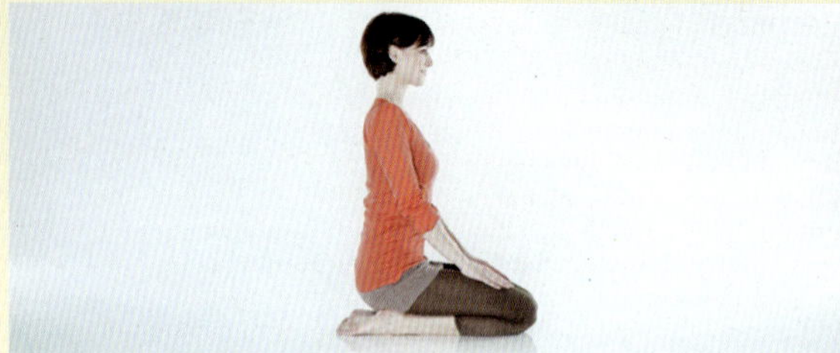
V stretch		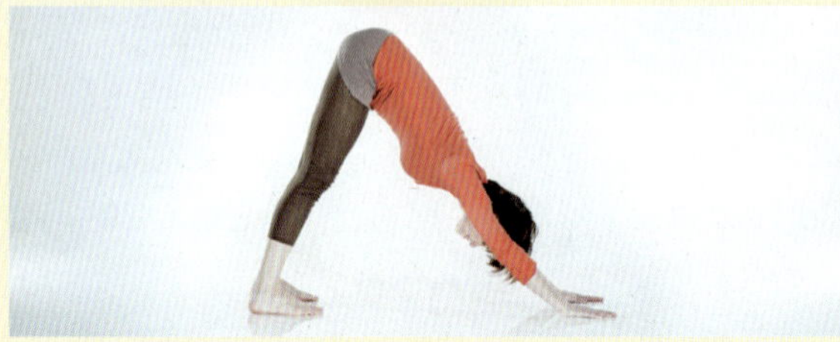
Push Up position	▶단락 5.2.16	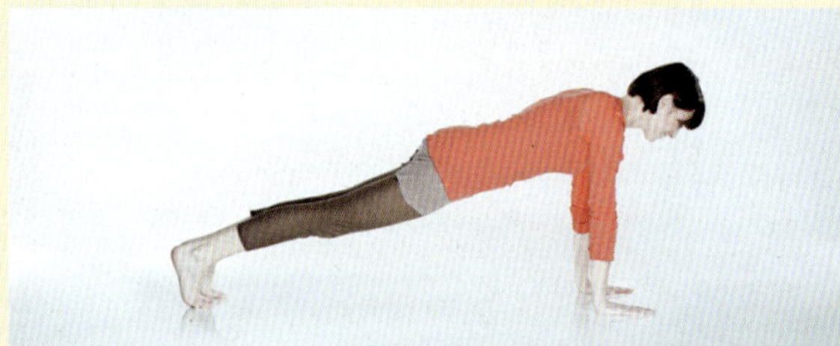
Dart 양 손을 몸통 옆에 붙인다.	▶단락 5.1.17	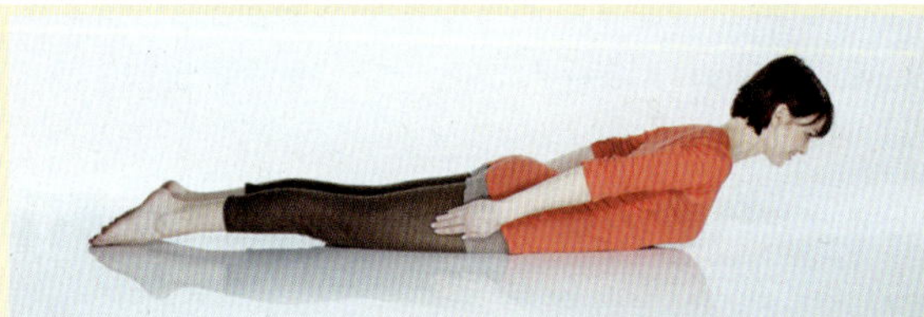
Child's Pose	▶단락 5.3.1	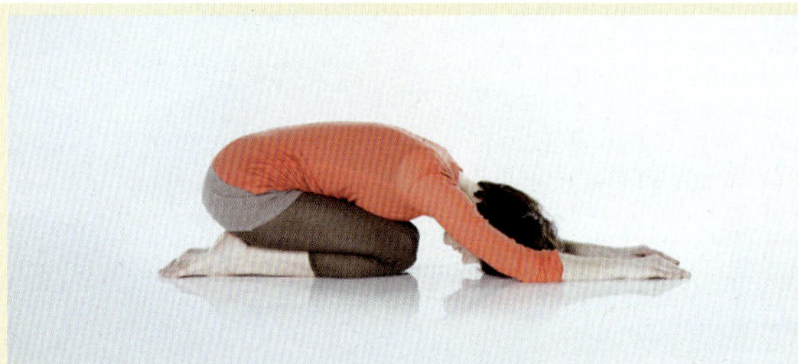
Quadruped/All Fours	▶단락 5.1.18	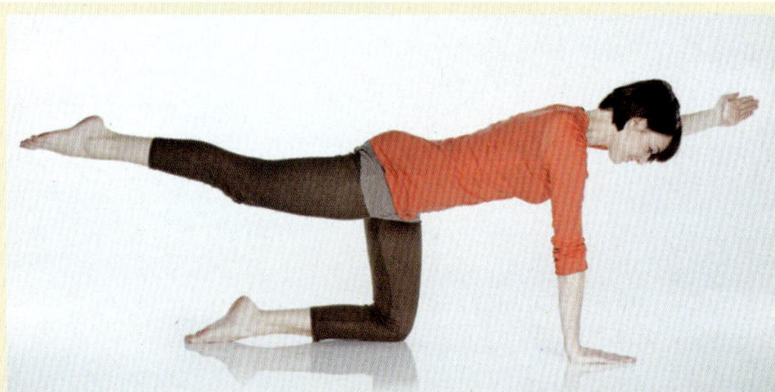

운동	장	그림
V stretch에서 High Kneeling으로 전환	▶단락 5.3.1	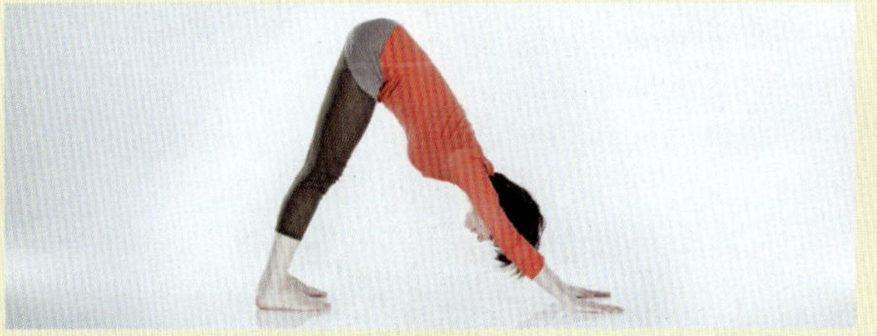 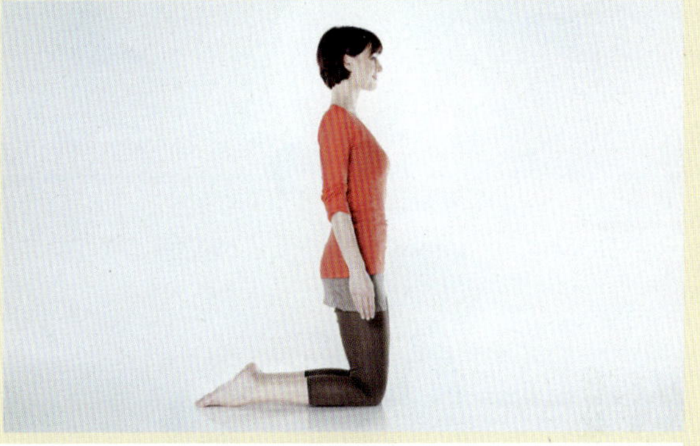
Knee Bends에서 선 자세로 스트레칭	▶단락 5.3.1	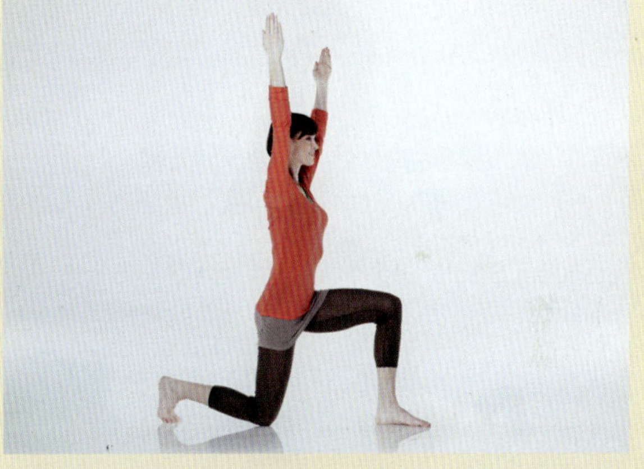 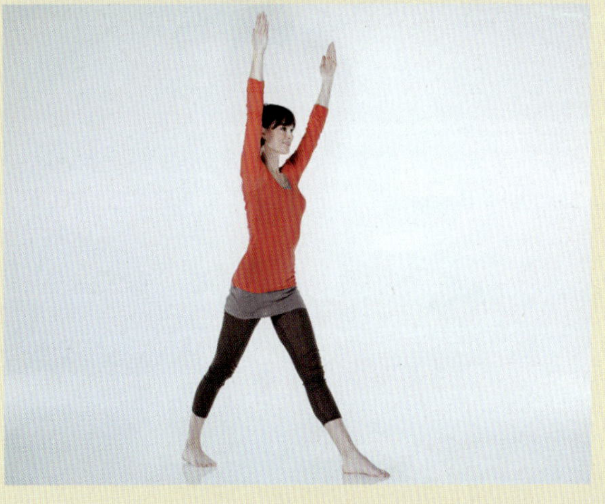

운동	장	그림
Goal Post	▶단락 4.3	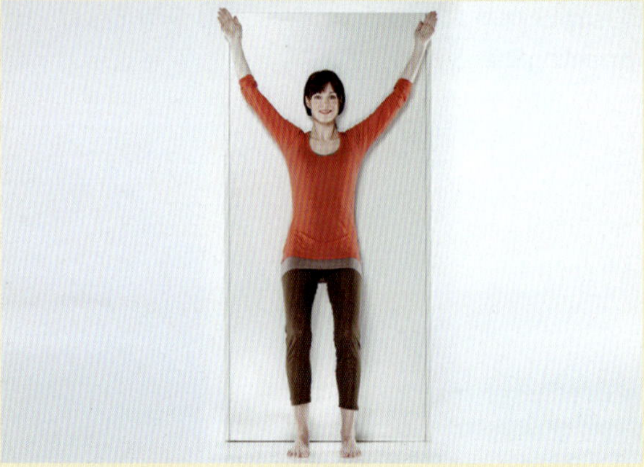
Roll Down	▶단락 5.1.19	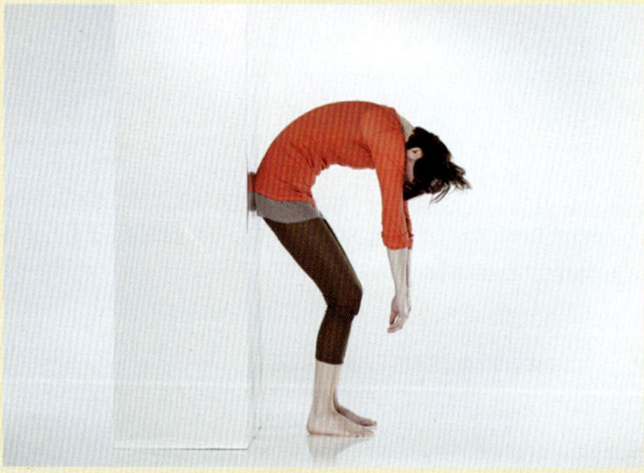
Standing Single Leg Balance	▶단락 5.2.18	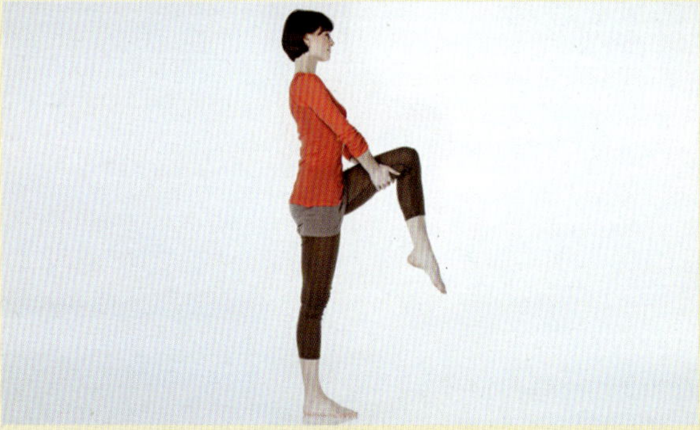
Standing Balance	▶단락 5.1.20	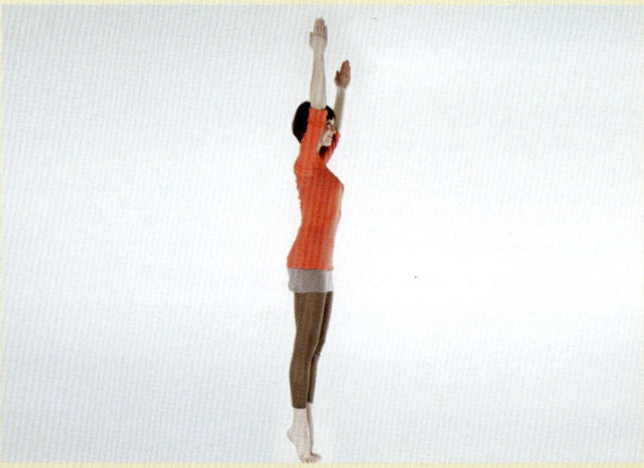

6.6 남성을 위한 필라테스 매트 프로그램

필라테스가 여성에게 잘 맞는 부드러운 웰니스 활동이라고 믿고 있는 사람은 완전히 잘못된 것이다. 필라테스가 근력 뿐만 아니라 유연성과 협응력을 요구하고, 또 자신의 몸을 저항으로 사용하기 때문에, 남성들에게도 어려운 동작이다.

Van Wingerden(1998, p417)은 근력만을 위한 훈련을 할 때보다 **근력과 스트레칭을 결합한 훈련**을 할 때, 근력의 이득이 더 좋게 얻어진다고 했다(▶**개요 6.7**). 필라테스 프로그램에는 근력과 스트레칭의 두 요소가 결합되어 있다.

■ 개요 6.7 남성을 위한 필라테스 매트 프로그램

운동	장	그림
선 자세		
Breathing과 Stretching: 들숨을 하면서 양 팔을 들어 올린다. 날숨을 하면서 양 팔을 아래로 내림한다. 양 손을 잡고, 팔을 뻗고, 손바닥을 앞쪽으로 향하게 한다. 그리고 양 손을 천장 쪽으로 뻗고, 오른쪽/왼쪽으로 펌하면서, 돌림한다*	▶단락 5.3.1	
Roll Down	▶단락 5.1.19	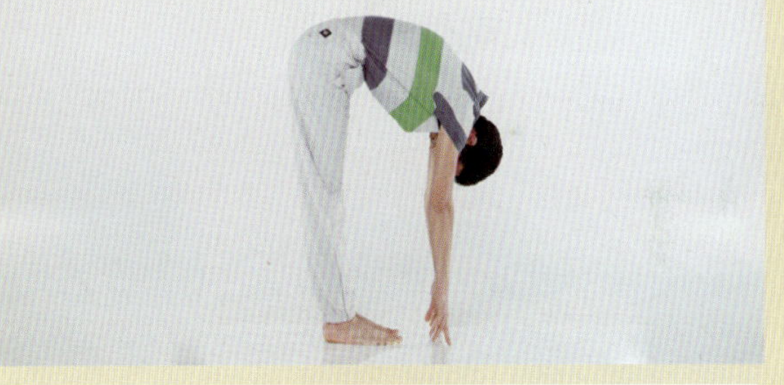
Squatting: 앉은 자세로 전환	▶단락 5.3.1	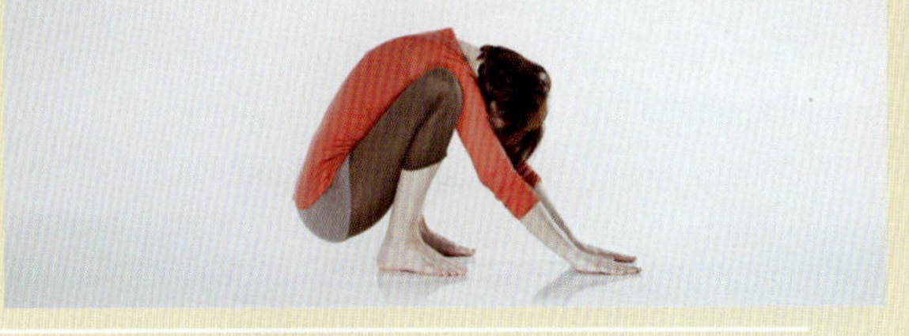
Half Roll Down: 높은 난이도 –팔운동과 돌림	▶단락 5.1.9	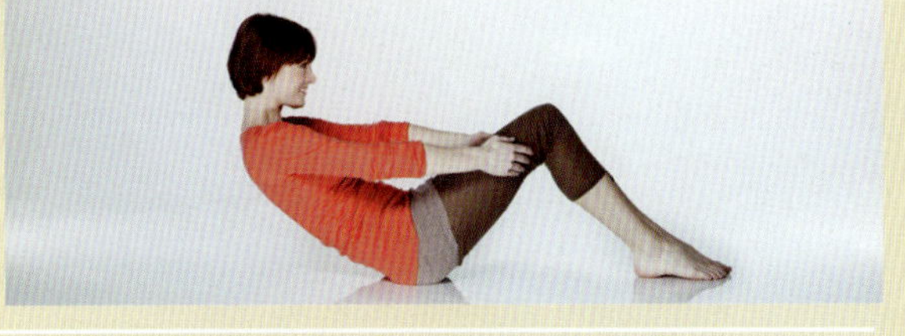
Hundred	▶단락 5.2.1	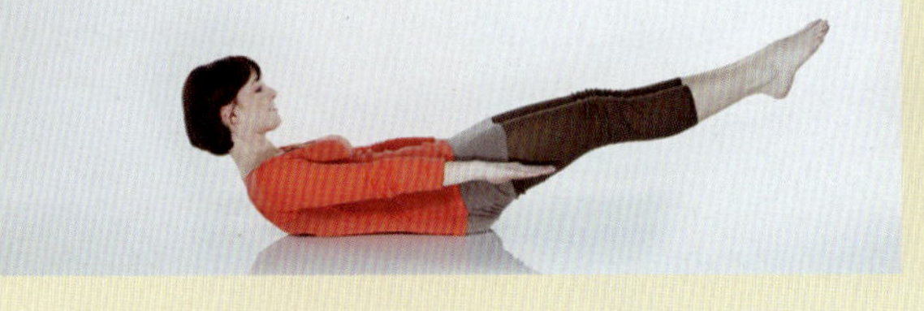

운동	장	그림
Mountain Pose	▶단락 5.3.1	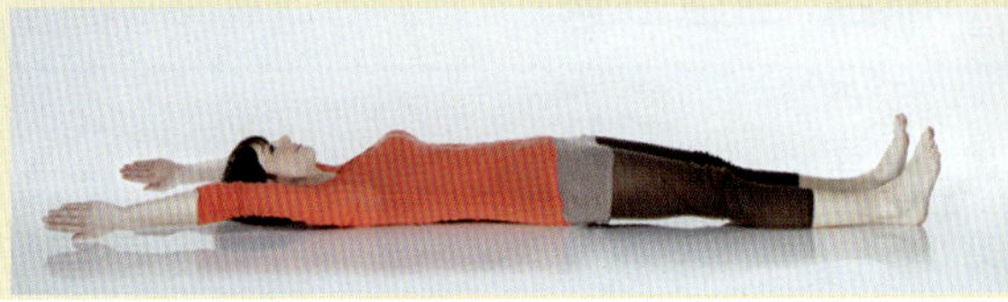
Roll UP/Roll Down	▶단락 5.2.2	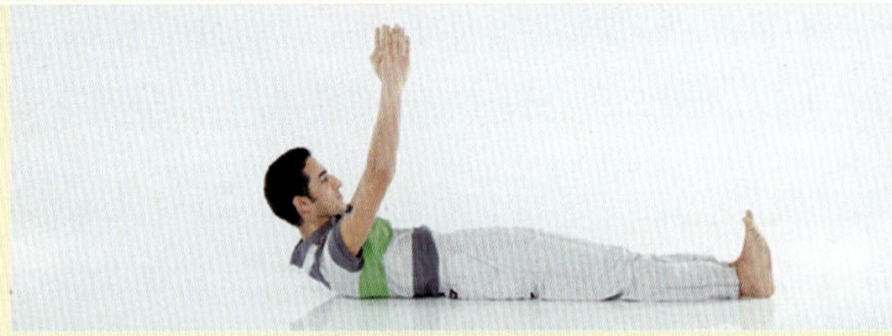
앉은 자세에서 양쪽 다리를 지지하고 굽힘한다.		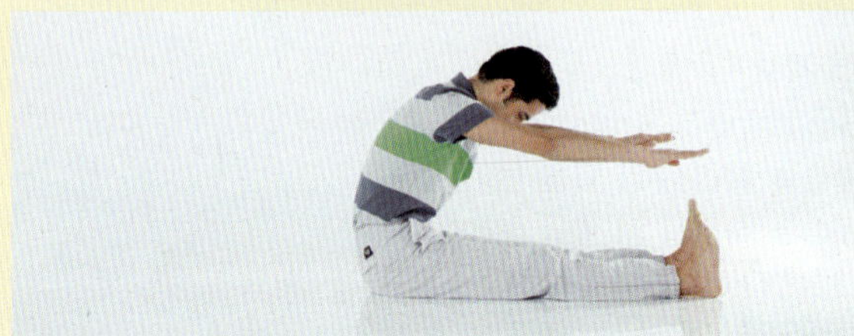
Roll Over Ⅰ : 앉은 자세에서 누운 자세	▶단락 5.1.8	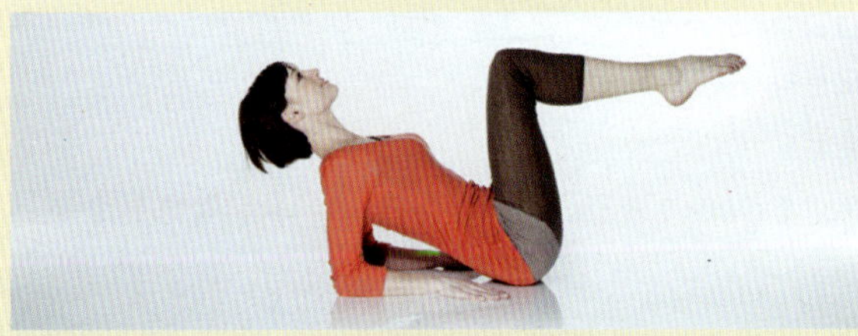 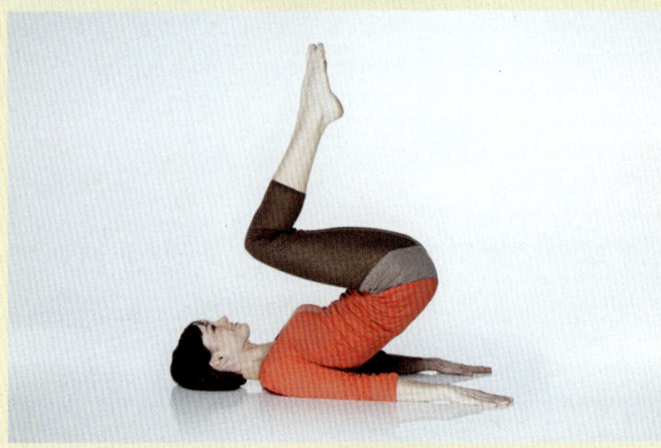
Hamstrings Stretch	▶단락 5.3.2	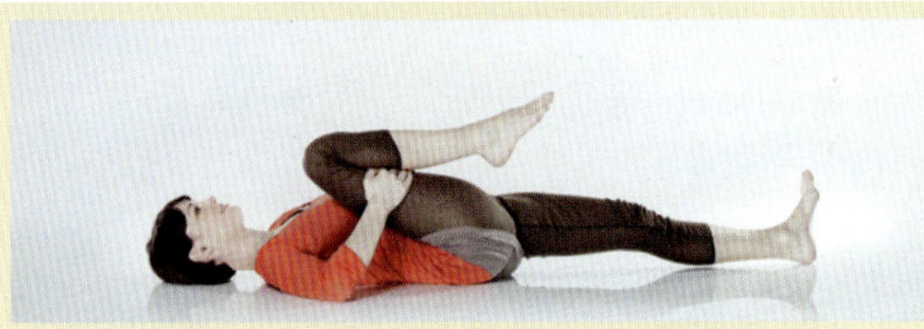 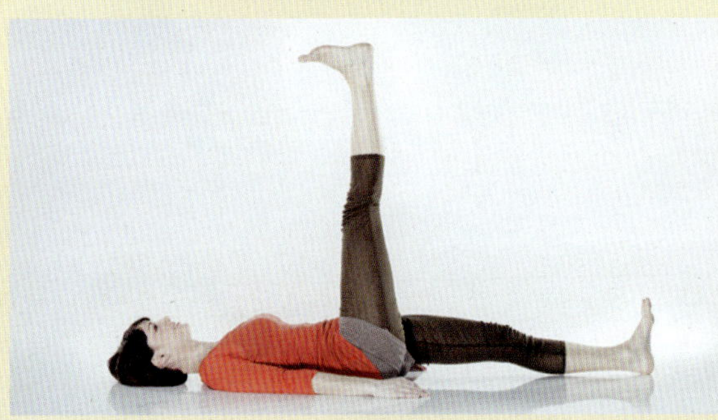

운동	장	그림
Side to Side: 높은 난이도 "양쪽 다리를 뻗는다"	▶단락 5.1.6	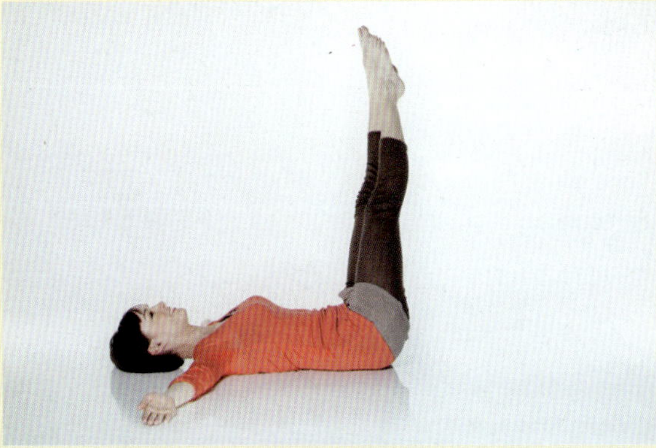
Single Leg Stretch	▶단락 5.2.6	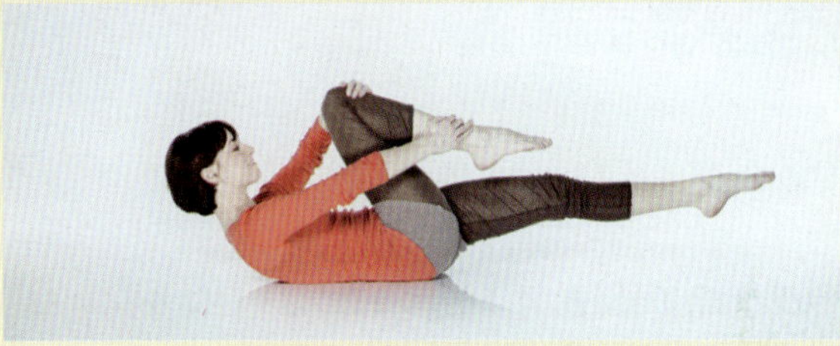
Modified Criss-Cross	▶단락 5.2.7	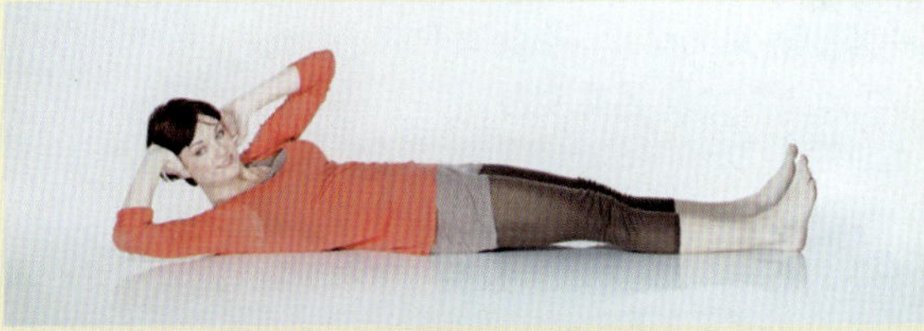
Criss-Cross		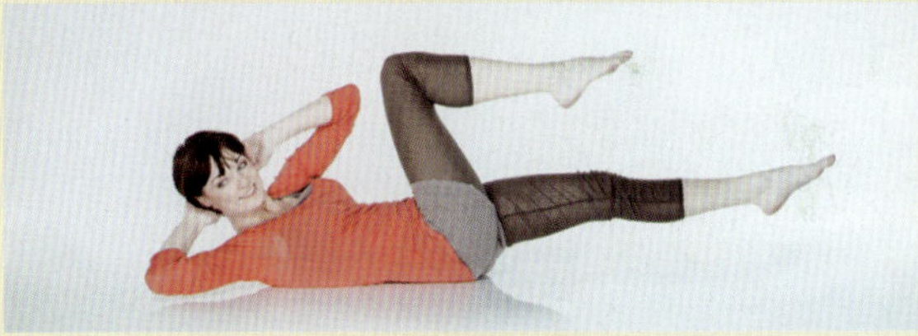
Piriformis stretch	▶단락 5.3.2	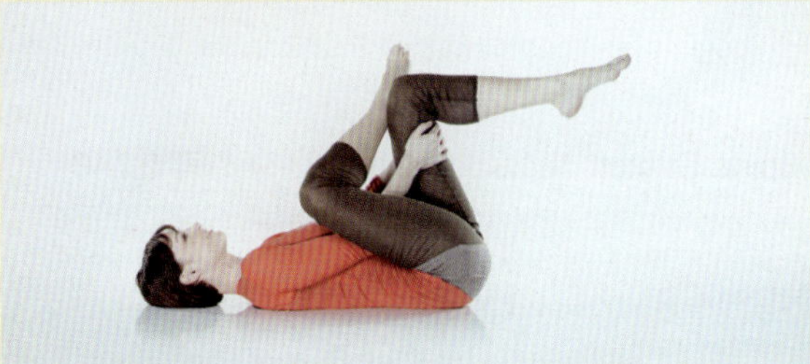
Bridging II 오른쪽으로 구른다.	▶단락 5.2.8	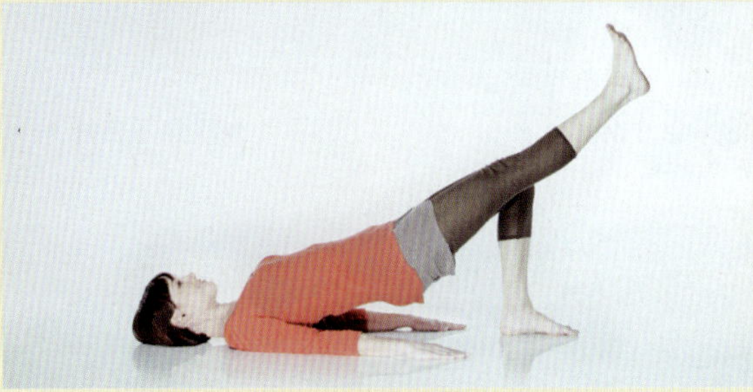

운동	장	그림
Book Opening	▶단락 5.1.10	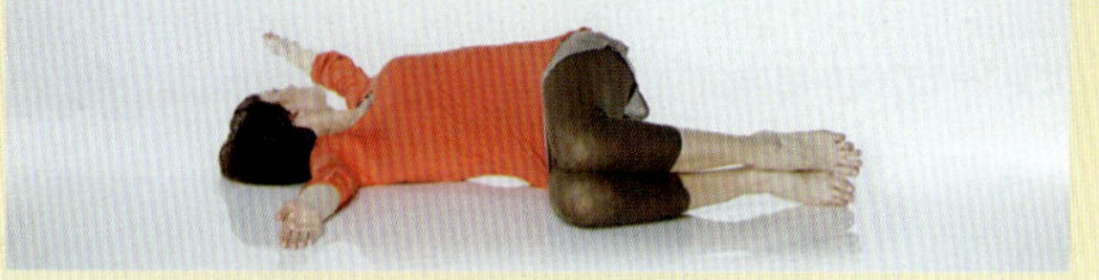
Stretch	▶단락 5.1.10	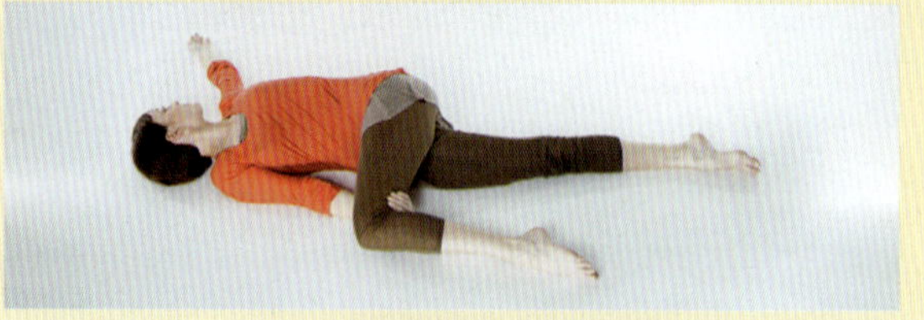
Quadriceps Stretch ; 오른쪽 옆으로 누운 자세	▶단락 5.3.2	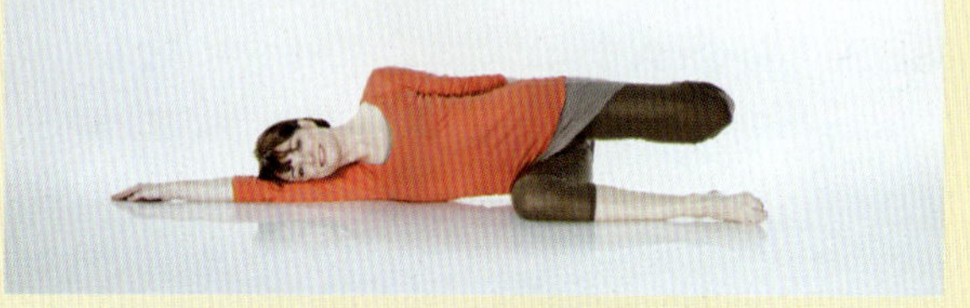
Mountain Pose를 통해 왼쪽 으로 전환하고, Book Opening 등을 수행한다. Mountain Pose과 Roll Up to sitting을 통해 다시 전환한다.	▶단락 5.3.1	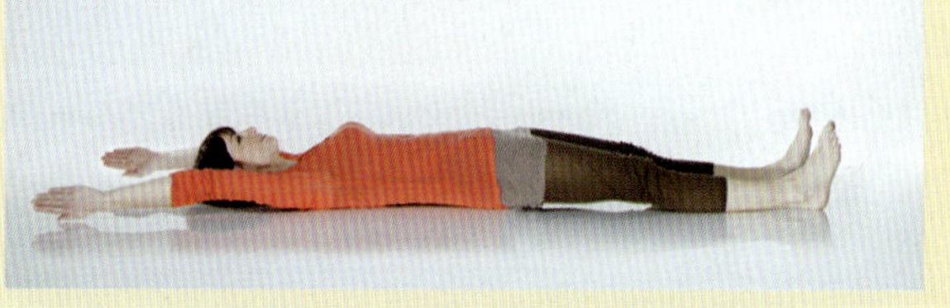
Mermaid I	▶단락 5.1.14	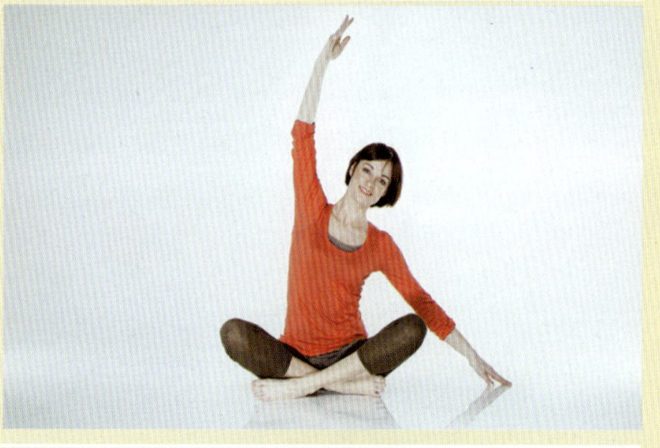
Spine Stretch II	▶단락 5.2.10	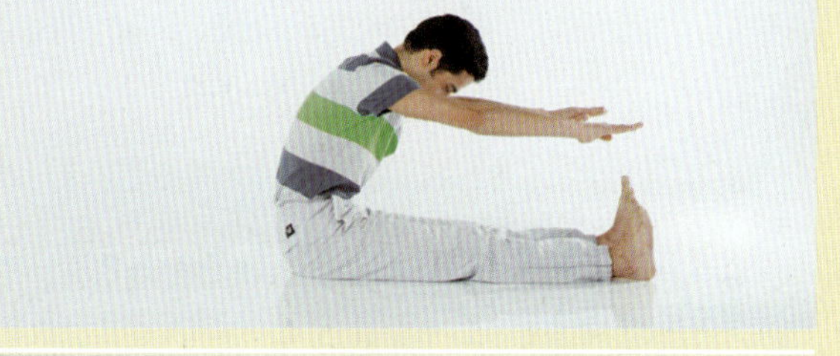
Spine Twist	▶단락 5.2.11	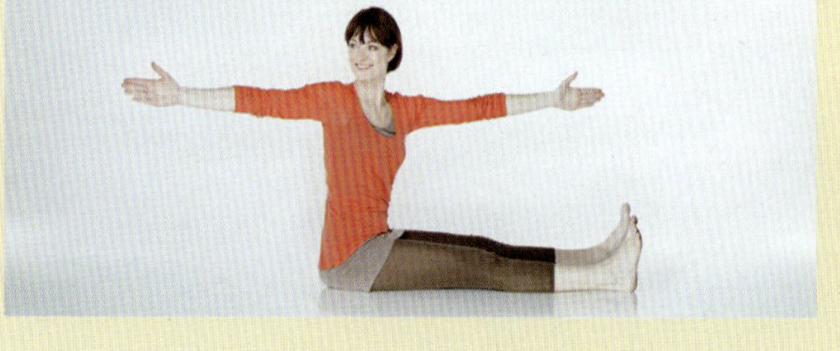

운동	장	그림
Adductor stretch	▶단락 5.3.2	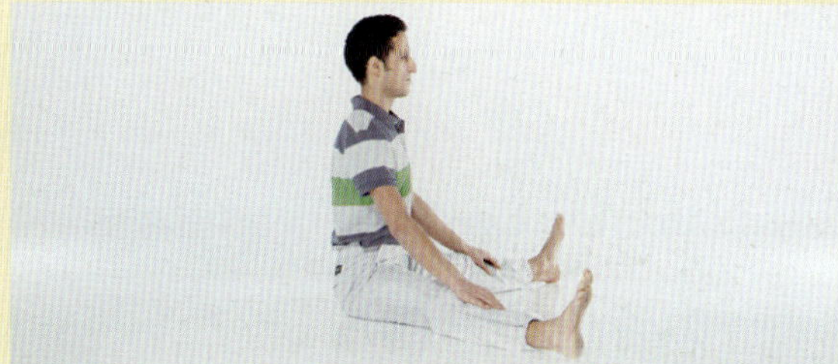
Rolling Like a Ball	▶단락 5.2.5	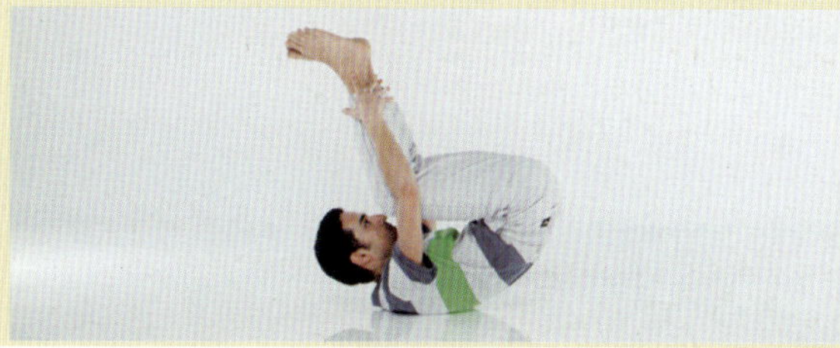
엎드린 자세로 전환		
Seated Balance Position	▶단락 5.2.5	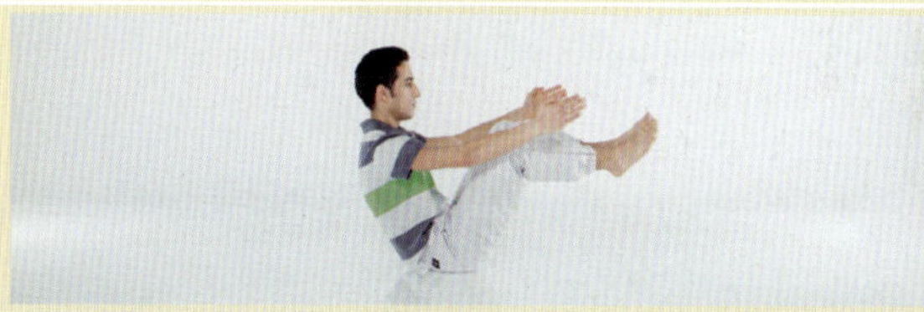
Seated On Heels	▶단락 5.3.1	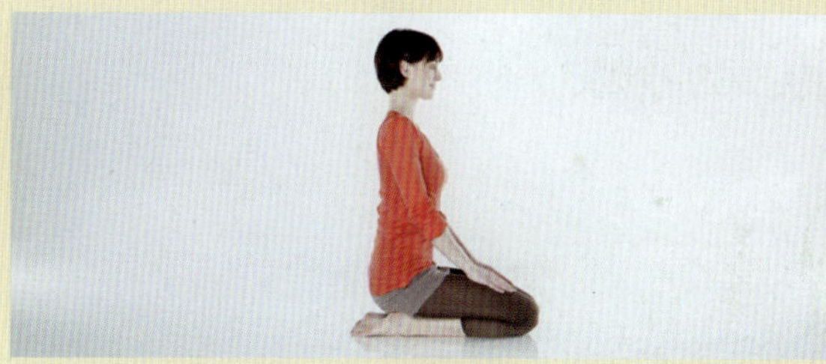
V stretch		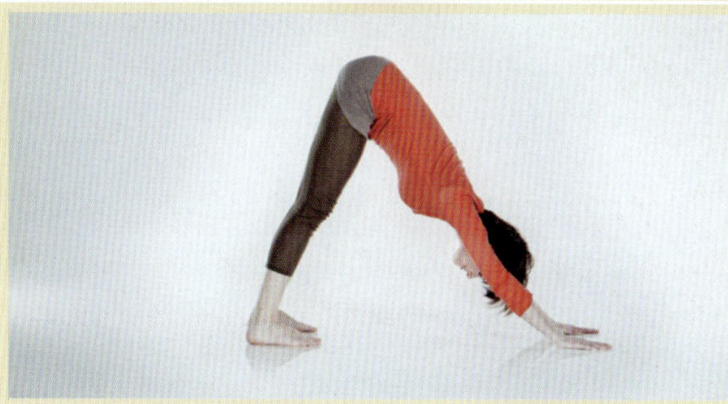
Push Up position	▶단락 5.2.16	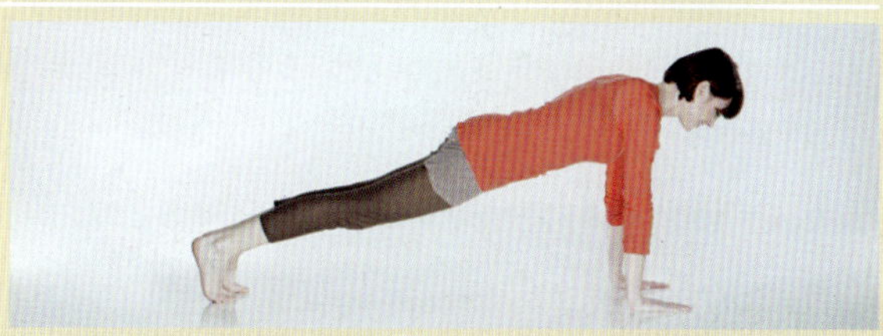
Scarecrow	▶단락 5.1.15	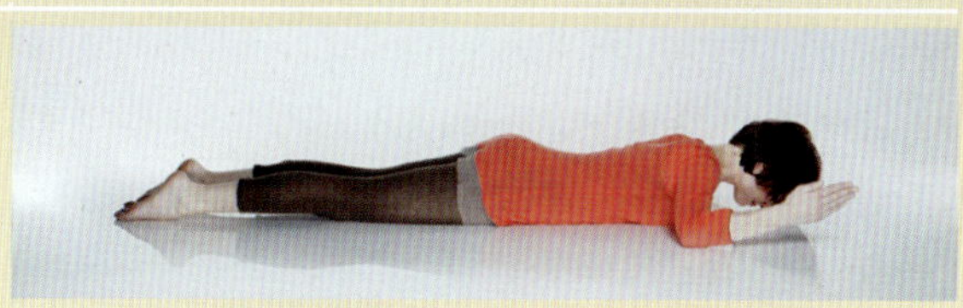

운동	장	그림
Dart	▶단락 5.1.17	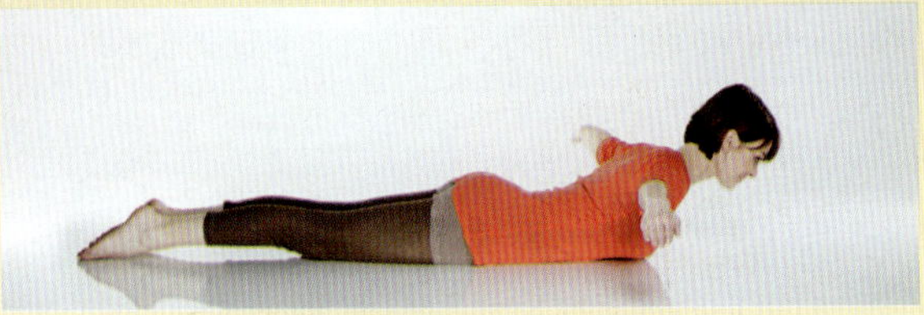
Swimming	▶단락 5.2.15	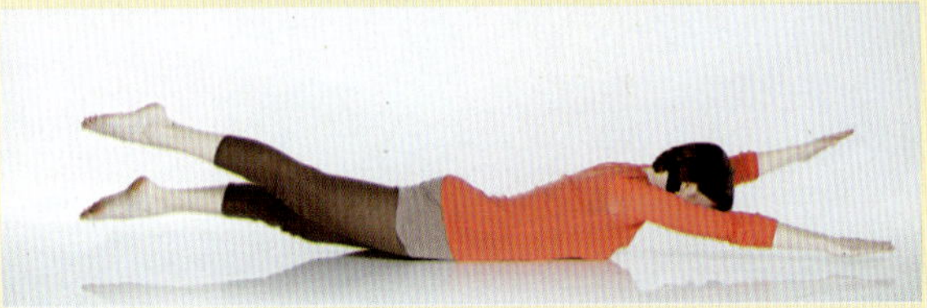
Single Leg Kick II: 초기의 낮은 난이도 운동	▶단락 5.2.13	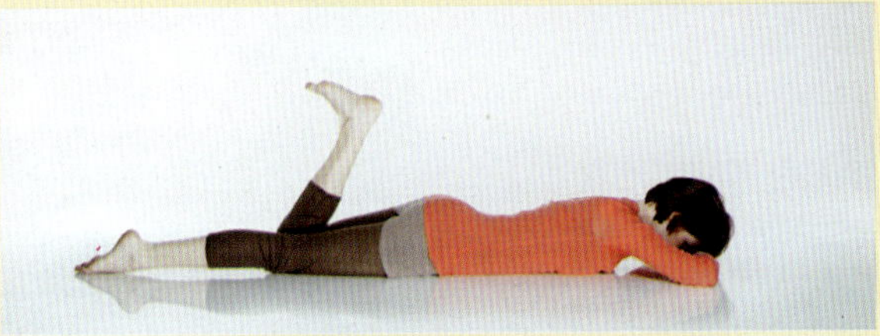
Child's Pose	▶단락 5.3.1	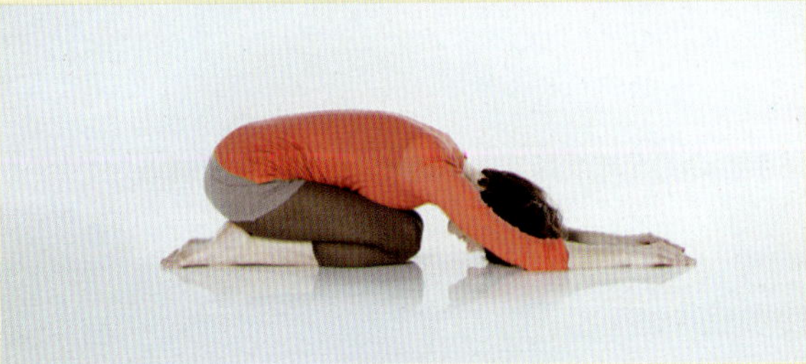
V-stretch	▶단락 5.3.1	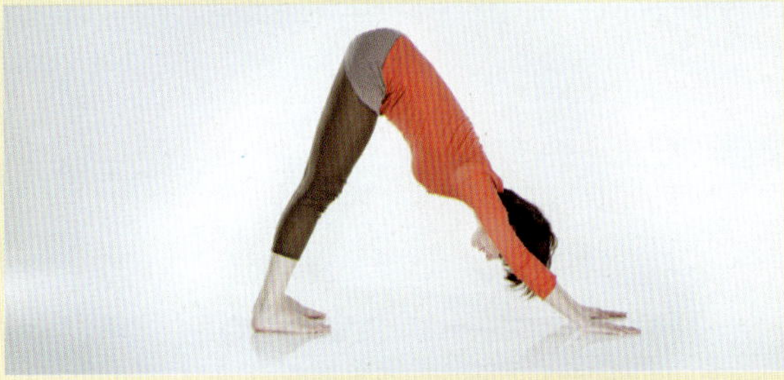
Leg Pull Front	▶단락 5.2.16	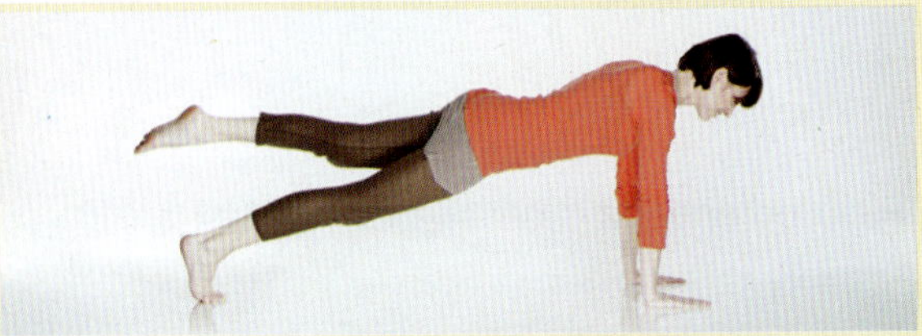
Side Bends right	▶단락 5.2.17	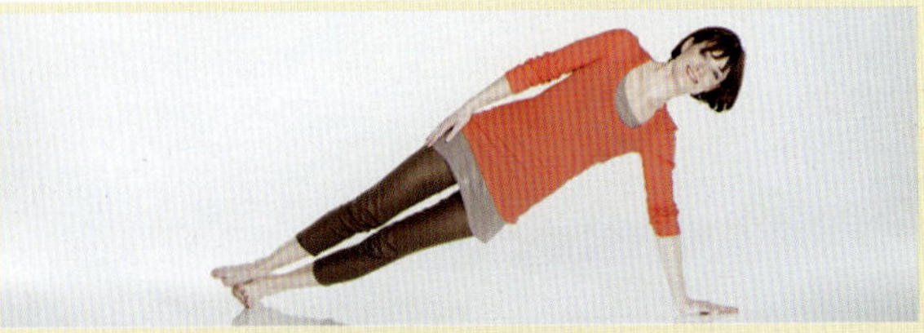

운동	장	그림
Leg Pull Front	▶단락 5.2.16	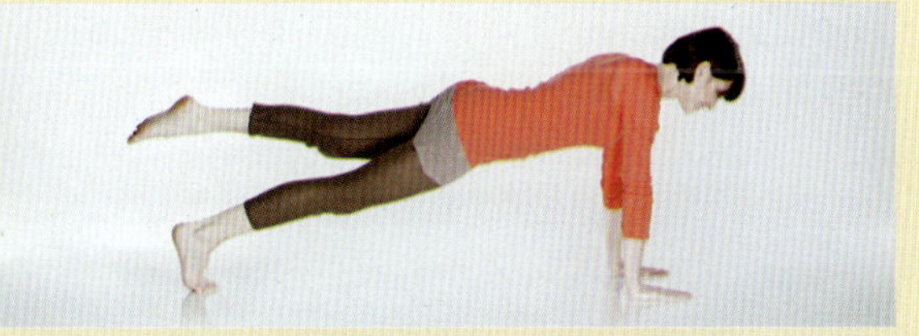
Side Bends left	▶단락 5.2.17	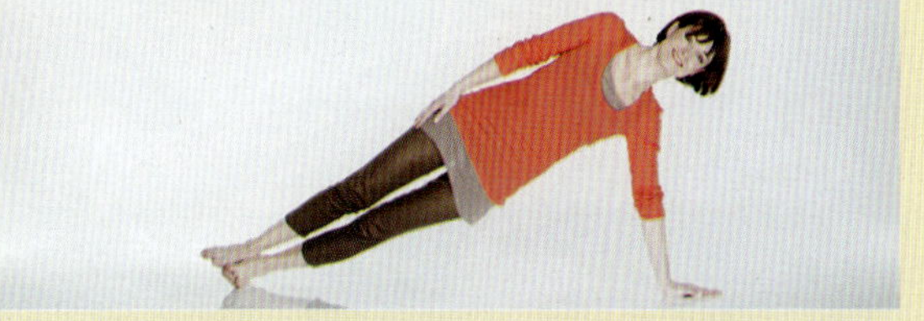
Push Up position: 3회 실시	▶단락 5.2.16	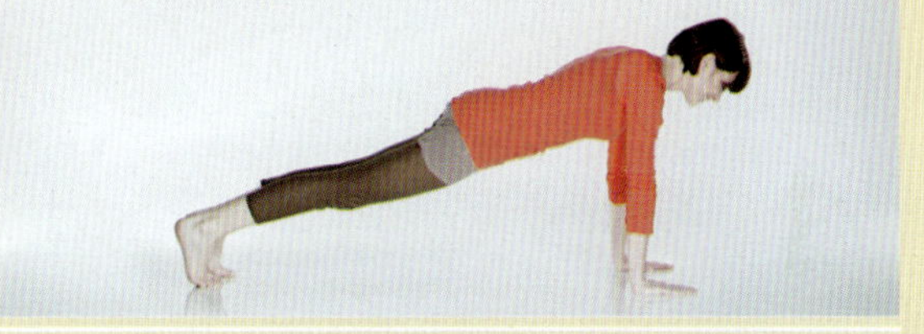 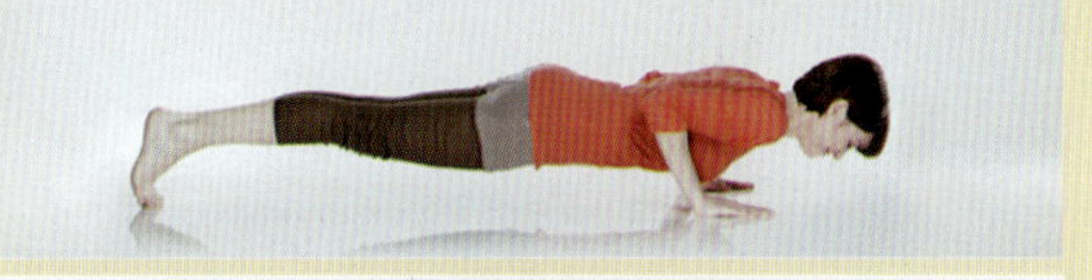
양 손을 발 쪽으로 움직인다. 몸을 일으켜 세운다. 다시 몸을 아래로 숙인 후, 양 손을 앞쪽으로 3번 내딛어서, Push Up Position을 취한다.*	▶단락 5.3.1	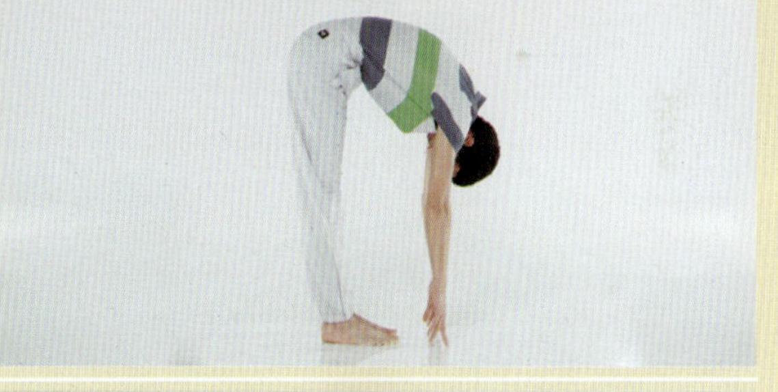 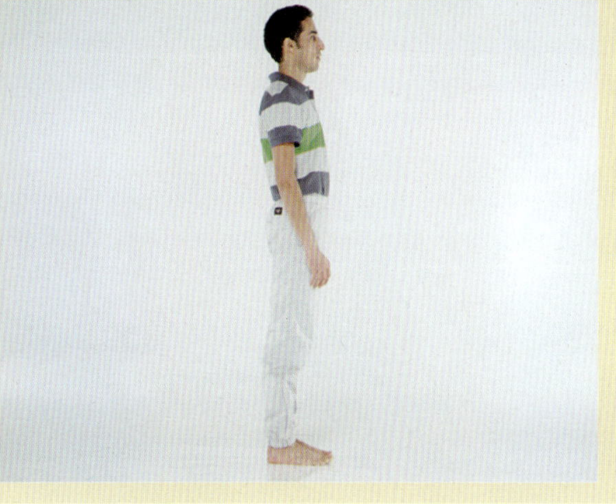

운동	장	그림
Push Up position: 5회 실시	▶단락 5.2.16	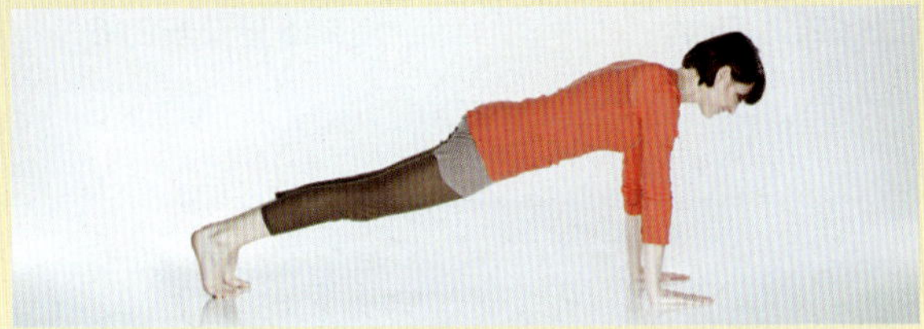 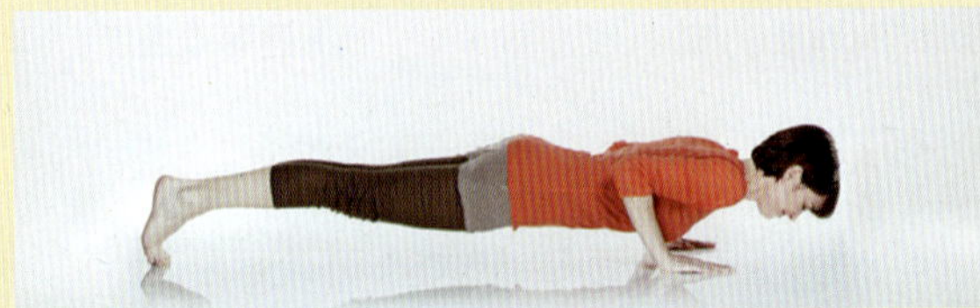
V-Stretch	▶단락 5.3.1	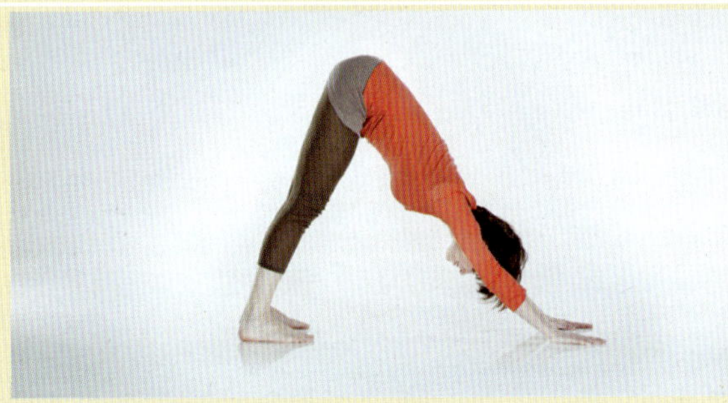
Iliopsoas Stretch	▶단락 5.3.2	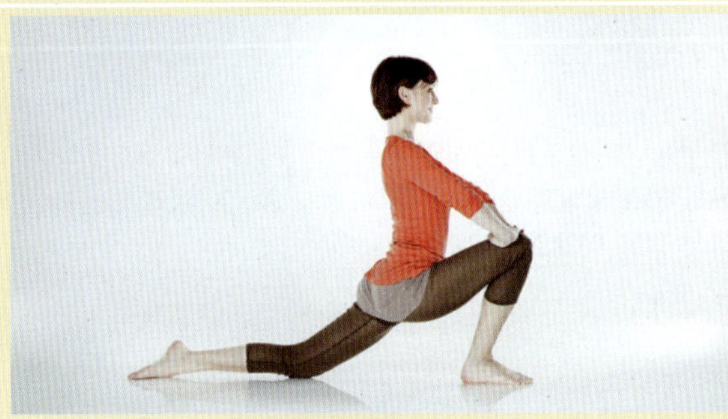
High Kneeling: 양쪽 무릎을 굽힌다.	▶단락 5.3.1	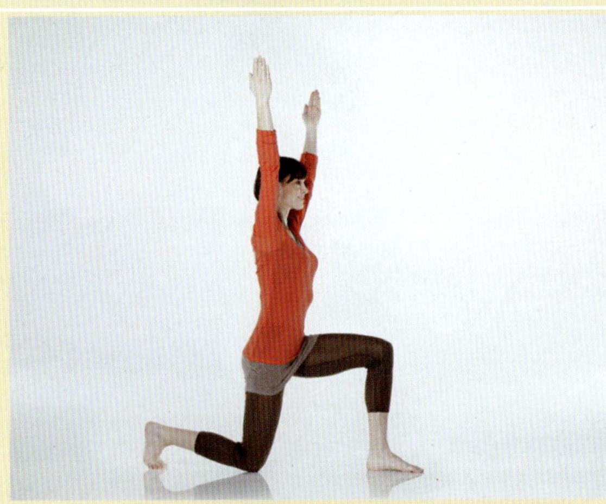

운동	장	그림
		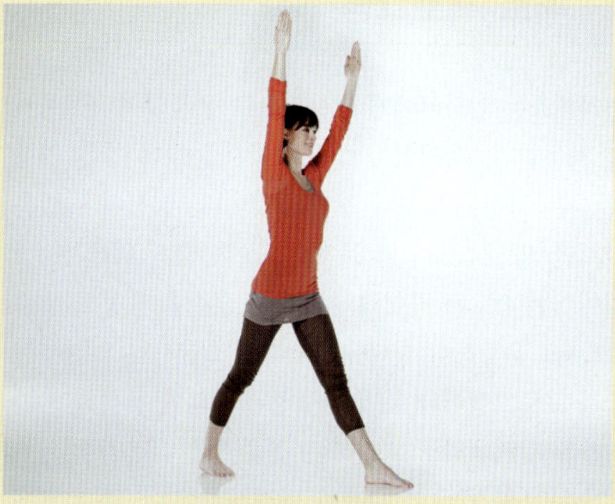
Shoulder Girdle Stretch	▶단락 5.3.2	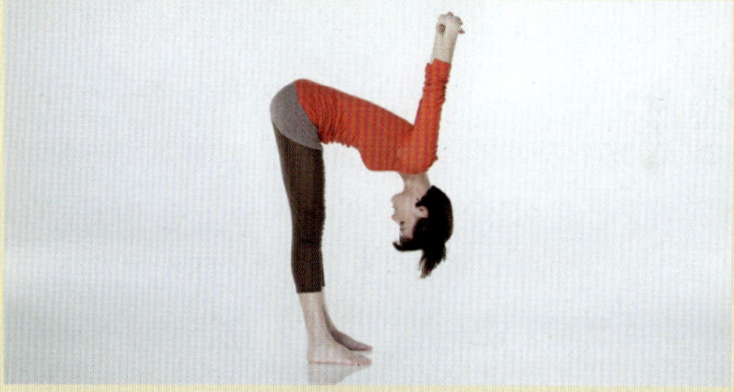
Standing Single Leg Balance	▶단락 5.2.18	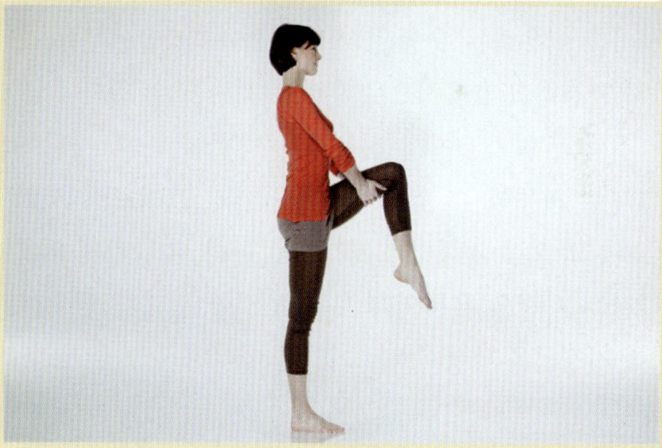
Standing Balance	▶단락 5.1.20	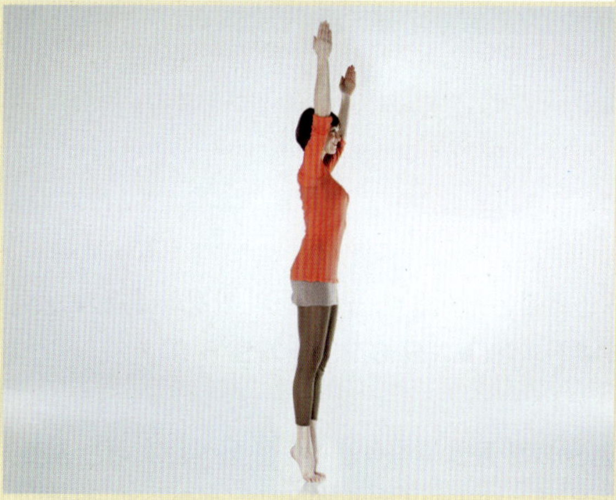

* 사진을 제공하지 않았다.

6.7 임산부를 위한 필라테스 매트 프로그램

필라테스는 임산부에게 기능적으로 움직일 수 있는 기회를 제공한다. 움직임이 성장기의 아동에게 좋은 영향을 준다는 사실은 너무나 당연한 것이다. 임신이 질병은 아니지만, 임신으로 인한 문제점을 예방하기 위해서는 1주일에 3번 정도는 규칙적인 운동과 훈련을 중등도 수준으로 계속 운동해야 한다. 필라테스 초급자인 임산부는 **초급자 프로그램이나 특별히 구성된 강좌**에 참석해야 한다. 가쪽 갈비우리로 호흡하는 것은 임신 3기의 임산부 즉, 가로막(횡경막)이 완전히 내려가지 않아 짧은 호흡을 하는 사람에게 좋은 효과를 줄 수 있다. 이런 호흡은 훌륭한 출산 준비이다. 골반바닥의 **자각**을 향상시키는 운동과, 동적 긴장이나 적절한 어깨 정렬(복부 팽창으로 인한 무게중심의 이동 없이 똑바른 자세를 유지하는)을 통해 척추를 신장하는 **필라테스 운동**은, 임신 기간 동안 임산부를 수월하게 만들 뿐만 아니라, 출산 이후에도 산모의 건강상태를 좋게 유지하는데 도움을 준다. 필라테스 장비를 이용하는 운동은 매우 다양하다; 임산부는 출산까지 안전하고 효율적으로 훈련을 계속할 수 있다.

한 사람의 참가자에게 적용하는 방법이 다른 사람에게 그대로 적용할 수 있는 것은 아니다. 그러므로 사람들은 자신의 몸을 정확하게 자각해야 한다. 지나치게 의욕이 앞서는 사람은 운동의 속도를 조정할 필요가 있으며, 임신이 경쟁심을 향상시키는 기간이 아니다.

❗ 경고

복부와 골반의 집중적인 훈련은 일반적으로 임신 기간 동안에 권장되지 않아야 한다. 잘못되면, 배곧은근 분리(복부이개)를 초래할 수 있다 (Hamilton 2009).

주요 초점은 팔이음뼈, 팔 및 등의 **안정화 운동과 근력 강화 운동**이다(▶**개요 6.8**과 ▶**개요 6.9**).

» 임신 기간 동안 규칙적인 운동은 움직임에 대한 자신감을 증가시키고, 신체를 협응하는 능력을 발달시킨다. 임신이 가슴과 배 부위의 발달을 초래하기 때문에, 신체의 변화가 지속적으로 일어난다. 부가적으로, 임신은 자세 결함과 허리 문제를 해결하는데 도움을 줄 수 있다(Korsten-Reck 등 2009).

개요 6.8 임산부를 위한 필라테스: 가이드라인

임신 1기의 가이드라인
- **고위험 임신이 아니라면**, 일반적인 금기증은 없다.
- 고위험 임신의 경우에는, 첫 12주 동안에 운동을 완전히 하지 않거나, 중등도의 운동을 수행한다.
- 훈련 내용: 등 근육, 팔이음뼈, 팔의 근력 및 가동성, 중등도의 배 훈련.
- 두덩뼈결합이 불안정하기 때문에 모음근 훈련을 피한다.
- 과도한 스트레칭을 피한다.
- 오버헤드 활동과 구르기 운동을 제한한다.
- 엎드린 자세가 불편한 자세이지만, 금기사항은 아니다.

임신 2기의 가이드라인
- 엎드린 자세가 더 불편해지기 때문에, 옆으로 누운 자세나 네발 자세의 훈련을 권장한다.
- 모음근 훈련을 피한다.
- 과도한 스트레칭을 피한다.
- 오버헤드 활동과 구르기 운동을 피한다.
- 허리의 부드러운 신장을 권장한다. 예를 들어, 네발 자세에서의 고양이 스트레칭(사진이 없음)
- 공 위에 누워서 스트레칭을 수행하고, 선 자세에서 협응과 균형운동을 한다.

임신 3기의 가이드라인
- 누운 자세에서 운동을 하지 않는다.
- 모음근 훈련을 피한다.
- 과도한 스트레칭을 피한다.
- 엎드린 자세를 취하지 않는다.
- 임신 동안 호르몬의 변화로 인해 인대 구조물이 약해질 것이다: 특히, 엉치엉덩관절, 허리 및 엉덩관절.
- 훈련 초점: 몸통보다는 팔다리의 근력강화에 초점을 맞춘다. 옆으로 누운 자세, 앉은 자세 또는 선 자세에서 엉덩관절의 근력강화를 수행한다.

(▶**단락 4.1.6**, 임상 질환과 금기증)

출산으로 **골반바닥근**이 외상을 당하게 된다: 이 근육들은 정상 길이보다 3배 이상 신장될 것이다. 외상성 손상과 찢어짐으로 인해 전체 근육의 기능에 문제가 초래될 수 있다. 골반바닥에 의해 수행된 일의 80%는 배가로근과의 공동 수축으로 **긴장성 정적 지지**(느린 섬유 수축)를 한다. 임신 이후에 운동조절을 획득하려면, 일상적으로 이루어지는 특별한 훈련이 필수적이다(Junginger 2009 a, b).

경고

골반바닥에 압박을 주는 복부 훈련(특히, 윗몸 일으키기)을 피해야 한다.

팁

머리를 들어올리지 않는 복부 훈련을 권장한다: 약간의 골반 뒤쪽경사를 일으키기 위해 양 손을 궁둥뼈 밑에 놓거나, 골반 밑에 쐐기를 받친다. "Hundred", "Single/Double Leg Stretches"의 수정 운동이나 "Side to Side"가 이런 자세에서 수행될 수 있다(▶11장, 지시와 특별한 지시).

개요 6.9 임산부를 위한 필라테스 매트 프로그램

운동	장	그림
누운 자세		
Mountain Pose	▶단락 5.3.1	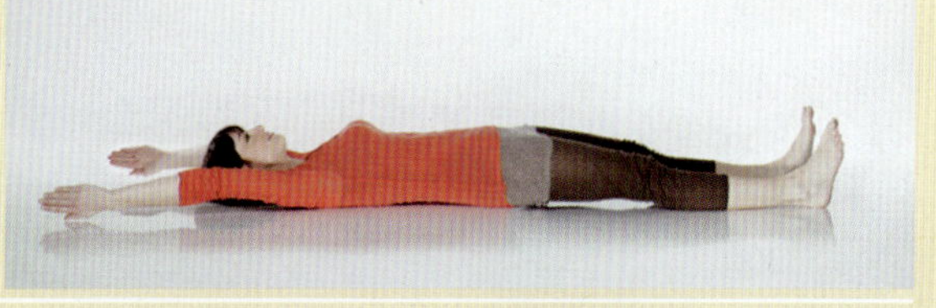
Breathing	▶단락 5.1.1	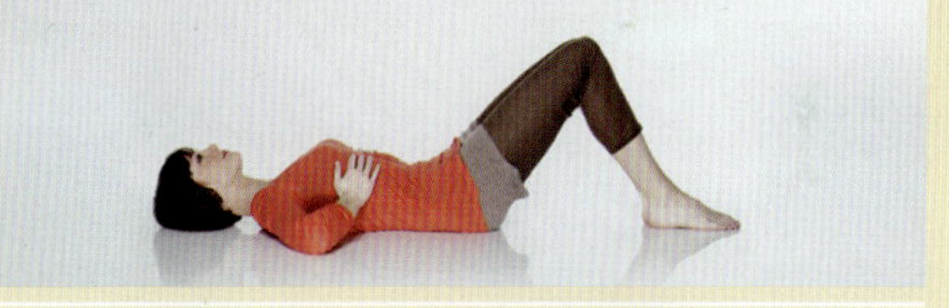
Pelvic Clock	▶단락 5.1.2	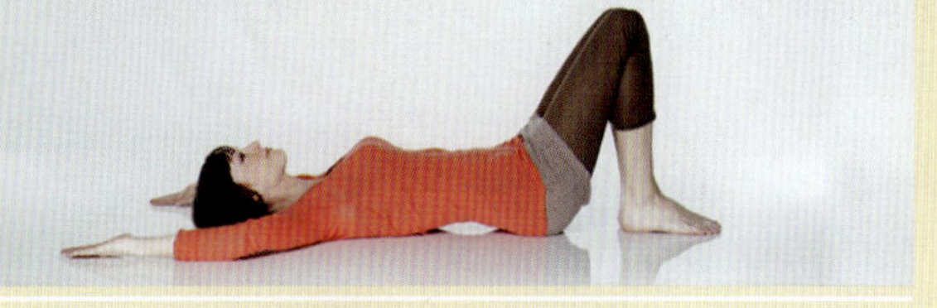
Assisted Roll Up/Roll Down	▶단락 5.1.9	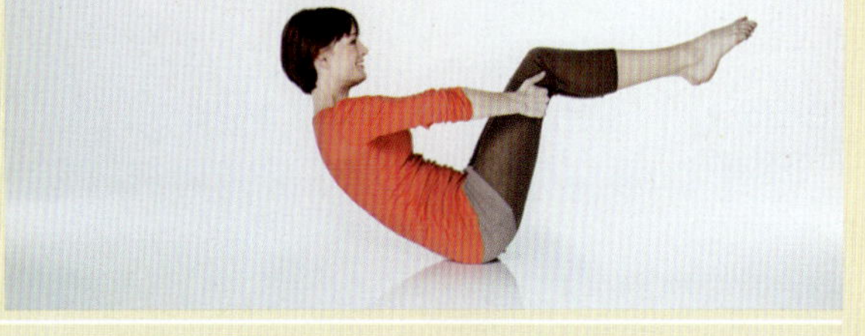
Shoulder Drops	▶단락 5.1.3	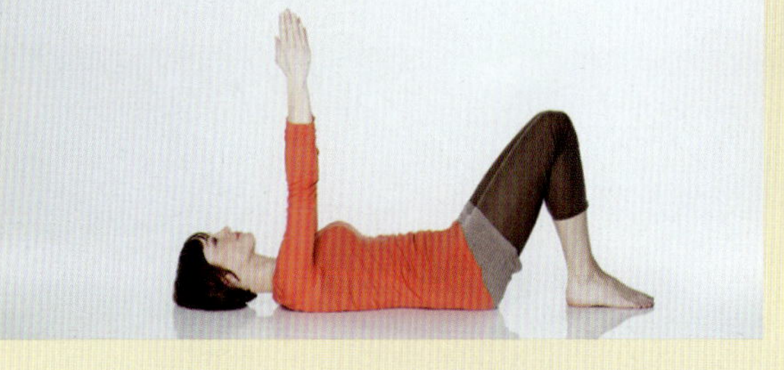

운동	장	그림
Arm Arcs		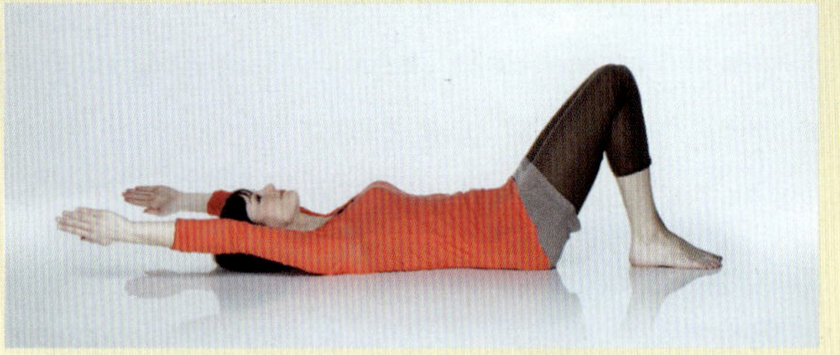
Windmill		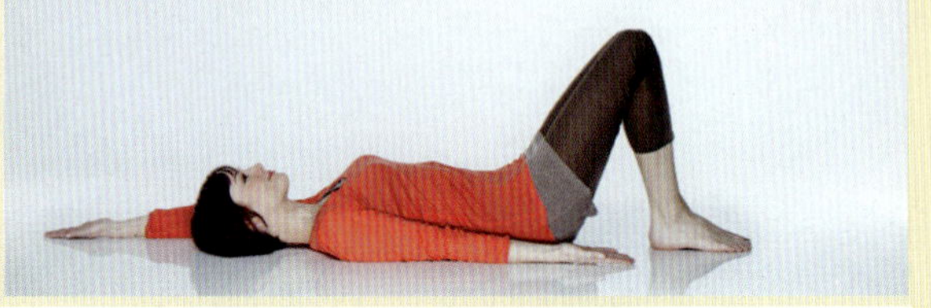
Dead Bug: 낮은 난이도: "Femur Arcs"	▶단락 5.1.5	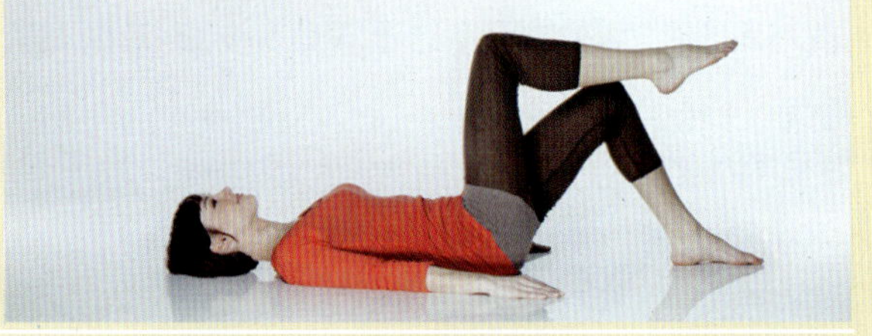
Dead Bug: 낮은 난이도: "Leg Lowers"와 "Bicycles"*		
Dead Bug		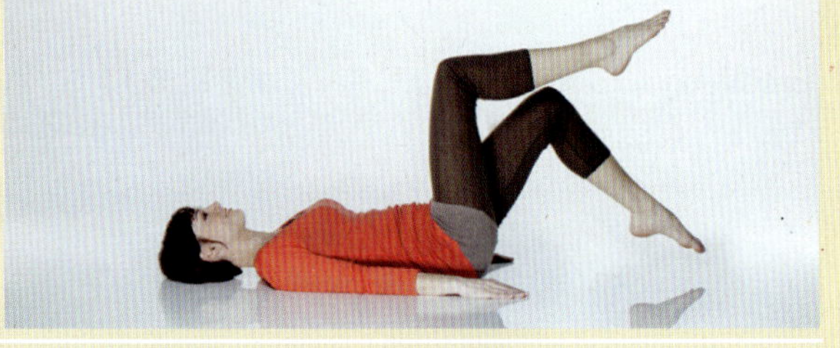
Single Leg Circles	▶단락 5.2.4	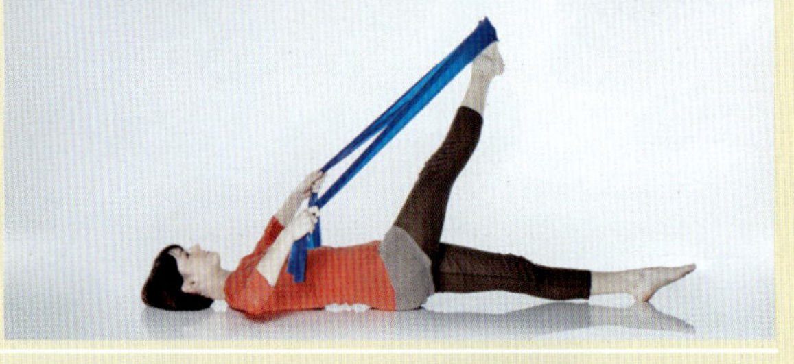
Bridging Ⅰ: 높은 난이도 "안정화"	▶단락 5.1.7	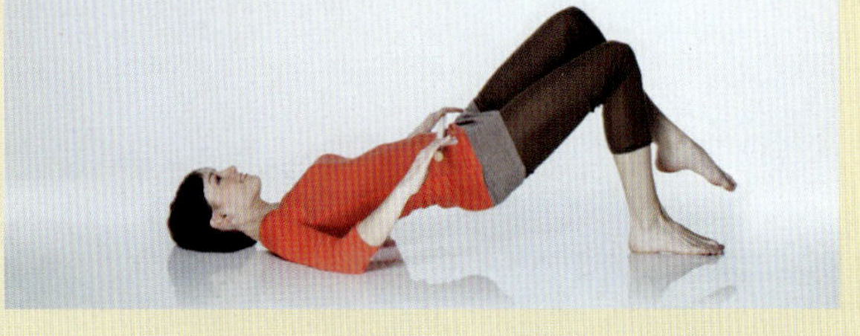

운동	장	그림
Book Opening	▶단락 5.1.10	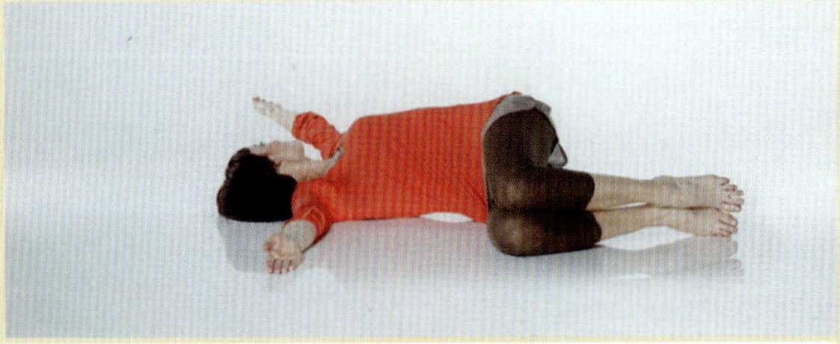
Side Kick Series Ⅰ	▶단락 5.1.11	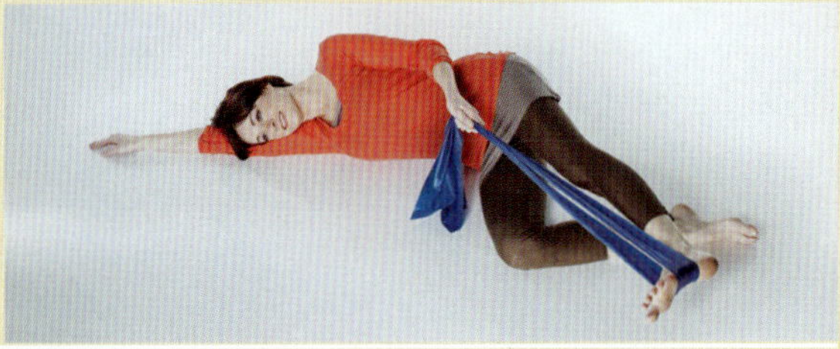
Side Lift	▶단락 5.1.12	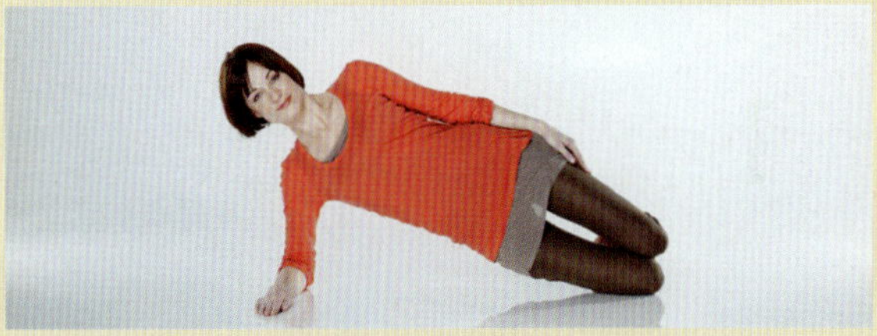
Spine Stretch Ⅰ 또는 Spine Stretch Ⅱ (약간 높은 곳에 앉아서)	▶단락 5.1.13	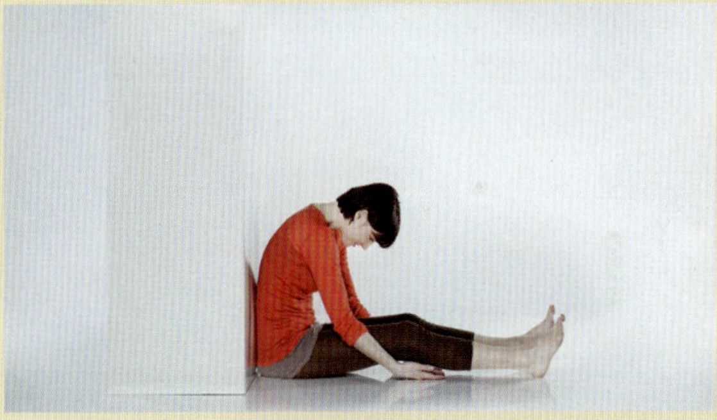
Scarecrow(임신 1기)	▶단락 5.1.15	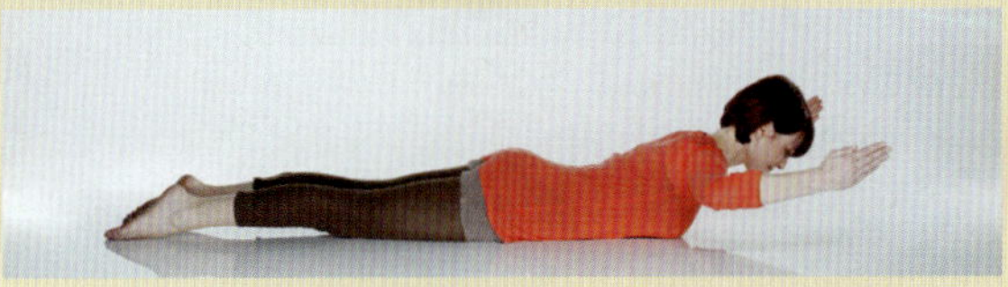
Dart(임신 1기)	▶단락 5.1.17	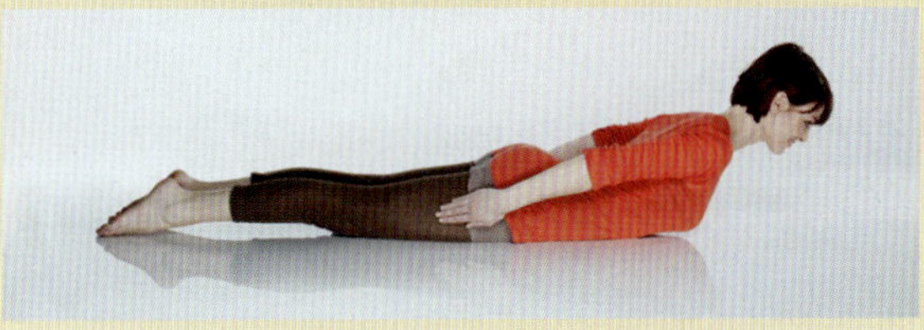
Quadruped/all variations	▶단락 5.1.18	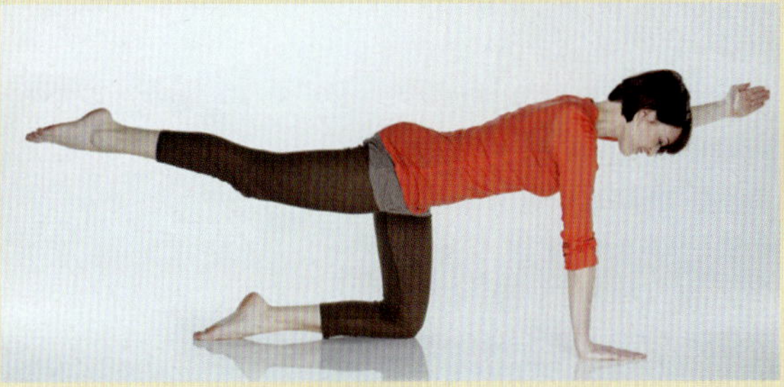

운동	장	그림
V-Stretch	▶단락 5.3.1	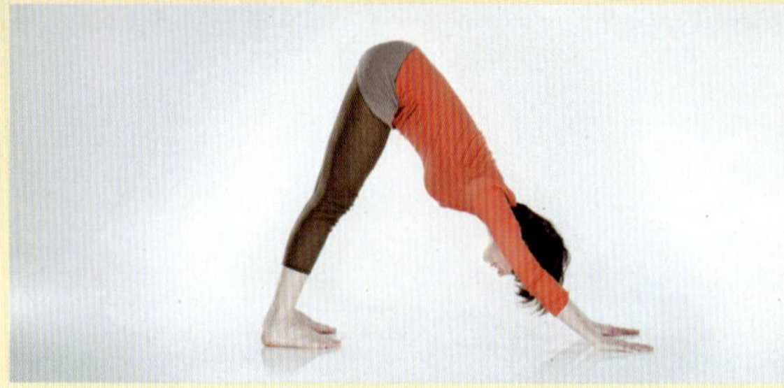
Knee Bends(한쪽 다리)		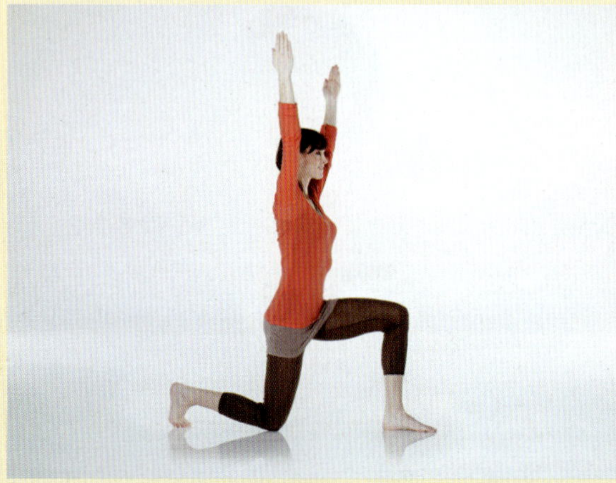
Knee Bends(양쪽 다리)	▶단락 4.3	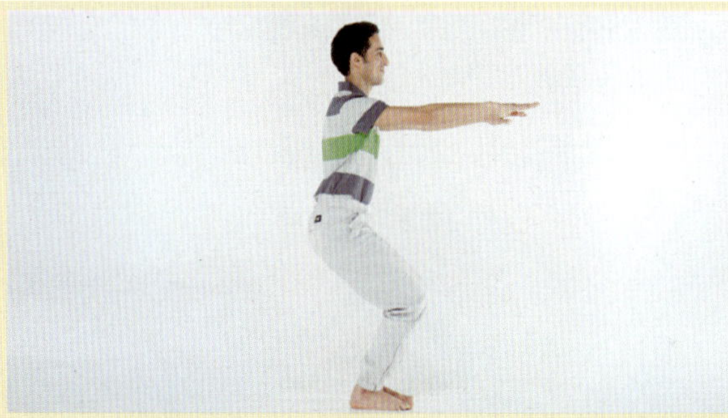
Heel Raise with hold		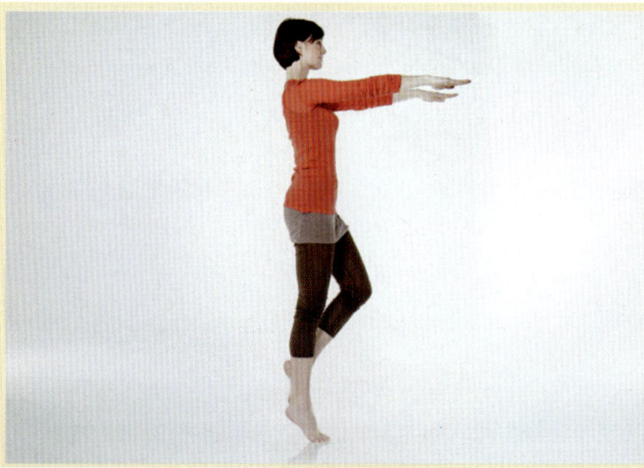
Roll Down: 벽에 기대고 선 자세에서; 엉덩이를 벽에 붙이고, 척추를 바닥과 나란하게 내림한다. 등의 근력에 따라 양 팔을 골반 옆에 붙이거나, 어깨높이까지 옆으로 뻗거나(T 자세), 또는 양 팔을 귀 옆에 붙인다.*	▶단락 5.1.9	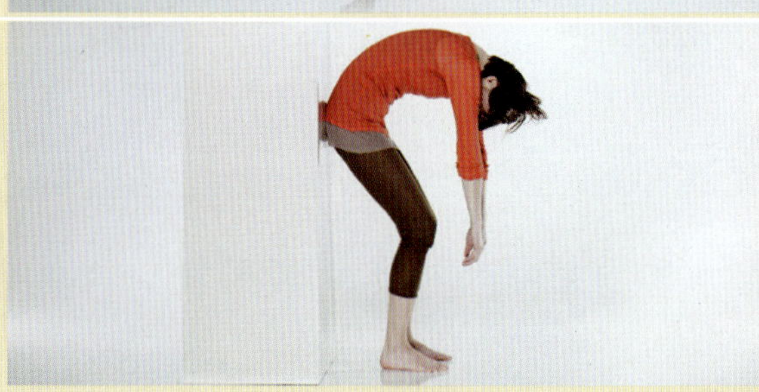

운동	장	그림
Standing Balance	▶단락 5.1.20	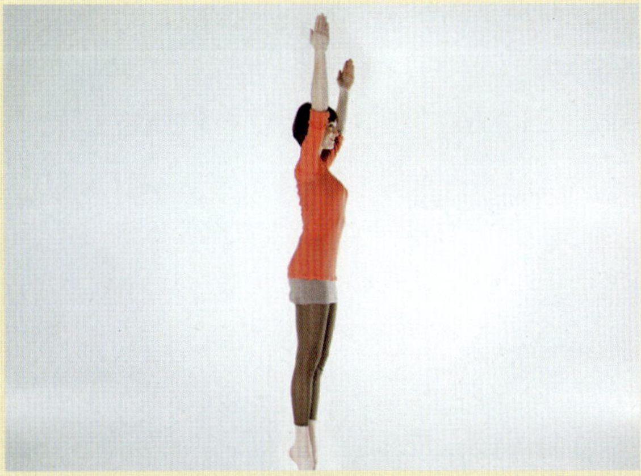

* 사진이 없음

6.8 골다공증을 위한 필라테스 매트 프로그램

50세 이상의 여성 중 40% 이상과 남성 중 13% 이상이 골다공증으로 인한 골절로 고생하고 있다(federation of German-speaking self-help groups and patient-orientated osteoporosis organizations; http://www.osteoporose-dop.org).

인구의 평균 연령이 증가함에 따라, 골다공증의 발병률이 증가하여, 연령과 관련된 **골밀도 감소**가 유럽에서 흔한 질병으로 증가추세에 있다. 오늘날 50세 이상의 여성이 넙다리뼈 목 골절로 인한 사망률이 암으로 인한 사망률과 비슷한 수준이다(Darmstadter Echo on the European Orthopaedic Congress "Porous Bone: A Widespread Disease", Vienna, 2009)에 의한 새로운 보고에 의하면). 운동과 스포츠가 예방 뿐만 아니라, 치료적인 측면도 가진다.

근육과 뼈에 작용한 강한 힘들은 예방에 꼭 필요하다. 그러나 질병의 심각성에 따라, **근력을 발달시키는 운동**을 권장하거나 협응과 균형(낙상 예방)을 향상시키는 운동들을 권장한다(German Society for Sports Medicine and Prevention, German Sports Medicial Association eV 2011).

National Osteoporosis Foundation(USA)에 따르면, 머리, 어깨, 척추, 엉덩관절, 무릎관절 및 발목의 똑바른 자세와 좋은 정렬이 척추에 가해지는 불필요한 하중과 척추의 스트레인을 최소화시킨다고 한다.

필라테스는 골다공증을 위한 적절한 예방적 운동과 치료적 운동 프로그램이다.

필라테스 운동의 선택이 ▶**개요 6.11**에 제시되어 있고, 금기증은 ▶**개요 6.10**에 제시되어 있다.

개요 6.10 금기증

- 척추뼈몸통에 가해지는 압박력을 피한다: 중등도의 척추 돌림은 가능하지만, 척추의 굽힘이 일어나서는 안 된다. 그리고 굽힘/돌림의 결합을 반드시 피해야 한다. 척추의 길이와 안정성을 강화한다.
- Roll Up을 피한다.
- 갈비와 갈비우리의 압박을 피한다.
- 누운 자세(Pigeon Pose)나 선 자세에서 강한 엉덩관절의 가쪽돌림을 피한다.
- 골밀도 소실이 20% 이상인 경우에는 집단 강좌에 배정하지 않는다.

(▶**단락 4.1.6**, 일반 임상 질환과 금기증)

개요 6.11 골다공증을 위한 필라테스 매트 프로그램

운동	장	그림
누운 자세		
Mountain Pose	▶단락 5.3.1	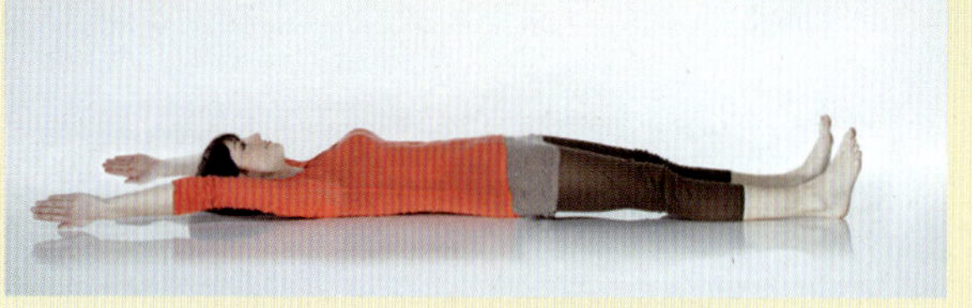
Breathing	▶단락 5.1.1	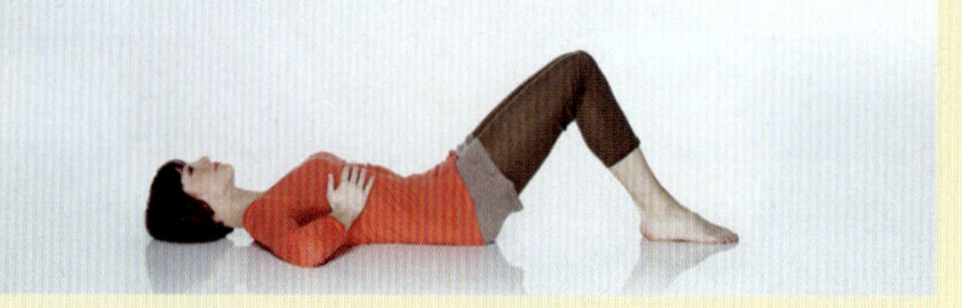
Hundred: 낮은 난이도: 양 팔을 들고 펌핑 운동을 수행하고, 그 다음 율동적인 호흡을 수행한다.	▶단락 5.2.1	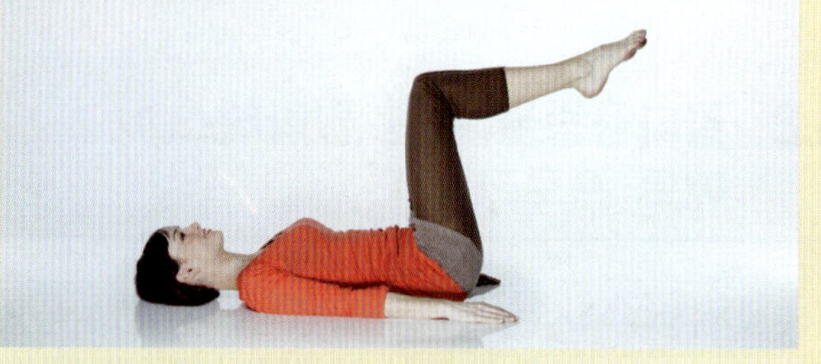
Dead Bug: 모든 변형	▶단락 5.1.5	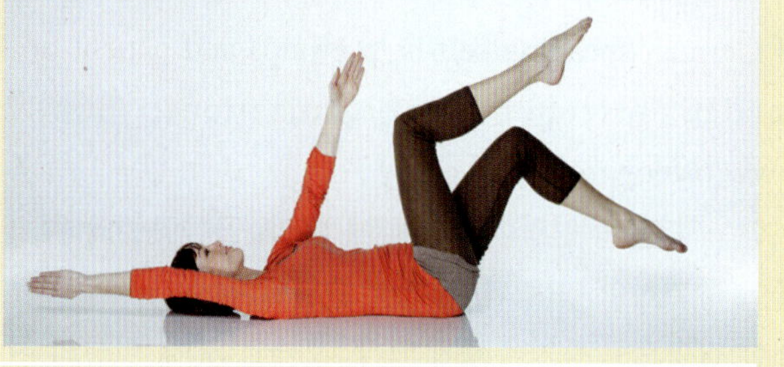
Single Leg Stetch: 낮은 난이도	▶단락 5.2.6	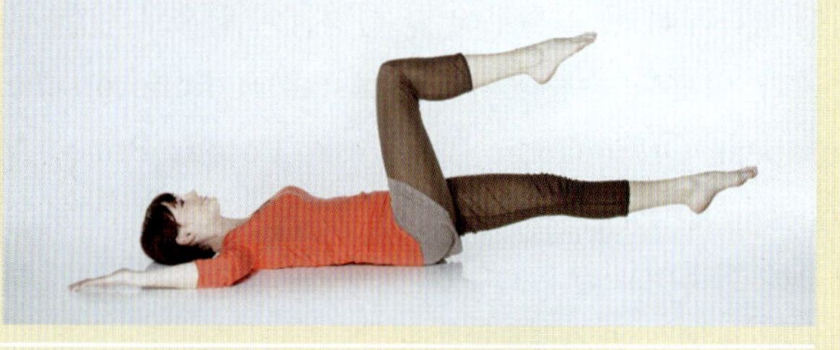
Bridging I	▶단락 5.1.7	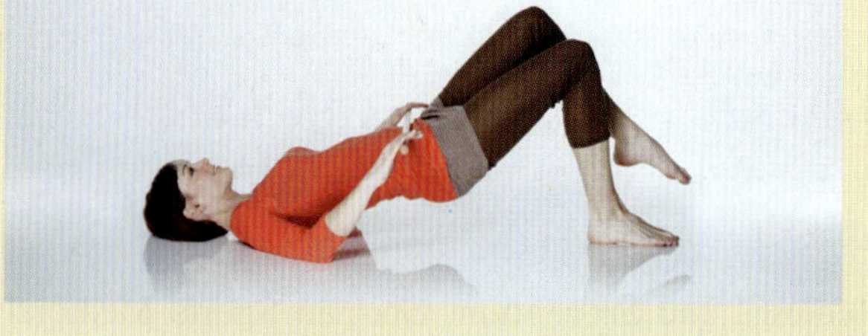

운동	장	그림
Book Opening 중등도 가동범위)	▶단락 5.1.10	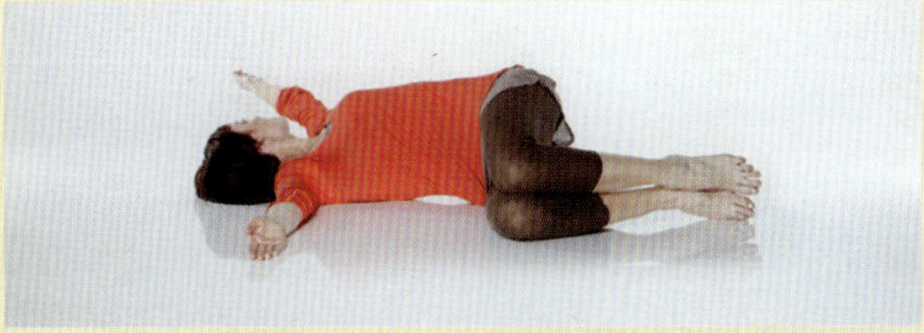
Side Kick Series Ⅰ: 모든 변형	▶단락 5.1.11	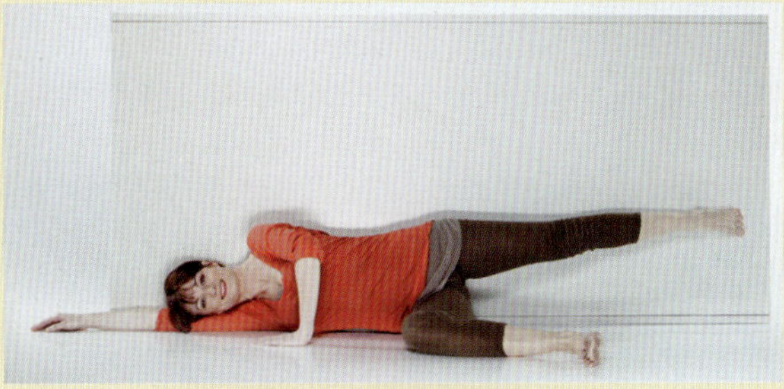
Side Lift	▶단락 5.1.12	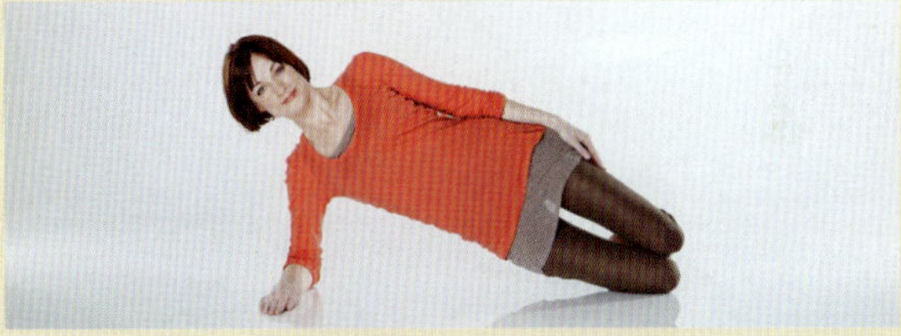
Spine Twist: 낮은 난이도	▶단락 5.2.11	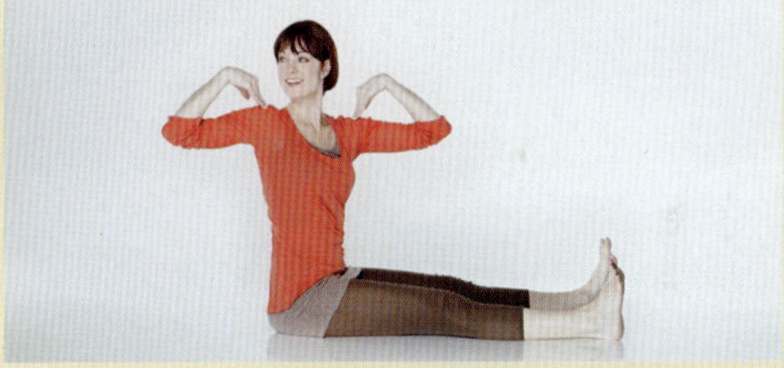
Swan	▶단락 5.1.6	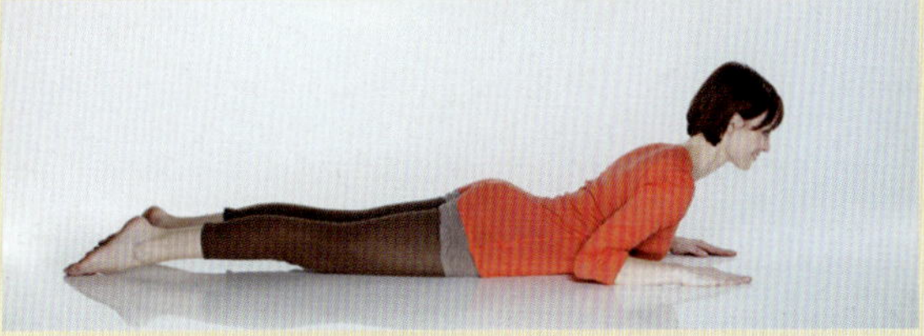
Single Leg Kick	▶단락 5.2.13	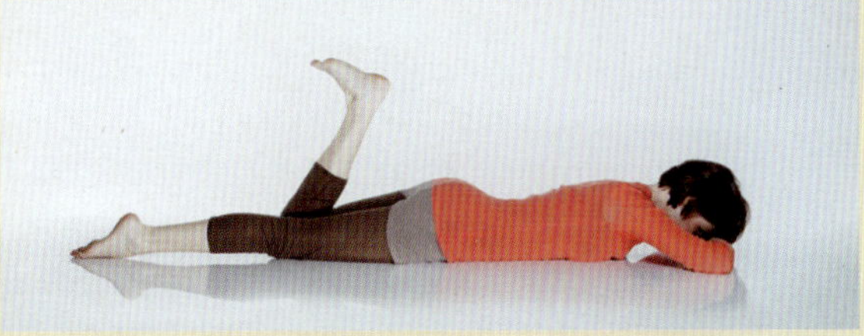
Scarecrow	▶단락 5.1.15	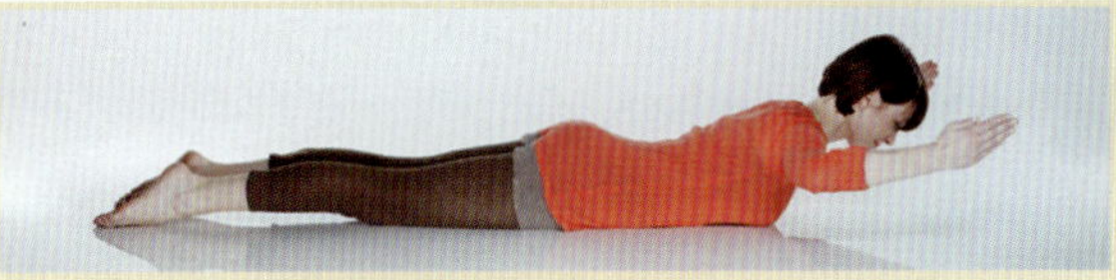

운동	장	그림
Dart	▶단락 5.1.17	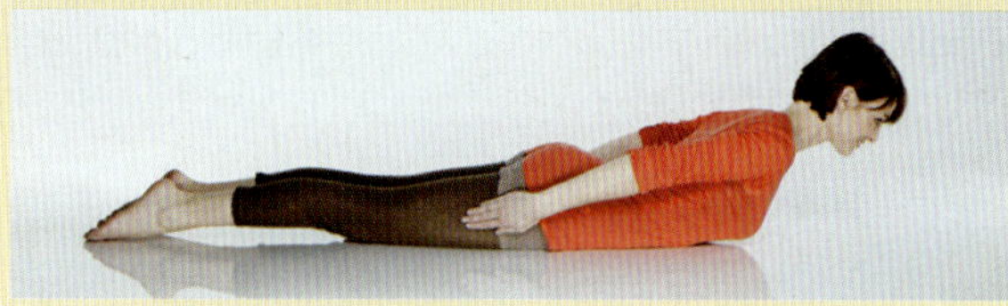
Swimming: 낮은 난이도	▶단락 5.2.15	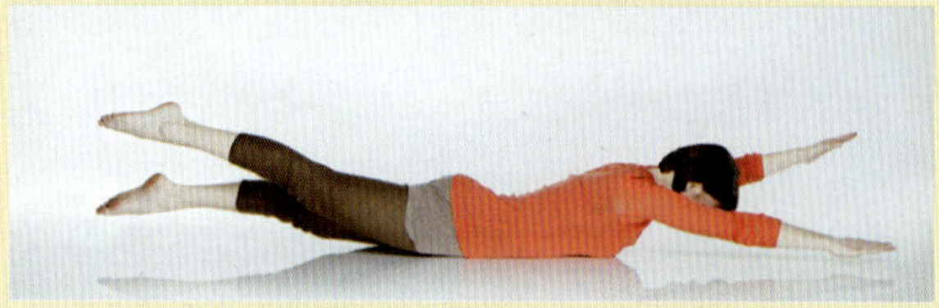
Quadruped	▶단락 5.1.18	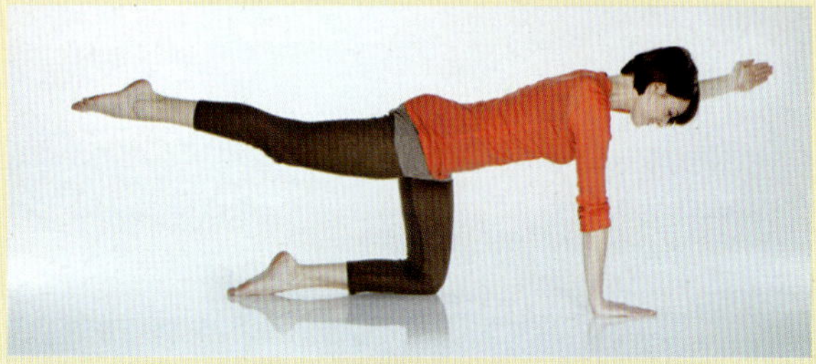
Leg Pull Front: 낮은 난이도	▶단락 5.2.16	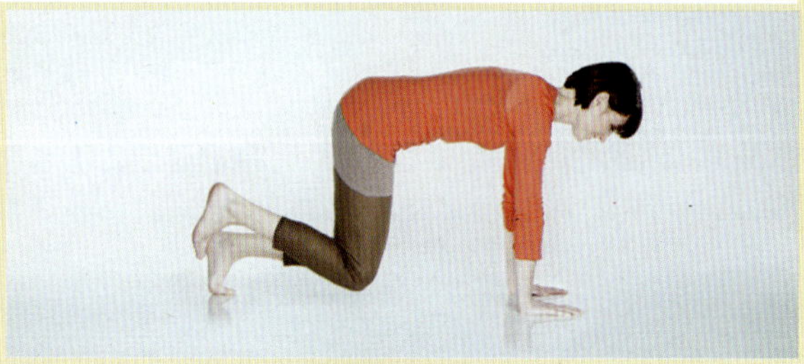
Quadruped/All Fours를 통해 V Stretch로 전환	▶단락 5.3.1	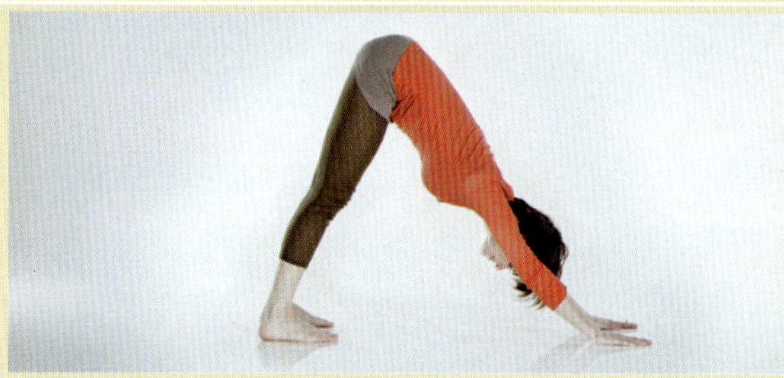
Knee Bends(한쪽 다리)		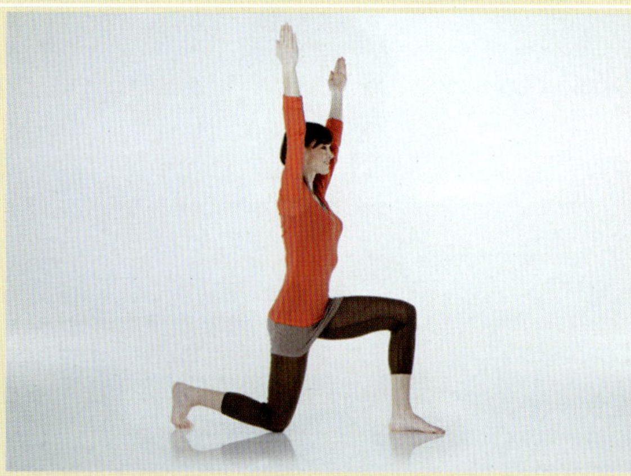

운동	장	그림
Knee Bends(양쪽 다리)	▶단락 4.3	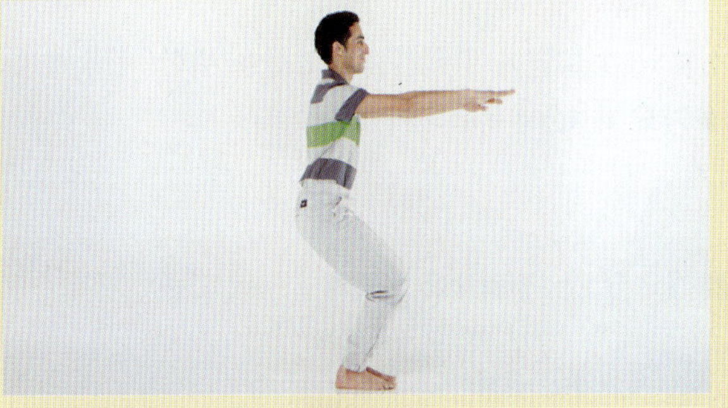
Heel Raise with hold		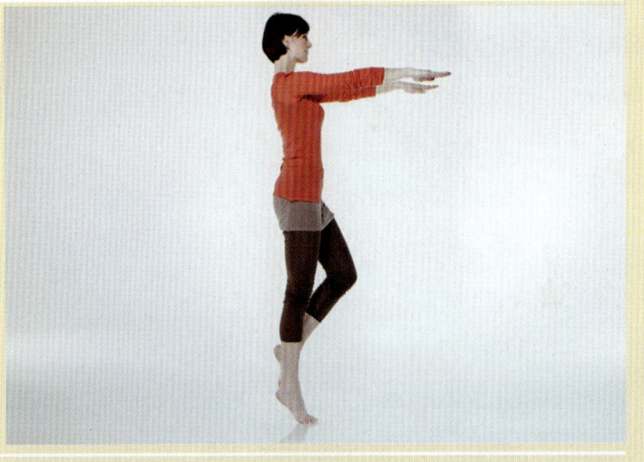
Standing Balance	▶단락 5.1.20	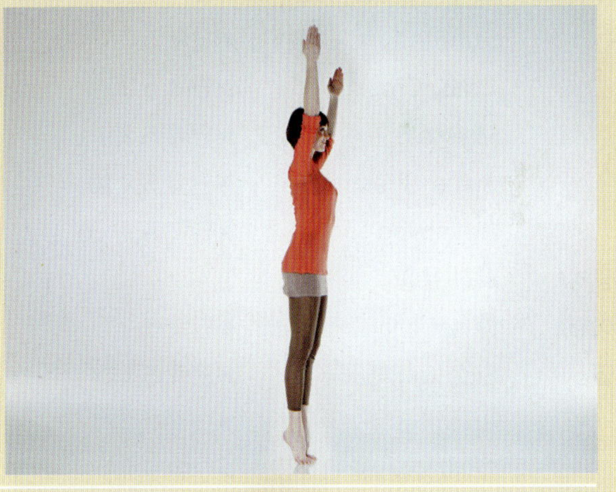
Standing Single Leg Balance	▶단락 5.2.18	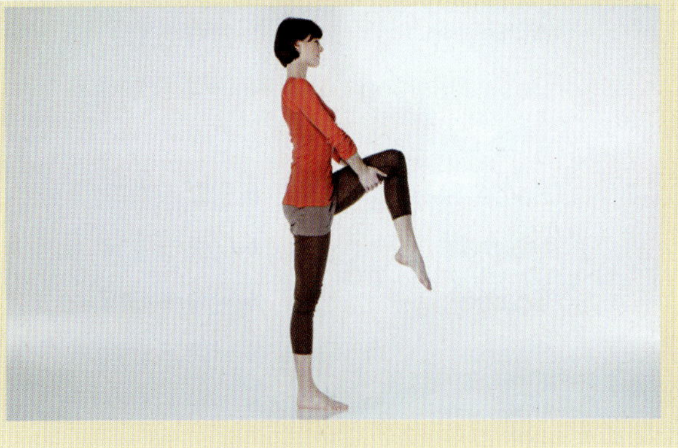

6.9 필라테스 운동과 기능적 그룹

신체의 개별 근육이나 기능적 그룹을 위한 선택 운동이 ▶**개요 6.12**에 목록되어 있다.

■ 개요 6.12 필라세트 운동과 기능적 그룹

기능적 그룹	추천 운동	장
목뼈/	**사전 운동**	
머리/	Shoulder Drops	▶단락 5.1.3
어깨	Chest Lift	▶단락 5.1.4
	Book Opening	▶단락 5.1.10
	Scarecrow	▶단락 5.1.15
	Swan	▶단락 5.1.16
	Dart	▶단락 5.1.17
	Quadruped	▶단락 5.1.18
	난이도 향상을 위한 프로그램	
	Hundred	▶단락 5.2.1
	Criss-Cross	▶단락 5.2.7
	Mermaid II	▶단락 5.2.9
	Spine Stretch	▶단락 5.2.10
	Swimming	▶단락 5.2.15
등뼈/	**사전 운동**	
어깨/	Chest Lift	▶단락 5.1.4
팔	Side to Side	▶단락 5.1.6
	Bridging I	▶단락 5.1.7
	Roll Over I	▶단락 5.1.8
	Assissted Roll Up	▶단락 5.1.9
	Book Opening	▶단락 5.1.10
	Side Lift	▶단락 5.1.12
	Spine Stretch I	▶단락 5.1.13
	Mermaid I	▶단락 5.1.14
	Scarecrow	▶단락 5.1.15
	Swan	▶단락 5.1.16
	Dart	▶단락 5.1.17
	Quadruped	▶단락 5.1.18

기능적 그룹	추천 운동	장
	난이도 향상을 위한 프로그램	
	Hundred	▶단락 5.2.1
	Criss-Cross	▶단락 5.2.7
	Spine Twist	▶단락 5.2.11
	Mermaid II	▶단락 5.2.9
	Swan Dive	▶단락 5.2.12
	Swimming	▶단락 5.2.15
몸통/	**사전 운동**	
골반/	Pelvic Clock	▶단락 5.1.2
다리	Dead Bug	▶단락 5.1.5
	Side to Side	▶단락 5.1.6
	Bridging I	▶단락 5.1.7
	Bridging II	▶단락 5.2.8
	Roll Over I	▶단락 5.1.8
	Assissted Roll Up	▶단락 5.1.9
	Side Kick Series	▶단락 5.1.11
	Side Lift	▶단락 5.1.12
	Spine Stretch I	▶단락 5.1.13
	Mermaid I	▶단락 5.1.14
	Quadruped	▶단락 5.1.18
	Standing Roll Down	▶단락 5.1.19
	난이도 향상을 위한 프로그램	
	Hundred	▶단락 5.2.1
	Roll Up	▶단락 5.2.2
	Roll Over II	▶단락 5.2.3
	Single Leg Circles	▶단락 5.2.4
	Single Leg Stretch	▶단락 5.2.6
	Criss-Cross	▶단락 5.2.7
	Mermaid II	▶단락 5.2.9
	Spine Stretch II	▶단락 5.2.10
	Swan Dive	▶단락 5.2.12
	Single Leg Kick	▶단락 5.2.13
	Swimming	▶단락 5.2.15
	Leg Pull Front	▶단락 5.2.16
	Side Bend	▶단락 5.2.17

기능적 그룹	추천 운동	장
팔	**사전 운동**	
	Shoulder Drops	▶단락 5.1.3
	Book Opening	▶단락 5.1.10
	Mermaid Ⅰ	▶단락 5.1.14
	Scarecrow	▶단락 5.1.15
	Swan	▶단락 5.1.16
	Quadruped	▶단락 5.1.18
	난이도 향상을 위한 프로그램	
	Side Kick Series	▶단락 5.2.14
	Leg Pull Front	▶단락 5.2.16
다리	**사전 운동**	
	Side Kick Ⅰ와 Ⅱ	▶단락 5.1.11
	Standing Balance	▶단락 5.1.20
	난이도 향상을 위한 프로그램	
	Single Leg Circles	▶단락 5.2.4
	Side Kick Series	▶단락 5.2.14
	Single Leg Kick	▶단락 5.2.13
	Leg Pull Front	▶단락 5.2.16
	Standing Leg Balance	▶단락 5.1.18

참고문헌

Hamilton C (2009) Lokale Stabilität der Gelenke. Handout Hamilton, Regensburg

Junginger B (2009a) Presentation, Physiotherapist Congress 2009, Fellbach

Junginger B (2009b) Dysfunktion und Training des Beckenbodens. Uro-News. http://www.physiotherapiejunginger.de. Cited December 2009

Korsten-Reck U, Marquardt K, Wurster KG (2009) Schwangerschaft und Sport. Dt Zeitsch für Sportmedizin 60(5):117–121

Van Wingerden B (1998) Bindegewebe in der Rehabilitation. Scipro, Frankfurt

치료적 필라테스 : 기본 원리

Verena Geweniger, Alexander Bohlander

7.1 ICF 분류와 치료적 필라테스 – 210

7.2 재활 단계 – 210
7.2.1 급성 단계 – 210
7.2.2 아급성 단계 – 211
7.2.3 능동 재활 – 212
7.2.4 재활후 단계 – 212
7.2.5 통증과 재활 – 212

7.3 근력과 필라테스 훈련 – 213

7.4 유연성과 필라테스 훈련 – 214

7.5 중립 부위와 동적 안정성 – 215

참고문헌 – 217

■ **서론**

유럽에서 재활과 치료의 방법, 절차 및 구조는 지난 20년 동안 드라마틱하게 변해 왔다.

최소 침범 수술 기법, 외래환자 수술, 그리고 새로운 수술 지표의 발전으로서, 신선한 요구가 회복기 환자를 위한 요양 시기와 조기 기능적 재활에 부여되어 왔다. 부가적으로, 효율성과 유지 가능성의 근거를 위한 재정적 압박과 요구의 증가가 조기의 기능적 치료 접근법에 초점을 맞추게 한다. 개인적 책임이 환자로부터 요구되고, 장기간의 건강 유지 프로그램이 촉진되어 왔기 때문에, 건강의 원칙이 더욱 뚜렷해지고 있다.

만성 질환 분야에서는, 건강에 부정적 영향을 주는 앉아서 작업하는 직업의 근본적 상승과, 연령 분포의 변화가, 건강의 촉진 분야, 예방 분야 및 치료 분야에서 요구들이 증가되어 왔다. 다음 단락들은 이런 진화적 환경에서 필라테스가 재활과 치료에 중요하게 공헌할 수 있는 방법들을 기술하고 있다.

7.1 ICF 분류와 치료적 필라테스

기준을 위한 논리적 틀 내에서 정형외과 분야, 수술 후 분야, 신경학 분야 및 내과 분야에서의 증상을 분류하기 위해, 기능, 장애와 건강의 WHO 국제 분류(WHO 2001)가 2001년 이후부터 이용되어 왔다.

좌식 직업(사무직)을 가진 사람보다 운동 선수에게서 더 큰 기능 제한을 보이는 **엉덩관절의 뼈관절염**은 침범된 다리에 폄과 돌림의 감소를 보이다. 반대로, 사무직 근로자의 경우에는 아킬레스힘줄 손상보다 어깨와 팔의 통증성 움직임 제한이 더 큰 직업적 손상을 가진다.

■ **수정 ICF 모델(그림 7.1)**

훈련과 치료에 가장 적합한 ICF 모델의 요소들이 아래의 정의를 이용해 필라테스 재활에도 적용될 수 있다.

손상 (impairment)

가능하다면, 질환으로부터 초래되는 모든 증상들(통증, 움직임 제한, 부종, 근력 소실 등)이 표준 측정 절차(중립 제로 방법, Janda에 따른 근육 기능 검사, 통증 척도)를 통해 평가되어야 한다.

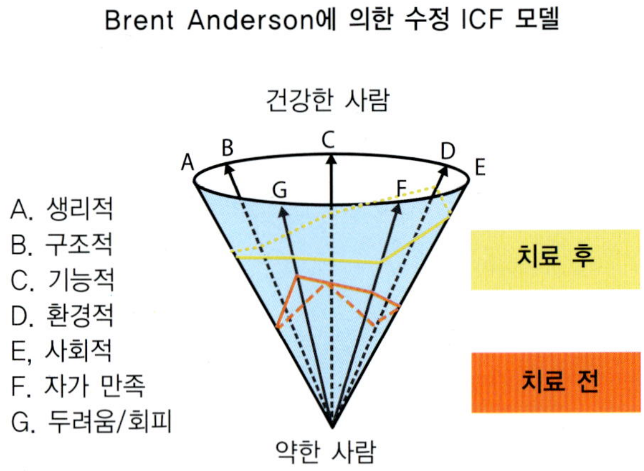

그림 7.1 Brent Anderson에 의한 수정 ICF 모델

기능 문제 (functional disorder)

확인된 증상은 기능 측면에서 평가된다. 그러므로 팔을 머리 위로 들어 올릴 때 발생하는 통증호(painful arc)는 컴퓨터 작업을 할 때는 문제가 안되지만, 높은 선반 위로 물건을 올려놓거나 내릴 때 문제가 된다.

장애 (disability)

현재의 장애 정도는 전문적 활동과 레저 활동 모두를 고려해 평가된다. 이것은 건강관리 제공자를 위한 비용의 견적을 촉진할 수 있다.

7.2 재활 단계

다음의 Porterfield와 DeRosa의 모델(1991), 절차, 치료적 중재는 표 7.1에서 알 수 있듯이, 재활을 4 단계로 나누고 있다.

7.2.1 급성 단계

이 단계 동안의 손상은 주로 염증성 증상으로 구성된다. 급성 손상이나 수술적 중재로부터, 염증 반응(통증, 부종, 움직임 장애, 발적, 열)이 특별한 조직에서 일어나고, 감소될 수 있다.

■ 표 7.1 재활 단계

단계	급성 단계	아급성 단계	재활 단계	재활후 단계
문제점	예민/통증	움직임과 기능의 소실	수행 감소	특정 스포츠로의 복귀
훈련 유형	손상 지점에서의 수동운동	보조운동	제한된 능동운동	복합 운동
주요 초점	고립, 고정	선택 운동	동적 안정화	손상 예방

■ 표 7.2 생리적 훈련 자극

신체 조직	훈련 자극
근육	동적 운동 자극
뼈	압박
힘줄	신장을 동반한 움직임 자극
인대	능동 운동 자극을 통한 변화
	더 이상 손상되지 않도록 보호
신경:	
– 말초신경	– 말초 움직임 자극에 의한 자극
– 중추신경	– 생리적 학습 자극

❗ 급성 단계에서, 필라테스 중재가 손상 부위에 악영향을 주어서는 절대로 안된다.

급성 문제는 대개 손상 부위의 운동치료 적용을 막는다. 특히 운동 도중에 통증이 발생하면, 즉각 운동을 멈추어야 한다. **치료적 필라테스**는 아래 사항에 초점을 맞출 수 있다:

- 신체 구성을 향상한다.
- 손상을 보호하기 위해 한 관절씩 운동한다.
- 호흡 운동으로 인한 순환 효과의 향상과 같은 치료적 효과를 얻는다.

❗ 손상 부위의 필라테스 중재는 일반적으로 수동운동으로 행해진다; 그러나 손상을 입지 않는 구조물에는 보조운동과 능동운동을 적용할 수도 있다 (신체 자세, 호흡, 범람효과 (overflow) 및 고립).

신체 질환에 대한 필라테스의 기본적인 접근법은 신체를 전신적으로 고려하기 위해, 완전한 건강 능력을 회복하기 위해, 그리고 환자에게 자신감을 장려하기 위해 이 단계 동안 명확해야 한다.

7.2.2 아급성 단계

침범된 조직의 상태와 손상의 특성 뿐만 아니라, 수술적 기법과 개별 환경에 따라, 환자는 적절한 시기에 재활의 2번째 단계로 들어간다.

염증 반응이 일단 가라앉으면, 기능적 훈련 자극이 움직임 운동을 통해 손상 부위에 적용될 수 있다. 손상된 구조물은 특별한 조직 훈련 자극을 필요로 하지만(■ 표 7.2), 일반적으로 통제되고 보조된 형태의 자극을 받을 수 있다. 이 단계에서는 치료적 필라테스를 "보조적 수행"으로 권장할 수 있다.

❗ 보조적 수행은 아급성기 재활의 특징이다.

특수화된 **필라테스 장비**(리포머, 캐딜락, 체어, 스파인 코렉터 등)들이 환자의 요구와 능력에 따라 치료적 필라테스에서 쉽게 사용될 수 있다(◘그림 8.1~8.4 참조).

다음과 같은 **운동 요소**들

- 가동범위
- 저항
- 시작 자세
- 난이도

등이 특정 손상에 정확하게 조절될 수 있어야 하고, 또 기능적 운동 사슬 안에 통합될 수 있어야 한다. 치유 과정을 지지하고 가속화시킬 수 있도록 **통증과 유해한 자극이 없는 운동**이 촉진되어야 한다.

7

7.2.3 능동 재활 단계

만약 기능적 운동 패턴이 특별한 어려움이 없이 제한되고 지지된 틀 안에서 수행되고 있다면, **능동 안정화**를 포함한 프로그램 안으로 치료적 필라테스 프로그램을 확장시킬 수 있다. 본 책에서는, **"중립 부위"**라는 용어가 팔다리 관절 뿐만 아니라, 척추 부위에서도 주로 중요한 의미로 사용되고 있다.

❗ 중립 부위란 용어는 가동 분절(척추)이나 관절(팔다리)의 능동적지지 운동(구심성과 원심성의 운동 순서에서)으로 간주된다 (▶단락 7.5, ◘그림 7.2).

운동 실행 동안, 가동성과 안정성의 결합은 **동적 안정성**으로 표현된다. 즉, 근육뼈대계의 능동 요소가 모든 운동 동안 수동 요소를 지지하기 위해 작용하는 것이다.

❗ 치료적 필라테스는 능동 재활 단계 안에서 능동적 특성을 가진다. 그러나 과하중이나 재손상을 피하기 위해 특별하고 선택된 가동범위와 제한된 운동으로 수행되어야 한다.

7.2.4 재활 후 단계

환자의 기능적 요구에 따라, 이 단계는 **스포츠 활동과 직업 활동**에 초점을 맞추고 있다. 보다 간단한 운동 사슬이 자동화될 때, 복잡하고 반응적 운동 순서를 통해 훈련이 **강화**될 수 있다.

❗ 재활 후 단계 동안 필라테스 훈련은 능동 운동과 복합 운동으로 이루어진다. 저항을 적용하고 기능 문제를 고려한다. 특히 필라테스 장비를 기능적이고 다양한 방법으로 사용할 수 있다.

손상을 일으키는 기전에 주의를 하면서, 재손상을 예방할 목적으로 국소적으로 그리고 전신적으로 훈련 전략을 수행한다.

7.2.5 통증과 재활

재활의 과정은 동반된 증상이나, 가동성, 근력 및 통증과 같은 변수를 변화시킨다. 재활 단계 동안, **통증**이 다양한 과정의 기능이기 때문에 상세하게 분석될 필요가 있다.

1986년, Brugger는 통증과 신체 능력 회복 사이의 기능적 관계를 주장했다. 무의식 수준에서 방해 자극의 겉질밑 과정인 **유해성 역치**가 유용하고 효과적인 기전이다. 조직 손상을 일으킬 수 있는 자극에 반응하여, 그 신호는 유해수용기(모든 조직에서 발견되는 유해자극 탐지 수용체)에 의해 척수로 가는 올림통로를 거쳐 겉질밑 중추로 전달된다. 척수와 겉질밑 수준에서, 방해 신호가 **신체 반응**으로 답을 한다.

▪ 통증 반응

직접적인 통증

생리적 반응은 외적으로 확인될 수 있다. 예를 들어,

- 회피 운동
- 약증
- 운동 동안의 능동 안정성 소실

환자가 **회피 운동**을 인지한 다음에는 대개 회피 운동만을 인지할 것이다. 예를 들어, 회피 운동이 **무의식적**으로 만들어지기 때문에, 직접적인 통증을 경험하지 않았다면 환자는 지속적인 움직임을 계속할 것이다.

운동 동안에 발생하는 통증

만약 무의식적으로 유발된 반응이 충분히 방해를 보상받지 못한다면, 통증은 부가적인 경고 신호로서 신체에 의해 **의식적**으로 유발될 것이다. 이런 신체 반응은 그 부위에 대한 스트레스를 줄이기 위해 주로 신체를 고정시키거나 의식적으로 움직임을 회피하거나 수정하는 역할을 하는데, 이것은 운동 통증으로 간주된다.

안정시 통증

매우 심한 경우에는, **의식적 전략과 무의식적 전략**도 문제에 대한 적절한 신체 반응을 일으킬 수 없고, 또 심각한 전신 신체 질환(일반화된 염증)이 존재할 수 있다. 이런 경우, 환자는 안정시 통증을 호소할 것이다.

야간 통증

심한 병리 징후(골절, 암과 같은)를 보이는 대부분의 심각한 상태는 극심한 **야간 통증**을 일으킬 수 있다. 그래서 즉각적인 의학적인 조치가 필요한지를 조사해야한다.

▪ 통증 연구

통증의 원인에 대한 지식에도 불구하고, 일시적인 통증이 재활 동안에 발생하기도 한다. 조직 치유의 동역학이 다양한 영향에 쉽게 노출되기 때문에, 통증에 대한 분석이 통증의 재발을 피하는데 매우 중요한 노력이 된다.

지난 10년 동안, 통증 연구는 통증에 대한 이해에 혁명을 일으켰다. 1960년대 후 **관문조절설**로 잘 알려진 Ronald Melzack은 1999년에 새로운 용어인 "neuromatrix"이라는 용어를 만들었다. 이 모델은 통증의 겉질 과정을 통합하고, 개별적으로 일반화된 주관적 경험과 복잡한 현상으로서 통증 인지를 분석했다(Melzack 1999).

이런 새로운 접근은 치료와 재활에 합당한 과정을 보다 잘 이해하도록 만든다. 통증은 아래와 같은 신체 계통의 영향으로 **동시 다발적**으로 일어난다:

- 감각입력(모든 체성 수용기)
- 시각 입력: 상황의 인지적 해석에 영향을 준다.
- 뇌의 다른 부위로부터 위상성과 긴장성 입력, 인지적 그리고 정서적 입력
- 내적 운동 적응 과정
- 스트레스 처리 계통(호르몬, 세포 반응 및 면역계)의 활성

▪ 통증은 언제 정상인가?

1차 상처 치유 과정에서 감각 부위의 재구성화 과정 때문에, 일시적으로 **과민성**이 종종 일어난다. 조직 치유의 증식 단계에서, 압박을 하면 환자는 가볍고 **불쾌하지 않는** 통증을 느낄 것인데, 그 이유는 유해수용기가 쉽게 자극되고 환자의 주관적 해석 때문이다.

특별한 유형의 통증은 원반 탈출로 인한 심한 방사통과 같이, 말초신경 손상 후에 일어난다. 신경조직의 재혈관화는 여러 단계를 따르고, 신경 부위(피부절, 뼈분절, 근육절 등)에서 **통증성 과민**을 가진다. 그러나 이런 경우에는, 통증이 **정상적인 병리 치유**로서 해석되어야 한다.

▪ 통증은 언제 비정상인가?

억제 반응을 소생시키는 통증은 정상적인 현상이나 유용한 현상으로 해석되어서는 안 된다. 이런 경우에서의 억제는 직접적인 장기 기능(순환계, 근육긴장, 근력, 민감성)과 간접적인 반응(보상성 자세, 회피 운동과 두려움)으로 간주된다. 통증에 대한 이런 반응은 재활 동안 좌절을 서서히 줄이고, 차단하고 초래할 수 있다.

7.3 근력과 필라테스 훈련

4장에서 언급되었듯이, 근력 증가는 특별한 훈련 개념을 필요로 한다. 필라테스 훈련은 주로 **근육내 협응과 근육간 협응**을 향상시키는데 초점을 맞추어, 근력을 향상시킨다. 운동은 아래 사항에 **영향**을 줄 것이다:

- 근육간의 타이밍과 공간적 구성
- 근육 내 특정 섬유의 활성화

■ **필라테스 근력 강화 훈련**

충분히 강한 훈련 자극이 적용되면 필라테스를 이용한 근력 강화 훈련이 가능하다.

- 중력(신체 무게, 방위)
- 운동 순서
- 외적 저항
- 반복 횟수와 템포의 결합으로, 자극의 가중이 근력강화를 초래할 수 있다.

예

근력강화 훈련

- 강한 저항(3-4개 스프링)을 가진 리포머(reformer) 위에서 한발로 운동한다.
- 필라테스 운동 "푸쉬 업"을 할 때 10-15회 반복한다.

■ **필라테스 근지구력 훈련**

위상성 근섬유에 장기간 자극이 가해지는 이 운동들은 근지구력을 향상시키는데 매우 효과적인 방법이다.

예

근지구력 훈련

- 매트 프로그램에서, "레그 풀 프론트"와 "스타" 사이의 부드러운 전환은 많은 반복(한쪽 당 2회 이상)을 통해 연습되어야 한다. 몸통 근육과 팔다리의 지지 근육에 대한 지구력 훈련의 기회를 제공한다.
- 필라테스 장비 운동을 할 때, 근지구력은 다양한 방법으로 수행하는 "풋인 스트랩"과 같은 방법으로, 동일 근육을 운동시키는 운동 시리즈와 반복 횟수를 증가함으로서 이루어질 수 있다.

■ **필라테스 속도-강화 훈련**

속도 강화를 위한 필라테스 훈련은 사전 신장(예, 누운 자세에서 이루어지는 리포머의 "점핑")으로부터 근력을 빠르게 그리고 폭발적으로 발생 시킬 수 있는 운동 시리즈를 필요로 한다.

■ **치료적 필라테스 근력 강화 훈련**

대부분의 경우, **근력 소실**은 고정이나 보호의 결과로서 손상 이후에 나타날 수 있다. 그러나 상대적 근력이 소실되면, 훈련을 시작하기 전에 그 기전을 고려해야 한다. 예를 들어, **만성 척추 문제**의 경우에는 주요 위치의 한 분절이 전체 능동적 기능 사슬을 심하게 파괴할 수 있다; 국소 안정화 근육과 전반 근육을 강화하기 전에 가동 치료를 먼저 실시하는 것이 좋다.

예를 들어, **팔다리의 한 부분이 손상**되거나 수술을 받았다면, 그 부위의 근력을 회복시키기 위해 근력 강화 훈련이 이루어져야 한다.

7.4 유연성과 필라테스 훈련

Jesoph Pilates는 매우 중요한 요소로서 **유연성**을 고려했다:

» 당신의 나이가 30살이지만 척추가 뻣뻣하다면, 당신은 늙은 사람이다. 반대로 60살이라도 척추가 유연하면 당신은 젊은 사람이다(Return to Life 1945, in Gallagher and Kryzanowska 2000).

손상되지 않는 생리적 유연성은 효율적인 운동의 필수 요소이다. 그러나 유연성은 충분한 **안정성**을 필요로 한다. 반면, 가동성은 불안정을 쉽게 초래할 수 있다. 비제한된 움직임을 위한 흡수와 보상의 결과로서, 비활성 조직이 주로 손상을 받을 수 있다.

다음의 **주요 위치**가 특별한 의미를 가진다:

- **고리중쇠관절과 고리뒤통수관절의 돌림과 굽힘/폄** : 목뼈의 주요 움직임은 돌림과 굽힘/폄이다. 다른 것들 중에서 돌림 요소가 공간에서의 머리 반응을 조절한다. 굽힘/폄은 머리와 척추의 관계를 조절한다. 굽힘근 제한은 몸통 굽힘 동안 생리적 사슬의 활성을 억제한다. 그리고 뚜렷한 굽힘 자세는 능동적인 똑바른 몸통 자세의 억제를 초래한다.
- **목뼈등뼈 이음부의 폄/굽힘** : 대부분의 경우, 목뼈등뼈 이음부는 굽힘에서 고정되는데, 이것은 몸통의 움직임이 목뼈로 전달되는 것을 방해하고, C3/C4의 과가동성을 일으킨다.
- **엉덩관절의 폄** : 스트레스로부터 허리뼈를 굽힘하기 위해서는 충분한 엉덩관절 폄이 필수이다.
- **발목관절의 발등굽힘**: 발목관절의 가동성 부족이 체중의 앞쪽 이동을 방해한다면(불충분한 발등굽힘),

후족부(hindfoot)에 하중이 걸리고, 전신이 등쪽으로 하중을 받는다.

이 4가지 주요 지점들이 필라테스 훈련을 통해 가동될 수 있다면, 매우 중대한 자유도가 설정된다.

7.5 중립 부위와 동적 안정성

"중립 부위"란 용어는 Panjbi(1992)에 의해 만들어졌다.

! Panjbi(1992)는 능동 조직과 수동 조직이 최소 안정화 기능을 가지는 관절의 중간 범위를 중립 부위라고 정의했다(그림 7.2).

■ 중립 부위가 손상을 더 쉽게 받는가?

중립 부위가 손상을 더 쉽게 받는지에 대한 논쟁을 할 때, 기능적 측면이 고려되어야 한다.

필라테스 훈련의 측면에서 이런 질문에 답하기 위해 "중립 부위"와 "동적 안정성"의 2가지 원칙이 함께 적용될 수 있다.

안정성, 동역학 및 동적 안정성

- **안정성**은 대개 움직임에서 한 지점의 스냅샷으로 설명되고, 필라테스 훈련을 위한 제한된 이용이다〔Vleeming A Mooney, Stoeckart R(2007): "We ar not stable!"〕. 관절은 안정화 동안 동일한 서로의 공간 관계를 유지한다.
- **동역학**이란 용어는 비특이성 움직임을 의미한다; 관절이 공간에서 움직인다.

! 동적 안정성은 항상 능동적으로 안정되는 운동이다. 관절들이 공간에서 고정되지 않지만, 서로 안정된 관계를 유지한다.

필라테스 운동이 **동적**이기 때문에, 이런 정의가 필라테스 훈련에 특히 적절하다. 정적 정의는 강사/치료사에게 제한적으로 사용된다.

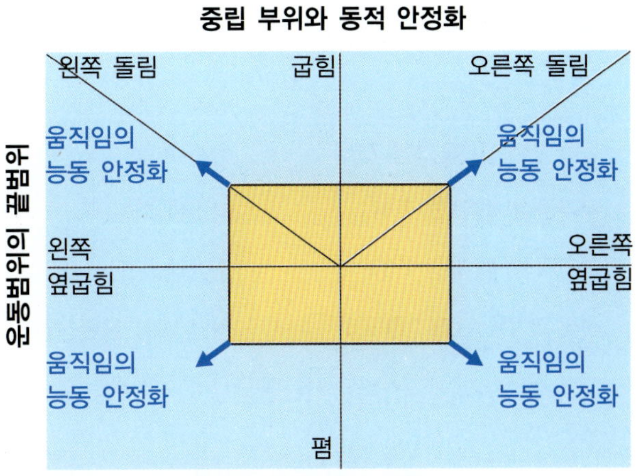

그림 7.2 중립 부위와 동적 안정화

! 필라테스 훈련에서의 중립 부위
다음의 진술은 중립 부위에 관한 것이다:
- 중립 부위는 동적인 움직임의 안정화 부분이고, 중간 지점이다.
- 중립 부위의 바깥 부위에서는, 과하중과 불안정 위험이 증가한다.
- 필라테스 훈련의 목표는 동적으로 안정된 중립 부위를 확장하는 것이다.

가동성과 불안정

- **과가동성**(hypermobility)은 제한된 신체 분절이나 특정 관절에서 일어나는 평균 이상의 가동성을 의미한다. **보상성 과가동성**과 **인과성 과가동성**이 구분될 수 있다: 예를 들어, 운동분절 L5/S1의 보상성 과가동성은 제한된 편측 또는 양측 엉덩관절 폄의 결과이다. 걷거나 달리기 할 때 허리뼈가 엉덩관절의 폄 부족을 보상해야 한다.
- **전신 과가동성**(generalized hypermobility)은 다 관절에서 발생하는 평균 이상의 가동성이다. 전신 과가동성은 대개 결합조직 약화와 같은 유전적 소인을 가지고 있지만, 과도한 신장으로도 유발될 수 있다.
- **저가동성**(hypomobility)은 제한된 신체 분절이나 특정 관절에서 일어나는 평균 이하의 가동성을 의미한다. 필라테스 훈련 동안 왼쪽/오른쪽 비대칭성 가동성을 체크하는 것이 중요하고, 특별 활동이나 스포츠 활동에 영향을 주는 제한도 체크해야 한다. 등

표 7.3 저가동성, 과가동성, 전신 과가동성 및 동적 안정성

안정성/가동성	기능	필라테스 훈련
동적 안정성(그림 7.3)	완전 기능	복합 훈련
저가동성(그림 7.4)	감소된 기능	열려 있거나 넓은 훈련
과가동성(그림 7.5)	증가되었지만, 잠재적으로 불안정한 기능	제한된 범위, 안정화 훈련
전신 과가동성(그림 7.6)	평균 이상 불안정한 기능	인지적, 신체적으로 제한된 안정화

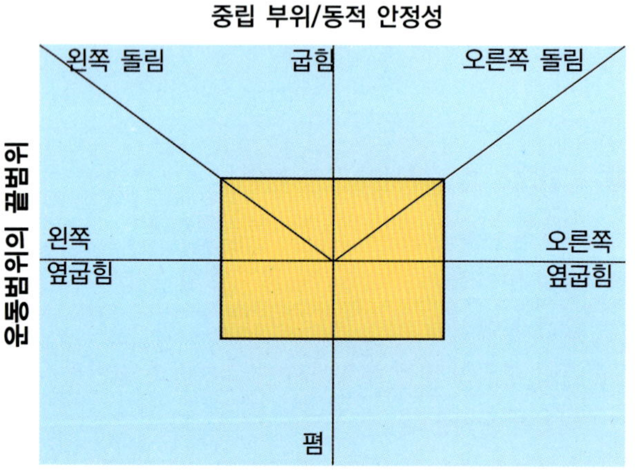

그림 7.3

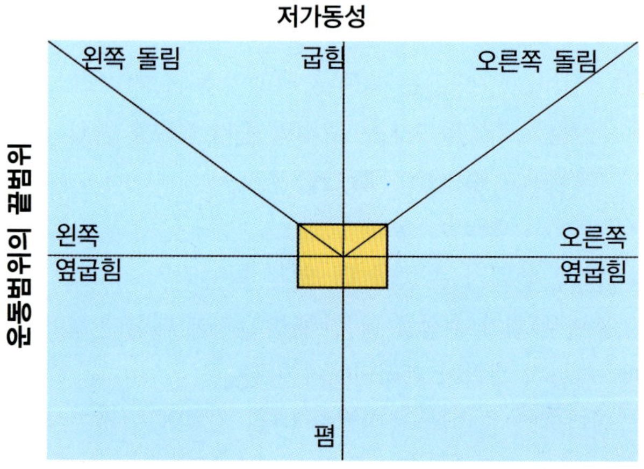

그림 7.4 저가동성

뼈의 폄이나 돌림에서의 저가동성은 예를 들어, 수영 선수나 테니스 선수에게 나타나는 심각한 결과를 가진 제한이다. 등뼈의 제한은 봉우리밑공간의 힘줄에 압박이 가해지는 오버헤드 운동을 위한 어깨관절의 기능적 자세를 방해하기도 한다. 저가동성은 가동범위 끝지점에서 필요로 하는 하중 운동이나 스포츠 활동에서 발생하는 2차 질환의 원인이 될 수 있다.

- **불안정** (instability)은 관절에서 일어나는 안정성이 불충분한 운동이다. 저가동성이나 과가동성의 존재는 간접적인 역할을 한다. 과가동성이 있을 때 확실하게 불안정이 일어나지만, 저가동성이 있을 때도 불안정이 발생할 수 있다.

기능적 하중, 저가동성/과가동성에서의 훈련, 동적 안정성은 표 7.3에 요약되어 있다.

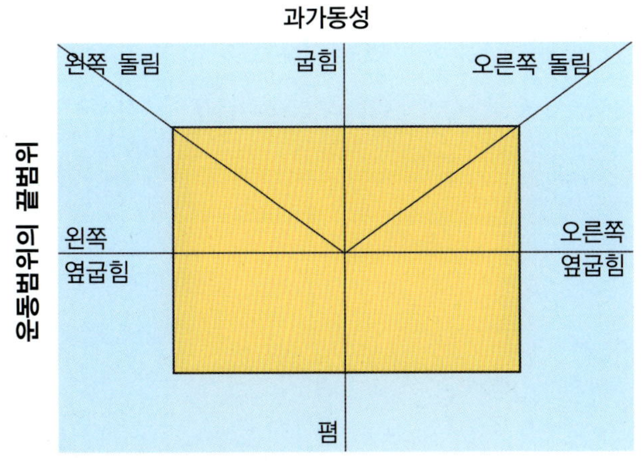

그림 7.5 과가동성

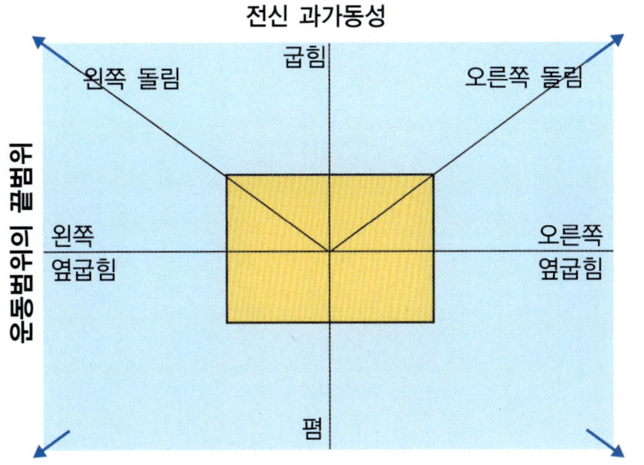

그림 7.6 전신 과가동성

참고문헌

Brügger A (1986) Die Erkrankungen des Bewegungsapparates und seines Nervensystems. Urban & Fischer, Frankfurt/Main

Gallagher S, Kryzanowska R (2000) The complete writings of Joseph H. Pilates: Your HEALTH 1934 – Return to life through contrology 1945, The authorized editions. Bainbridge Books, Philadelphia (PA)

Melzack R (1999) From the gate to neuromatrix. Pain Suppl 6:121–126

Panjabi M (1992) The stabilizing system of the spine, Part I: function, dysfunction, adaption and enhancement. J Spinal Disc Techn 5(4):383–389

Porterfield JA, DeRosa C (1991) Mechanical Low Back Pain: Treatment of Lumbopelvic Disorders. WB Saunders, Philadelphia (PA)

Vleeming A, Mooney V, Stoeckart R (eds) (2007) Movement, Stability und Lumbopelvic Pain. Churchill Livingston Elsevier, Toronto

WHO (2011) Global Recommendations on Physical Activity for Health. http://www.who.int/dietphysicalactivity/factsheet_recommendations/en/index.html. Cited 21 May 2011

치료적 필라테스 : 적용

Verena Geweniger, Alexander Bohlander

8.1 필라테스 장비 – 220
8.1.1 리포머 – 221
8.1.2 캐딜락(Trapeze Table) – 221
8.1.3 체어 – 221
8.1.4 스파인 코렉터 – 222
8.1.5 전통적인 필라테스 소도구 – 222

8.2 필라테스 장비를 이용한 운동 – 224
8.2.1 리포머 – 224
8.2.2 캐딜락 – 248
8.2.3 체어 – 262

8.3 매트 위에서의 치료적 운동 – 270

8.4 훈련 측면 – 271
8.4.1 비교: 장비와 매트 – 271
8.4.2 근육사슬에서의 운동 – 271

8.1 필라테스 장비

다음은 필라테스 장비의 **특성**이다.

- 움직임을 가이드한다.
- 지지한다.
- 다양한 강도와 난이도를 가진다.
- 아래와 같은 선택을 통해 필라테스의 **난이도를 증가**시키거나 감소시킨다:
- **스프링으로 저항을 변화시킨다:**
  - 구심성 근육의 일은 대개 저항을 더함으로써 증가되고, 원심성 근육의 일은 저항을 줄임으로서 이루어진다.
- **기저면을 변화시킨다:**
  - 큰 가동범위는 더 많은 동적 안정성이 요구되기 때문에, 대개 난이도를 증가시킬 것이다.
- **운동 경로 변화하기:**
  - 동적 안정성이 요구될 때, 더 큰 가동범위가 증가되기는 대개 어려울 것이다.
- **지렛대의 길이를 조절한다:**
  - 지렛대 길이의 증가는 지렛팔에 하중을 증가시키지만, 운동을 촉진시킨다 (예, 수동 지지가 생긴다면).
- **운동면을 변화시킨다:**
  - 단일면에서의 운동은 난이도를 감소시키고, 다면의 운동은 난이도를 증가시킨다.
- **움직임의 속도를 변화시킨다:**
  - 움직임 속도의 감소는 운동의 난이도를 증가시킬 수도 있고, 감소시킬 수도 있다.
- **지시를 바꾼다:**
  - 상세한 운동 지시사항은 올바른 조절과 운동의 수행을 촉진한다. 고의적으로 제한되거나 수정된 지시사항(예, 지지 기능을 가지는 호흡패턴을 위해)은 무의식/의식적 요구를 증가시키고 또 운동의 자동 수행을 올바르게 증가시킨다.

8

장비의 도움이 없다면, 재활을 위한 필라테스 운동의 역할은 상상도 할 수 없다(▶**개요 8.1**). Joseph Pilates는 특정 운동에 대한 클라이언트의 요구를 위해, 그리고 도움없이 운동의 수행을 할 수 있게 하는 훈련을 촉진하기 위해 스스로 장비를 만들었다(매트 운동에서 장비 운동으로의 전환을 위해 아래 사항을 참고하라). 우리는 대개 장비와 매트를 이용한 수정된 필라테스 운동을 찾을 것이다. 이것은 장비에 대한 특정 운동 수행을 쉽게 결정하도록 만든다.

❗ 필라테스 장비는 대개 저항 없이 보조적으로 지지된다는 점에서 보편적인 훈련 장비와 다르다.

필라테스 장비의 독특한 디자인은 특별한 목적을 갖는다. 필라테스 전문가들은 저항을 일으키고 가이드를 제공하는 **특수한 스프링**을 이용함으로써, 보편적 훈련 장비로 경험했던 것과는 질적으로 다른 운동을 경험하게 될 것이다.

개요 8.1 필라테스 장비

- 리포머
- 캐딜락(Trapeze Table)
- 체어
- 스파인 코렉터
- 전통적인 필라테스 소도구
  - 필라테스 서클
  - 필라테스 볼
  - 필라테스 롤러
  - 필라테스 밴드
  - 필라테스 아크

8.1.1 리포머 (그림 8.1)

전설에 따르면, Joseph Pilates는 나중에 **"유니버셜 리포머"**으로 알려진 필라테스 장비의 시제품을 개발했는데, 이 장비는 침대와 스프링으로 구성되었다. 리포머의 특성은 **받침대(carriage)의 수평 움직임**이고, 이런 운동은 부착된 스프링의 길이를 점진적으로 증가시킴으로써 조절된다. 리포머에 의해 폭넓은 운동범위가 가능한데, 그 이유는 다양한 시작 자세(누운 자세, 앉은 자세, 무릎서기, 선 자세)와 다양한 부속품(상자, 선 자세 플랫폼, 점프대 등) 때문이다.

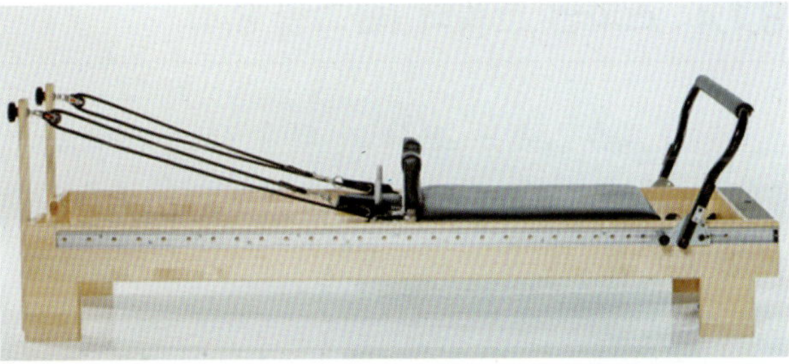

그림 8.1 리포머는 대개 Clinical 리포머 로 불린다.

8.1.2 캐딜락 (Trapeze Table, 그림 8.2)

금속 틀과 테이블로 구성된 본 장비의 단순한 디자인은 움직임 조절을 요구하지도 않고 복잡한 운동의 수행을 촉진한다. **Trapeze**는 불안정하게 매달린 표면으로 작용하고, **Tower Bar**는 축을 중심으로 일어나는 운동을 가이드한다. 다양한 장력과 강도를 가진 스프링이 운동 동안에 이용되고, 난이도를 감소/증가시키거나, 또는 운동을 가이드하기 위해 선택될 수 있다.

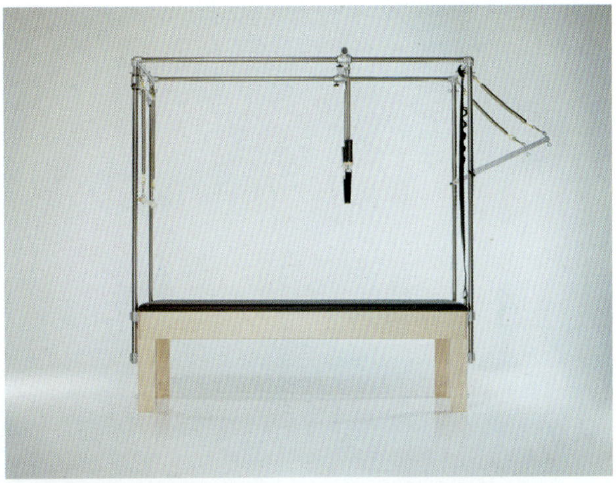

그림 8.2 캐딜락은 Trapeze Table로 불린다.

8.1.3 체어 (그림 8.3)

장비로서 Joseph Pilates에 의해 개발된 체어는 가구로서도 이용될 수 있고, 다재다능하고 공간 효율성이 좋은 운동장비로서도 이용될 수 있다. 체어는 뒤집어질 수 있고, 또 스프링이 부착될 수 있다. 이 장비는 몸통, 팔 및 다리를 위한 운동을 지지하는데 이용될 수 있다. 언어에 대한 오해 때문에, Pilates가 "Wunda Chair"로 불렸던 장비는 다양성과 독자성 때문에 나중에 **"Wonder Chair"**로 알려졌다.

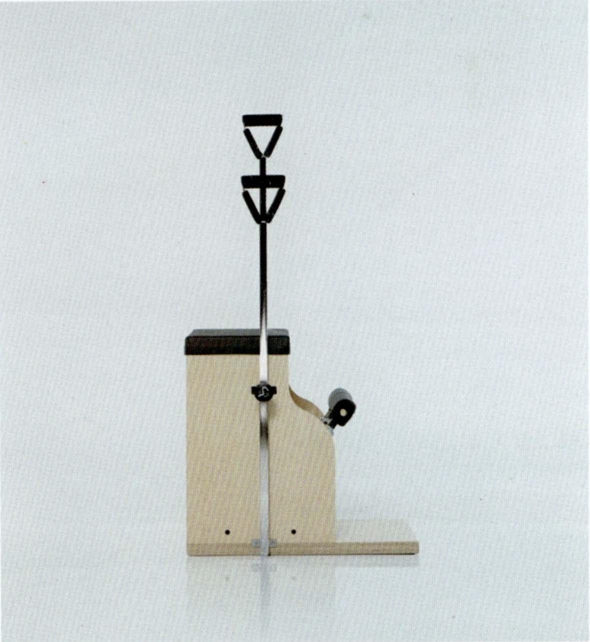

그림 8.3 체어는 Combo Chair로 불린다.

8.1.4 스파인 코렉터 (그림 8.4)

다양한 척추 문제를 교정하기 위해, Joseph Pilates는 "스파인 코렉터"라는 작은 도구를 개발했다. 이 도구는 원래 형태 때문에 작은 키의 사람에게 유용했다.

팁

가속 때문에, 척추를 위해 넓은 치수와 큰 원호를 가진 현대식 스파인 코렉터를 권장한다.

8.1.5 전통적인 필라테스 소도구 (그림 8.5)

Pilates는 "Toe Corrector", "Foot Corrector", "Pin Wheel" 등과 같은 운동 장비에 대한 새로운 아이디어를 끊임없이 개발했다. 이들 장비의 몇몇은 오늘날 까지도 이용되고 있다.

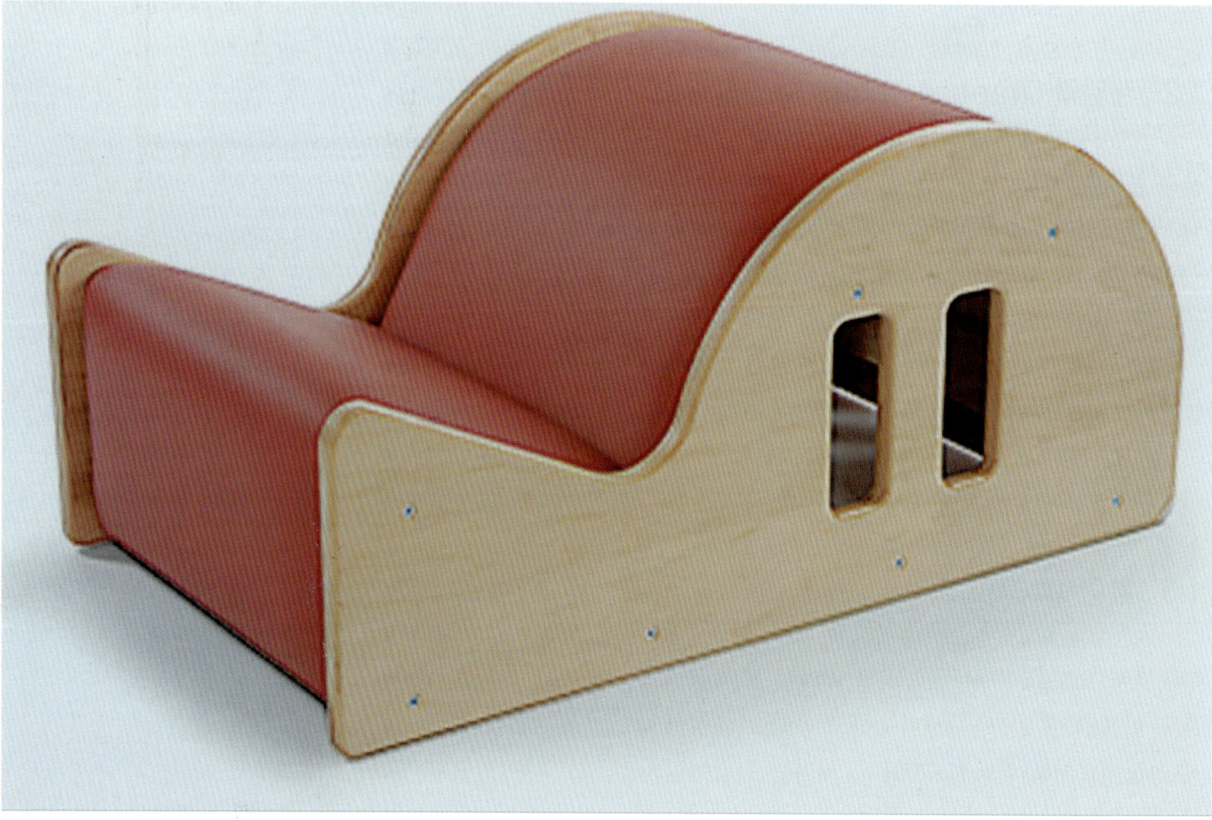

그림 8.4 스파인 코렉터.

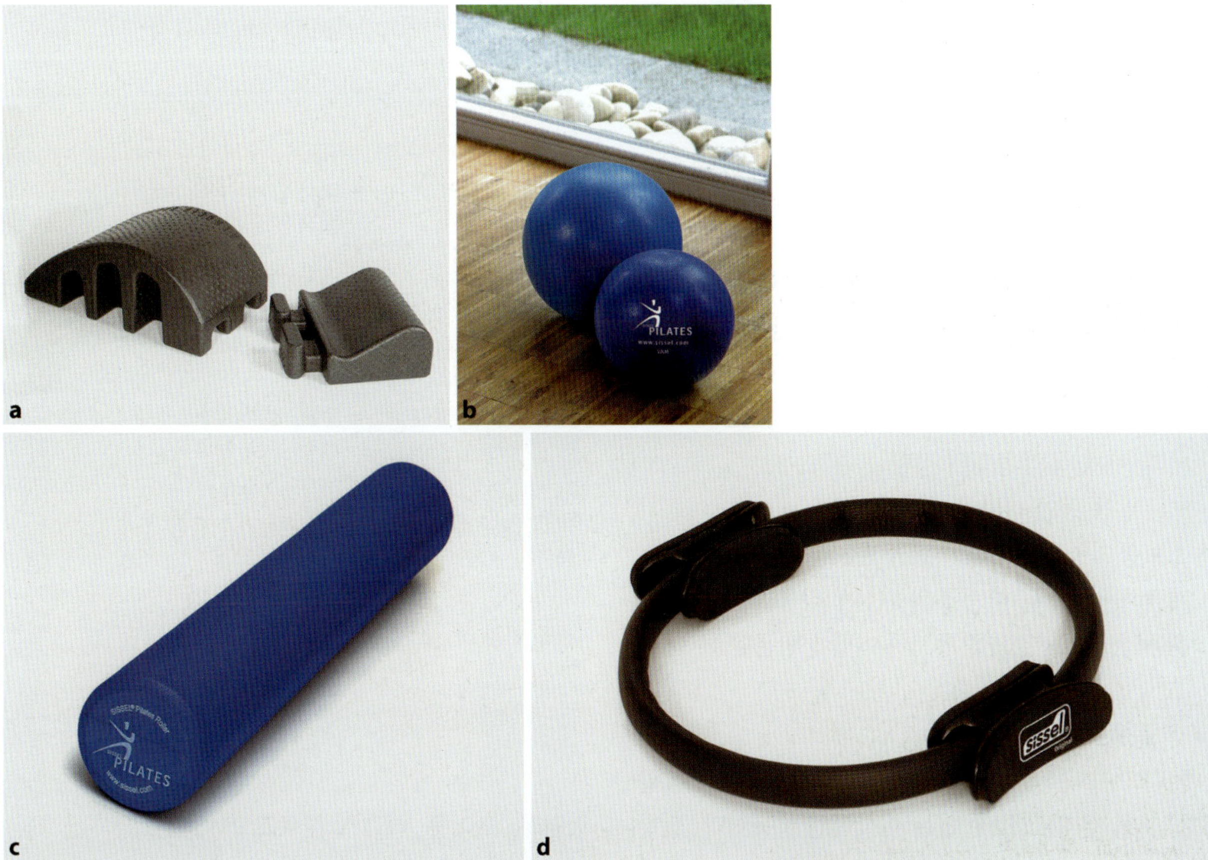

그림 8.5a–d 필라테스 소도구. a 필라테스 아크, b 필라테스 볼, c 필라테스 롤러, d 필라테스 서클.

8.2 필라테스 장비를 이용한 운동

8.2.1 리포머

■ 풋워크 (Footwork)

■■ 일반

누운 자세는 척추에 하중을 가하지 않는 자세로서, 다음 **원리**를 따르는 이상적인 운동을 수행할 수 있다:

- 조절: 모든 척추 부위, 특히 허리뼈와 골반의 축성 신장
- 머리/어깨/목의 중립위 정렬
- 모든 운동 동안 다리의 기능적 정렬
- 스프링 저항의 압박력이 관절 일치성을 촉진하고, 적절하게 수행될 때 몸통의 원심성 작용과 다리 운동의 동적 안정화를 동시에 어렵게 만든다.

■■ 적응증

풋워크 시리즈는 다리의 모든 동적 안정성 문제를 평가, 분석 및 치료할 수 있는 이상적인 운동이다. 닫힌 사슬에서의 안정된 다리 축의 위치 때문에, 모든 운동면에서 훈련이 가능하다.

풋워크 시리즈는 모든 **척추 질환**에도 유익하다. 다리를 통한 견고한 기반을 가지고 있기 때문에, 안정성과 능동 척추 신장이 모두 발달될 수 있다.

표 8.1은 풋워크의 적응증과 목적을 요약하고 있다.

표 8.1 풋워크: 적응증과 치료적 목적

병리	목적
다리	
퇴행성/관절염	– 대사와 가동성의 향상 – 동적 안정성, 압박 감소
수술 후/손상 후	– 근육사슬 촉진, 근력 증가 – 순환, 동적 안정성
척추	
퇴행성/연골 병리	– 순환, 압박 감소 – 척추 신장, 분리
척추전방전위증/엉치엉덩관절 불안정	– 비대성 안정화 – 엉덩관절의 가동성
원반 병리	– 손상된 다리 근육의 훈련 – 동적 다리 운동 동안 중립위 안정화, 척추 신장

■■ 운동 시리즈

파랄레, 힐스, 레그스 클로즈드
(Parallel, Heels, Legs Closed)(그림 8.6)

골반과 다리에 연결된 안쪽 근육계와 가쪽 근육계를 동시에 활성화시킴으로써, 다리 등쪽 근육을 강조한다. 몸통 안정화로부터 엉덩관절과 무릎관절의 운동을 분리시킨다.

파랄레, 포어풋, 레그스 클로즈드
(Parallel, Forefoot, Legs Closed)(그림 8.7)

배쪽 근육계로 활동을 전이함으로써 발목관절로부터 운동사슬을 확장시킨다. 위쪽 발목관절에서 먼쪽으로 전이되는 동적 안정화: 발의 가로활과 세로활을 구성하는 능동 구조물.

힙 위드, 힐스 (Hip Width, Heels)(그림 8.8)

열린사슬의 경우에서는, 양측 대칭성과 협응이 어려워질 수 있다. 불균형은 인지되고 조절될 수 있다. 기저면을 증가시키면, 몸통과 골반의 조절이 촉진된다.

Hip Width, Forefoot(그림 8.9)

발목관절의 분리는 상호 지지를 감소시킨다. 안정성의 난이도가 특히 이마면에서 증가된다.

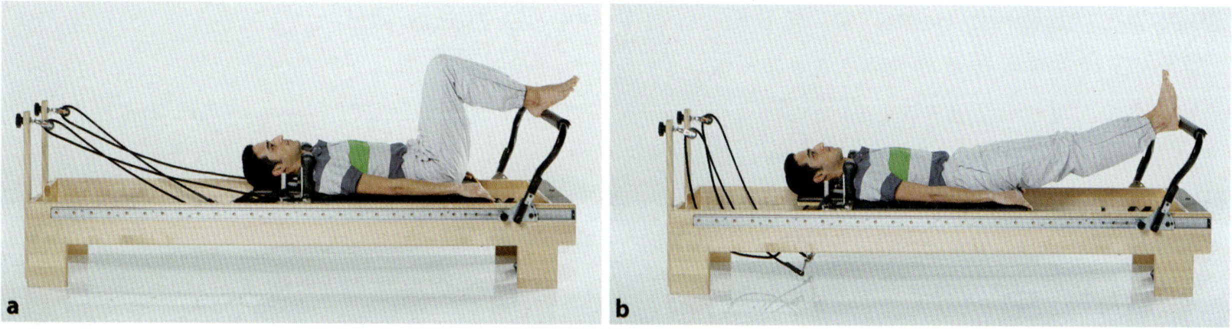

그림 8.6a.b 풋워크: 파랄레, 힐스, 레그스 클로즈드. a 시작 자세: 무릎관절과 엉덩관절을 90° 로 굽힌다; b 중간 자세.

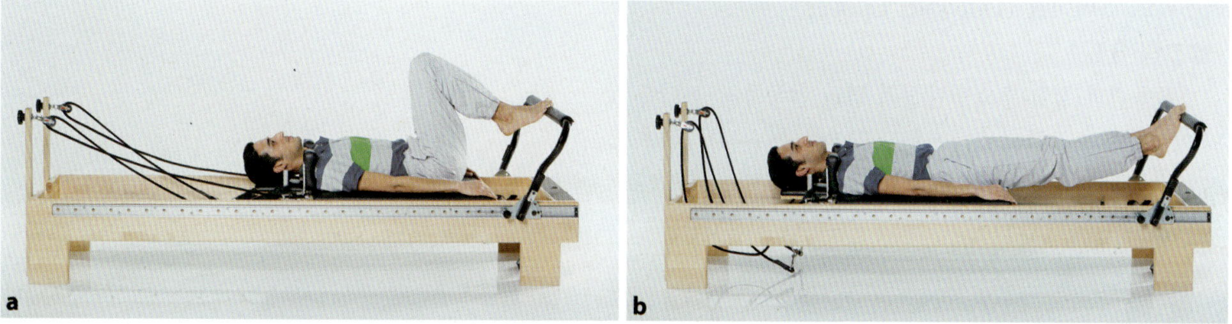

그림 8.7a.b 풋워크: 파랄레, 포어풋, 레그스 클로즈드. a 시작 자세: 발가락을 풋바에 붙인다, b 중간 자세.

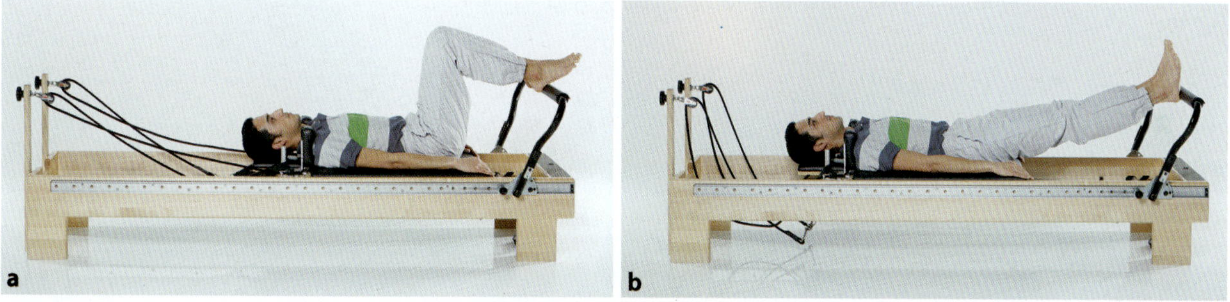

그림 8.8a.b 힙 위드, 힐스. a 시작 자세: 엉덩관절/무릎관절/발을 일직선되게 배치한다, b 중간 자세.

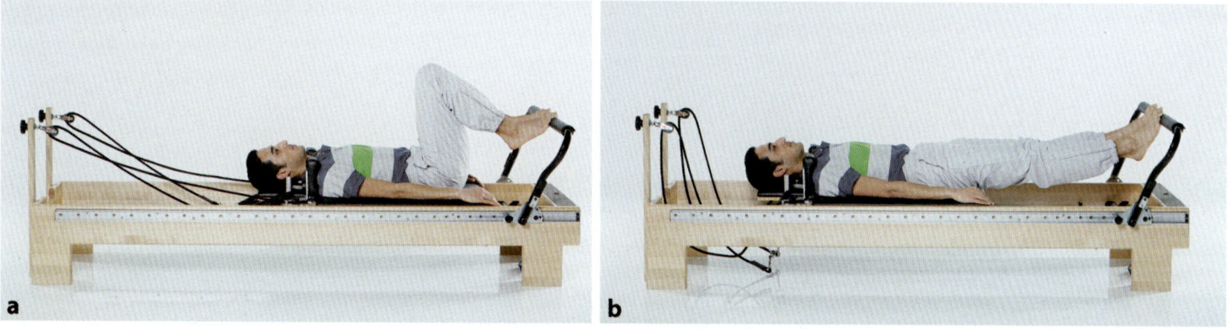

그림 8.9a.b 풋워크: 힙 위드, 포어풋. a 시작 자세: 양쪽 발꿈치를 중간 자세까지 들어 올린다, b 중간 자세.

로어링 힐스 (Lowering Heels) (그림 8.10)

발꿈치를 내릴 때의 동적 안정화와 원심성 조절; 구심성 조절은 발꿈치를 들어올릴 때 일어난다.

런닝 (Running) (그림 8.11)

위쪽 발목과 무릎관절의 상호적인 동적 안정화 운동. 수동 구조물이 기능적 하중을 받을 때 움직임이 안정화된다.

아웃워드 스파이랄 (Outward Spirals) (그림 8.12)

가쪽돌림과 결합된 엉덩관절의 폄과 안쪽돌림과 결합된 엉덩관절의 굽힘이 교대적으로 일어난다. 특히 가로면의 운동(돌림)이 매우 어렵다. 다리 축의 순환과 안정화에 좋은 효과를 갖는다.

잘못된 운동 패턴

- 척추의 축성 신장 부족
- 어깨/목뼈의 잘못된 정렬
- 골반과 가슴우리 사이의 연결 불충분
- 닫힌사슬에서의 나쁜 정렬
- 다리의 움직임 제한
- 운동 동안의 능동 안정성 부족
- 몸통으로의 운동 전환 문제

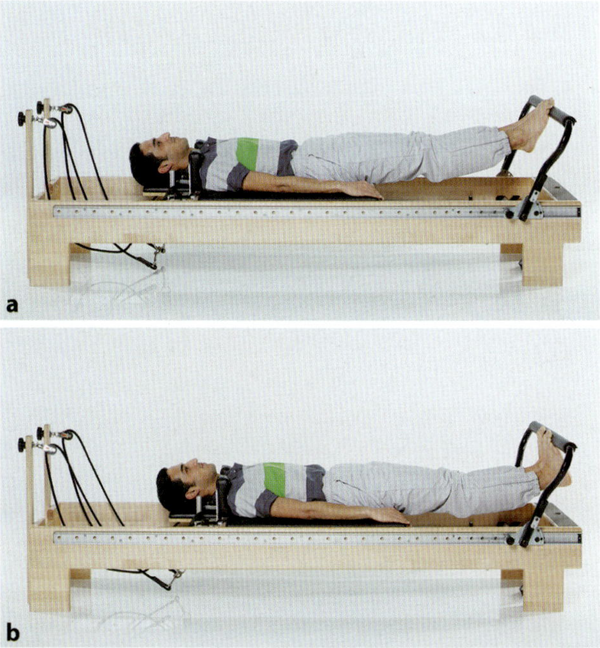

그림 8.10a.b 풋워크: 로어링 힐스. a 올림된 발꿈치, b 내림된 발꿈치.

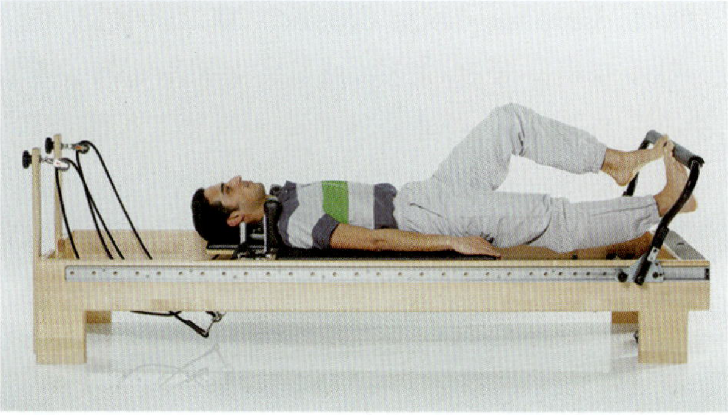

그림 8.11 풋워크: 런닝. 발꿈치를 교대로 들어올렸다 내렸다 한다.

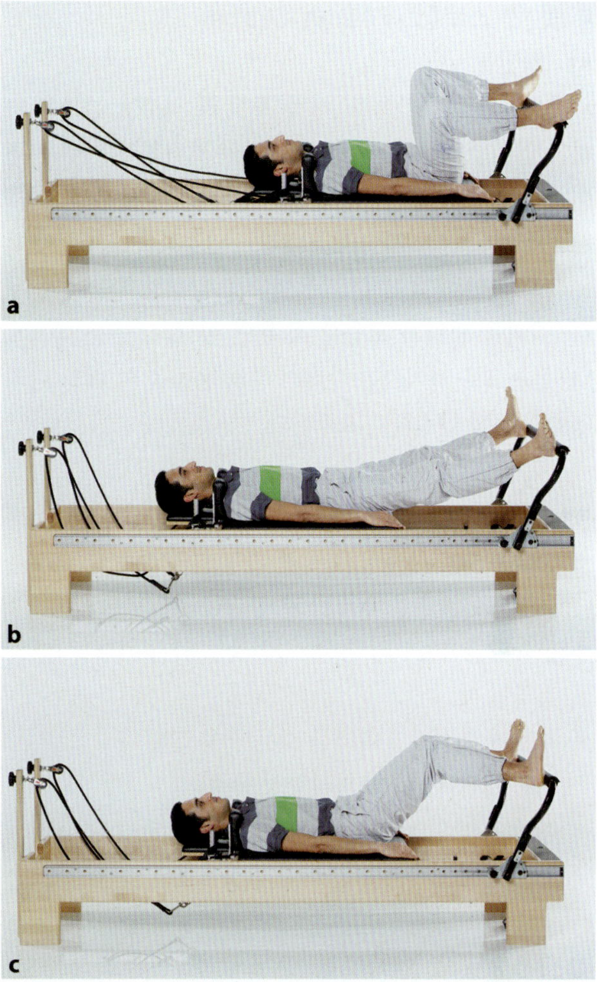

그림 8.12 a–c 풋워크: 아웃워드 스파이랄. a 시작 자세, b 중간 자세, c 끝 자세.

■ 풋 인 스트랩 (Feet in Straps)

■■ 일반

풋워크와 마찬가지로, 시작 자세 때 척추에 하중을 가하지 않지만, 운동축과 몸통 조절의 조직화가 어려운 편이다. 뻗은 다리의 긴 지레대와 큰 가동범위는 등쪽 근육 사슬과 배쪽 근육 사슬의 교대적인 안정화를 요구한다.

뒤쪽 다리 근육이 큰 가동범위로 원심성 수축하게 된다. 다리를 벌림과 모음할 때 뿐만 아니라, 몸통 쪽으로나, 몸통으로 멀어지는 다리의 분리 운동을 할 때도 다리 정렬의 동적 안정화가 요구된다.

■■ 적응증

- 증상은 다리 관절의 압박에 의해 일어난다 (예, 뼈관절염은 압박될 때 통증을 유발한다).
- 근육힘줄이음부의 손상: 길이를 늘이기 위해 자극될 때.
- 척추에 부정적인 효과를 주는 근육 질환 (예, 뒤넙다리근의 과긴장성 단축)
- 다리 축의 안정화
- 가짜 방사통 증후군을 위한 관절가동술

표 8.2는 "풋 인 스트랩" 운동의 적응증과 목적을 요약하고 있다.

표 8.2 풋 인 스트랩: 적응증과 치료적 목적

증상	목적
다리	
힘줄염	근력강화/신장 훈련
뼈관절염	압박감소 훈련
다리축의 불안정	열린사슬에서의 안정화
척추/기타	
엉덩관절의 골절, 골반이나 다리 근육	가동술
가짜 방사통 증후군	신경 가동술
만성 허리 증후군	척추 신장으로 안정화

■■ 운동 시리즈

아크스, 파랄레, 레그스 클로즈드 (Arcs, Parallel, Legs Closed) (그림 8.13)

양쪽 다리를 붙인 자세는 대칭성 운동을 쉽게 수행할 수 있도록 만들고, 다리 축의 안쪽 안정성을 훈련시킨다. 다리 지렛대는 몸통의 인게이지를 촉진시킨다.

아크스, 힙 위드 (Arcs, Hip Width) (그림 8.14)

다리를 엉덩관절 넓이로 벌린 자세는 비대칭성과 불균형을 보다 강조한다(다리, 몸통).

서클 아웃워드/인워드 (Circles Outward/Inward) (그림 8.15)

원을 그리는 운동은 모든 면에서의 몸통 안정성 뿐만 아니라, 벌림과 돌림을 할 때 다리의 동적 안정성을 자극한다. 이 운동의 초점은 열린사슬에서의 기능적 안정성이다.

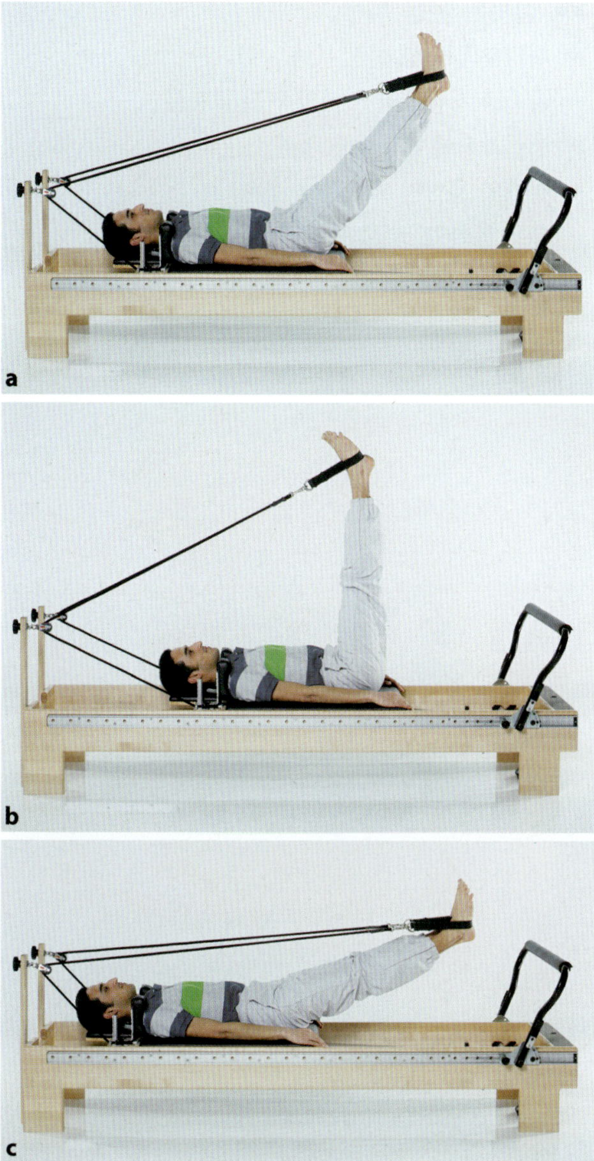

그림 8.13a–c 풋 인 스트랩: 아크, 파랄레 레그스 클로즈드. a 시작 자세, 60°, b 중간 자세, 90°, c 전이 자세, 20°.

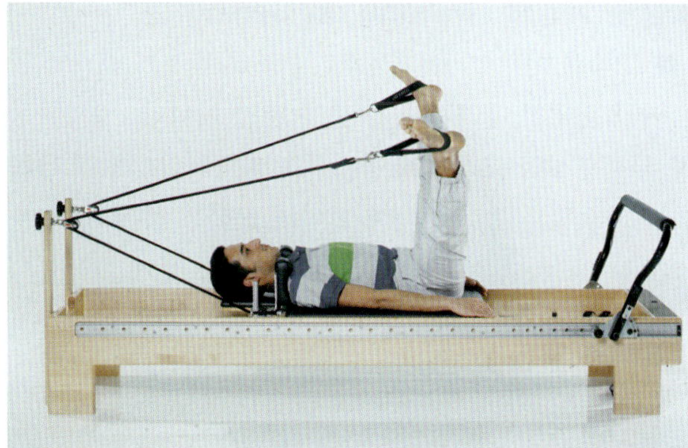

그림 8.14 풋 인 스트랩: 아크, 힙 위드: 양쪽 다리를 다양한 폭으로 벌린다.

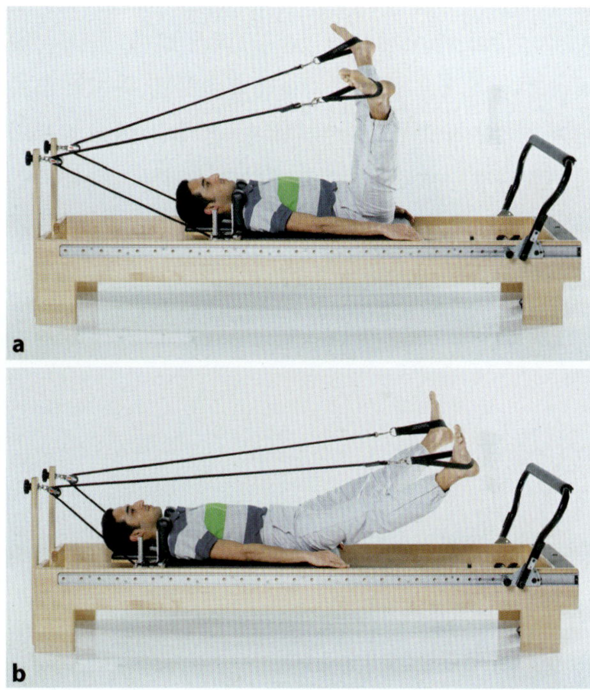

그림 8.15a,b 풋 인 스트랩: 서클 아웃워드/인워드. a 시작 자세, b 양쪽 방향으로 원을 그린다.

워킹 온 세일링 (Walking on Ceiling) (■그림 8.16)

이런 비대칭 다리 운동은 협응 뿐만 아니라, 엉덩관절과 무릎관절의 교대적인 안정성을 자극한다: 특히 무릎관절의 운동은 돌림과 함께 폄이나 굽힘을 하는 동안 안정성을 자극하고 요구한다. 다리 축의 기능적 정렬은 모든 운동 단계 동안 능동적으로 유지되어야 한다(엉덩관절 중심, 무릎뼈 및 두 번째 발가락).

신경 가동 (■그림 8.17)

이 운동은 신경 구조물을 가동시킨다. 만약 급성 통증 없이(염증), 아래쪽 사분원 부위(골반과 다리)에서 신경 구조물의 제한(방사통 증후군)이 있다면, 이 운동이 적절하다. 몸통을 굽힘한 자세로 유지하고, 다리를 움직이면 신경조직이 먼쪽으로 활주될 것이다. 이런 운동의 성공은 신경 구조물 제한의 징후가 감소되는 것으로 확인될 수 있다.

■■ 잘못된 운동 패턴

- 허리뼈의 축성 신장 부족
- 골반과 가슴우리 사이의 연결 불충분
- 열린사슬에서의 나쁜 정렬
- 다리의 움직임 제한
- 운동 동안의 능동 안정성 부족
- 몸통으로의 운동 전환 문제

8

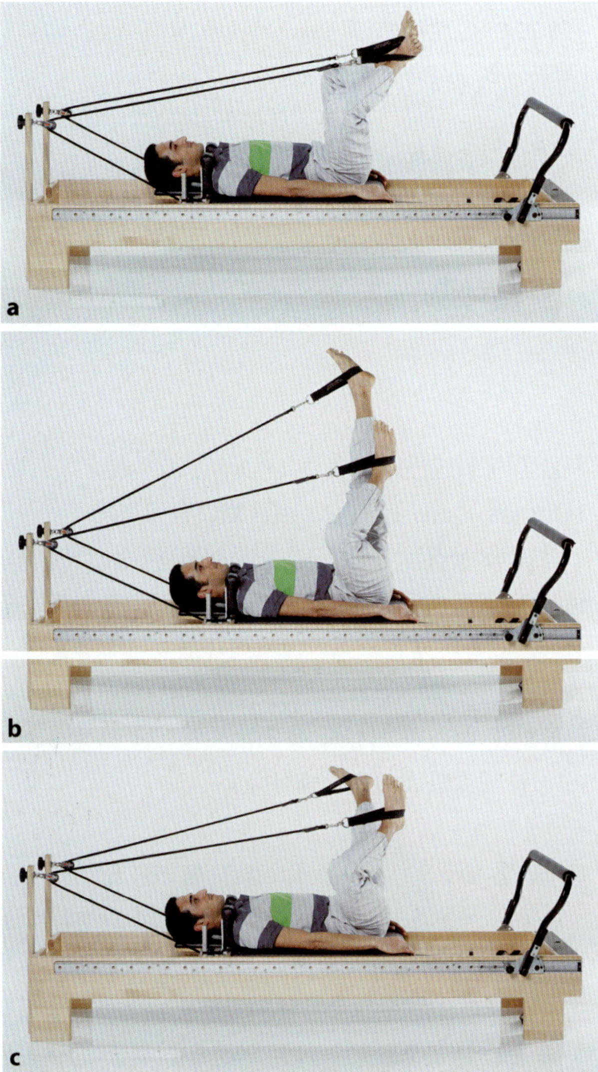

그림 8.16a–c 풋 인 스트랩: 워킹 온 세일링.
a 시작 자세: 발꿈치를 붙인다, b 평행하게 정렬해서 걷는다,
c 다리를 벌림하여 걷는다.

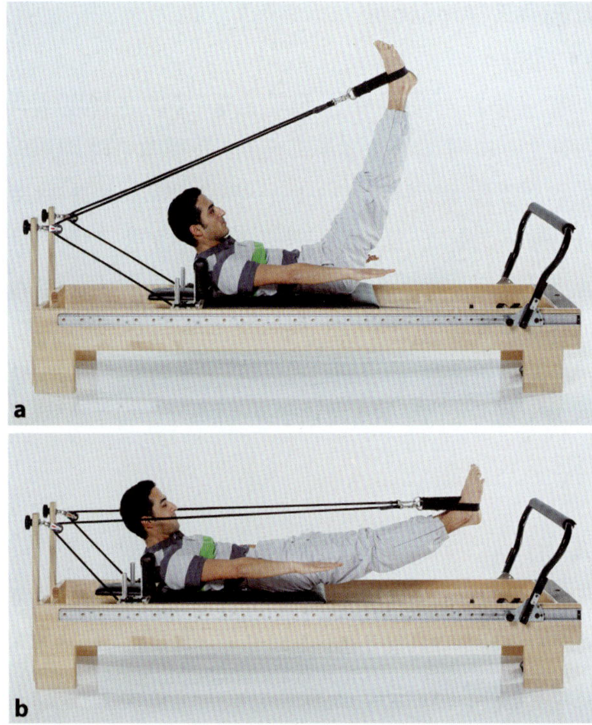

그림 8.17a,b 풋 인 스트랩: 신경 가동. a 시작 자세:
양쪽 다리와 몸을 가까이 한다, b 가장 먼 자세: 양쪽 다리와
몸통을 멀어지게 한다.

암워크(Armwork)

일반

이 운동은 몸통에 대한 팔의 능동 통합, 어깨관절의 동적 안정화에 초점을 맞추고 있다. 몸통과 다리 사이의 능동 연결을 촉진하는 90°-90° 자세(table top 자세)로 다리를 유지한다; 활동적 시작 자세는 뚜렷한 훈련 자극을 제공한다. 제한된 몸통 근력이 있는 경우에는, 클라이언트가 운동 동안에 허리뼈의 안정성을 유지할 수 있는지를 관찰하는 것이 필수적이다. 균형된 근육 활성화를 촉진하기 위해, 손으로 압박을 일으키지 않도록 하는 것도 중요하다.

적응증

팔의 경우에는, 압박증후군(손목굴 증후군)과 그와 관련된 질병(불안정성)이 우위를 차지한다. 이 운동은 그런 상태에 적합한데, 그 이유는 다음과 같다:

- 열린사슬은 과도한 스트레스를 주지 않고 충분한 능동 자극을 제공한다.
- 리포머의 줄은 팔을 아래쪽으로 당기는 저항(원심성)을 제공하여, 팔을 들어올릴 때 과도한 긴장을 가진 근육이나 통증이 있는 근육을 이완시킨다.
- 팔의 가동범위는 몸통으로부터 팔이 얼마나 가까이에 있는지에 달라질 수 있다.

표 8.3는 "암워크" 운동의 적응증과 목적을 요약하고 있다.

운동 시리즈

아크, 파랄레 (Arcs, Parallel) (그림 8.18)

시상면에서, 돌림근띠의 앞쪽 부분과 뒤쪽 부분이 강화되고, 팔의 모멘텀이 몸통으로 전이된다. 팔의 원심성 수축은 어깨뼈의 연결을 강화시킨다. 위쪽 사분원(가슴우리, 목, 팔)은 등뼈와 목뼈의 고정 장치로서 기능적으로 활성화된다.

표 8.3 암워크: 적응증과 치료적 목적

증상	목적
충돌증후군	- 제한된 공간 개방 - 압박을 감소시키는 근육 활성화
불안정	- 동적 안정화, 특별한 요구
손목굴 증후군	- 손목관절의 기능적 안정화 - 순환 증진

서클 아웃워드/인워드 (Circles Outward/Inward) (그림 8.19)

양 팔을 돌리는 동안, 근육들이 어깨관절을 3차원적으로 지지하고, 안정화시킨다. 팔과 몸통, 그리고 어깨를 연결하는 근육의 좋은 근육간 협응이나 근육내 협응은 자연스러운 운동 순서를 일으킨다. 관절주머니인대성 안정이 손상되면, 뚜렷한 기능적 불균형은 안정된 고정의 소실이나 팔 정렬의 소실을 초래한다.

트라이셉 프레스 (Tricep Press) (그림 8.20)

운동은 몸통과 팔의 몸쪽 부위의 등척성 안정화를 통해, 중립위에서 팔의 체중부하 기능과 몸통 근육의 인게이지를 강화시킨다. 노자관절은 팔꿉관절의 폄 끝범위를 통해 손등 방향으로 기능적인 안정화를 취한다. 손목은 중심에서 능동적으로 자세를 잡아야 한다.

로어 암 서클 (Lower Arm Circles) (그림 8.21)

"트라이셉 프레스"의 운동에 덧붙여, 어깨관절 돌림(특히 가쪽돌림)이 단독으로 강화될 수 있다. 몸통 가까이에 위치한 팔의 자세 때문에, 아래와 같은 실수를 하지 말아야 한다:

- 펴되는 등뼈의 보상 운동
- 갈비뼈와 골반 사이의 연결 소실

8

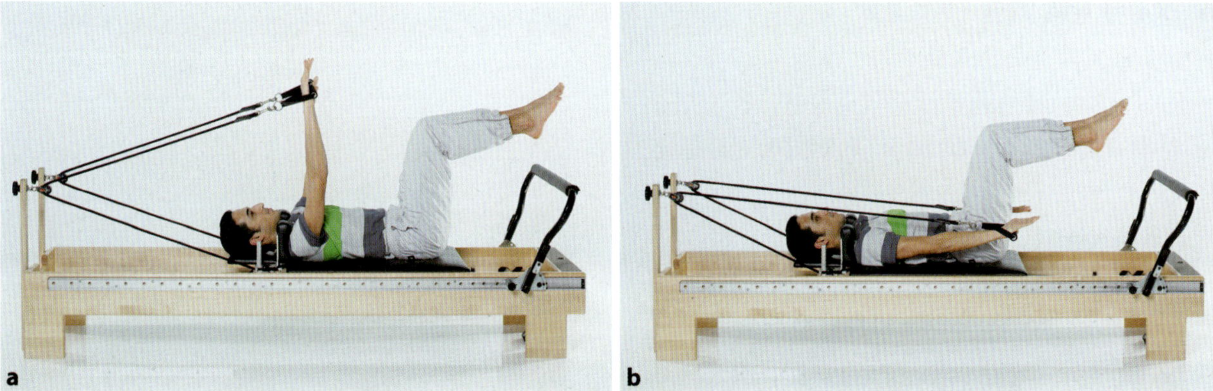

그림 8.18a,b 암 워크: 아크, 파랄렐. a 시작 자세, b 중간 자세.

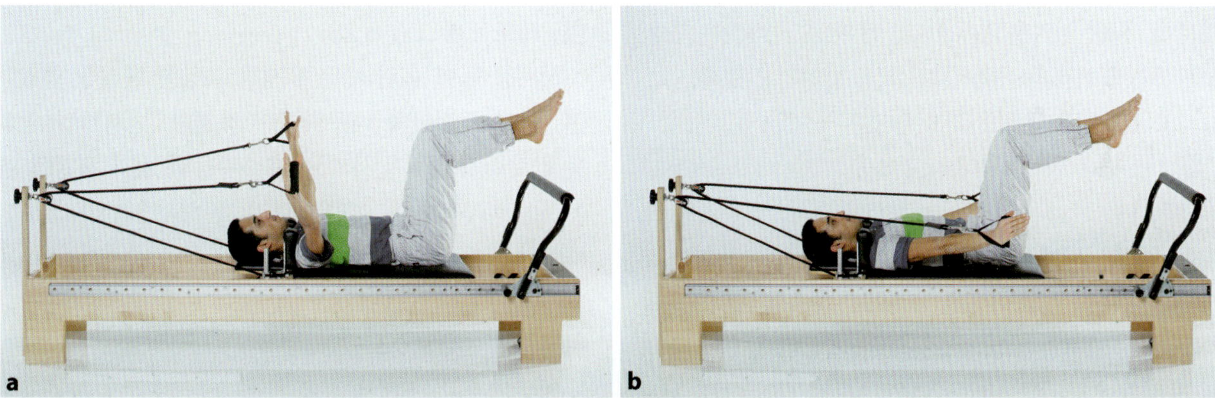

그림 8.19a,b 암 워크: 서클 아웃워드/인워드. a 시작 자세, b 중간 자세.

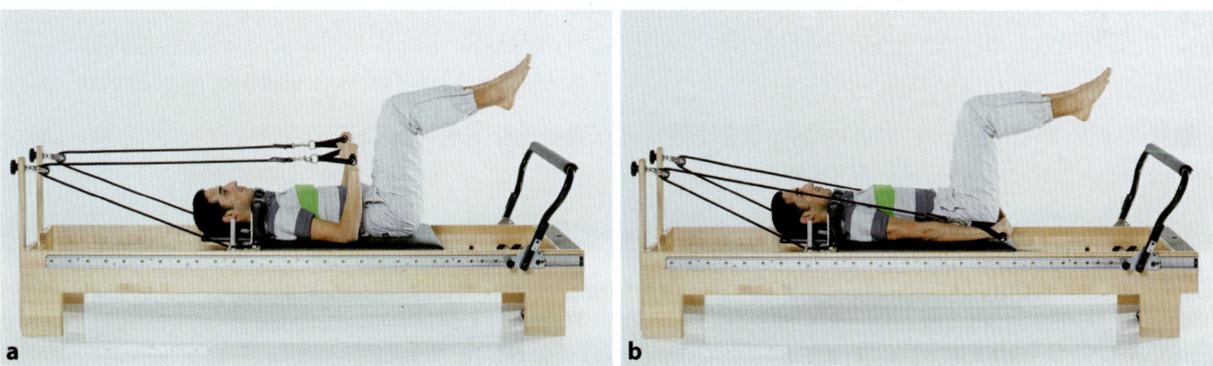

그림 8.20a,b 암 워크: 트라이셉 프레스. a 시작 자세, b 중간 자세.

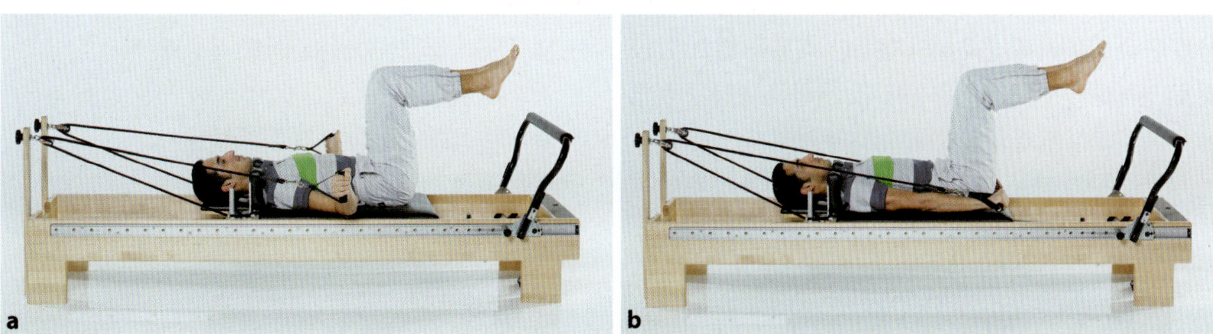

그림 8.21a,b 암 워크: 로어 암 서클. a 시작 자세, b 중간 자세.

잘못된 운동 패턴

- 어깨/목뼈의 잘못된 정렬
- 몸통(어깨뼈)에 대한 팔 운동의 불충분한 능동 연결
- 앞쪽 구조물(가슴 근육, 관절, 복장뼈)의 불충분한 열림
- 팔의 움직임 제한
- 열린 사슬의 나쁜 정렬

어브도미널 수파인 (Abdominal Supine)

일반

이 운동은 척추 관절(등뼈, 목뼈)과 팔 움직임의 결합 때문에, 훨씬 어려운 운동이다. 이 운동 시리즈는 협응, 구심성과 원심성의 근력 강화 향상, 머리의 안정화, 그리고 부드러운 운동을 강조한다.

적응증

이 운동은 팔에서 몸통으로 시작되는 운동 통합을 분석하고 훈련하는데 이용될 수 있고, 해결할 수 있는 문제들로는, 중간등뼈와 위쪽등뼈의 제한이나 연결 근육의 약증이 포함된다. 고리-뒤통수 관절(C0/ C1), 목뼈 등뼈 이음부, 또는 올림된 가로막의 문제가 효율적으로 향상될 수 있다. 그리고 다리 무게의 정적 통합과 함께, 앞쪽 골반/갈비뼈의 연결도 활성화된다(허리뼈 불안정 증후군).

표 8.4는 "어브도미널 수파인" 운동의 적응증과 목적을 요약하고 있다.

운동 시리즈

"헌드레드"를 위한 준비 (그림 8.22)

어깨뼈가 바닥으로 떨어질 만큼 윗몸을 들어올리는 것은 갈비뼈와 골반을 연결하는 근육을 구심성으로 수축시키는 것이다. 양쪽 팔을 중간 위치까지 내림으로서, 안쪽 근육계와 가쪽 근육계의 동등한 작용을 일으킨다. 윗몸(상체)을 이 자세로 유지한 후, 천천히 내리는 동작은 원심성 조절을 필요로 한다. 머리의 자세가 이런 동작에 영향을 주기 때문에, 머리의 자세에 초점을 맞추어야 한다.

표 8.4 어브도미널 수파인: 적응증과 치료적 목적

증상	목적
등뼈, 목뼈등뼈 이음부의 굽힘 제한	- 가동 - 동적 안정화
약한 안쪽 근육계, 근육 불균형	- 근균형
아래쪽 몸통 불안정	- 능동 안정성
좋지 못한 팔 - 몸통 협응	- 기능적 협응의 향상

헌드레드 (그림 8.23)

상체를 들어 올린 채로 유지하고 양쪽 다리를 뻗었다면, 지렛대 길이와 지구력이 증가된다. 반복적인 팔의 동작도 반사를 유발시키고, 호흡운동과 함께 결합될 때 안정성을 자극한다. 그리고 다리 자세를 변화시킴으로써 다양한 효과를 얻을 수 있다.

협응 (그림 8.24)

협응 운동은 동적 요소와 정적 요소 사이의, 교대적이고 복잡한 운동 순서의, 부드러운 수행을 강조한다. 몸통은 들어올려진 채로 유지되고, 양쪽 팔과 다리는 시상면과 가로면의 대각선 방향으로 동적으로 움직인다. 다양한 자세 뿐만 아니라 양쪽 팔다리의 운동축 정렬 안에서 팔다리와 몸통의 연결을 연습한다.

잘못된 운동 패턴

- 머리와 몸통 사이의 안정된 연결 소실
- 어깨/목뼈 부위의 잘못된 정렬
- 목뼈등뼈 이음부의 압박
- 목뼈와 등뼈의 제한된 굽힘
- 움직임 동안 등뼈의 축성 신장 소실
- 앞쪽 구조물(가슴 근육, 관절, 복장뼈)의 감소된 열림
- 등뼈와 골반 사이의 부적절한 연결
- 나쁜 몸통 협응

8

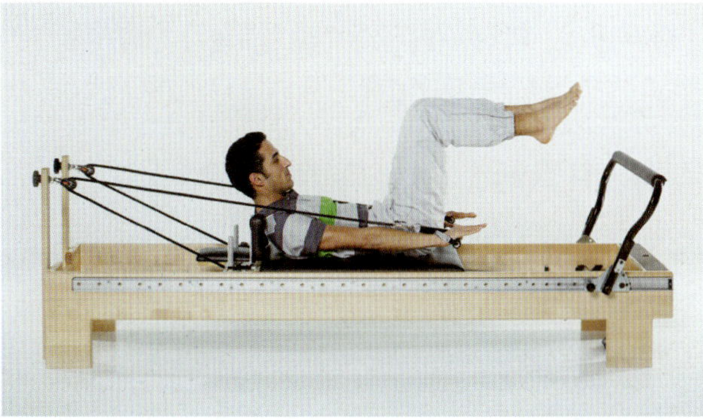

그림 8.22 어브도미널 수파인: 헌드레드 준비 자세. 중간 자세: 양쪽 다리를 굽힘한다.

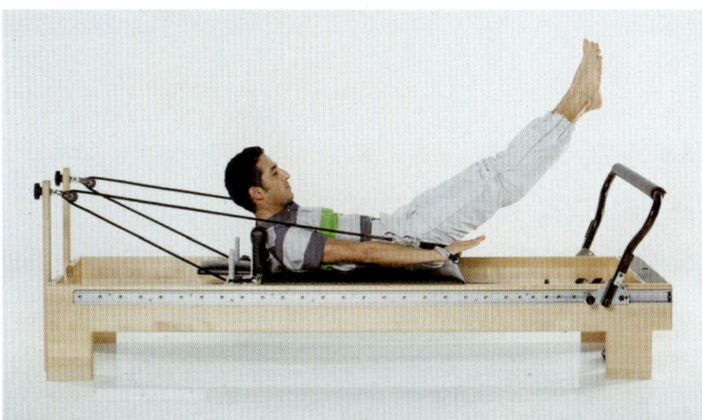

그림 8.23 헌드레드. 중간 자세: 양쪽 다리를 폄한다.

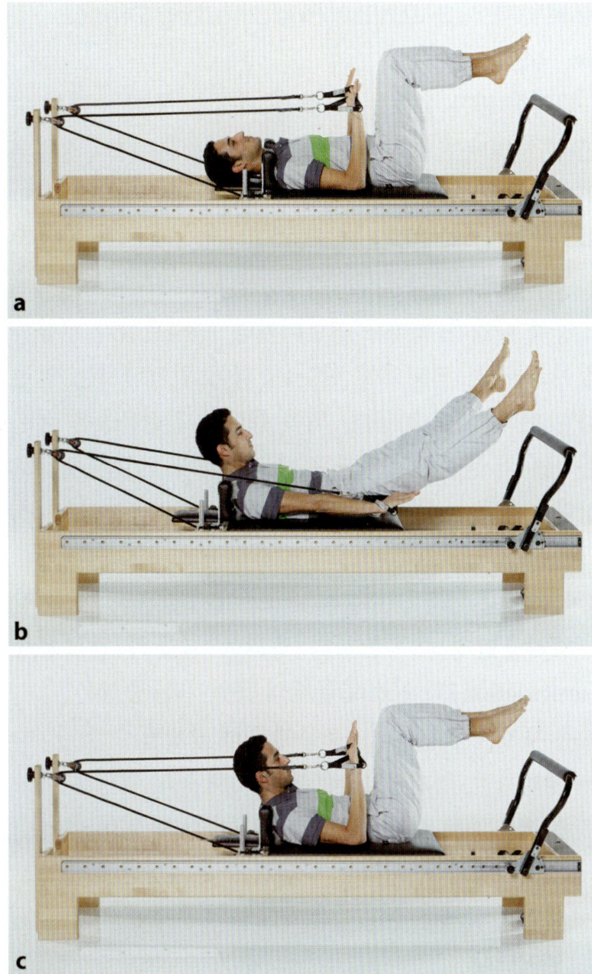

그림 8.24a–c "어브도미널 수파인" a 시작 자세, b 중간 자세: 양쪽 다리를 벌린다, c 중간 자세: 윗몸을 들어올리고, 그 자세를 유지한다.

■ 브릿지/레그 프레스 (Bridging/Leg Press)

■■ 일반

다양한 많은 운동은 "브릿지" 운동을 통해 수행될 수 있다. 허리뼈를 축성 신장하여 굽힘시키면, 다리 정렬의 기저면이 감소된다. 들어올려진 골반은 몸통과 다리 사이의 교각처럼 작용한다. 능동 다리(active leg)는 구조적 정렬을 위해 부가적인 지지를 제공한다.

양쪽 다리가 똑바로 정렬되려면, 엉덩관절과 무릎관절이 완전히 펌되어야 한다(젖힘이 일어나서는 안된다). 허리뼈, 아래 등뼈, 위쪽 등뼈의 관절운동은 국소 등 근육의 원심성 조절과 전신 고정근의 신장을 필요로 한다.

표 8.5 브릿지/레그 프레스: 적응증과 치료적 목적

병리	목적
만성 허리 증후군	- 엉덩관절/허리뼈의 분리 - 감압 - 척추 신장으로 인한 관절운동
제한된 엉덩관절의 폄	- 가동
기능적 불안정	- 동적 안정화
엉치엉덩관절 문제	- 골반 근육의 활성
골반바닥 문제	- 움직임 동안의 활성화

■■ 적응증

허리골반엉덩 복합체의 병리는 잘못된 관절운동(articulation)과 안정화 문제의 근원이다. **증상**은 수동 구조물이나 능동 구조물에 의해 발생될 수 있다.

- 엉덩관절, 엉치엉덩관절 및 허리뼈 등의 퇴행성 문제는 주로 수동 구조물의 문제에 의해 일어난다.
- 엉치엉덩관절, 허리뼈, 무릎관절 및 엉덩관절 등의 불안정 문제는 주로 능동 구조물의 문제에 의해 일어난다.

브릿지/레그 프레스 운동은 이들 문제의 향상을 위해 다양한 시작자세에서 이루어질 수 있다.

표 8.5는 "브릿지/레그 프레스" 운동의 적응증과 목적을 요약하고 있다.

■■ 운동 시리즈

브릿지-더블 레그 (그림 8.25)

양쪽 다리를 이용한 브릿지-더블 레그 동안, 골반과 허리뼈는 시상면에서 대칭적으로 안정화된다. 다리이음뼈, 다리와 몸통의 모든 안정화 근육의 반응이 중요하다. 양 팔과 어깨에 의한 약간의 지지는 목뼈등뼈 이음부를 능동 중립위로 유지시킬 수 있다.

브릿지-싱글 레그 (그림 8.26)

한 발로 이루어지는 브릿지 운동은 몸통의 돌림이나 옆굽힘을 초래할 수 있다. 지지하는 다리는 닫힌사슬로 작용하고, 지지하지 않는 다리는 열린사슬로 작용하여 움직임을 안정화시킨다. 좌우 신체의 불균형이 뚜렷하게 나타날 수 있다.

■■ 잘못된 운동 패턴

- 다리의 움직임 제한
- 닫힌사슬에서의 나쁜 정렬
- 운동 동안 능동 안정성 부족
- 허리뼈를 통한 척추 신장의 부족
- 몸통으로의 운동 전환 문제
- 나쁜 신체 협응

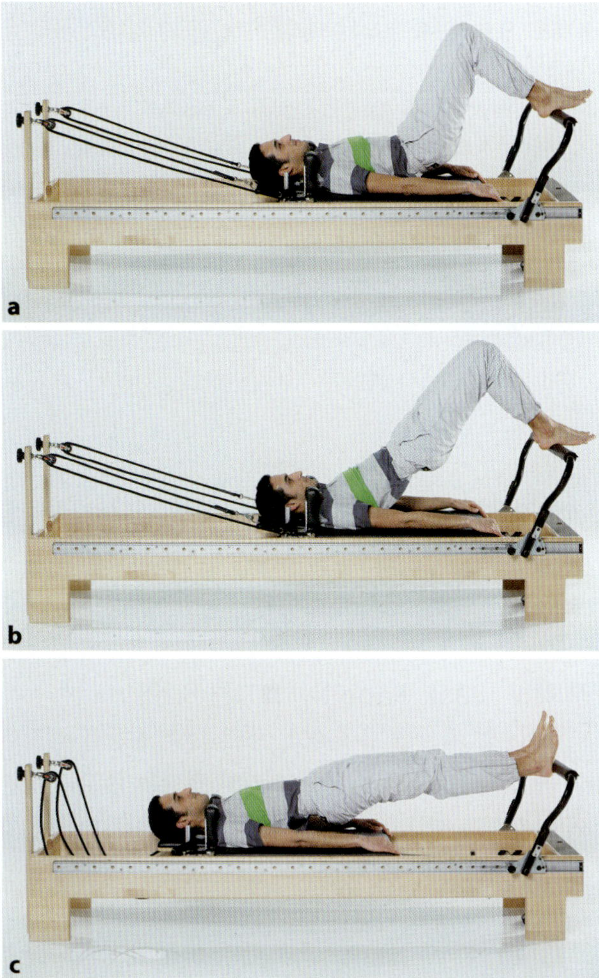

■ **그림** 8.25a–c. 브릿지-더블 레그. a 시작 자세: 관절 운동, b 중간 자세, c 다리 폄.

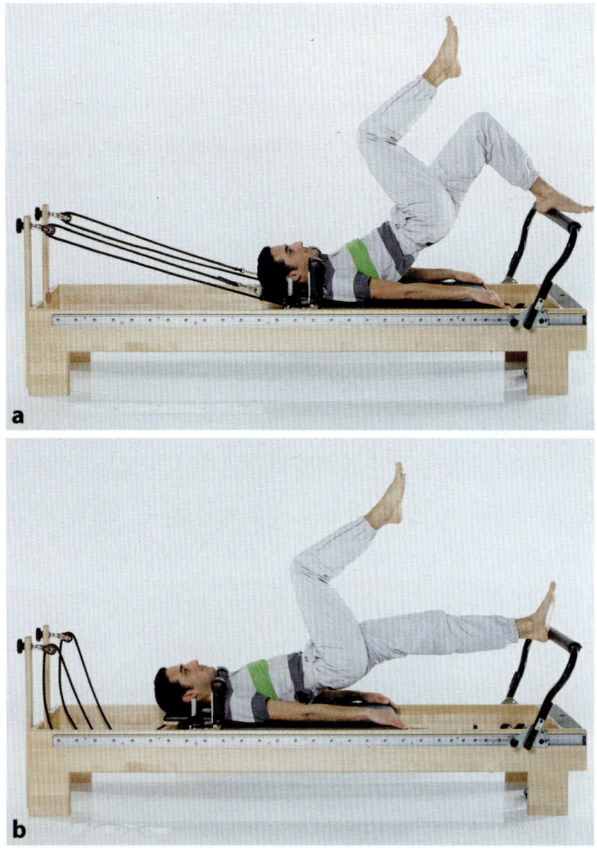

■ **그림** 8.26a,b. 브릿지-싱글 레그. a 중간 자세: 골반 안정, b 다리 폄.

■ 업 스트레치 시리즈 (Up Stretch Series)

■■ 일반

양 손으로 풋바(footbar)를 잡고 커리어지(carriage) 위에 선 자세를 취하고, 닫힌사슬 활동을 한다. 지렛대 길이가 증가되기 때문에 팔의 정렬이 자극되고, 몸통 조절의 요구가 더 커진다. 이 운동 시리즈에 대한 강조는 팔을 통한 체중부하와 몸통 조절이고, 다양한 자세에서 시작될 수 있다.

■■ 적응증

몸통의 굽힘이나 중립위의 시작 자세는 모든 자세에서 적합한데, 증상이 감소되거나 이완될 수 있다. 만성 척추 증후군의 경우에는, 뒤쪽 근육 사슬의 유연성 제한과 원심성 근력 감소가 일반적으로 나타나고, 또 앞쪽 안정성이 부족해진다.

굽힘된 자세에서 팔을 통한 체중부하는 몸통과 팔의 나쁜 통합을 가진 환자를 자극한다. 이 자세를 취하면, 팔이음뼈의 안쪽 근육들이 가쪽 근육보다 더 강하게 활성화된다.

▣ 표 8.6는 "업 스트레치 시리즈" 운동의 적응증과 목적을 요약하고 있다.

▣ 표 8.6 업 스트레치 시리즈: 적응증과 치료적 목적

증상	목적
만성 허리 증후군	– 감압 – 척추 신장 – 앞쪽 안정화
가짜 방사통 증후군	– 신경 가동
허리 불안정	– 동적 안정화
팔이음뼈의 기능적 불안정	– 안정화

■■ 운동 시리즈

엘리펀트 (▣ 그림 8.27)

엘리펀트(elephant)는 큰 원호로 척추가 굽힘되는 것이다. 이 자세는 몸통 안정화를 일으키고, 다리 이외에 골반 연결도 활성화시킨다. 다리와 몸쪽의 등쪽 구조물이 신장되고, 몸통이 굽힘 자세로 안정화된다. 신경 구조물에 대한 효과가 동적 다리 운동과 머리와 목뼈의 자세에 의해 강화된다.

V 스트레치 (▣ 그림 8.28)

앞쪽 몸통 안정성과 팔의 지지 기능이 촉진되고, 운동으로 근력이 강화된다. 몸통이 엉덩관절의 굽힘이나 폄, 그리고 어깨관절의 굽힘이나 중립위를 교대로 하는 팔다리의 선택적 움직임을 안정되게 만든다. 닫힌사슬에서의 작용은 안정성 증가를 일으킬 뿐만 아니라, 작용힘을 중립화시키는 강한 동적 활동도 일으킨다. 다리와 몸통의 등쪽 구조물이 신장된다.

잭 래빗 (Jack Rabbit) (▣ 그림 8.29)

푸쉬-업 자세를 유지하고, 동적 다리 운동을 시작한다. 굽힘과 폄의 운동 동안 다리의 정렬은 주로 시상면의 안정화를 필요로 한다. 그러나 다른 운동 패턴이 가짜 열린사슬에서 이루어질 수 있다. 몸통은 다리 운동을 위한 안정된 앵커 역할을 한다.

■■ 잘못된 운동 패턴

- 어깨/목뼈의 잘못된 정렬
- 능동적인 운동 안정성의 소실
- 몸통에 대한 팔 운동의 능동적 연결 제한(어깨뼈)
- 가슴우리와 골반 사이의 불충분한 연결
- 닫힌 사슬의 나쁜 정렬
- 축성 신장의 부족
- 운동 동안의 능동 안정성 부족
- 공간에서의 나쁜 협응
- 나쁜 신체 협응

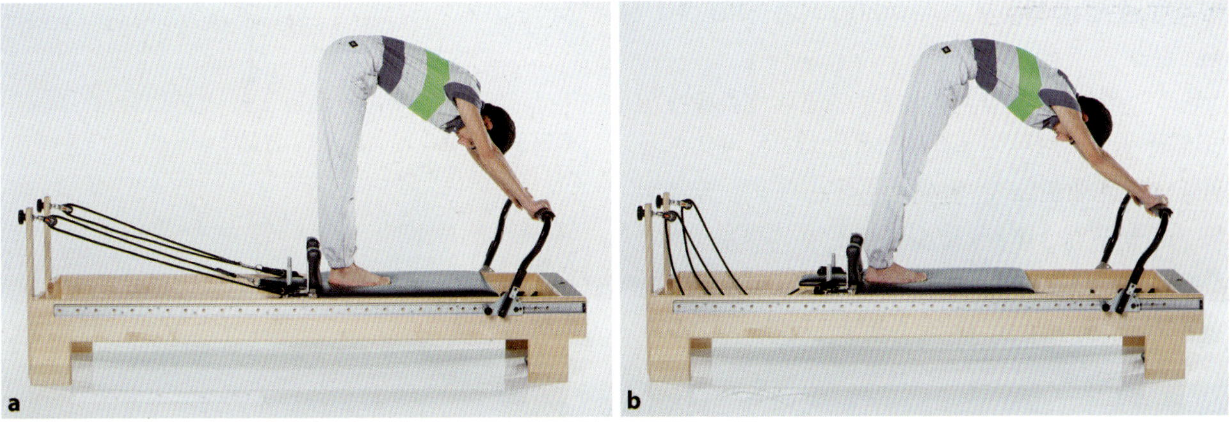

그림 8.27a,b 업 스트레치 시리즈: 엘리펀트. a 활동적인 시작 자세, b 중간 자세: 신장된 굽힘.

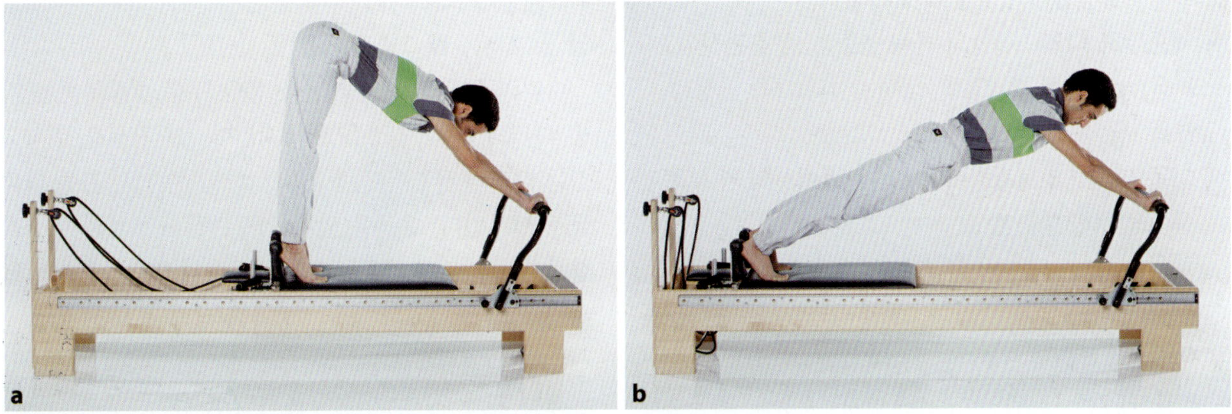

그림 8.28a,b 업 스트레치 시리즈: V 스트레치. a 활동적인 시작 자세, b 중간 자세: 펴됨.

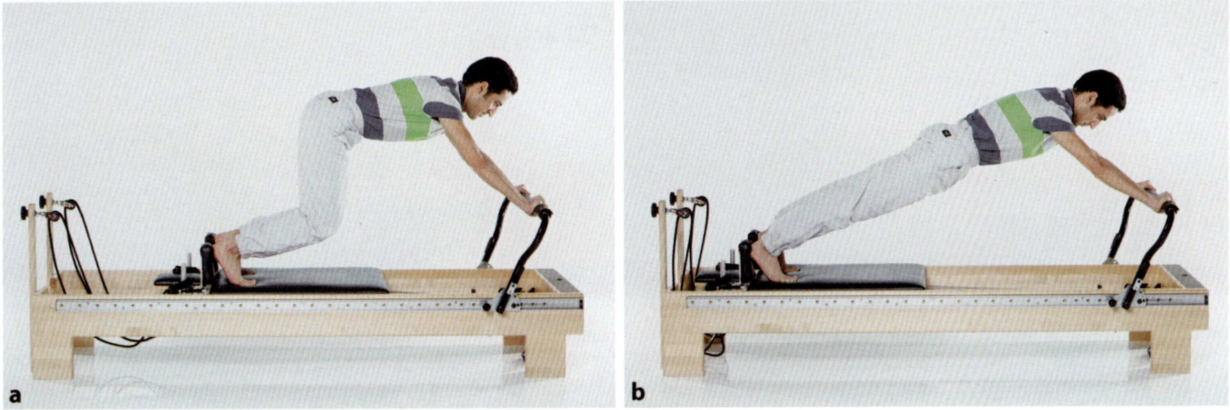

그림 8.29a,b 업 스트레치 시리즈: 잭 래빗. a 시작 자세: 고정됨, b 중간 자세: 펴됨.

■ 스탠딩 힙 스트레치 (Standing Hip Stretch)

■■ 일반

리포머 옆에 서 있을 때, 신체는 지면과 접촉되어 있기 때문에, 공간에서 기능적 유의성을 가지는 새로운 방위를 경험하게 된다. 선 자세를 취하는 다리는 팔에 의해 지지를 받게 되고, 가동 다리 때문에 정렬을 유지하기 어렵다. 신체는 다리의 동적 안정성을 유지하는 동안, 안정성을 위해 요구의 변화에 적응해야 한다.

■■ 적응증

이 운동 시리즈는 다음 증후군의 결과로 나타나는 **다리의 부정정렬**에 초점을 맞추고 있다.

- **체중부하 다리** : 발활의 근육 불충분, 무릎관절의 밖굽이/안굽이 부정정렬, 엉덩관절의 가쪽 안정성 부족
- **가동 다리** : 엉덩관절이나 무릎관절에서의 폄 부족, 동적 안정성 불충분

8

몸통의 각도(앞쪽 숙임)는 척추의 생리적 중립위를 유지하는 능력을 훈련한다.

▣표 8.7은 "스탠딩 힙 스트레치" 운동의 적응증과 목적을 요약하고 있다.

▣표 8.7 스탠딩 힙 스트레치: 적응증과 치료적 목적

증상	목적
불안정한 무릎과 다리 축	안정화
제한된 엉덩관절이나 무릎관절의 폄	가동
만성 척추 증후군	공간에서 척추의 기능적 방위

■■ 운동 시리즈

양 팔 지지 (▣그림 8.30)

다리의 폄과 함께, 양 팔을 통한 부분 체중부하는 가동 다리의 동적 긴장을 발생시킨다. 선 자세를 취하고 있는 다리의 굽힘은 몸통을 고정하도록 하고, 가동 다리를 정렬시킨다. 운동은 앞쪽 엉덩관절 구조물의 열림을 향상시키고, 깊은 배근육과 몸통 근육의 협력작용을 발달시키고, 양쪽 다리의 능동 정렬을 향상시킨다.

스탠딩 레그 스트레이트 (▣그림 8.31)

신장 요소는 선 자세를 취하는 다리의 근력을 강화함으로써 증가된다. 중립위에서 척추의 축성 신장이 유지되어야 한다.

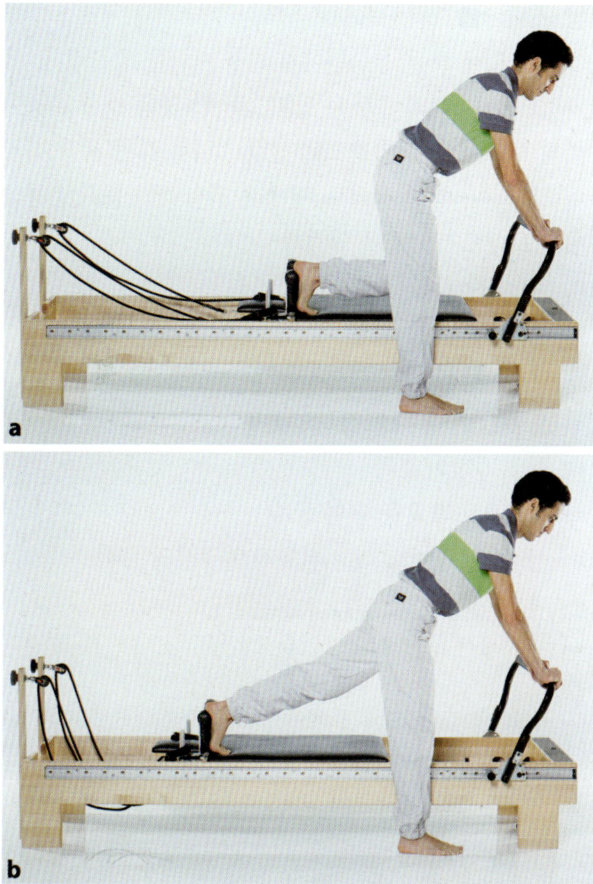

그림 8.30a,b 스탠딩 힙 스트레치: 양 팔 지지.
a 시작 자세, b 중간 자세.

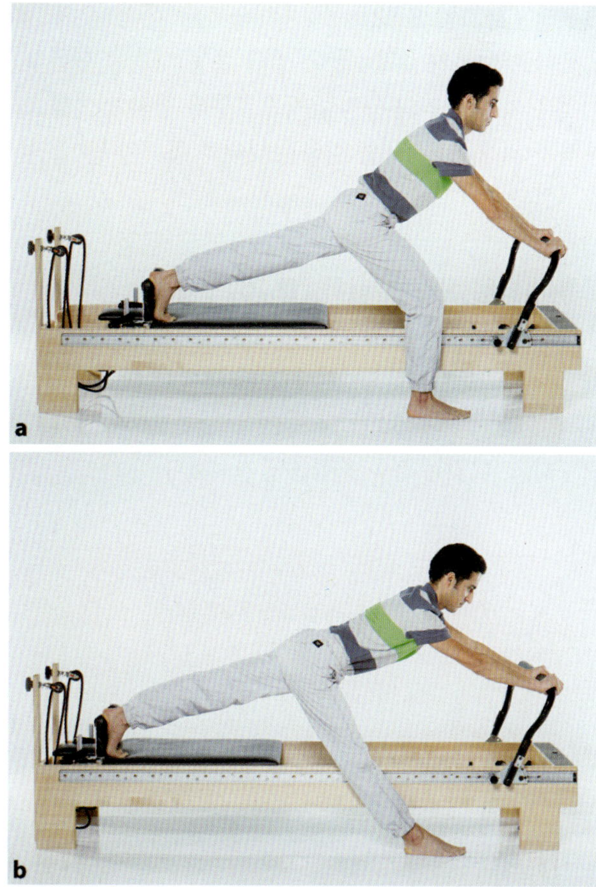

그림 8.31a,b 스탠딩 힙 스트레치: 한 팔 지지.
a 시작 자세: 증가된 길이, b 중간 자세: 폄된 앞쪽 다리.

스쿠터 (그림 8.32)

풋바로부터 양 손을 떼서, 열린 운동 사슬을 만든다. 이것은 가동 다리의 동적 운동으로부터 힘의 전이를 흡수하기 위해, 선 자세를 취하는 다리와 몸통의 난이도를 증가한다;

몸통이나 목 뒤의 손 배치 (그림 8.33)

양 팔의 위치에 관계없이, 상체나 하체의 정렬에 초점을 만든다. 부가적으로, 팔 위치의 변화는 다른 지렛대의 연결 근육을 활성화한다; 몸통은 정적 안정화를 더욱 요구하고, 다리는 능동 조절을 증가시켰다.

암 스윙 (그림 8.34)

팔 스윙은 모든 운동면에서 반사 자극을 일으킨다. 부가적으로, 다리의 운동은 팔의 강력한 앞쪽 스윙 운동에 의해 보조된다. 결과적으로 신체 길이를 통한 축성 신장이 강화된다. 기능적으로, 운동은 팔다리의 동적 운동을 위한 토대로서 몸통을 안정화시킨다.

잘못된 운동 패턴

- 닫힌사슬의 나쁜 정렬
- 운동 동안 능동 안정성의 부족
- 척추 신장의 부족
- 몸통으로의 운동 전환 문제
- 선 자세, 균형 그리고 반응적 안정성의 문제
- 나쁜 신체 협응
- 공간에서 나쁜 협응

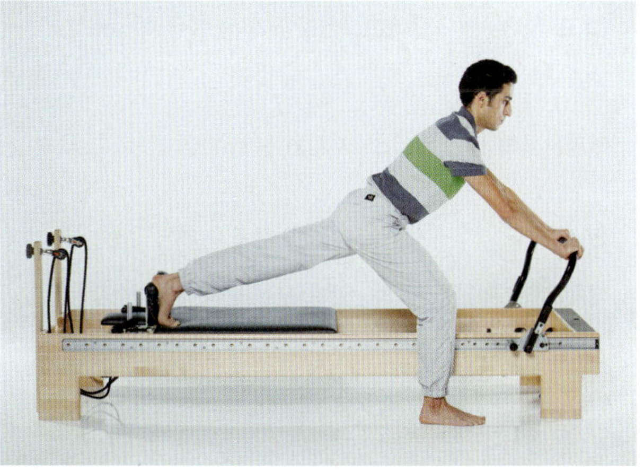

그림 8.32 스탠딩 힙 스트레치: 스쿠터. 중간 자세.

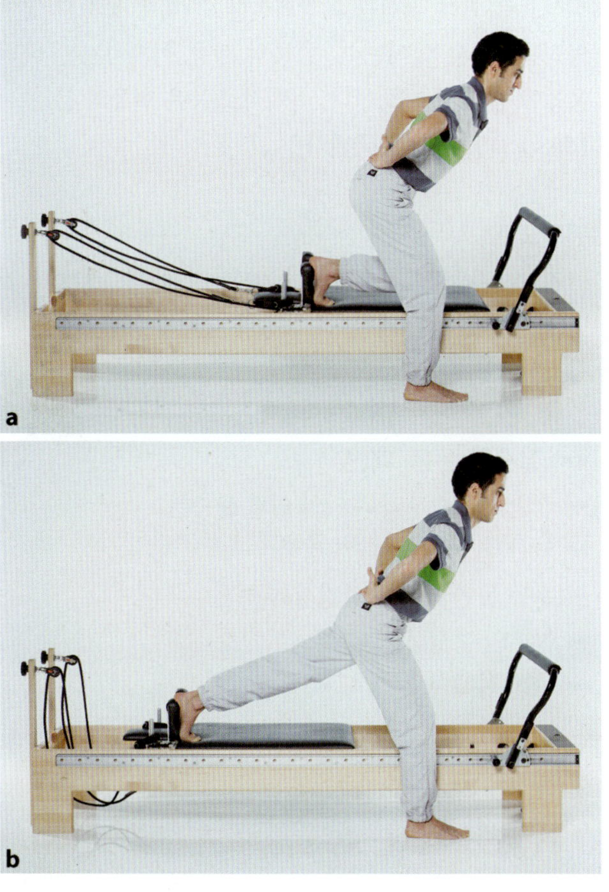

그림 8.33a,b 스탠딩 힙 스트레치: 몸통이나 목 뒤에 손 배치. a 시작 자세, b 중간 자세.

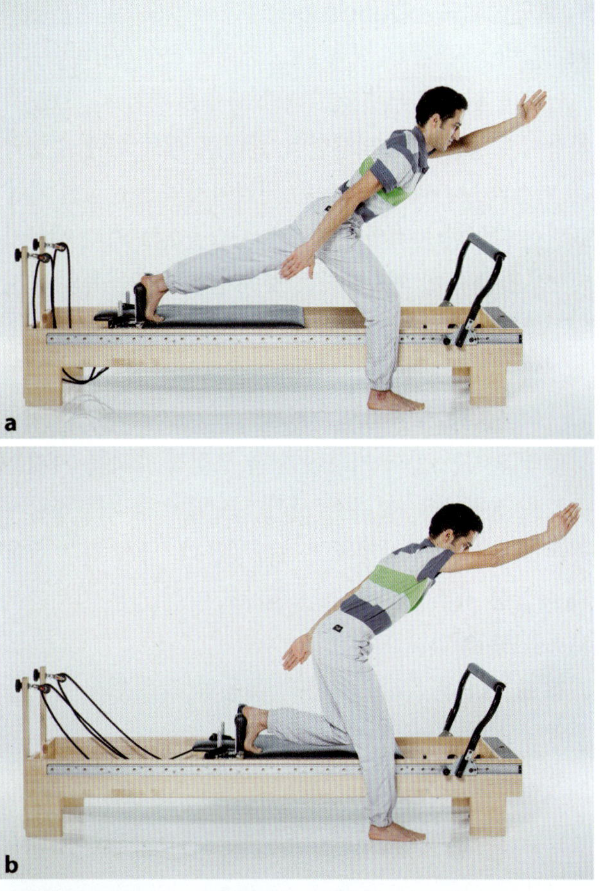

그림 8.34a,b 스탠딩 힙 스트레치: 암 스윙. a 중간 자세, b 상호 스윙 동작.

쿼드럽페드 (Quadruped)

일반

리포머 위에서 무릎꿇고 네발 자세를 취할 때, 브릿지 긴장이 몸통을 통해 발생한다. 운동은 매트 위에 수행되는 버전과 다른데, 그 이유는 캐리어지의 불안정한 가동 표면이 다양한 목적의 가짜 열린사슬을 일으키기 때문이다. 양 팔을 통한 체중부하는 양쪽 팔이음뼈 근육의 동시 활성화를 필요로 한다.

적응증

몇몇 환자는 팔의 지지에 대한 부정적 효과를 가지는 증상을 경험한다. 이 운동 시리즈는 압박 병리를 경감시키는 기능적 지지 설정에 초점을 맞춘다. 급성 척추 질환과 아급성 척추 질환을 가진 환자도 이런 기본 자세에서 운동을 할 수 있다.

표 8.8은 "쿼드럽페드" 운동의 적응증과 목적을 요약하고 있다.

표 8.8 쿼드럽페드: 적응증과 치료적 목적

증상	목적
어깨관절의 불안정 (아탈구)	지지를 통한 안정화
편평등	생리적 척추 자세의 정렬
배쪽/분절 불안정	앞쪽/분절 근육 사슬의 강화

운동 시리즈

앞쪽으로 (그림 8.35)

캐리어지의 밀기와 통제된 복귀 동작은 구심성과 원심성으로 어깨 굽힘근을 강화한다. 반대로 통제된 폄이 엉덩관절에서 일어난다. 몸통의 상응 인계이지는 다리 운동에 반대 작용을 한다; 선택적 운동은 협응과 분리 (dissociation)를 자극한다.

뒤쪽으로

캐리어지의 당김(몸통의 올바른 자세와 갈비뼈와 골반 사이의 안정한 연결)은 몸통과 다리의 굽힘근 사슬을 강조한다.

잘못된 운동 패턴

- 골반과 가슴우리 사이의 연결 불충분
- 닫힌사슬에서의 나쁜 정렬
- 운동 동안의 능동 안정성 부족
- 척추의 축성 신장 부족
- 나쁜 신체 협응

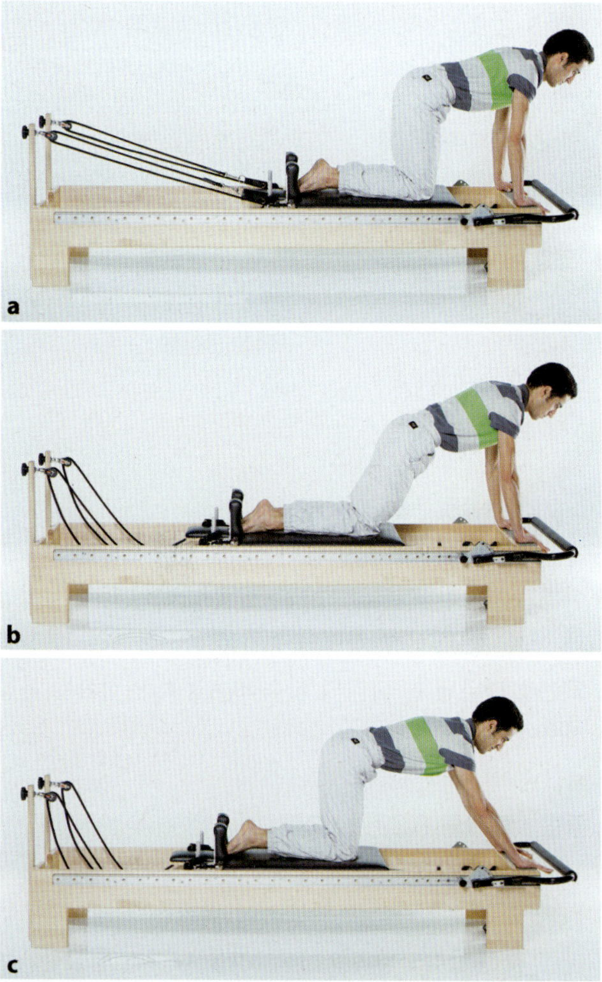

그림 8.35a–c 앞 방향의 쿼드럽페드. a 시작 자세, b 중간 자세: 엉덩관절 운동, c 중간 자세: 어깨관절 운동.

사이드 스플릿 (Side Splits)

일반

리포머 위에 서서, 균형과 안정성에 난이도를 제공한다. 이 운동 시리즈의 목표는 몸통과 머리의 정렬, 다리의 정적 정렬과 동적 정렬, 그리고 공간에서 익숙하지 않은 정렬에 의해 유발된 통합이다. 엉덩관절 모음근의 작용이 골반 불안정을 일으키기 때문에, 큰 운동을 하는 동안 엉덩관절 모음근의 지레대 작용에 집중해야 한다.

적응증

리포머 위에 있는 신체의 방위 때문에, 이마면(벌림/모음) 뿐만 아니라, 가로면에서의 축성 부정정렬이나 움직임 제한이 뚜렷하게 된다. 엉덩관절의 구축이나 관절염, 운동 동안의 골반의 나쁜 안정화나 다리의 부정정렬과 같은 문제들이 이 운동 시리즈 동안 고려될 수 있다. 균형과 협응도 향상될 수 있다.

표 8.9는 "사이드 스플릿" 운동의 적응증과 목적을 요약하고 있다.

표 8.9 사이드 스플릿: 적응증과 치료적 목적

증상	목적
엉덩관절의 뼈관절염	- 향상된 관절 활주 - 순환 - 가동
엉덩관절 근육의 구축	- 구심성 훈련과 원심성 훈련
허리골반-엉덩 부위의 불안정	- 동적 안정화

운동 시리즈

다리 단독 (그림 8.36)

이마면의 벌림은 안쪽 근육과 가쪽 근육의 근력과 조절을 향상시킨다. 부가적인 강조는 다리 지렛대 위에 중력 중심을 균등하게 유지하는 것이다. 벌림의 구심성 단계는 동반되는 다리 비틀림의 안정화를 요구한다. 세로와 가로의 발활(족궁)이 커리어지에 능동적으로 연결된다.

다리와 팔 (그림 8.37)

다리와 팔의 동시 움직임이 운동 동안 협응의 난이도를 증가시킨다. 양 팔의 움직임은 몸통의 증가된 안정성을 필요로 한다. 골반과 팔이음뼈의 안쪽 근육계는 운동을 지지하기 위해 협력적으로 작용하고 있다.

스쿠터 스플릿 (그림 8.38)

상체를 앞쪽으로 숙이면, 다리에 작용하는 지렛대 길이를 증가시킨다. 한쪽 다리나 양쪽 다리의 동적 움직임과 함께, 능동 몸통 정렬의 증가는 환자를 위한 복잡한 도전을 나타낸다. 다리의 지속적인 동적 안정화는 운동 전반에 꼭 필요하다.

돌림 (그림 8.39)

상체의 돌림은 전신의 돌림 요소를 증가시킨다. 다리는 폄과 가쪽돌림으로 작용하여 발판을 커리어지로부터 멀리 떨어지도록 밀어낸다. 가동 다리는 원심적으로 통제된 굽힘을 수행한다. 기능적으로 허리뼈와 골반의 작은 돌림과 함께, 등뼈와 목뼈의 돌림이 복합되어 일어난다.

잘못된 운동 패턴

- 닫힌사슬에서의 나쁜 정렬
- 다리의 움직임 제한
- 운동 동안의 능동 안정성 부족
- 몸통으로의 운동 전환 문제
- 선 자세, 균형 및 반응적 안정성 등의 문제
- 공간에서의 나쁜 협응
- 나쁜 신체 협응

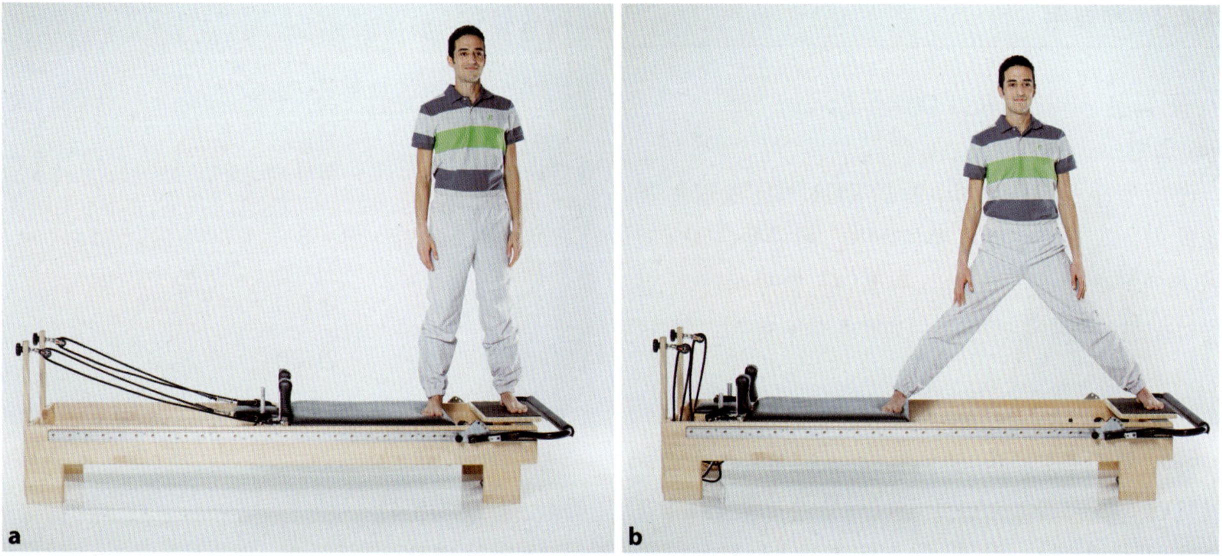

■ **그림 8.36a,b** 사이드 스플릿: 다리 단독. a 활동적인 시작 자세, b 중간 자세.

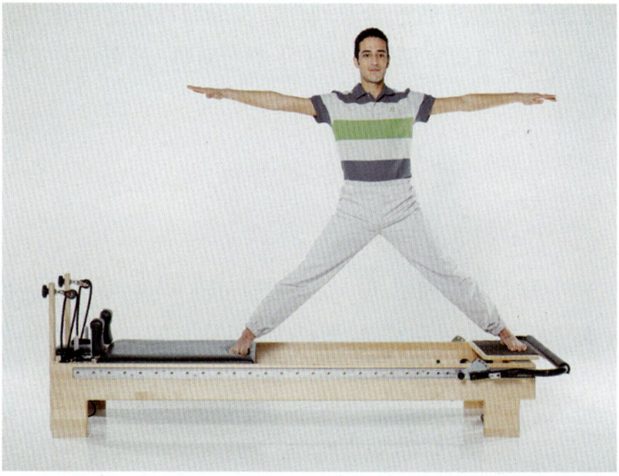

■ **그림 8.37** 사이드 스플릿: 다리와 팔. 중간 자세: 이마면에서의 안정화.

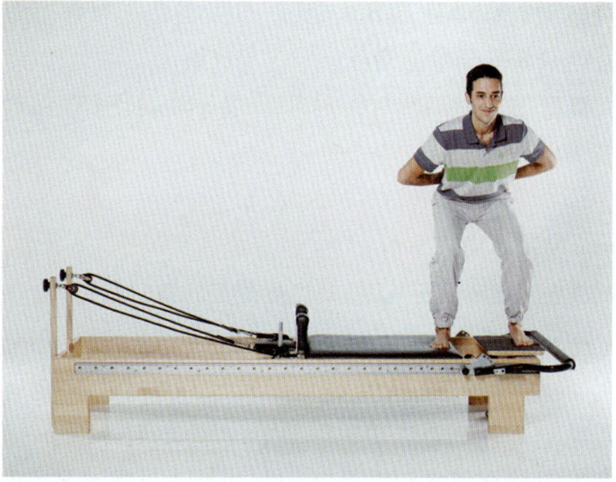

■ **그림 8.38** 사이드 스플릿: 스쿠터 스플릿. 시작 자세: 몸통과 다리의 축성 안정성.

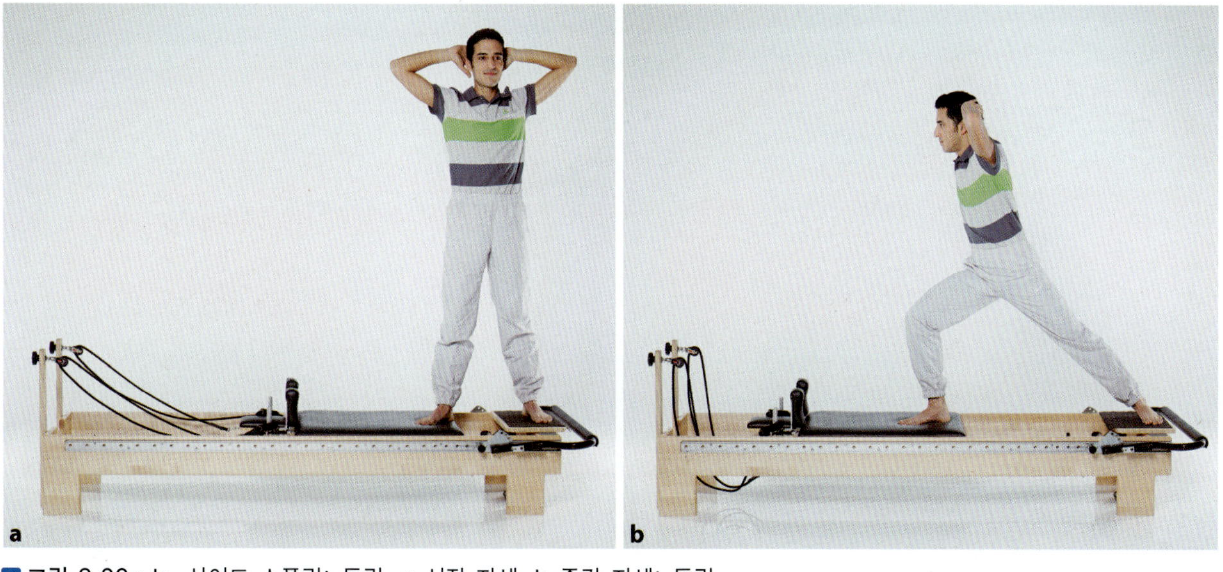

■ **그림 8.39a,b** 사이드 스플릿: 돌림. a 시작 자세, b 중간 자세: 돌림.

8.2.2 캐딜락

■ 롤 다운 시리즈 (Roll Down Series)

■■ 일반

굽힘 동안 동적으로 척추를 안정화시키는 능력은 척추의 기능과 건강에 있어 필수적이다. 이 운동은 보조적인 형태의 척추 신장과 척추 관절운동 뿐만 아니라, 움직임을 팔이음뼈에 연결하는 것에 초점을 맞추고 있다.

■■ 적응증

앉은 자세에서 누운 자세, 또는 누운 자세에서 앉은 자세로 척추를 제대로 움직이면, 일상 움직임에 영향을 준다. 통증이 있고 차단된 척추 분절이나 아급성 원반 병리는 국소 분절 안정근을 촉진하기 위해, 관절운동을 하는 동안 보조를 필요로 한다. 척추 신장은 척추 굽힘 동안 중요한 역할을 한다.

표 8.10는 "롤 다운 시리즈" 운동의 적응증과 목적을 요약하고 있다.

표 8.10 롤 다운 시리즈: 적응증과 치료적 목적

증상	목적
등뼈/허리뼈의 운동 차단	– 가동 – 동적 안정화
원반 탈출 수술 이후의 상태	단계 3 – 지지된 관절운동 – 굽힘시 국소 안정화
허리 불안정	– 안정화

■■ 운동 시리즈

레그스 스트레이트 또는 레그스 벤트 (그림 8.40)

운동은 시상면에서 시작되고, 엉덩관절을 약간 펴하여 뒤쪽으로 체중을 이동시킴으로서 이루어진다. 엉덩관절 근육의 원심성 활동은 앞쪽, 가쪽과 뒤쪽 몸통 근육의 강한 연결에 의해 동반된다. 머리와 어깨는 운동을 하는 동안 공간에서 적절하게 위치되어야 한다.

돌림 (그림 8.41)

고정된 골반과 엉덩관절에 대한 상체의 돌림은 운동의 기능성을 향상시킨다. 돌림과 굽힘의 결합은 척추의 수동 구조물에 대한 스트레스를 감소시키는 동작을 가르쳐 준다. 그리고 척추 신장이 결합되면, 돌림근이 강화된다.

■ 호흡

■■ 일반

하중이 가해지지 않은 자세에서의 척추 관절운동은 호흡과 함께 연습될 수 있다. 다리가 펴되었을 때, 등쪽 몸통과 다리 근육의 원심성 활동은 협력적으로 훈련된다. 팔이음뼈와 팔은 몸통, 척추 및 골반 사이의 깊은 연결을 촉진한다.

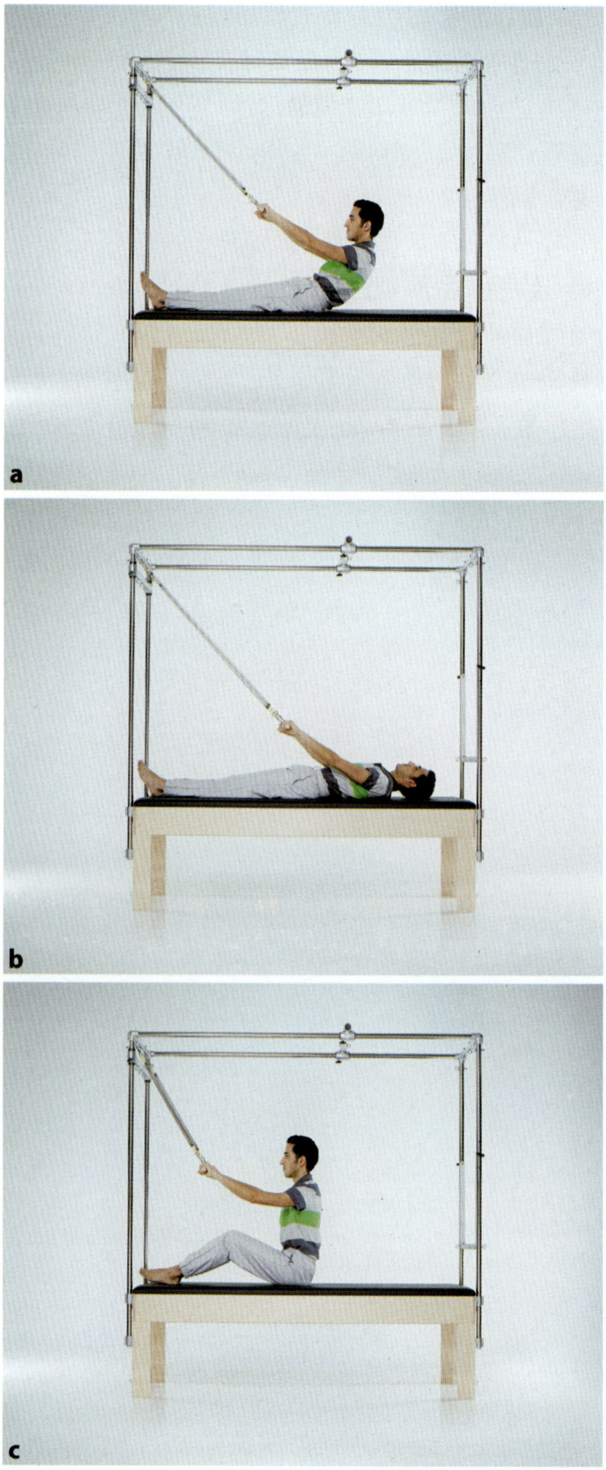

■ **그림** 8.40a–c 롤 다운 시리즈: 레그스 스트레이트 또는 레그스 벤트. a 시작 자세, b 중간 자세: 누운 자세, c 변형: 레그스 벤트.

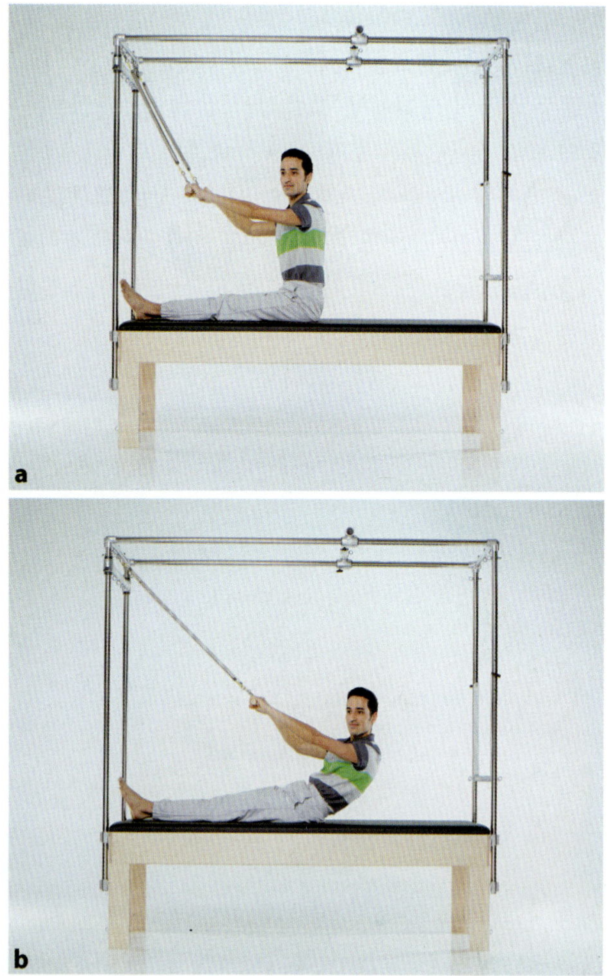

■ **그림** 8.41a,b 롤 다운 시리즈: 돌림. a 시작 자세: 왼쪽 돌림, b 중간 자세.

운동 시리즈

업 앤드 다운 (▣그림 8.42)

운동의 동적 단계에서, 효율적인 지렛대는 관절운동, 팔의 당김 운동, 깊은 호흡 등에 의해 활성화된다. 운동의 목적은 구심성 운동 단계 동안 신체의 모든 섹션을 대각선으로 정렬하고, 또 통제된 복귀 운동 동안 길이와 개방성(openness)을 유지하는 것이다. 호흡이 적절한 역할을 한다.

팔 (▣그림 8.43)

첫 번째 자세에 안정성을 더하고, 두 번째 상체를 넓히기 위해, 대각선 팔 운동을 할 때 신체를 유지시킨다. 팔의 정렬 뿐만 아니라, 머리와 어깨의 자세 취하기를 훈련시킨다.

잘못된 운동 패턴

- 생리적 굽힘 시 제한된 가동성
- 운동 동안 능동 안정성 소실
- 척추 신장의 부족

8

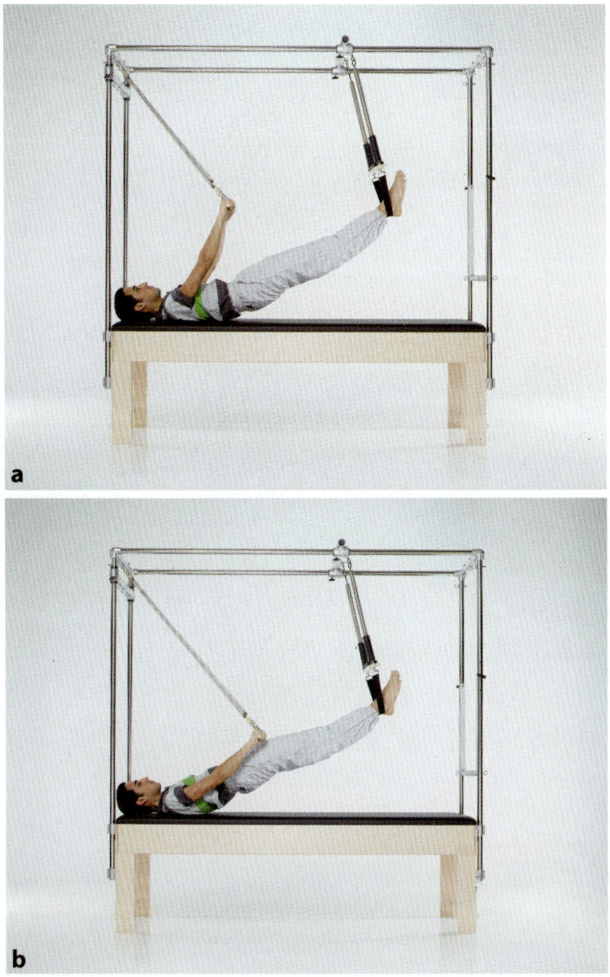

■ **그림 8.42a,b** 호흡: 업 앤드 다운. a 시작 자세, b 중간 자세: 골반 들기.

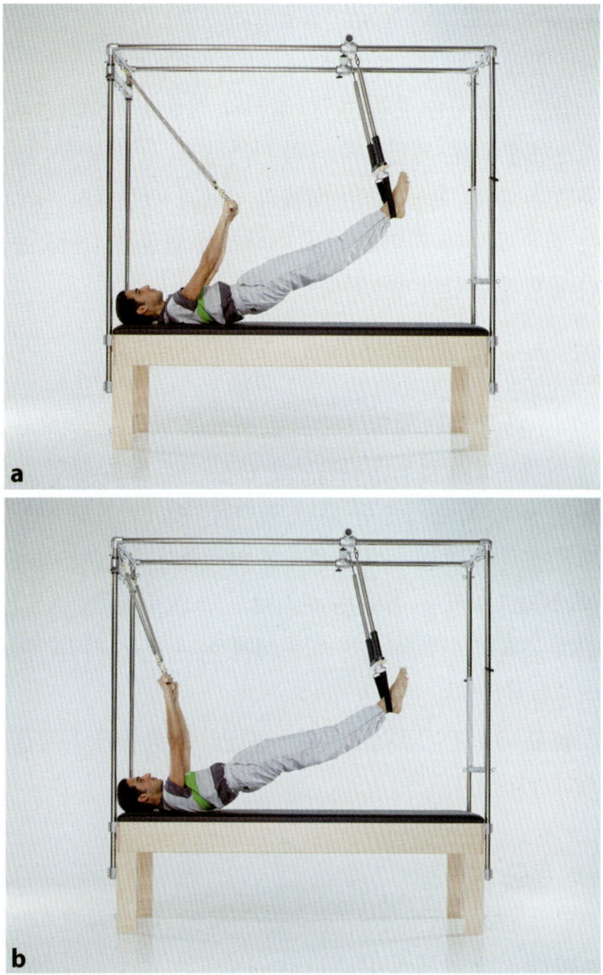

■ **그림 8.43a,b** 호흡: 팔. a 시작 자세, b 중간 자세: 안정된 몸통.

푸쉬 스로우 (Push Through)

일반

가짜 열린사슬 운동 동안, 상체와 척추를 가이드하고 지지하기 위해, 캐딜락의 타워 바가 운동 시리즈에서 이용된다. 이런 운동 동안, 상체의 근육과 관절에서 나오는 힘은 골반과 다리의 자세 취하기와 연결에서 나오는 반대 힘과 통합되어야 한다.

적응증

척추와 이웃한 팔다리의 다른 섹션을 통한 운동 흐름의 방해는 일반적으로 나타나는 문제이다. 팔을 통한 운동은 등뼈/목뼈 증후군 뿐만 아니라, 어깨관절의 운동 제한에 의해 발생되는 폄 문제를 허용한다. 캐딜락 앞에 앉거나 선 자세를 취하여, 허리뼈의 만성 증상이나 다리 뒤쪽 근육의 단축을 가진 환자에게 이런 운동 시리즈를 적용될 수 있다.

표 8.11은 "푸쉬 스로우" 운동의 적응증과 목적을 요약하고 있다.

8

운동 시리즈

캐딜락 앞에 앉은 자세 (시상면/가로면, 그림 8.44)

이런 시작 자세에서는, 다리 지렛대의 길이가 감소된다. 운동의 초점은 안정된 골반과 함께, 굽힘과 돌림으로 등뼈의 운동을 잘 구성하는 것이다. 팔이음뼈의 안쪽 근육과 가쪽 근육은 어깨관절의 안정성과 일치성을 보장한다.

표 8.11 푸쉬 스로우: 적응증과 치료적 목적

증상	목적
등뼈 뒤굽음증 또는 등뼈의 운동 차단	- 가동 - 관절운동 - 동적 안정화
어깨-팔 증후군	- 등뼈/어깨 부위의 정렬
오십견	- 보조적 가동
편평등	- 능동 관절운동
만성 허리 증후군	- 분리 - 가동

캐딜락에 앉은 자세 (시상면/가로면, 그림 8.45)

앉은 자세는 엉덩관절 벌림근의 사전 신장을 필요로 하고, 연습 동안 이 부위의 가동성을 증가시킨다. 엉덩관절과 골반에서의 제한은 운동 동안 가동범위를 제한할 수 있다.

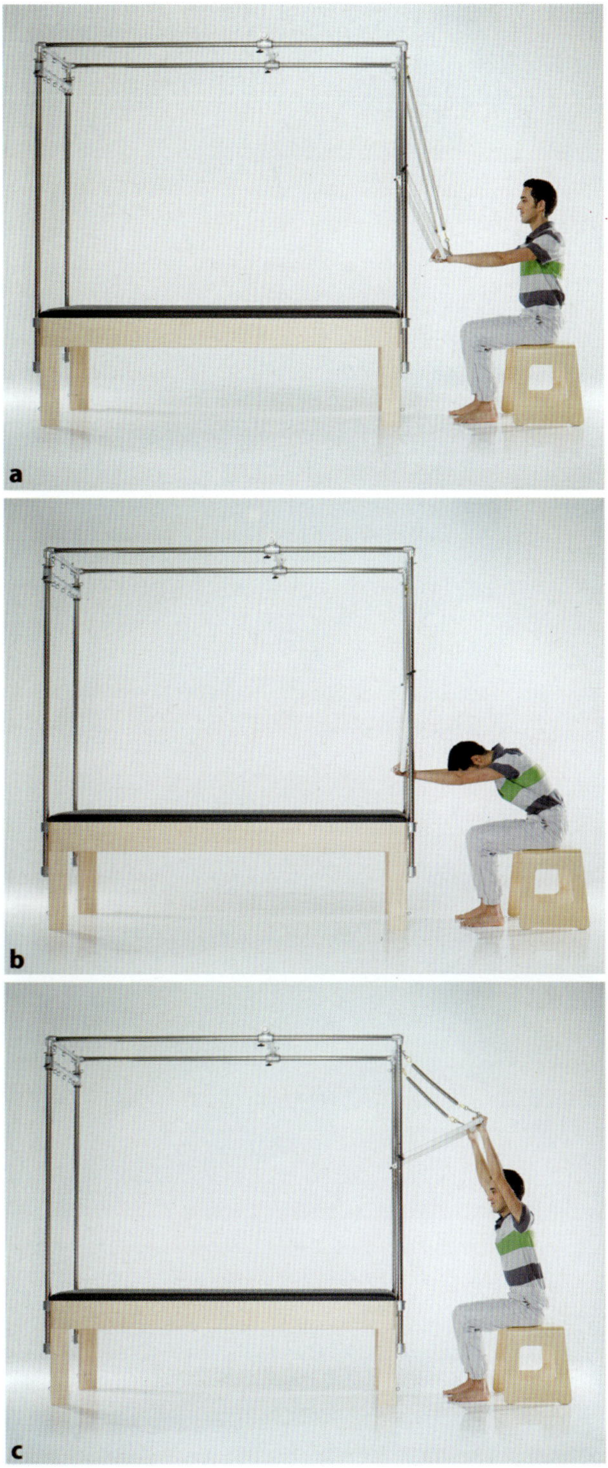

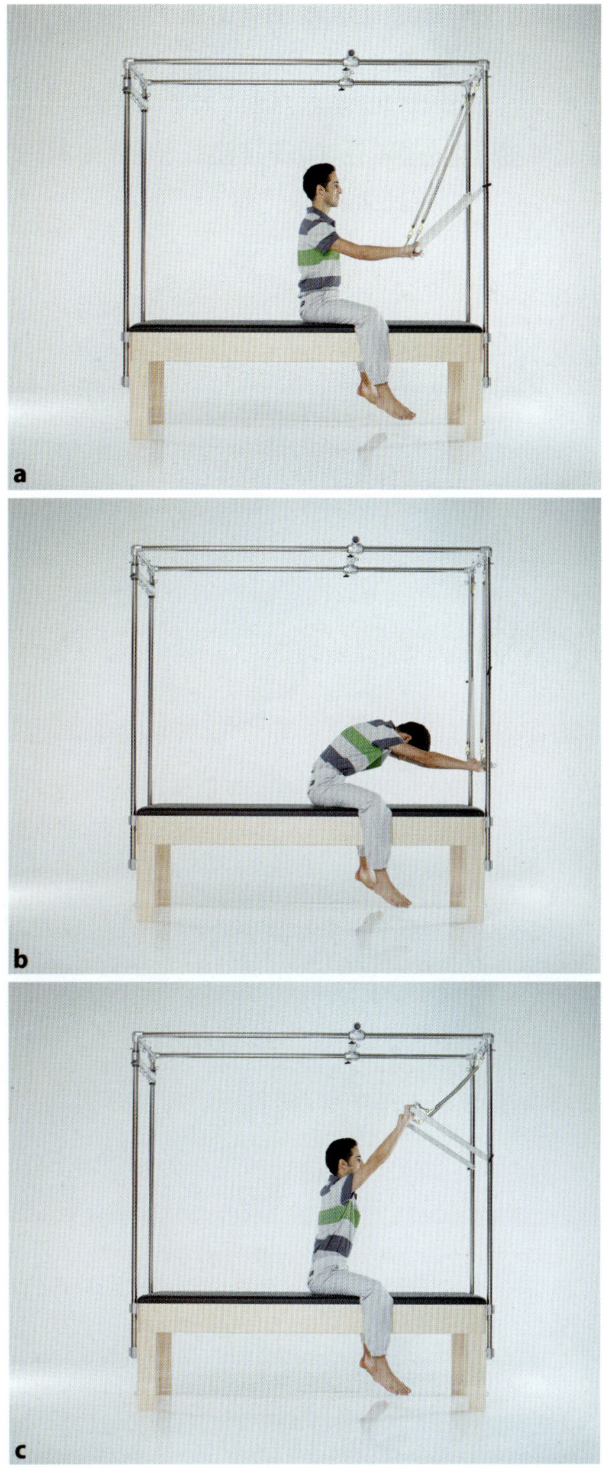

■ 그림 8.44a–c 푸쉬 쓰로우 시리즈: 캐딜락 앞에 앉은 자세. a 시작 자세, b 중간 자세: 늘어난 굽힘, c 중간 자세: 폄.

■ 그림 8.45a–c 푸쉬 쓰로우 시리즈: 캐딜락에 앉은 자세. a 시작 자세, b 중간 자세: 늘어난 굽힘, c 중간 자세: 폄.

캐딜락에 앉은 자세: 다리를 뻗은 자세

(시상면/휘돌림, ◘그림 8.46)

이 운동 동안 다리의 등쪽 근육이 신장된다; 골반으로부터의 선택적 운동과 분리가 요구된다. 공간에서 3차원 열린 운동을 통한 한쪽 팔의 이완(손 놓음)은 운동을 안정시키기 위해 동적 긴장을 요구하고, 척추를 굽힘, 돌림 및 옆굽힘시킨다.

8

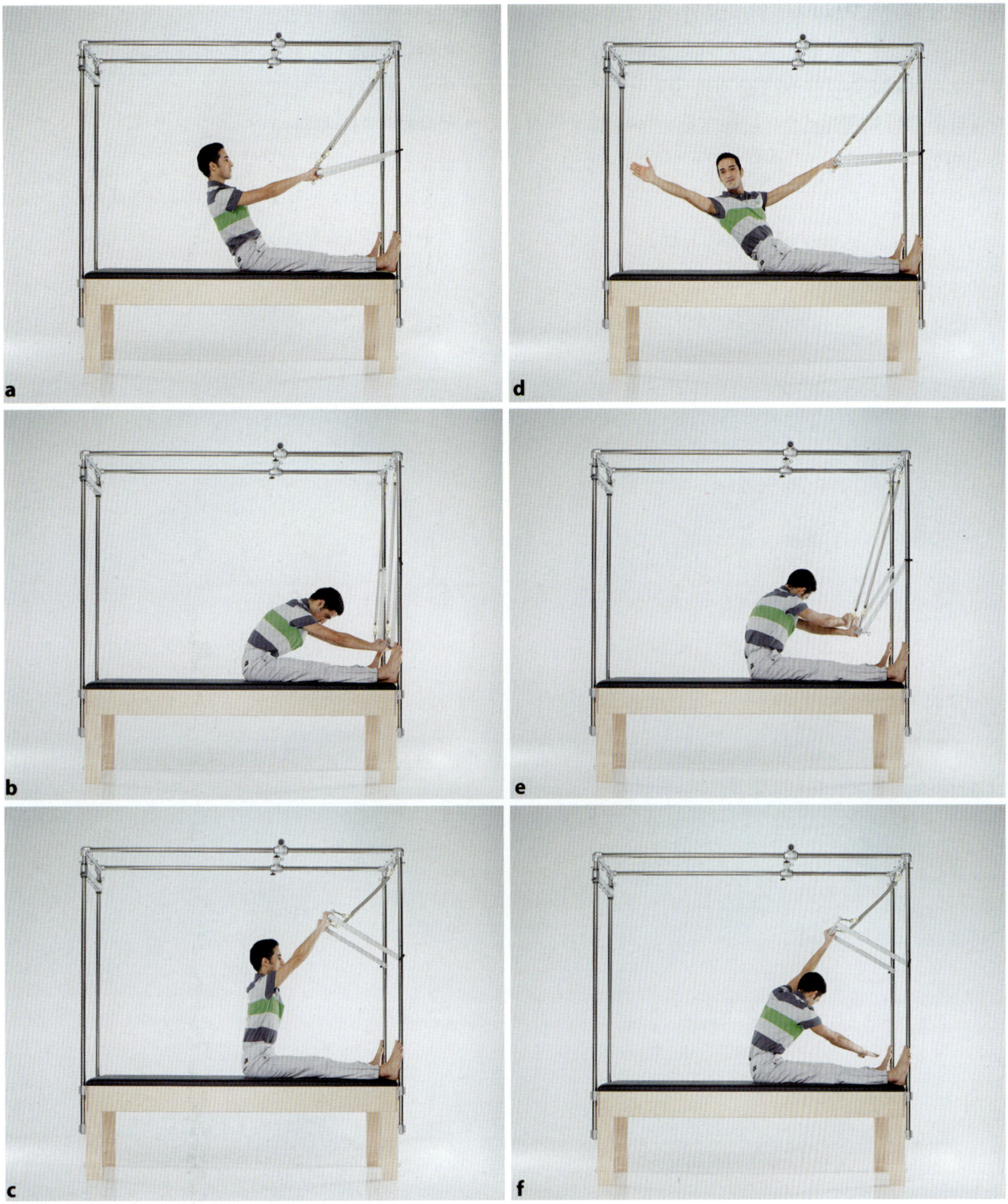

그림 8.46a–f 푸쉬 스로우 시리즈: 캐딜락에 앉은 자세(다리 굽힘/폄). a 시작 자세, b 중간 자세: 늘어난 굽힘, c 중간 자세: 폄. d 중간 자세: 폄/돌림. e 중간 자세: 높은 굽힘/돌림, f 중간 자세: 낮은 굽힘/돌림.

캐딜락 앞에 선 자세 (시상면/가로면, ◘그림 8.47)

선 자세는 다리를 통한 체중부하와 고유수용성을 자극한다. 타워 바에 의해 생성된 가짜 열린사슬은 골반과 다리의 안정된 토대에서 일어나는 상체 운동의 동적 특성을 강화한다.

■■ 잘못된 운동 패턴

- 머리와 몸통 사이의 안정된 연결 소실
- 어깨/목뼈의 부적절한 정렬
- 목뼈등뼈 이음부의 압박
- 운동 동안의 능동 안정성 부족
- 몸통과 팔의 능동적 연결 불충분(어깨뼈)
- 척추 신장의 부족
- 팔의 운동 제한

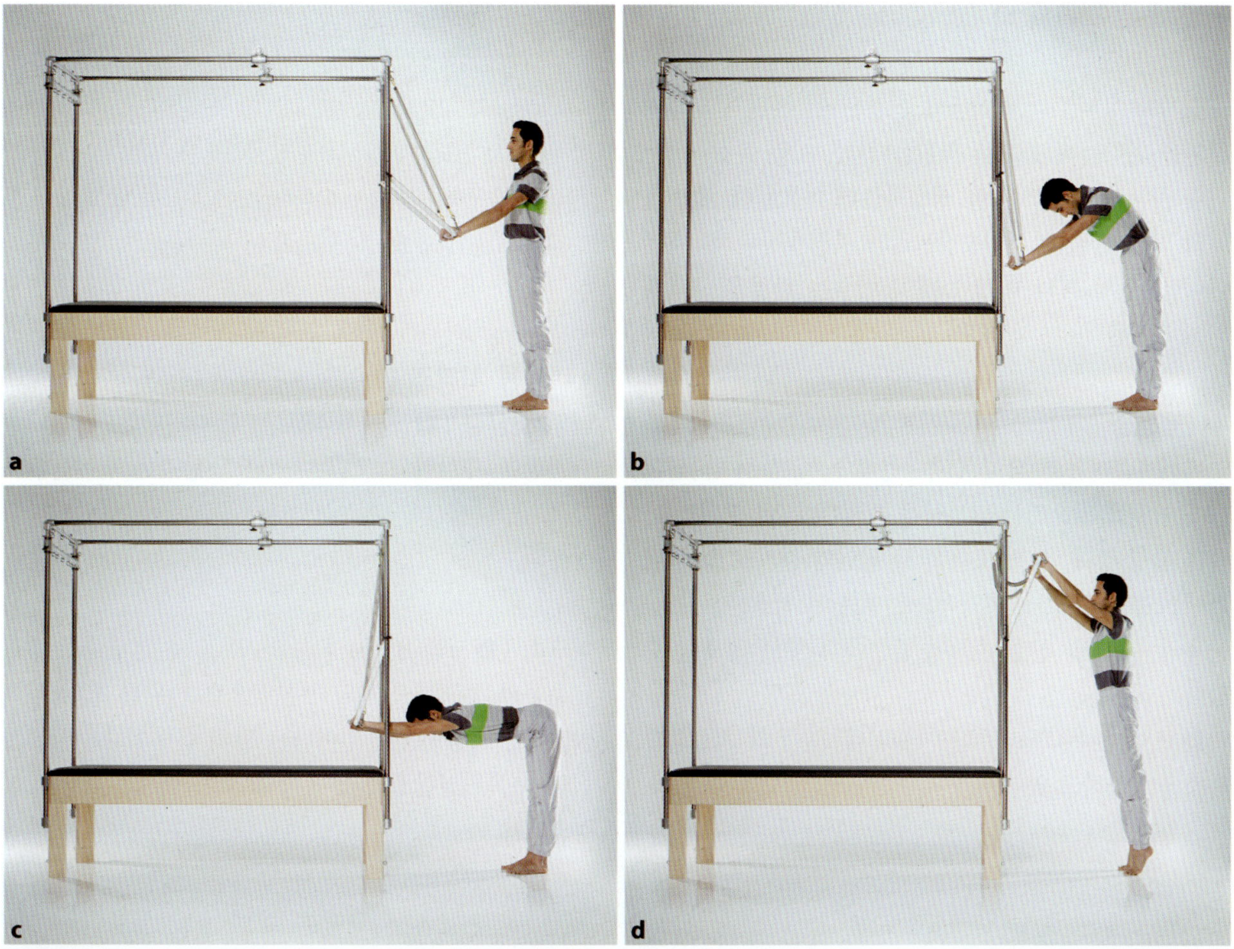

그림 8.47a–d 푸쉬 쓰로우 시리즈: 캐딜락 앞에 선 자세. a 시작 자세, b 중간 자세: 늘어난 굽힘, c 중간 자세: 폄. d 중간 자세: 발가락끝으로 선 자세.

■ 숄더 위드 타워 바 (Shoulder with Tower Bar)

■■ 일반

상체와 목뼈로의 팔이음뼈 연결은 이 부위의 기능적 질환을 피하는데 중요한 역할을 한다. 이런 운동 동안, 타워 바는 동적 일치성을 생성하는데 이용된다. 팔이음뼈의 작은 관절(봉우리빗장관절과 복장빗장관절) 뿐만 아니라, 팔의 뼈와 어깨 소켓이 이루는 관절은 근육에 의해 지지된다.

■■ 적응증

어깨가슴리듬의 장애는 충돌증후군, 윤활주머니염이나 불안정을 일으키는 과부하를 초래한다. 이 부위의 근육은 균형 장애, 억제 또는 반사 원인의 결과로 쉽게 질환에 노출될 수 있다. 부가적으로, 차단된 척추분절, 가슴근육의 구축 및 신경 손상이 균형에 문제를 일으킬 수 있다.

◘표 8.12는 "숄더 위드 타워 바" 운동의 적응증과 목적을 요약하고 있다.

◘표 8.12 숄더 위드 타워 바: 적응증과 치료적 목적

병리	목적
목과 팔의 통증	균형된 어깨등뼈 움직임
어깨관절 구축	오목위팔관절의 운동 분석
가짜 방사통 증후군	제한의 이완과 가동

■■ 운동 시리즈

내밈/뒷당김 (◘그림 8.48)

저항에 대항한 보조된 내밈과 뒷당김은 팔이음뼈의 등쪽 근육 사슬을 훈련시킨다. 척추 중립위는 변하지 않는다.

아크스 (◘그림 8.49)

운동의 목표는 상체와 부분적으로 이완된 팔의 무게와 함께, 시상면에서 일어나는 팔의 운동이다. 공간 열림과 오목위팔관절의 안정화 요소와 어깨가슴 리듬이 강조된다.

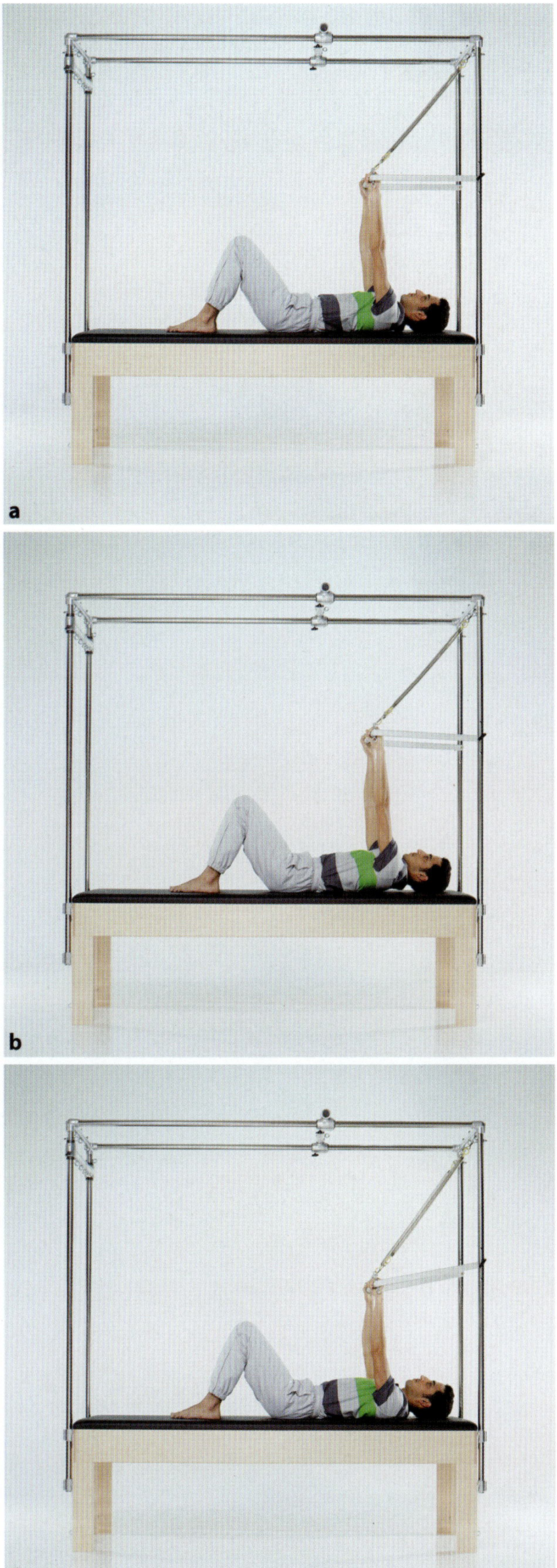

그림 8.48a–c 숄더 위드 타워 바: 내밈/뒷당김. a 시작 자세. b 중간 자세: 내밈, c 중간 자세: 뒷당김.

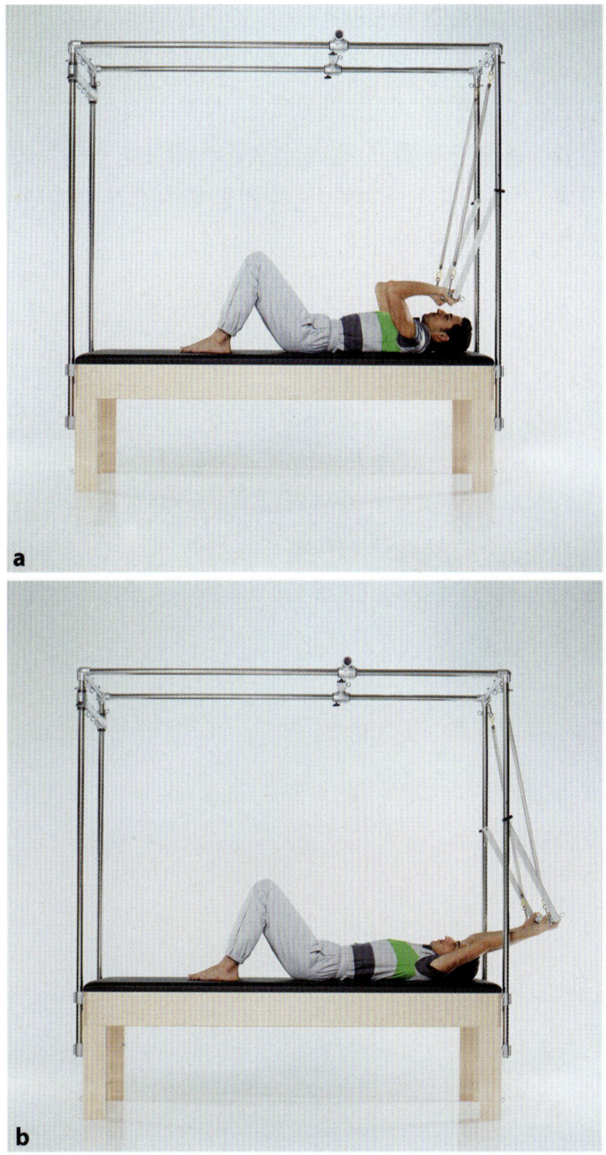

그림 8.49a,b 숄더 위드 타워 바: 아크스. a 중간 자세: 양 팔을 나란하게 배치. b 중간 자세: 양 팔을 머리 위로 올림.

가슴 들기 (◘그림 8.50)

상체 들기는 갈비와 골반 사이의 등쪽 연결과 배쪽 연결을 강화한다. 앉은 자세에서, 상체 들기는 척추를 굽힘하는 효과가 있고, 팔을 들어올려 상체를 똑바르게 한다. 어깨관절은 어깨와 목의 정렬에 문제가 없다면, 충분하게 올림될 것이다.

신경가동 (◘그림 8.51)

머리와 상체를 서로 멀어지게 움직이면, 위쪽 사분원(등/목/팔)의 가동성이 증가된다. 한쪽으로의 롤링과 다시 되돌아오는 롤링은 신경가동의 효과를 극대화한다.

▪▪ 잘못된 운동 패턴

- 팔의 운동 제한
- 열린 사슬의 나쁜 정렬
- 나쁜 신체 협응
- 어깨와 목의 나쁜 정렬

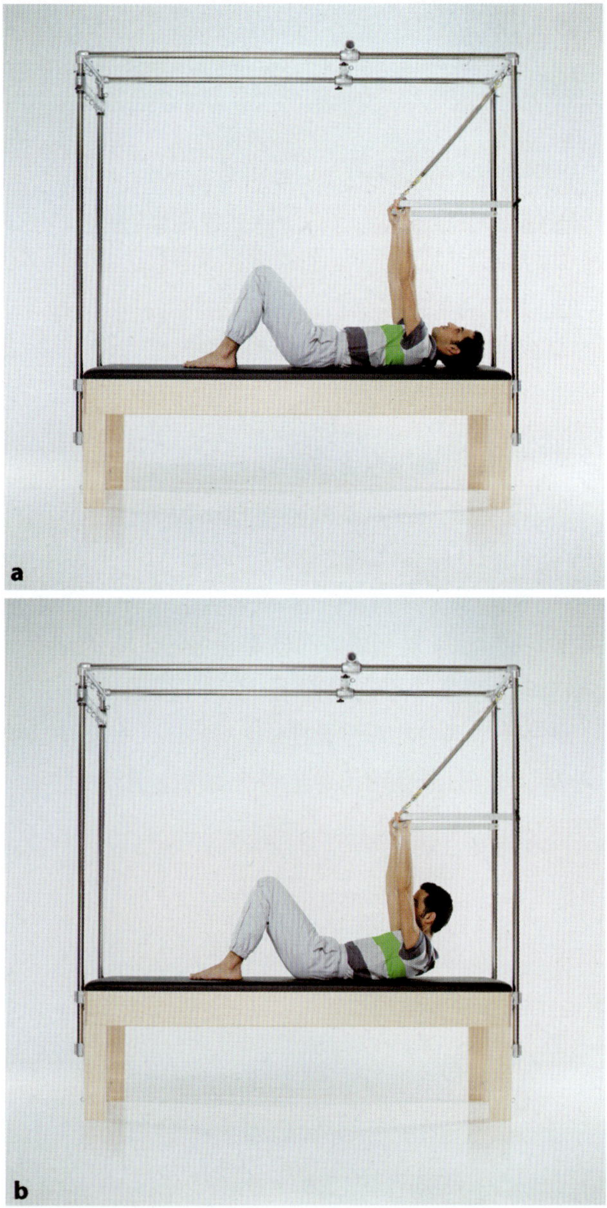

그림 8.50a,b 숄더 위드 타워 바: 가슴 들기.
a 시작 자세. b 중간 자세: 상체 들기.

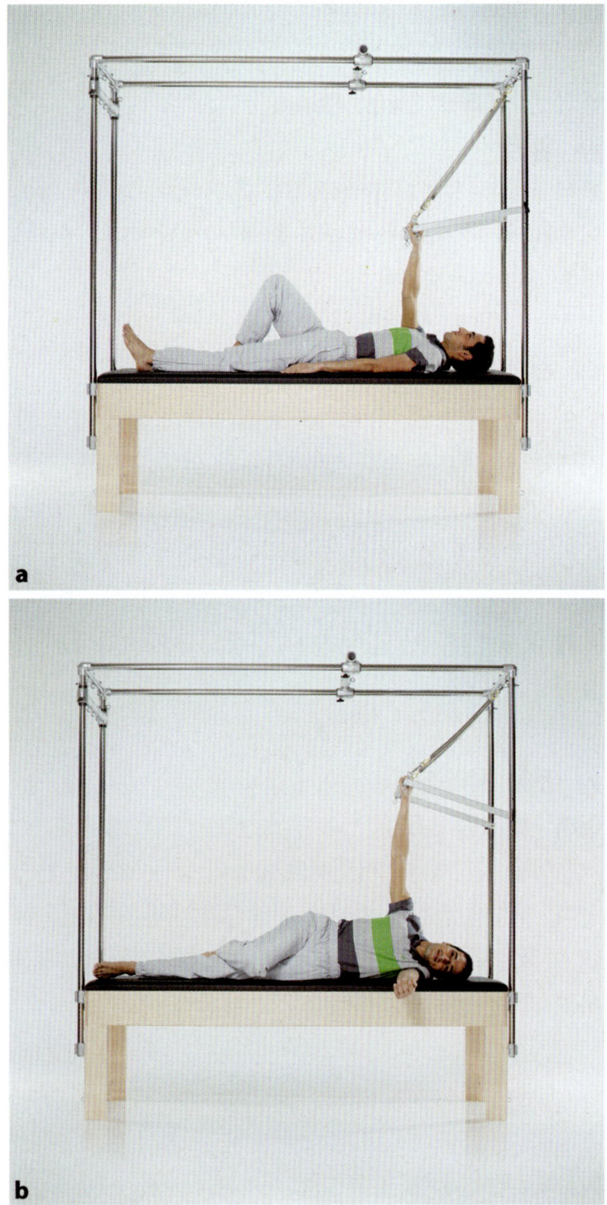

그림 8.51a,b 숄더 위드 타워 바: 신경 가동.
a 시작 자세. b 중간 자세: m.

8.2.3 체어

■ 스완 시리즈(Swan Series)

■■ 일반

이 운동은 몸통의 폄과 돌림을 촉진한다. 상체를 체어의 페달에 지지하고, 페달에 의해 생성된 힘은 정렬된 팔을 통해 전이된다.

■■ 적응증

이 운동 시리즈는 등뼈의 제한된 폄과 돌림을 가진 환자에게 이용될 수 있다. 팔이음뼈의 안쪽 근육과 가쪽 근육 사이의 불균형이 뚜렷해지고, 재교육될 수 있다. 허리뼈의 앞쪽 불안정은 다양한 운동 면에서 향상될 수 있다.

표 8.13은 "스완 시리즈" 운동의 적응증과 목적을 요약하고 있다.

■■ 운동 시리즈

어깨 (그림 8.52)

운동을 시작할 때, 어깨뼈와 몸통의 능동 연결을 연습한다. 저항에 대항해 지지된 뒷당김과 내밈은 팔이음뼈의 안쪽 근육을 강화한다. 양쪽 근육계의 활성을 촉진하기 위해, 다양한 저항 수준을 이용한다.

표 8.13 스완 시리즈: 적응증과 치료적 목적

증상	목적
둥근어깨 (Protracted shoulder)	- 가동 - 신장
굽은등(sway back)	- 보조된 관절운동 - 동적 안정화
만성 척추 증후군	- 분리 - 감압

스완 다이브 (그림 8.53)

어깨관절의 일치성 유지를 할 때, 운동은 등뼈와 허리뼈로 전달된다. 양 팔의 정렬과 위치는 변하지 않고, 운동의 힘이 팔을 통해 척추로 전달된다. 척추를 폄할 때 운동은 머리, 목 및 어깨의 정렬 뿐만 아니라, 동적 안정성과 힘의 전달에 초점을 맞춘다.

몸통을 안정시키고 팔꿉관절을 단독으로 움직임(굽힘과 폄)으로써, 증가된 조절과 척추 신장을 발달시킨다.

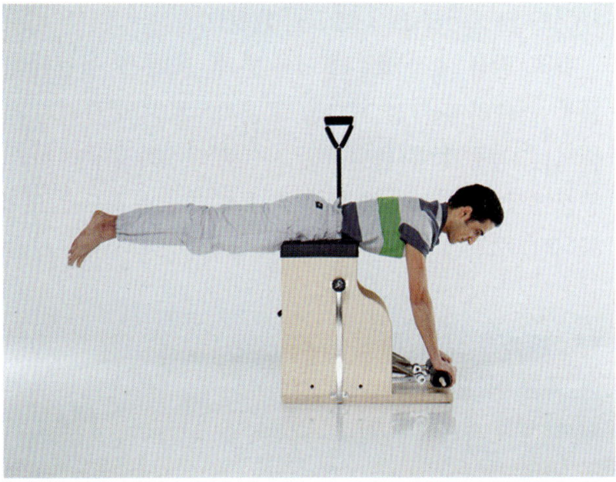

그림 8.52 스완 시리즈: 어깨. 상체 고정, 어깨뼈의 단독 운동.

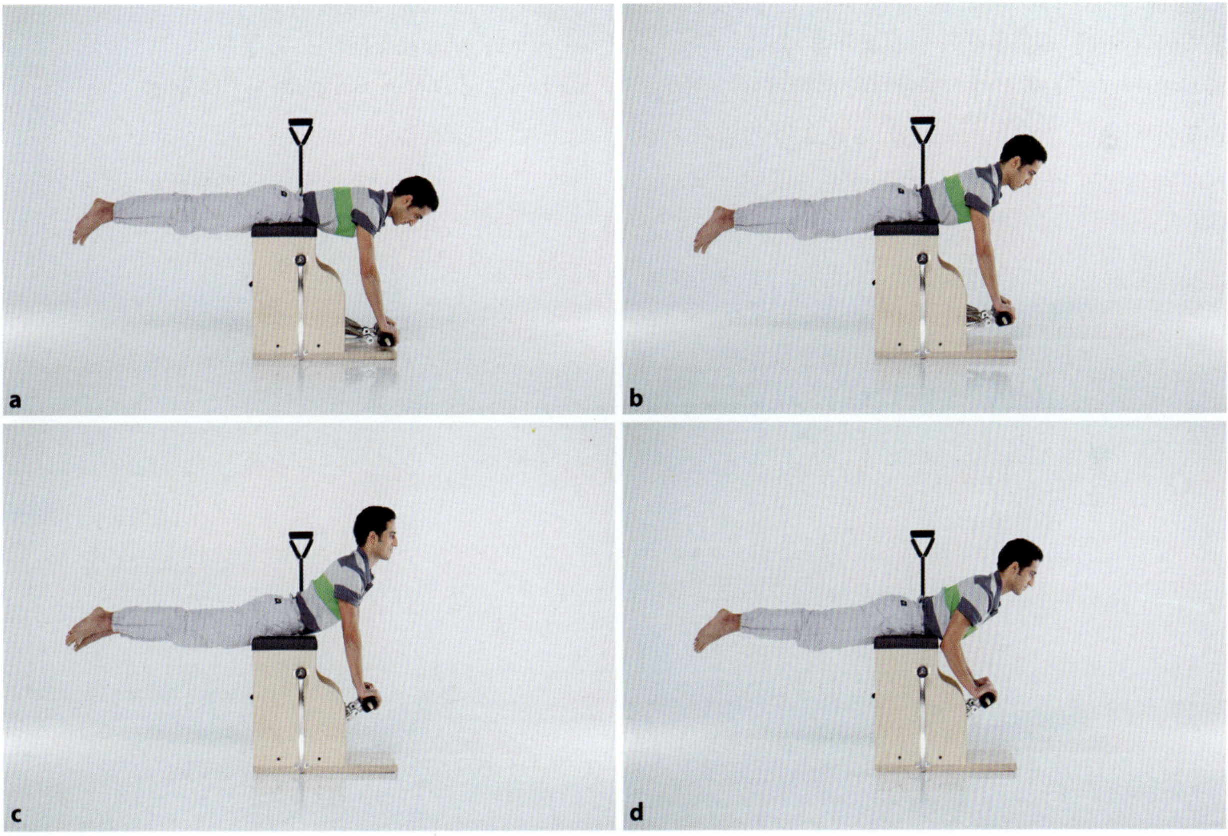

그림 8.53a–d 스완 시리즈: 스완 다이브. a 시작 자세, b 중간 자세: 약간의 폄, c 중간 자세: 안정하고 늘어난 폄, d 중간 자세: 단독 팔 운동.

팔/돌림 (그림 8.54)

페달을 두 부분으로 분리하여, 운동 동안 협응과 안정성에 대한 요구를 증가시킨다. 등뼈를 돌림하거나 돌림 시 대각선으로 안정화시키기 위해 부가적인 돌림을 이용한다. 척추 신장시 허리뼈의 증가된 안정성이 요구될 뿐만 아니라, 운동 동안 머리, 목뼈와 어깨의 정렬이 요구된다.

리버스 스완 (그림 8.55)

중력에 대한 신체의 변화된 자세 때문에, 앞쪽 몸통 근육을 강화하기 위해 이동을 강조한다. 페달 위에 양손을 배치해야 하기 때문에, 앞쪽 어깨 근육을 미리 신장시켜야 한다. 허리골반의 안정성이 유지되는 동안, 상체를 지렛대로 작용한다. 등뼈를 폄과 약간의 굽힘으로 움직이는 한편, 가슴우리와 골반, 그리고 잘 정렬된 어깨 사이의 안정된 연결을 잘 보존한다.

사이드 암 트위스트 (그림 8.56)

한쪽 팔을 천장으로 들어올린 후, 척추를 돌림한다. 몸통 근육의 대각선 사슬을 효율적으로 강화시키기 위해서는, 능동 몸통 돌림을 동적으로 안정화시켜야 한다. 공간에서의 신체 자세 때문에, 목뼈가 기능적으로 고정되어야 한다.

잘못된 운동 패턴

- 목과 어깨 부위의 나쁜 정렬
- 제한된 생리적 돌림
- 제한 생리적 폄
- 운동 동안 능동 안정성 소실
- 몸통과 팔의 불충분한 능동 통합
- 가슴우리와 골반 사이의 부적절한 연결
- 척추 신장의 부족

8

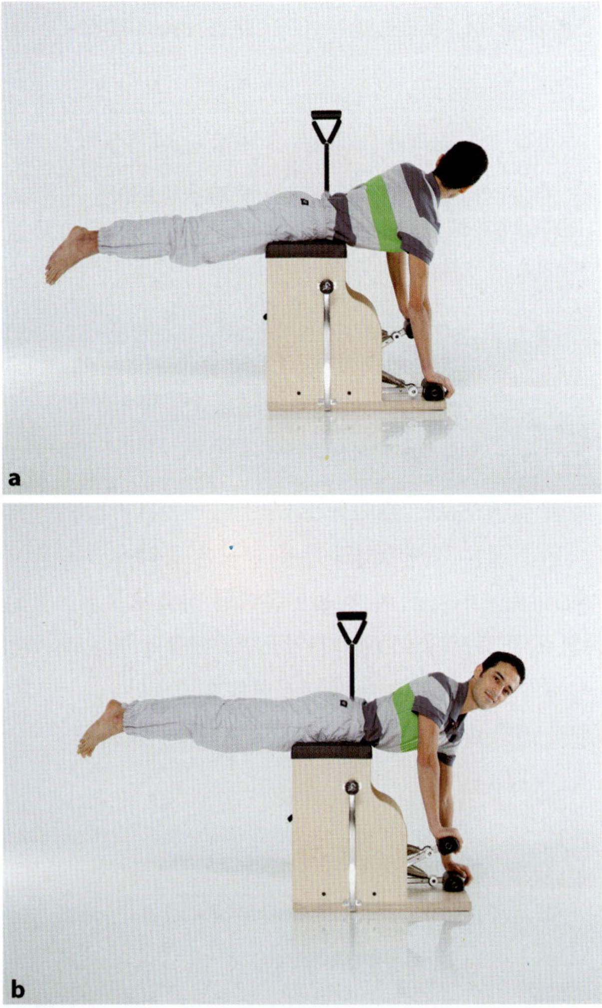

■ **그림 8.54a,b** 스완 시리즈: 팔/돌림. a 중간 자세: 왼쪽 돌림, b 중간 자세: 오른쪽 돌림.

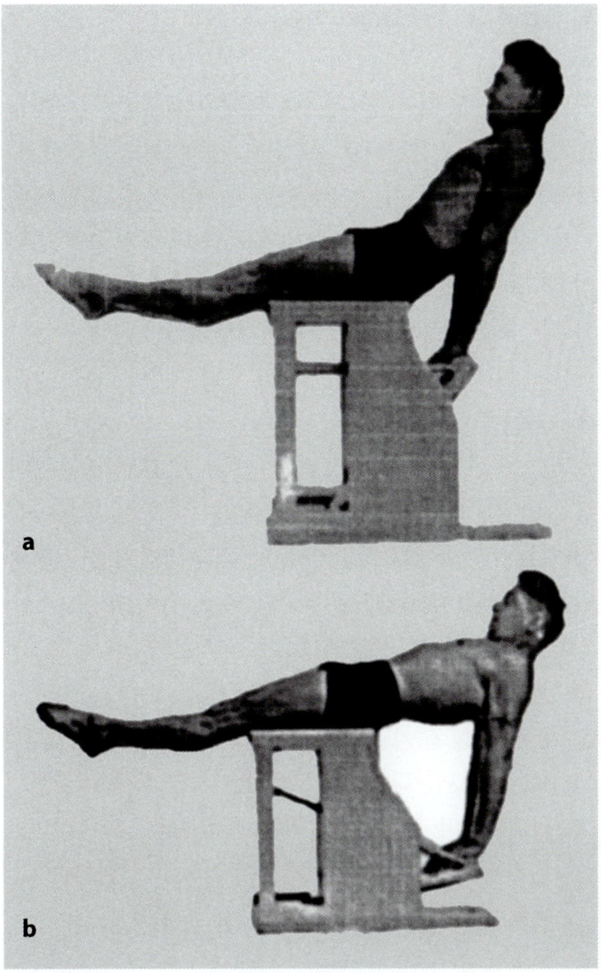

■ **그림 8.55** 스완 시리즈: 리버스 스완. a 시작 자세, b 끝 자세.

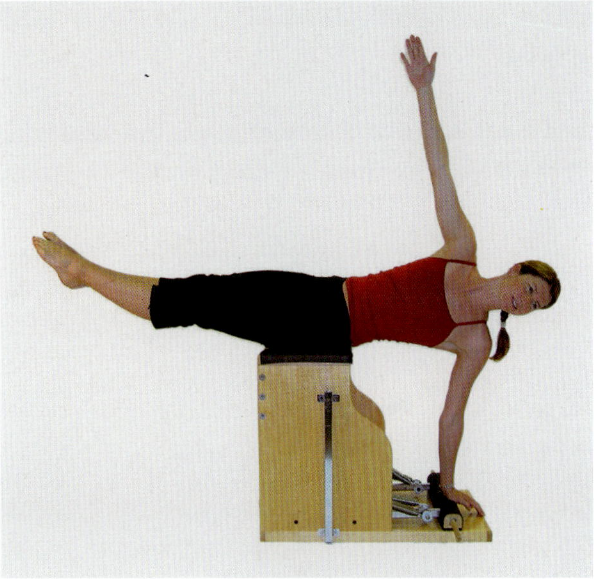

■ **그림 8.56** 스완 시리즈: 사이드 암 트위스트.

■ 햄스트링 Ⅰ(Hamstrings Ⅰ)

■■ 일반

역학적 측면에서 볼 때, 선 자세에서 앞으로 숙이는 동작은 매우 도전적이고 부담되는 동작이다. 그러나 이 동작은 일상에서 자주 일어나는 동작이어서, 능동적이고 효율적으로 이루어져야 한다. 등쪽 근육 사슬을 원심성 수축하는 방법은 매우 유익하다. 부가적으로, 운동과 관련된 척추 분절은 동적으로 안정화되어야 한다.

■■ 적응증

퇴행성 변화가 있는 경우, 일상 운동 패턴의 훈련이 필수적이다. 증상이 다리에서 일어나든 또는 몸통에서 일어나든 간에, 지속적인 운동의 축과 받침이 허리뼈와 엉치엉덩관절에서 발견된다.

❗ 경고

만약 급성 증상(급성 원반 탈출, 재활 단계 Ⅰ과 Ⅱ)이 존재한다면, 긴 지레대를 가진 몸통 굽힘은 금기되어야 한다. 재활 단계 Ⅲ과 Ⅳ의 경우에서는, 긴 지레대를 가진 몸통 굽힘이 가동과 안정성을 위해 통합될 수 있다.

표 8.14는 "햄스트링 Ⅰ" 운동의 적응증과 목적을 요약하고 있다.

표 8.14 햄스트링 Ⅰ: 적응증과 치료적 목적

병리	목적
퇴행성 척추 증후군	감압, 동적 안정화
척추전방전위증/ 엉치엉덩관절 불안정	보조된 관절운동
편평등	정렬
뒤쪽 다리 근육의 구축	가동

■■ 운동 시리즈

무릎 꿇은 자세 (그림 8.57)

무릎 꿇은 자세에서의 운동 시작은 등뼈에 초점을 맞추고, 또, 머리, 목뼈 및 팔이음뼈의 정렬에 초점을 맞춘다. 중력중심이 이동되지 않으면, 페달의 저항과 함께 상체의 앞쪽 숙임은 동적 안정화를 일으킨다.

한쪽 페달에 손을 배치하여 굽힘과 돌림을 함께 촉진시킨다.

선 자세 (그림 8.58)

선 자세를 취할 때는 지레대가 길어지고, 상체의 먼쪽 부분이 안정화 기능을 수행해야 한다. 무릎관절과 발목관절은 시상면에서 안정화되어야 하고, 한쪽 페달에 놓인 팔은 굽힘과 돌림을 함께 촉진한다. 깊은 배근육과 등근육은 작용힘에 대항해 몸통을 고정해야 한다.

■■ 잘못된 운동 패턴

- 척추 신장 부족
- 제한된 굽힘
- 골반과 가슴우리 사이의 연결 불충분
- 운동 동안의 능동 안정성 부족
- 닫힌사슬의 나쁜 정렬

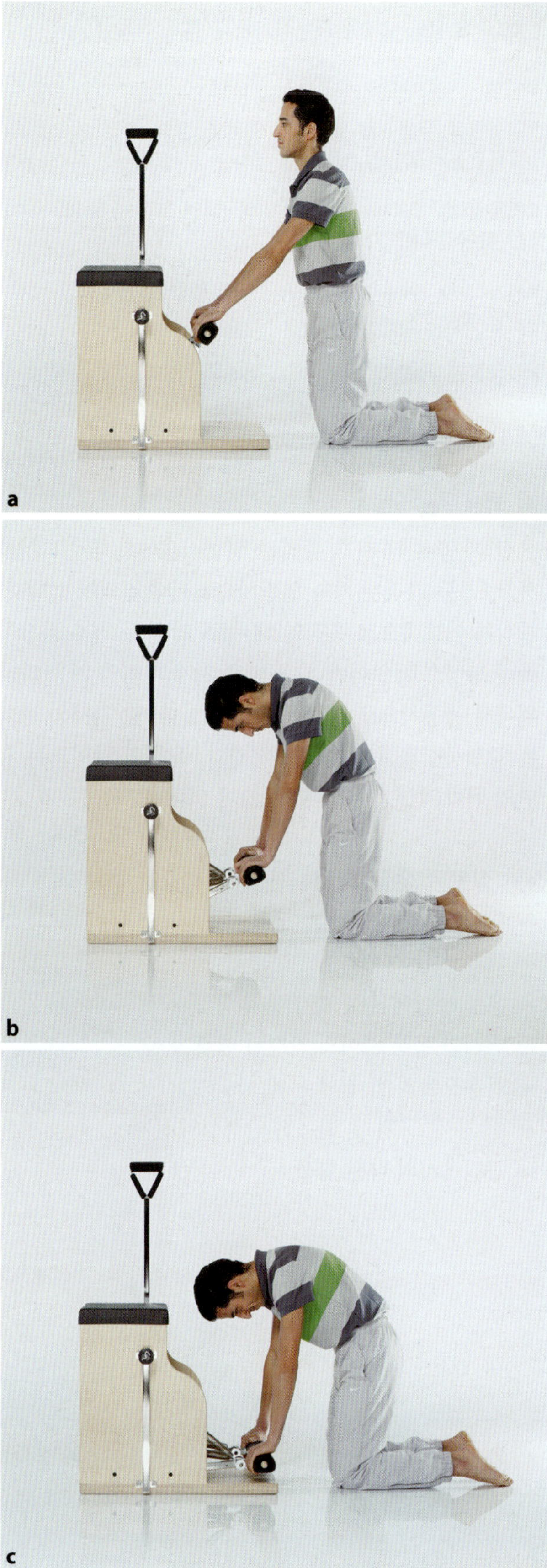

■ 그림 8.57a–c 햄스트링: 무릎꿇은 자세. a 시작 자세, b 중간 자세: 약간 굽힘, c 굽힘.

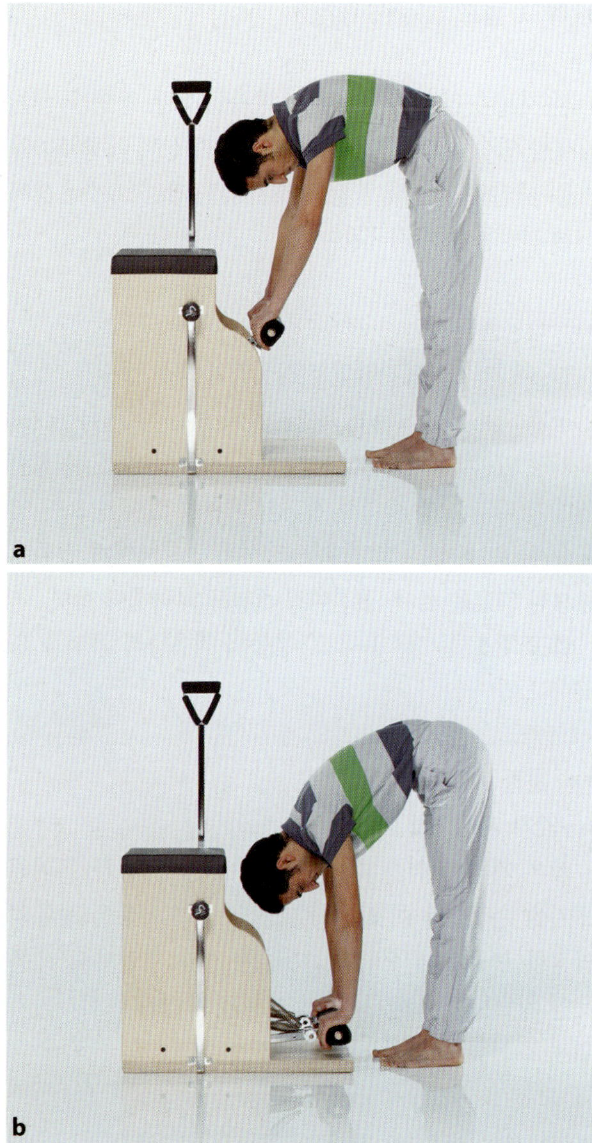

■ 그림 8.58a,b 햄스트링: 선 자세. a 중간 자세: 약간 굽힘, b 중간 자세: 늘어난 굽힘.

■ 레그 펌프 (Leg Pump)

■■ 일반

선 자세나 앉은 자세에서 이 운동을 하는 동안 똑바른 자세를 연습할 수 있다. 지지 다리의 향상된 체중부하와 가동 다리의 가동성이 강조된다. 균형과 고유수용성이 신체 전반을 통해 자극된다.

■■ 적응증

발, 무릎 및 엉덩관절의 비정상적인 축성 정렬은 안정된 자세에서 치료될 수 있다.

가장 많이 취하는 일상 자세 중의 하나인 앉은 자세는, 원반 병리와 만성 퇴행성 질환의 재활에 있어 중요한 역할을 하고, 똑바른 선 자세는 전신적 근육뼈대계 질환에 중요한 역할을 한다. 신경학적 질환도 고려해야 한다.

◘표 8.15는 "레그 펌프" 운동의 적응증과 목적을 요약하고 있다.

■■ 운동 시리즈

A–앉기 자세 (◘그림 8.59)

앉은 자세를 취할 때, 가벼운 지지를 제공하기 위해 초기에 손잡이를 이용한다. 다리의 동적 운동은 몸통의 안정화 반응을 일으킨다. 다리는 가짜 열린사슬 운동 동안 정렬되어야 한다. 팔의 자세는 정렬을 변화시키기 위해 조절될 수 있다.

◘표 8.15 레그 펌프: 적응증과 치료적 목적

증상	목적
엉덩관절, 무릎관절 및 발목관절의 불안정	동적 안정화, 정렬
앉은 자세/ 선 자세의 나쁜 자세	의식적인 교정, 안정화
서거나 움직이는 다리의 근육 불균형	정렬, 안정성, 분리
전정질환, 평형 소실	말초와 중추의 전정 훈련

선 자세 (◘그림 8.60)

선 자세에서, 지지 다리는 닫힌사슬에서 훈련되어야 하고, 가동 다리는 가짜 열린사슬에서 훈련되어야 한다. 다리가 아래쪽으로 움직일 때, 몸통의 능동 척추 신장이 반대 방향으로 일어난다. 골반은 지지 다리와 가동 다리 위에서 능동적으로 균형을 잡아야 한다. 팔 자세의 변화는 중력중심과 활성을 변화시킨다. 운동의 난이도는 지면의 변화(매트, 균형 패드 등)에 의해 증가될 수 있다.

■■ 잘못된 운동 패턴

- 닫힌사슬에서의 나쁜 정렬
- 척추 신장 부족
- 운동 동안의 능동 안정성 부족
- 머리와 몸통 사이의 안정된 연결 소실
- 몸통으로의 힘 전환 문제
- 선 자세, 균형 및 반응적 안정성의 문제
- 공간에서의 나쁜 협응

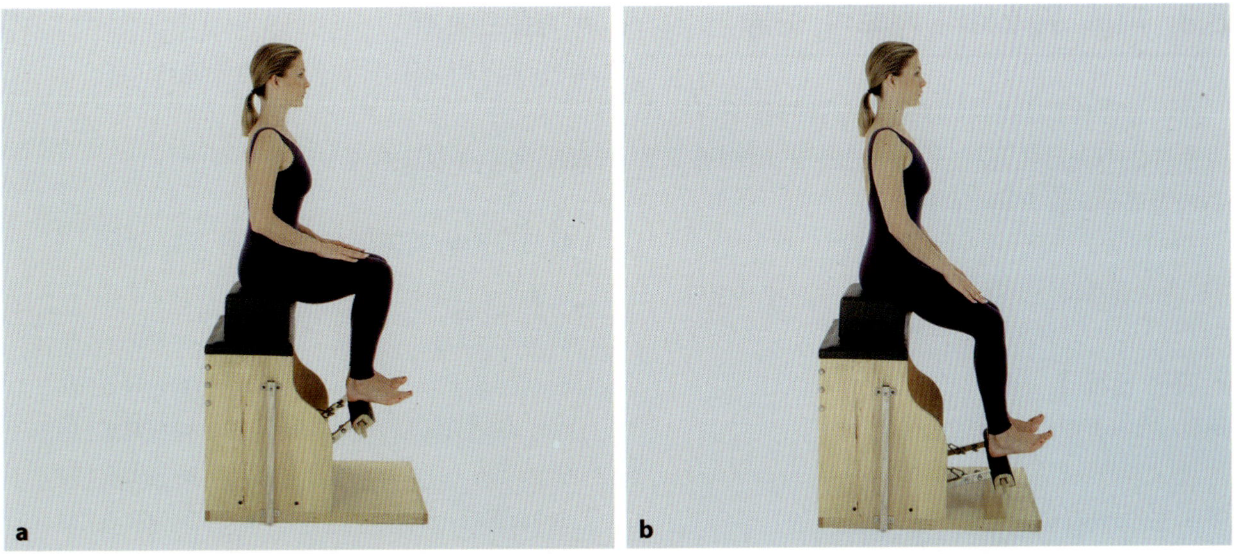

그림 8.59a,b 레그 펌프: A-앉기 자세. a 시작 자세, b 끝 자세.

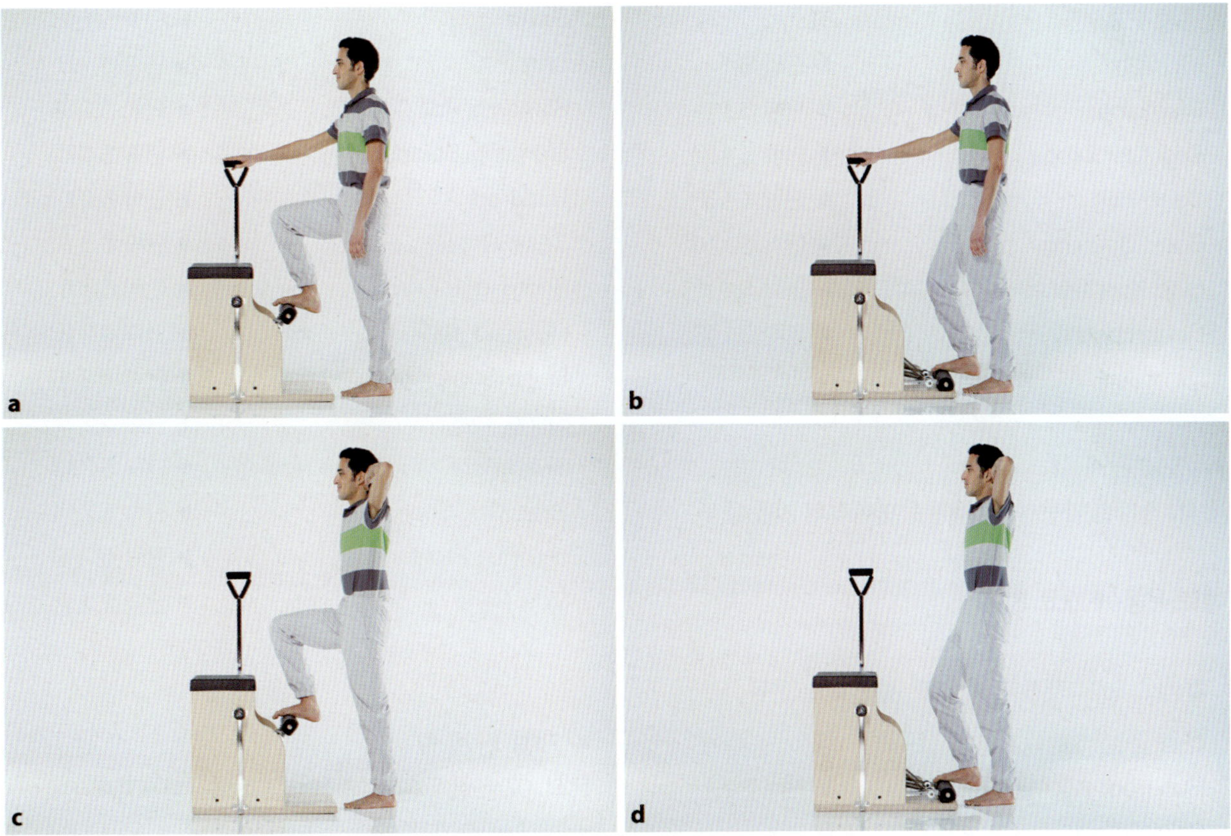

그림 8.60a–d 레그 펌프: 선 자세, a 시작 자세: 페달 업, b 중간 자세: 페달 다운, c 중간 자세: 팔을 머리를 뒤로 위치시키고, 페달 업, d 중간 자세: 팔을 머리를 뒤로 위치시키고, 페달 다운.

8.3 매트 위에서의 치료적 운동

치료 동안 매트 운동의 선택은 타당한 재활 단계의 목적에 따른다(▶단락 7.2). 운동 동안에 받아들여진 교정은 가정 운동으로 고착되어야 한다.

❗ 매트 운동의 선택은 재활 단계의 특성에 따른다.

- **재활 단계 I**

목적: 분리(dissociation), 정적 안정성

매트 운동(▶개요 8.2)

개요 8.2 재활 단계 I을 위한 매트 운동

운동	장
사전 운동	▶ 단락 5.1
Breathing	▶ 단락 5.1.1
Shoulder Drops	▶ 단락 5.1.3
Dead Bug	▶ 단락 5.1.5
Book Opening	▶ 단락 5.1.10
Side Kick Series	▶ 단락 5.1.11
Quadruped	▶ 단락 5.1.18

- **재활 단계 II**

목적: 지지된 가동성, 단일 운동면에서의 가동성

매트 운동(▶개요 8.3)

개요 8.3 재활 단계 II를 위한 매트 운동

운동	장
Hundred(수정)	▶ 단락 5.2.1
Pelvic Clock	▶ 단락 5.1.2
Chest Lift	▶ 단락 5.1.4
Single Leg Stretch	▶ 단락 5.2.6
Single Leg Circles	▶ 단락 5.2.4
Single Leg Kick	▶ 단락 5.2.13
Swimming(수정)	▶ 단락 5.2.15

- **재활 단계 III**

목적: 동적 안정성, 다면에서의 가동성.

매트 운동(▶개요 8.4)

개요 8.4 재활 단계 III을 위한 매트 운동

운동	장
Side to Side	▶ 단락 5.1,6
Bridging I	▶ 단락 5.1.7
Assissted Roll Up/Roll Down	▶ 단락 5.1.9
Side Lift	▶ 단락 5.1.12
Spine Stretch I	▶ 단락 5.1.13
Mermaid I	▶ 단락 5.1.14
Scarecrow	▶ 단락 5.1.15
Swan	▶ 단락 5.1,16
Dart	▶ 단락 5.1.17
Standing Roll Down	▶ 단락 5.1.19
Standing Balance	▶ 단락 5.1.20
Hundred	▶ 단락 5.2.1
Criss-Cross	▶ 단락 5.2.7
Bridging II	▶ 단락 5.2.8
Mermaid II	▶ 단락 5.2.9
Spine Stretch II	▶ 단락 5.2.10
Spine Twist	▶ 단락 5.2.11
Swan Dive	▶ 단락 5.2.12
Side Kick Series	▶ 단락 5.2.14
Leg Pull Front	▶ 단락 5.2.16
Side Bend	▶ 단락 5.2.17

- **재활 단계 IV**

목적: 모든 운동은 아래 사항을 **변화**시킴으로써 난이도가 올라갈 수 있다:

- 템포
- 움직임 경로
- 지렛대 길이
- 기저면
- 지시사항

■ 표 8.16 비교: 장비와 매트

	매트 운동	장비 운동	전통적인 훈련 장비
저항	중력	강철 스프링	무게
방위	열린	가이드된	난해한
특징	복합	능동보조/능동	능동/저항
학습효과	도전적	신중한	낮은

재활 단계(I–Ⅲ)의 모든 운동은 재활 단계 Ⅳ보다 어려워질 수 있다. 3개의 새로운 운동이 첨가되었다.

매트 운동(▶개요 8.5)

■ 개요 8.5 재활 단계 Ⅳ를 위한 매트 운동

운동	장
Roll Up	▶ 단락 5.2.2
Rolling Like a Ball	▶ 단락 5.2.5
Standing Single Leg Balance	▶ 단락 5.2.18

8.4 훈련 측면

8.4.1 비교: 장비와 매트

장비를 이용한 운동과 장비를 이용하지 않은 운동 사이의 근본 차이점은 **저항**을 제공할 수 있는 능력이다. 저항은 근육에 충분한 자극을 제공하여, 근력을 증가시킬 수 있다. 몇몇 보편적인 훈련 장비도 구심성 수축 뿐만 아니라, 원심성 수축을 이용하여 근력 강화를 일으킨다.

매트 운동을 설계하려 할 때, 아래와 같은 선택을 포함할 수 있다:

- 공간에서의 방위(orientation)
- 중력의 작용힘
- 운동 안무

필라테스 장비와 보편적인 훈련 장비 사이의 주요 차이점은 **학습 과정**을 지지하는데 이용될 수 있는가이다.

그 장비들의 목적이 근력과 유연성의 향상이지만, 그것은 **근육간 협응**(inter–muscular coordination)**과 근육내 협응**(intra–muscular coordination)의 훈련을 통해 주로 충족된다.

필라테스 장비의 **보조적** 사용은 매트 운동에서 장비 운동, 그리고 기능적 일상 활동으로 전환되는 학습 효과와 훈련 효과의 전환을 지지해 준다. 필라테스 장비는 **저항을 통한 근력 강화 훈련**에 이용될 수 있지만, 필라테스 운동의 근본 원리를 무시하지 않는다.

가정에서 수행될 수 있는 매트 운동은 모든 훈련 과정에서 교육되어야 하며, 대개 마무리 시간 때 교육된다. 매트 운동의 장점들은 통합되고, 클라이언트/환자는 다음 운동을 위해 난이도가 증가된 운동을 준비할 수 있다.

■ 표 8.16은 장비 운동과 매트 운동을 비교하고 있다.

8.4.2 근육사슬에서의 운동

중요한 생체역학적 변화는 신체와 지지면 및 중력의 관계를 조정함으로서 이루어질 수 있다. 이들 생체역학적 변화를 이해하기 위해서는, 아래의 주요 개념을 알아야 한다.

- **열린사슬** (■ 그림 8.61)

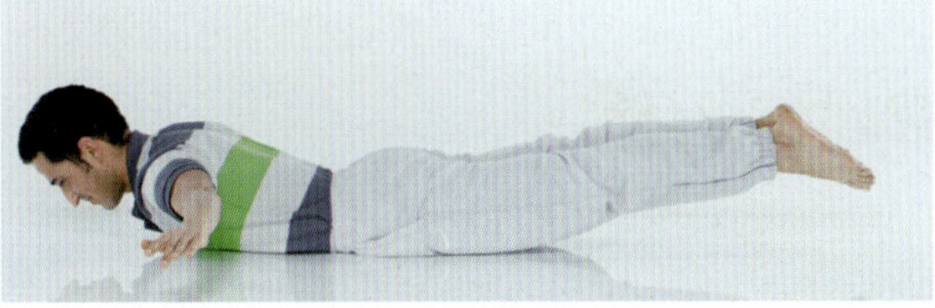

■ 그림 8.61 열린사슬의 예

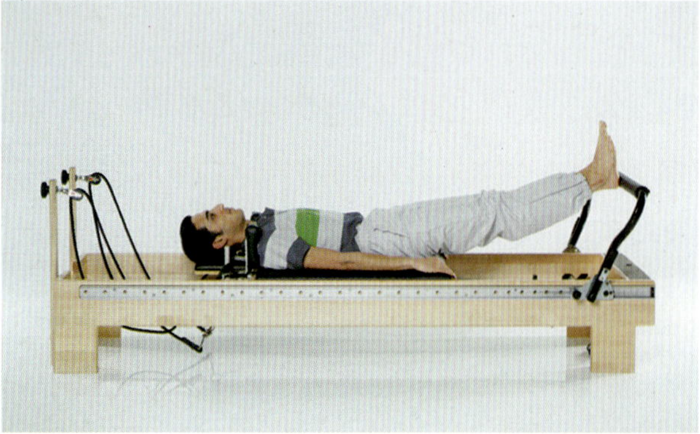

그림 8.62 닫힌사슬의 예

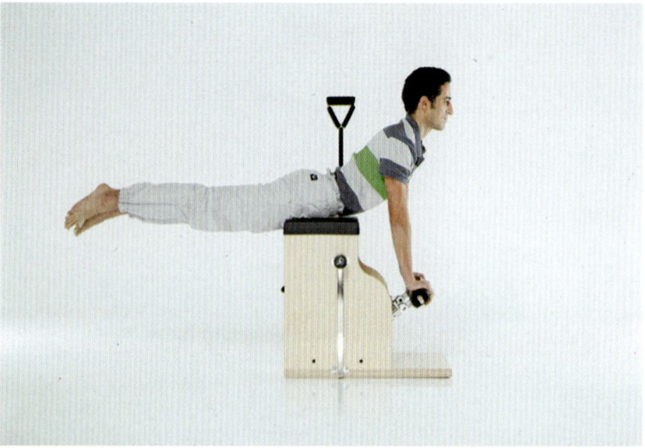

그림 8.63 가짜 닫힌사슬의 예

열린사슬은 움직임 경로가 견고한 지면과 붙어 있지 않고 일어나는 경우이다.

생체역학적으로, 움직임의 중심은 안정된 바닥과 연결되어 있지 않기 때문에, 안정화와 운동의 수행에 영향을 준다. 이 운동들은 소모적이고 불안정한 운동이다. 열린사슬은 특정 운동 순서와 관절 기능의 전형적인 특성을 가진다.

예

열린사슬

- 공을 던지는 경우
- 걸을 때 다리의 움직임

이 움직임들은 몸통 근처의 구조물에 의해 안정화된다.

몸통 근처에 있는 구조물이 적절한 안정성을 가지고 있지 않다면, 비정상적인 움직임이 발생하여, 수동 구조물의 비생리적 하중과 부적절한 움직임을 초래할 수 있다.

- 닫힌사슬 (그림 8.62)

닫힌사슬의 경우, 능동 구조물(근육)은 지지면의 안정성이라는 이점을 갖는다.

움직임 지렛대는 운동경로의 먼쪽 끝단에서 안정된 바닥과 연결되어 있다. 교각자세 활동은 안정성의 특징을 가지고 있고, 여러 근육 그룹의 공동 수축을 일으킨다.

예

닫힌사슬

- 리포머의 풋워크
- 선 자세에서의 쭈그려 앉기 동작

- 가짜 닫힌사슬 (그림 8.63)

가짜 닫힌사슬의 경우, 가동 지렛대는 움직이는 표면과 연결되어 있다. 그러나 움직임은 한정된 운동면에서만 일어나고, 부분적 안정성을 제공한다.

예

가짜 닫힌사슬

- 체어 활동의 레그 펌프
- 고정 자전거 타기

치료적 필라테스: 임상 질환/환자 예제

Verena Geweniger, Alexander Bohlander

9.1 정형외과적 질환 (만성/급성) – 274
9.1.1 만성 허리 증후군 – 274
9.1.2 충돌증후군 – 275

9.2 신경계 질환 – 275
9.2.1 부분 마비를 가진 원반절개술 이후의 문제 – 275
9.2.2 다발성 경화증 – 276

9.3 기타 질환 – 277
9.3.1 종양 – 277
9.3.2 류마티스 관절염 – 277
9.3.3 섬유성근육통 – 278
9.3.4 번아웃 증후군/증식성 근긴장이상 – 278

9.4 수술 – 278
9.4.1 엉덩관절과 무릎관절의 TEP (완전 관내장치) 이후의 문제 – 278
9.4.2 인대나 힘줄의 수술 – 278

9.5 요약 – 278

9.6 저 위험 고위험 모델과 "초급자에서 전문가" – 278
9.6.1 저 위험 고위험 모델 – 280
9.6.2 "초급자에서 전문가" – 281

본 장은 치료 센터에서 접할 수 있는 전형적인 증상 패턴의 예를 이용하여, 치료와 재활에 필라테스 훈련을 통합시킬 것이다. 필라테스 방법의 효율성과 구조적 과정을 통한 지적 적용은 건강 문제를 경험한 사람들을 위한 이점에 따라 설명될 것이다.

9.1 정형외과적 질환 (만성/급성)

9.1.1 만성 허리 증후군

■ 환자의 예

■■ 사례

M은 지난 4년 동안 지속적으로 허리 통증을 호소했다. 그는 52세의 화학자이며, 스포츠 활동을 해 왔다(매주 축구나 수영). 그의 증상은 과하중에 의해 유발된 것이 아니라, 장기간의 선 자세나 앉은 자세로 서서히 악화되었다. M은 재발성 허리통증으로 고생했고, 지난 12개월 동안 발병하는 빈도가 증가되었다.

■■ 소견

- 선 자세를 취할 때, 전반적으로 편평등이고, 약간의 골반 뒤쪽경사가 나타난다. 무릎은 젖힘되고, 발과 다리가 가쪽돌림되어 있다.
- 몸통을 앞쪽으로 숙임을 할 때, 체중이 발끝치 쪽으로 강하게 이동하고, 중간 허리뼈와 아래쪽 허리뼈가 심하게 굽힘된다. M은 허리에서 약간의 당김 통증을 호소하고 있다. 손가락 지면 닿기 검사에서, 손가락과 지면사이의 간격은 3cm 였다.
- 안전성 검사(신경 자극을 위한 Lasegue-SLR)를 통해, 원반 병리나 다른 심한 병리를 확인하지 못했다.
- 근육 검사와 필라테스 선별검사를 통해 약한 배근육, 엉덩관절과 골반의 강한 구축, 그리고 허리뼈의 나쁜 분절 안정성을 확인했다.

■■ 치료적 필라테스 프로그램

M은 현재 아급성 단계(단계 Ⅱ)에 있고, 재활 단계(단계 Ⅲ)로 이동할 준비를 하고 있다. 그러므로 선택된 필라테스 운동은 능동운동과 보조운동이고, 허리뼈에 가해지는 스트레스를 감소시키기 위해 척추 신장 및 분리와 함께, 허리뼈의 가동에 초점을 맞추고 있다. 부가적으로 엉덩관절/골반 부위의 자유도와 몸통 근육(특히 분절 불안정이 있는)의 강화에 초점을 맞추고 있다.

운동

1. **리포머:**
   - 모든 자세에서의 풋워크(특히 비틀림 운동 –엉덩관절 /골반 부위의 가동성 향상을 위해)
   - 어브도미널 수파인
   - 풋인 스트랩: 양 발을 붙이거나 평행하게 배치하여
   - 쿼드럽페드
   - 스탠딩 힙 스트레치
2. **체어:**
   - 스완
   - 햄스트링 I
3. **캐딜락:**
   - 롤 다운 시리즈
   - 호흡
4. **매트 운동:**
   - 헌드레드
   - 싱글 레그 스트레치
   - 브릿지
   - 다트
   - 어시스티드 롤 업

■■ 결과

위의 필라테스 프로그램은 1주일에 2번 수행되었고, 6주간 이루어졌다. 그 후 M은 집에서 적절한 진전을 가진 매트 운동을 지속했고, 1주일에 1번씩 집단 필라테스를 수행했다. 분절 관절운동과 동적 안정성, 그리고 자세와 일상 운동의 변화를 얻었기 때문에, M은 더 이상 허리통증으로 고생하지 않았다.

9

9.1.2 충돌증후군

■ **환자의 예**

■■ **사례**

S는 42세로 보험회사를 경영하고 있다. 그는 지난 몇 개월 동안 오른쪽 어깨 통증을 호소하고 있다. 통증은 오른쪽 옆으로 누운 자세를 취하거나 오버헤드 활동을 할 때 악화된다. S는 1주일에 2번 정도 조깅을 하고, 어떨 때는 테니스 게임을 한다.

과거 치료 : S의 주치의는 봉우리밑충돌이라고 진단했고, 가시위근 힘줄에 약간의 염증이 있다고 했다. 그는 S에게 코티존 주사를 처방했고, 필요할 때는 항염증성 약도 처방했다.

■■ **소견**

- S는 선 자세를 취하거나 무거운 물건을 들 때 과도한 등뼈 뒤굽이를 가진다.
- 능동운동 검사를 했을 때 80°-120° 사이에서 통증 호가 발생했다. 어깨가 올림되고, 가동범위의 끝지점은 170°였다. 양쪽 어깨가 내밈되어 있다.

■■ **치료적 필라테스 프로그램**

등뼈는 어깨를 위한 토대를 제공한다. 이 부위의 조직은 오목위팔관절에 중요한 역할을 하고, 그 관절의 역학적 기능에 영향을 준다. 등뼈의 충분한 폄은 관절면을 운동면에 올바르게 정렬시키기 위해, 양 팔의 올림과 한쪽 팔의 돌림에 필수적이다. 팔이음뼈 근육 내에서의 균형 잡힌 근력 관계는 매우 중요하다. 호흡 뿐만 아니라, 호흡과 관련된 운동도 어깨 부위에 강한 영향을 줄 수 있다.

치료적 필라테스 프로그램은 등뼈의 가동과 어깨관절의 안정화 운동에 초점을 맞추고 있고, 또 이것의 기능적 관계(아급성 단계의 변수와 함께)를 고려하고 있다. 작은 가동범위의 동적 안정성 운동을 성공적으로 수행한 다음, 복잡 운동을 적용할 수도 있다.

운동

1. **캐딜락:**
   - 숄더 위드 타워 바
   - 호흡
   - 푸쉬 스로우: 캐딜락 앞에 앉은 자세
2. **리포머:**
   - 암 워크
   - 어브도미널 수파인
   - 스탠딩 힙 스트레치
3. **체어:**
   - 리버스 스완
   - 사이드 앞 트위스트
4. **매트 운동:**
   - 북 오프닝
   - 다트
   - 스위밍

■■ **결과**

8주 후, 그는 어깨관절의 도수치료 뿐만 아니라, 지지를 위한 기능적 테이핑 치료를 받는 동안, S는 통증 없이 팔의 비부하 활동을 할 수 있었다. 그가 통증 없이 팔을 이용한 스포츠 활동을 하는데 까지는 6주가 더 소요되었다. 그는 다른 스포츠 활동을 위해 필라테스 운동을 계속했고, 폼 롤러를 이용하여 교정 신장 기법을 규칙적으로 수행했다.

9.2 신경계 질환

9.2.1 부분 마비를 가진 원반절개술 이후의 문제

■ **환자의 예**

■■ **사례**

P는 5주 전에 L4의 원반 조각의 미세 제거 수술을 받았다: 원반 조각이 몇 주 동안 오른쪽 장딴지근에 부분 마비를 일으켰다. 그녀는 46세의 비즈니스 컨설턴트이고, 격렬한 스포츠를 좋아했다. 현재 그녀는 스트레스를 받아 허리에 가벼운 통증을 호소하고 있다. 그러나 그녀는 부분 마비 때문에, 쉽게 계단 보행을 할 수 없었고, 빠르게 걸을 수도 없었다.

과거 치료 : 수술 후 물리치료는 등척성 안정화 운동에 초점을 맞추었다. 그녀는 근육 자극 전기치료도 받았다.

■■ 소견

- P는 선 자세 때 굽은등(swayback)을 보인다.
- 그녀는 오른쪽으로 하중을 받지 못한다.
- 그녀는 오른쪽발로 발꿈치들기 선 자세를 수행할 수 없다.
- Lasegue 검사는 음성이었고, 다른 스트레스 검사를 피했다.
- 의학적 지침은 수술 후 3개월 까지 능동 재활을 권장했다. P는 15분 이상 앉은 자세를 하지 않아야 하고, 수술 후 첫 3개월 동안 능동 굽힘을 하지 말아야 한다.

Mrs.P는 우리의 치료 센터에서 필라테스 훈련을 포함한 재활 과정을 마무리하고 싶어 하고 있다.

■■ 치료적 필라테스 프로그램

P는 아급성 단계(단계 Ⅱ)에 있다. 의학적 권장 후, 훈련은 허리의 안정성과 오른쪽 다리의 근력강화에 초점을 맞추었다. 수술 지점의 가동 운동을 피해야 하지만, 허리뼈 문제로 인한 등뼈의 운동 결손을 피하기 위해 인접한 척추 분절을 가동시킨다.

운동

1. **리포머:**
   - 풋워크: 안정화를 위한 양발 사용. 근력강화를 위한 한 발(오른발) 사용
   - 암 워크
   - 쿼드럽페드
2. **캐딜락:**
   - 숄드 위드 타워 바
3. **체어:**
   - 스완(오직 등뼈)
   - 레그 펌프: 선 자세
4. **매트 운동:**
   - 데드 버그
   - 옆으로 누운 자세
   - 다트
   - 레그 풀 프론트

■■ 결과

프로그램은 점진적 수정과 난이도 향상을 통해 주당 2-3회 이루어졌다. P의 오른쪽 다리의 근력은 3개월 후 80%까지 회복되었고, 그녀는 점진적으로 튼튼해지는 것을 느꼈다. 그녀의 의도는 수영 훈련을 시작하는 것이었고, 1주에 1번씩 개인 훈련이나 그룹 리포머의 필라테스를 계속 연습하는 것이었다.

9.2.2 다발성 경화증

■ 환자의 예

■■ 사례

W는 51세이고, 4년 전에 다발성 경화증으로 진단을 받았다. 그녀의 다발성 경화증은 잠재적 진행성 패턴이다. W는 계단 보행을 할 때 불안정 느낌과 보행 장애를 호소했고, 전신 약증, 특히 왼쪽의 약증을 호소했다.

과거 치료: W는 입원 재활 프로그램을 받았다. 그녀는 1주일에 1번씩 물리치료(PNF/Vojta)를 받았고, 또 전인적 치료를 위해 신경학자와 의사로부터 치료를 받았다.

■■ 소견

- 선 자세를 취할 때 몸통과 어깨의 왼쪽에서 약간의 근육 긴장 감소가 관찰되었다.
- 선 자세에서 앞쪽으로 한 발짝을 뗄 때, 그의 체중이 왼쪽으로 심하게 이동했다.
- 그녀의 보행은 불안정하고, 보폭 길이가 비대칭적이다.
- 수정된 피트니스 검사를 통해 왼쪽 몸의 근력 감소(특히, 뒤넙다리근)를 확인했다.
- 몸통 안정성이 뚜렷하게 감소되었다.

■■ 치료적 필라테스 프로그램

신경계 질환 환자를 지지하는 필라테스 운동을 이용하려면, 특별한 지식과 경험을 필요로 한다. 다발성 경화증이 중추신경계 문제로 발생하고, 고전적 훈련 방법으로는 효과가 적기 때문에, 치료는 침범되지 않는 신체 부위에 초점을 맞추어야 한다. 필라테스 훈련 동안 환자가 피로, 소모, 실망 및 좌절을 갖지 않도록 주의를 해야 한다.

기능적 근육 사슬을 강조하면서 몸통 근육과 팔다리

로의 연결을 자극하고 안정화시켜야 한다. 닫힌운동사슬은 이런 질환을 위해 가장 적절한 시작점을 제공한다.

경고
다발성 경화증으로 고생하는 환자를 치료할 때, 피로/소모 및 좌절이 발생하지 않도록 주의를 한다.

운동

1. **리포머:**
   - 풋워크: 가벼운 스프링을 이용(양 발) – 무릎의 젖힘을 피하기 위해
   - 브릿지: 강한 스프링을 이용
   - 암 워크와 풋워크의 결합
2. **캐딜락:**
   - 푸쉬 스로우: 캐딜락 앞에 앉은 자세
   - 호흡
3. **체어:**
   - 레그 펌프: 앉은 자세, 그 다음 선 자세에서의 레그 펌프
4. **매트 운동:**
   - 가슴 들기
   - 브릿지
   - 옆으로 누운 자세
   - 다트
   - 롤 다운
   - 스탠딩 인투 푸쉬 업

■■ 결과

질환의 예후 때문에, 기대가 시작으로부터 수정되어야 한다. 심리적 신체적 안정화와 기능의 보존이 가장 중요하다. W는 1주일에 한 번씩 필라테스를 계속 훈련했고, 이런 훈련 방법의 독특한 특성 때문에, 신체 성취가 잘 달성되었다.

9.3 기타 질환

9.3.1 종양

필라테스 훈련은 암 환자의 지지에 있어서도 중요한 역할을 할 수 있다. 특히, 신체에 대한 긍정적인 인지가 운동을 통해 강화될 수 있다면 더욱 그러하다. 필라테스의 근본 철학은 내적 건강(마음)과 외적 건강(신체)을 모두 향상시키는 것이다. 많은 프로젝트들이 운동과 스포츠에 유익한 효과를 제공했다(Freerk Baumann 박사, sporthochshule Koln, http://innere1.uk-koeln.de/ forshung/ag.sportonkologie). 이것은 훈련 과정 내내 전신(whole body)과 전인(whole person)을 강조하는 **필라테스 훈련**에 적용한다.

긍정적 소견과 경험이 **오늘날까지 개인**의 훈련과 관련되기 때문에, 마음과 신체를 안정시켜 종양 환자를 도울 목적으로, 종양학자와 상담을 통해 집단 훈련 개념이 최근에 발달되었다.

9.3.2 류마티스 관절염

만성 질환은 2가지 진전 형태를 가진 체계적 특성이다.

일시적 진전

이런 질병의 경우, 주기적 염증 문제는 상대적으로 작은 자극의 기간으로 변화한다. 염증 기간에는 관절에 손상을 일으키는 과도한 국소 점막 반응이 일어난다. 이것은 기능 제한과 수동 안정성 소실을 일으키는 관절 구조물의 부분 파괴를 초래할 수 있다.

경고
염증의 일반적인 특성 때문에, 염증 단계 동안에는 필라테스 훈련을 권장하지 않는다.

급성 문제가 감소되면, 필라테스는 안정한 범위 내에서 부드럽고 활동적인 훈련을 강조할 수 있다. 훈련의 목적은 모든 관절의 동적 안정성과 정적 안정성, 통증 없는 가동성과 일상의 기능적 안정성이다.

점진적 발달

이런 경우, 염증 과정은 잠재적이고 점진적으로 지속적인 통증과 영구적 손상을 초래한다.

필라테스는 부드럽고 활동적인 훈련이다. 피로가 일어나지 않도록 해야 하고, 자극이 너무 약하면, 유용함을 얻지 못한다. 근력 유지, 부정정렬 교정, 그리고 모든 구조물의 기능 훈련을 강조함으로서 개인 훈련과 집단 훈련을 선택할 수 있다(▶4장 ◘표 4.2 기능훈련 자극).

9.3.3 섬유근육통

섬유근육통은 종종 연부조직 류마티스로 간주된다. 섬유근육통은 근육뼈대계에서 여러 통증유발점과 다른 결합조직의 통증성 과민을 가진다. 우울증과 같은 심리적 요소가 종종 확인된다.

필라테스 훈련은 객관적 증상에 따라, 통증 없는 움직임을 강조한다. 그리고 필라테스 훈련은 자율신경계의 균형을 돕는 전신 순환을 향상시키고, 근력과 동적 안정성을 발달시킨다.

9.3.4 번아웃 증후군/증식성 근긴장이상

번아웃 증후군은 현대 문명의 질환이다. 소모 증후군으로 알려져 있듯이, 신체 증상으로는 목과 어깨의 통증, 이명, 소화불량 등이 나타난다. 비슷하게, **피로 증후군**은 레저, 휴식 및 휴식으로도 회복되지 않는 소모와 약증의 현상으로 간주된다. 그 대신, 약증은 지속적이고, 매우 심한 경우에는 신체적 붕괴와 정신적 붕괴를 초래할 수 있다.

필라테스 훈련은 안정과 일정한 운동을 통해 자가인지 향상의 기회를 제공하고, 외적 요구와 내적 자원 사이의 보다 안정된 관계를 설정한다. 필라테스는 치료적 중재와 함께 작용하여, 명상과 자각을 장려하는 즐거운 운동에 초점을 맞춘다.

9.4 수술

9.4.1 엉덩관절과 무릎관절의 TEP (완전 관내장치) 이후의 문제

엉덩관절과 무릎관절의 관절 대치술 이후, 신체 능력을 향상하고 움직임의 병태생리를 변화하고 향상시키기 위해 필라테스 훈련을 적용할 것이다. 수술로부터 초래되는 위축과 움직임 억제와 같은 문제는 의학적 권장과 적절한 재활 단계의 기준으로서 함께 고려되어야 한다.

9.4.2 인대나 힘줄의 수술

수술 후(예, 가시위근힘줄의 봉합이나 십자인대 대치술), 손상된 힘줄이나 인대가 제한 구조물이 될 것이다. 지침에서처럼, 이 구조물들은 **필라테스 훈련**(비록 대개 필라테스 장비로만 이루어지지만)을 통해 조기에 기능적 자극을 받을 것이다. 주변 구조물은 안전하게 재구성되거나 강화될 수 있을 것이다.

9.5 요약

◘표 9.1은 임상 질환과 치료적 필라테스 프로그램을 요약한다.

9.6. 저위험-고위험 모델과 "초급자에서 전문가에 이르기까지"

치료사나 강사의 판단은 이런 평가를 위한 중요한 변수를 제공하는 전문적 배경이나 경험과 함께, 치료를 계획할 때 결정적 역할을 한다.

윈-윈 상황의 경우에서는, 치료사/강사의 지식, 전문성 및 경험이 환자가 대처하는 문제와 잘 어울릴 것이다. 가까운 장래에 질환에 대한 스킬과 지식이 불충분할 때는 치료사/강사를 주눅들게 만들 것이다.

■ 표 9.1 개요: 질환과 치료 프로그램

	질환	치료적 필라테스 프로그램
이완	어깨충돌	- 어깨/목뼈 정렬 - 팔이음뼈 근육 - 등뼈 가동성
가동성	만성 허리 증후군	- 분리, 감압 - 척추 신장 - 분절 안정성
	원반 탈출(뒤가쪽)	- 신장 - 분절 안정성 - 정적 안정성과 동적 안정성
팔다리의 근력과 정렬	다발성 경화증	- 촉진 - 통합
	종양	- 통합 - 가동성 - 지구력
	류마티스 관절염	- 관절 안정성 - 정렬
	섬유근육통	- 동적 안정성 - 통증 없는 운동
	번아웃 증후군	- 자각 - 통합
	엉덩관절/무릎관절 TEP	- 동적 안정성 - 정렬
	힘줄/인대 수술	- 훈련 자극 - 재구성 - 정렬

법적 가이드라인이 의료 분야에 존재하고, 질환으로 고생하는 환자를 치료할 때 준수되어야 한다:

- 치료사, 스포츠 강사 및 강사는 환자를 진단할 자격이 없기 때문에 질환의 원인을 찾지 않아야 한다. 그들은 의사의 진단에 따라 일을 수행해야 하고, 이런 진단에 근거된 치료적 접근을 결정해야 한다.
- 예방은 증상의 발달을 방지하는 수단이다. 의학적 문제를 가진 환자에게는 예방 강좌가 적합하지 않다. 왜냐하면 그들이 주어진 환경에서 부적절한 도전을 입증해야 하기 때문이다. 감독 의사와의 상담 이후에 제시되는 개별적 지시가 더 적합할 것이다.
- 특별한 증상은 특별한 지식을 필요로 한다. 충분한 지식과 경험을 습득한 후에만 이들 질환을 치료할 의무가 있다.

위의 관점에서 볼 때, 전문적 스킬을 적용할 수 있는 적절한 수준을 명확하게 하기 위해 저위험-고위험 모델이 이용될 수 있다.

9.6.1 저위험-고위험 모델

■ 저위험 환자/클라이언트

■■ 단계 1

예방적 필라테스에 인게이지하는 대부분의 클라이언트는 현재 의학적 치료를 받고 있지 않고, **급성 증상**도 없다. 과거 질환으로 인한 제한이 없다면, 클라이언트는 현재의 신체 능력(예, 필라테스 피트니스 선별 검사를 이용하여)을 결정한 후에 적절한 수준에서 훈련을 시작할 수 있다.

필라테스 전문 교육 과정을 이수하고 자격을 갖춘 필라테스 강사는 비록 경험이 상대적으로 적지만, 이 단계 동안 클라이언트를 성공적으로 치료할 수 있을 것이다.

■■ 단계 2

현재 급성 증상은 없지만 **신체적 문제**가 있다면, 특정 운동을 억제하거나 필요에 따라 운동을 수정할 수 있을 것이다. 강사를 위한 이런 수준의 난이도가 증가될 것이다.

예

질환

- 만성 척추 질환
- 일시적인 무릎관절, 엉덩관절 및 어깨관절의 질환
- 가벼운 뼈밀도 감소(10%까지, 연령과 비교한다.)

클라이언트의 요구를 충족시키기 위해, 필라테스 강사는 **특정 질환에 대한 특별한 지식**과 경험을 갖추어야 한다. 강사는 특히 집단을 가르칠 때 방법론적으로나 교훈적으로나 그의 가르침에 적응할 준비를 해야 한다. 참가자에게 과하중을 주지 않거나 참가자를 힘들게 하지 않는 것이 중요하다.

강사가 충분한 자격을 갖추지 않았다면, 그는 분석 프로그램과 훈련 프로그램을 위해 치료사나 자격을 갖춘 강사와 상담할 필요가 있다.

■ 고위험 환자/클라이언트

■■ 단계 3

급성 증상이나 **아급성 증상**을 현재 가지고 있는 클라이언트가 지지를 위해 강사에게 접하고 있다면(▶7장), 전문적 지식과 경험이 매우 중요하다. 필라테스 훈련의 내용, 기간 및 형태에 대한 결정은 명확하게 기록되어야 하고, 질환이 개인에 따라 크게 변화할 수 있기 때문에 긍정적 효과나 부정적 효과를 준수해야 한다.

예

질환

- 급성 및 아급성 척추 질환
- 아급성 힘줄염(어깨관절 팔꿉관절 및 무릎관절)
- 현재 치료를 받지 않고 있는 종양 환자

집단 강좌는 이들 클라이언트에게만 권장될 수 있다: 예를 들어, 필라테스 허리 관리 집단은 자격을 갖춘 물리치료사나 스포츠 강사에 의해 이루어져야 한다.

■■ 단계 4

단계 4는 광범위한 경험과 적절하고 깊은 전문적 지식을 요구한다. 이 방법에서 유일한 **중요한 상황**은 탐지되고 회피되어야 한다. 훈련 프로그램은 지속적으로 재평가되고, 수정되고 재구축되어야 한다.

예

질환

- 불안정한 순환 환자
- 급성 증상
- 현재 치료를 받고 있는 종양 환자

단계 4의 훈련 프로그램은 **자격을 갖춘 치료사**에 의해 계획되고 수행되어야 한다.

❗ 경고

집단 훈련은 단계 4 안에서 배제된다.

9.6.2 "초급자에서 전문가에 이르기까지"

치료사와 강사의 능력은 다음 요소에 의해 좌우된다:

- 기본적인 직업 자격
- 개인적인 신체 능력과 인지 능력
- 그들의 필라테스 자격의 질
- 직업 환경에서의 경험
- 지속적인 교육과 발달
- 적용과 평가

모든 치료사/강사는 지속적인 교육과 특별한 과정을 통해 직업 환경에서 나타나는 어려움을 이겨나갈 필요가 있다. 이것은 의학 분야에서 환자를 치료할 때 특히 중요하다. 기본적인 직업 자격이 없다면, 치료사는 자신의 지식 범위 내에서 행동하기 위해, 환자에 대한 책임감을 가진다.

필라테스와 운동학습

Verena Geweniger, Alexander Bohlander

10.1 운동학습과 예방 – 284

10.2 재활에서의 운동학습 – 286

참고문헌 – 288

본 장은 필라테스 방법에 적용될 수 있고, 잘된 직무로 밝혀진 **운동학습 개념**을 요약하고 있다.

스포츠 과학의 가장 최근 소견은 방법론적 측면의 확장을 필요로 하는데, 이것은 필라테스 훈련보다 효율적이고, 지속가능한 결과를 촉진한다. 이것의 성공은 첫째, 강사와 클라이언트의 실행 정도에 의해 반영되고, 둘째, 그것에 대한 제한된 지식을 가진 예비 클라이언트에게 접근할 수 있는 필라테스 방법에 의해 반영된다.

저자들은 개인적 차별, 특정 스포츠, 그리고 성별의 차별을 고려하지 않기 때문에 최상은 아니지만 운동학습에 폭넓게 채택되는 접근을 고려하고 있다.

10.1 운동학습과 예방

필라테스 방법은 운동 스킬에 있어서 전인적이고, 근본적인 교육이다: 기능적 훈련 방법은 근력, 유연성, 협응 및 균형을 균등하게 발달시킨다. 전통적인 방법이든 수정된 방법이든 간에, Joseph Pilates에 의해 개발된 운동들은 **예방 운동 프로그램**으로서 효율적으로 작용한다.

필라테스 훈련은 좋지 못한 신체 활동을 가진 젊은 사람은 물론, 일의 압박으로 움직임 부족을 가진 근로자까지, 심지어 노화로 인해 운동 수행력이 크게 감소된 노인에게까지 적용될 수 있다. 즉, 참가자의 현재 신체 수준에도 불구하고, 필라테스 방법은 근본적 운동 스킬과 수행을 향상시킨다.

10

■ 전통적인 운동학습

다음의 **어구**는 Joseph Pilates가 말한 것이다:

» 첫 레슨은 호흡을 올바르게 하는 방법이다(Your Health, 1934, in Gallagher and Kryzanwska 2000, p36)

» 여러분은 하나를 제대로 마스터한 다음, 다음 단계로 진행해야 한다. – Grant K, Fietcher R(2001)

이 진술들은 **구조적 진전**을 통해 달성될 수 있는 향상된 운동능력과 운동의 **구조적 시리즈**(쉬운 운동에서 어려운 운동까지)를 통해 충족될 수 있는 운동 목표를 제안하고 있다.

훈련 효과는 같은 운동 원리를 따르는 운동 범위의 일관된 실행을 통해 주로 강화된다.

전통적 필라테스 운동 원리들은 한 번 더 리뷰될 수 있다(▶**개요 10.1**). 그들은 개별적인 학습 단계 동안 체계적으로 습득될 수 있는 **움직임의 질**을 설명하고 있다. 이것은 필라테스 이외에, 운동, 스포츠 활동 및 일상 활동 등의 모든 다른 운동 형태에 적용될 수 있는 보편적이고 근본적인 움직임의 질이다.

개요 10.1 필라테스 운동 원리

- 전신 운동
- 호흡
- 균형잡힌 근육 발달
- 집중
- 조절
- 중심화
- 정교
- 리듬

집중 (attention)

집중은 운동학습의 성공적인 과정에 매우 중요하다. 집중은 운동의 특정 측면에 집중을 이끌어내는 강사의 지시에 의해 가이드될 수 있다. 학습 과정을 장려할 수 있는 집중이 어느 곳에 배치되어야 가장 좋은지에 대해서는 의문이 든다.

Pilates는 5–10회 반복이 적절하다고 스스로 믿었고, 또 집중 없이 또는 올바르지 않게 연습되어야 하는 운동은 없다고 믿었다. 강사는 운동의 실행에 영향을 줄 수 있도록 구두 지시, 촉각 지시 또는 구두와 촉각이 혼합된 지시로 운동을 교정할 수 있다.

❗ 기능적 운동은 끝없는 반복을 통해 정착되는 것이 아니라, 필라테스 장비와 소도구에 의해 촉진되는 운동 스킬의 훈련을 통해 정착된다.

■ 생각거리(Food for Thought): 훈련이론과 스포츠 심리의 새로운 개념

오늘날의 전문적 문헌들은 스포츠에서 운동 능력의 습득을 위한 다양한 방법을 제시하고 있다. 운동 과제의 이해와 실행에서의 다양성은 **차별화된 학습**의 과정에서 신중하게 조정되고, 인증되고, 긍정적으로 평가되어야 한다. 모든 것을 너무 자세히 설명하면, 운동 학습을 방해하기 때문에, 가급적 그것을 피해야 한다. 너무 많은 정보와 지시가 학습 과정을 해롭게 할 수 있다(Wulf 2009, p9).

사용:

- 적절한 어법
- 형상화
- 운동 지시와 구두 지시

(Wulf 2009, p88), **참가자**는 신체의 내적 움직임 보다는 신체에 대한 움직임의 외적 효과에 더 많이 집중할 수 있다(Ehrlenspiel와 Maurer 2007, p 114).

■ 필라테스 훈련의 적용

종합 스포츠와 기술의 훈련 분야에서 검사되고 기록되었던 학습 접근법이 필라테스 환경에 적용되려면 **강사의 접근**(trainer' s approach)에 대한 리뷰를 필요로 할 것이다. 인지적으로 과도하게 교정을 하려는 경향은 일반적이지 않고, 참가자는 "잘못된 것을 수행한다"는 것에 대한 불확실이나 두려움을 느낄 수 있다. 그리고 1990년대 동안에는 학교 강좌로 되돌아가게 되는 경험을 갖게 된다.

❗ 예방 분야에서, 그것은 다음과 같이 매우 중요 하다:

- 운동 흐름을 방해하지 않도록 하기 위해, 간단하고 정확한 구두 지시를 사용한다.
- 참가자에게 다양한 운동 경험을 제공하기 위해, 효율적으로 운동 회기를 설계한다.
- 유용하고 특별한 교정을 제공한다.

훈련 이론과 스포츠 심리의 오늘날 개념을 **필라테스 훈련**에 적용하는 것은 다음 내용에서 특히 유용할 것이다:

- 차별화된 학습(개인의 운동능력에 관계없이)으로 **젊은 사람**을 훈련을 시킬 때, 필라테스 운동 수행에서 **차이**가 나면, 실수로 치부하지 않고 즉각 수정해야 한다.
- 반대로, 이미 불균형 운동 패턴을 가진 **성인**은(운동 부족 때문에) **잃어버렸던 운동 스킬을 재학습함**으로써 근육뼈대계의 손상을 예방하고 수정하려고 노력할 것이다. 그러므로 필라테스를 체계적으로 습득하고, 수정하고, 특별한 학습 단계 에서 연습해야 한다.
- 수준이 높고 특별한 운동 스킬을 가진 **운동선수**는 다양한 조건에서, 필라테스 장비에 대해 매우 효율적인 운동을 이용하는, **다양한 반응성 학습 패턴**으로부터 많은 것을 얻을 수 있다.

■ 운동학습의 긍정적 요소

▶**개요 10.2** 운동학습을 강화하는 요소들을 설명하고 있다.

개요 10.2 운동학습을 강화하는 요소

1. 내적 초점과 외적 초점
2. 학습 곡선
3. 자각 수준
4. 학습 효과의 정체

■■ 1. 내적 초점과 외적 초점

Wulf(2009)는 **운동 과제를 교육**함으로써 달성될 수 있는 긍정적 효과가 얼마나 지속될 수 있는지를 보여준다.

- **외적 초점**을 통해, 운동계는 자동적으로 조직되고 효율적으로 작용한다.
- **내적 초점**을 통해, 운동계가 의식적으로 제한되고, 수행 동안 운동 자유도가 감소된다(Wulf 2009, p 96).

예

외적 초점을 위한 필라테스 교육

운동 내내 바닥과 평행하게 짐 스틱을 유지하기 위해, 주어진 지시나 짐 스틱을 이용하여 "**롤 업**" 운동을 수행하게 한다. 가상의 원호를 천장과 벽을 따라 그리라고 지시를 제공할 수 있다.

→ 운동의 곡선을 적절하게 발달시키려면, 초점으로부터의 거리가 넓어야 한다.

예

내적 초점을 위한 필라테스 교육

"골반바닥의 인게이지를 느끼시오"라는 **신체 자각**을 위한 구두 지시나 또는 민감성과 신체자각을 요구하는 다른 자동적인 과제를 이용하여, 초점을 안쪽으로 향하게 한다.

■■ 2. 학습 곡선

새로운 운동 과제는 설명되고, 인지적으로 이해될 수 있다. 실수를 하지 않으려면, 운동이 자동적으로 일어날 때까지 반복해야 한다. 초기의 **서술적(설명적) 접근법은 절차적(반복적) 접근으로 전환**한다.

필라테스 교육이 진행함에 따라 수행력이 향상되기 때문에, 반복과 통합의 증가로 인해 초기의 구두지시 수준이 감소된다.

■■ 3. 자각 수준

자동(automation)은 우리 삶의 모든 부위에서 일어나고, 행동을 하는데 의식 과정이 요구되지 않기 때문에, 효율적으로 일어날 수 있다. **전략**은 잠재의식 수준에서 개발되고, 유용하지 않거나 건강하지 않는 많은 요소에 의해 영향을 받는다.

필라테스 훈련 동안, 학습 과정은 다음 단계를 따른다:

- **1 단계에서는**, 기능장애거나 건강하지 못한 습관이나 일과를 분석해야 하고, 참가자들은 그 분석 내용을 알아야 한다.
- 참가자가 분석 내용을 아는 것 자체만으로는, 변화를 일으키지 못한다. **2번째 단계는**, 운동 동안 잘못된 수행의 자각에 초점을 맞춘다.
- **3번째 단계**가 시작될 때는, 의식적 능력을 통한 운동 변화가 가능할 수 있다. 의식적으로 운동을 정확하게 수행하기 위해서는, 이 단계 동안 불필요하게 너무 많은 수단이 여전히 요구된다.
- **4번째 단계**의 목표는, 무의식적으로 유능한 행동이나, 운동의 자동적이고 정확한 수행이다. 이 단계에는 운동 패턴과 운동 수행이 설정, 유지되고, 무의식적으로 조절된다.

■■ 4. 학습 효과의 보존

다양한 경험 레벨과 충분한 훈련 길이는 달성된 효과가 영구히 통합되고 유지될 수 있도록 보장한다.

필라테스 훈련 동안, 부드러운 운동 전환(운동 흐름)과 장비운동과 비장비운동 사이의 교체가 일상 활동으로 전환되는 역량을 장려한다. 운동 능력의 통합과 합병은 훈련 효과의 보존을 촉진한다.

10.2 재활에서의 운동학습

몇 년 전, 병태생리적 운동 패턴은 비정상 운동에서 파생된 것으로 고려되었다. 원인과 효과의 현대 지식, 교수법 및 방법론은 우리로 하여금 근육뼈대계 질환을 복잡한 방법으로 살펴보도록 만든다.

치료적 필라테스 훈련 동안, 두려움 회피, 통증 억제, 내장체성 반사 및 심인성 억제 등 깊은 기전이 중요한 역할을 한다.

❗ 필라테스 훈련은 자기 자신을 집중적이고, 의식적으로 관찰할 수 있도록 만든다.

호흡은 훈련의 중심 요소이고, 내적 본성에 심오한 정서적 연결과 활동적 연결을 제공한다. 필라테스 운동의 반복 수행은 **의식아래 운동 전략을 의식 자각 전략**으로 가져갈 수 있고, 그 지점에서 관찰되고 수정될 수 있다. 모든 레벨에서의 변화는 이런 방법에서 성취될 수 있다(◘ 표 10-1).

시각 지시와 **구두 지시** 이외에, **촉각 지시**에 대한 초점도 편안, 근력과 균형의 표현으로서, 재활 과정에 새로운 질과 새로운 움직임 방법을 갖다 준다.

■ 재활 동안 운동학습에 영향을 주는 요소들

환자가 스스로 재활 과정과 치료 과정을 찾을 때, 많은 요소에 영향을 받는다.

필라테스 훈련은 물리치료의 경험과 기술, 재활 및 훈련 이론을 이용할 수 있다; Pilates와 필라테스 훈련을 지지하는 개념과 이 요소들의 연결은 환자를 위한 최적의 경험을 만들어낼 수 있다.

■■ 생리적 요소

다양한 재활 단계 동안의 **치유 과정**은 이런 범주에 해당한다(▶7장). 치유가 적절하게 일어난다면, 손상된

표 10.1 재활과 운동학습

환자의 상태	재활 단계	전략
무의식적으로 능력이 없는 상태	의식적으로 능력이 없는 상태	의식적으로 능력이 있는 상태
무의식적으로 능력이 있는 상태	급성/만성	아급성
재활	재활 후	자각 증가
동기부여	인지	어려움 극복

조직에서 일어나는 점진적인 병태생리적 반응이 제한되어, 결과적으로 역학적 염증과 수술 후 염증이 감소될 것이다. 항상성을 위한 신체의 요구도 운동 재생의 과정에 방대하게 영향을 줄 것이다.

계획된 활동과 적절한 운동 선택으로 치유 과정을 지지하기 위해, **필라테스 훈련** 동안 하중을 올바르게 이겨낼 수 있는 능력을 평가하고 인지하는 것이 중요하다.

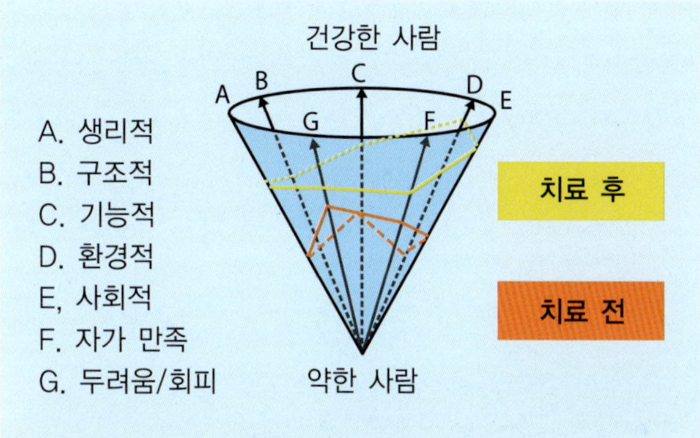

그림 10.1 Brent Anderson에 의한 수정 ICF 모델

구조적 요소

손상기전에 관련된 조직들은 재활 과정을 구체화하는 특별한 구조적 속성을 보여준다. 예를 들어, 무릎관절의 인대 손상과 같은 다리의 손상은 훈련동안 **본질적 요소**를 고려해야 한다; 밖굽이무릎과 같은 축성 부정정렬이, 재활과 운동 선택에 영향을 줄 것이다. 예를 들어, 몸통의 전반적인 안정성에 영향을 줄 수 있는 관절 구조물의 손상이 있었다면, 척추 손상을 위해 수정이 요구될 수도 있다.

기능적 요소

과거의 운동 경험과 건강한 신체는 일반적으로 빠른 치유 과정을 위한 좋은 토대를 제공한다. 수술이나 손상 후, 환자의 **조기 기능적 가동**이 갖는 목표 중 하나는 가능하면 현존하는 근력과 기능의 악화나 소실을 막는 것이다.

전인적 접근법은 **필라테스 훈련**에서 결정적인 역할을 한다: 기능과 안정성을 유지하기 위해, 시작부터 손상되지 않은 모든 구조물을 포함하고, 또 가능하면 조기에 손상된 구조물을 포함하는 것이 치료적 훈련과 재활의 올바른 통합이다.

환경적 요소

특별한 작업 환경은 재활 과정에 영향을 줄 수 있는 기전(mechanism), 상황(situation) 및 행동(behavior)의 해당 패턴을 가져온다. 스트레스와 같은 **일반적인 환경 요소**는 적응과 지각을 감소시키고, 치유 과정을 방해하는 효과를 가진다. 어색한 작업 자세나 작업장의 나쁜 인간공학 등과 같은 **특별한 환경 요소**는 회복에 영향을 줄 수 있고, 또 다른 요소와 결합하여 기능장애와 만성 문제를 위한 환경을 제공한다.

심리적 요소

일시적으로 인지될 수 있는 범위 내의 위험한 건강 상황 아래에서는 지속적인 **부정적 결과**가 기대되기 때문에, **극복될 수 있는 문제**는 매우 중요하다. 질병의 실제 팩트는 그리 중요하지 않다; 심리적 상황과 사회적 상황은 문제의 심각성을 평가할 때 매우 중요하다. 저자의 관점에서 볼 때, 아래의 **전략**들이 유용할 수 있다:

- 정보(모든 필수 팩트를 깨닫는다)
- 토의(전문가와 관련된 모든 사람들과 의논한다)
- 직감(내적 순응을 설정한다)
- 결정(명확한 방향을 선택한다)
- 지속적 헌신(지속가능성, 전략적 진전과 결과를

모니터한다)

자신감, 치료 팀에서의 신뢰, 그리고 불안과 관련된 행동 전략의 인지와 회피는 이런 동적 과정에서 중요한 역할을 한다.

필라테스 훈련은 동기부여하는 운동 경험을 통해 환자의 능력을 강화시키고, 성공의 열쇠를 유지하는 환자들의 능력을 확신시킨다(▣그림 10.1).

참고문헌

Ehrlenspiel F, Maurer H (2007) Aufmerksamkeitslenkung beim motorischen Lernen. Ztschr für Sportpsychologie 14(3):114–122

Gallagher S, Kryzanowska R (2000) The complete writings of Joseph H. Pilates: Your HEALTH 1934 – Return to life through contrology 1945, The authorized editions. Bainbridge Books, Philadelphia (PA)

Grant K (2001) Oral communication. Founding meeting of the PMA, Miami, 2001

Wulf G (2009) Aufmerksamkeit und motorisches Lernen. Elsevier, Munich

10

일반 교육과 특수 교육

Verena Geweniger, Alexander Bohlander

11.1 일반적인 지시 – 290
11.1.1 교육적 전략 – 290

11.2 특별한 지시 – 299

참고문헌 – 300

11.1 일반적인 지시

10장에서 설명된 운동 학습의 분류에 근거해, 본 장은 필라테스를 위한 지시와 큐(cue)를 제시할 것이다.

교육적 전략은 필수적이다.

- 운동의 타이틀은 자가-설명적이지 않다.
- 자연스런 운동조절을 재설정하기 위해 설계된, 필라테스 원리는 내면화될 필요가 있다.

정확한 수행과 지속적인 결과를 촉진하기 위해, 필라테스를 교육할 때 어용될 수 있는 **교육적 전략의 종류는 4 가지이다**(**▶개요 11.1**).

개요 11.1 필라테스를 위한 교육적 전략

- 시연
- 구두지시
- 촉각지시
- 형상화(비유 사용)

운동 지시에 대한 일반적인 지침

- 지시는 **정확한 수행**과 적절한 **효율성**을 보장하는데 매우 중요하지만, 학습 과정을 즐겁게 하는 동기부여를 장려하고 제공해야 한다.
- 지시의 성공은 움직임의 질로 나타난다. 운동하는 사람들은 **이완**된 것처럼 보여야 하고, **집중**해야 한다. 만약 필라테스 운동이 훈련의 목표에 적합하다면, 그것은 매혹적일 수 있다; 그러나 **활동**(effort)이 스트레스 상태를 결코 일으켜서는 안 되고, 긴장 징후(입술이 파래지고, 호흡이 얕아지고, 호흡이 중단되는)가 표출 되어서는 안 된다.
- 지시는 **참가자**의 요구와 **능력**을 항상 반영해야 한다. 개인이 여러 방법으로 정보를 흡수하기 때문에, 주어진 지시의 성공은 즉각 평가되어야 한다.

11

11.1.1 교육적 전략

시연

만약 강사가 운동을 시연하길 원한다면, 그것은 많은 효과를 가질 수 있다.

시각 인지는 운동 수행 과정을 촉진할 수 있는 운동의 전반적인 인상을 제공한다. 이 과정은 내적 초점에 의해 감독되고, 외적 자극으로 수행되며, 초기 운동 개념이 추론된다. 학생들은 거울을 이용하여 관찰했던 외적 표현(시연)을 자신과 비교할 수 있다. 운동과 시연이 매력적이고 동기부여 되었다면, 학생들은 운동을 잘 실행하려고 노력할 것이다.

학생의 인지가 선택적이고 제한적이기 때문에, 강사는 수행의 특별한 측면에 대한 부가적인 조언을 제공해야 한다. 시연은 의도되었던 시각적 표현을 완벽하게 벗어날 수 없기 때문에, 강사는 학생을 위한 역할 모델이 되어야 하고, 운동의 외적 형태가 시연의 의도에 맞아야 할 것이다.

구두지시

! 가능하면 운동은 정확하게 그리고 간단명료하게 지시되어야 한다. 자가인지를 방해할 수 있는 정보로 학생들을 과부하시켜서는 안 된다.

구두지시의 스타일은 강사와 학생의 특성에 크게 좌우된다. "가능하면 적게, 필요하다면 많이"의 일반적 규칙이 운동 실행과 구두지시에 적용될 수 있다.

운동 반복이 항상 성공을 이끌어낼 수 없기 때문에, 특별 지시에 의해 산출된 효과를 체크해야 한다. 모든 학생이 구두지시를 쉽게 이해할 수 없고, 또 신체적으로 그들을 모두 실행할 수 없기 때문에, 특정 주제에 대한 여러 가지 접근법이 요구될 수 있다. 학생들이 간단한 지시를 해석하는데 놀랄만한 여러 가지 방법들이 존재한다(▶10장, 필라테스와 운동학습).

다음의 **구두 표현**은 강좌에서 효율적인 것으로 밝혀졌다; 그러나 구두지시가 학생과 강사 사이 의사소통의 개인적 특성에 따라 크게 의존된다는 것을 기억해야 한다.

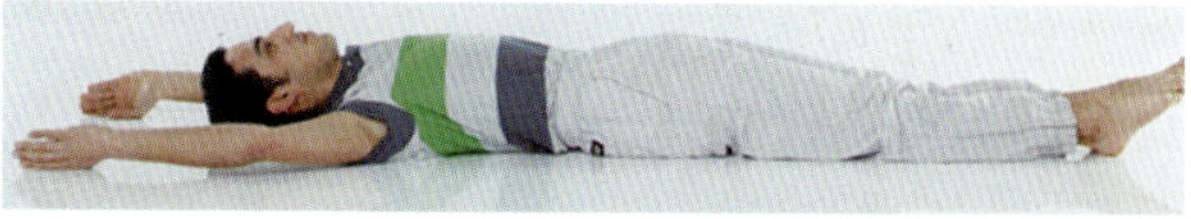

■ 그림 11.1 구두지시: 호흡/누운 자세/골반바닥근

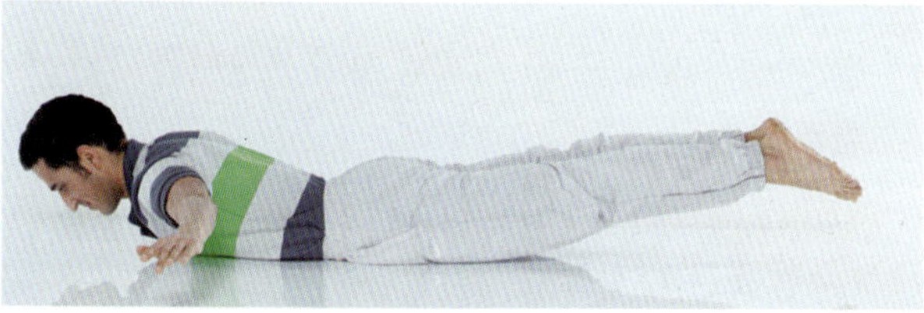

■ 그림 11.2 구두지시: 엎드린 자세

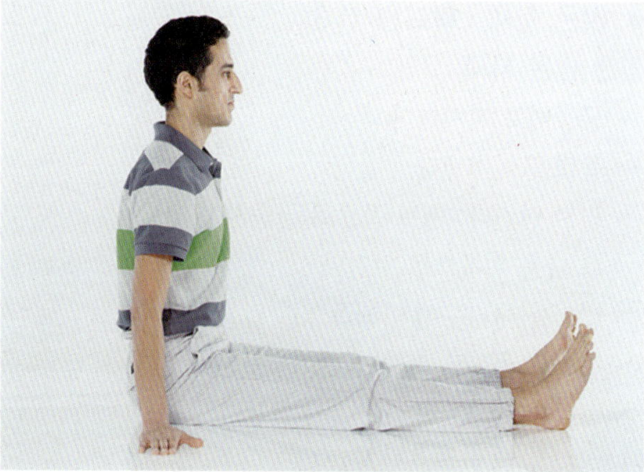

■ 그림 11.3 구두지시: 앉은 자세

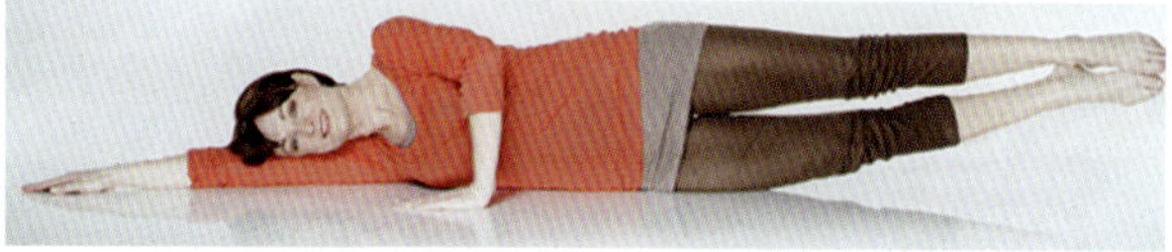

■ 그림 11.4 구두지시: 옆으로 누운 자세

■ 호흡 (■ 그림 11.1)

- 날숨을 하여 배벽이 가라앉는다.
- 완전히 날숨을 한다.
- 들숨을 하여 배벽을 팽창시킨다.
- 들숨을 하여 등을 팽창하고, 어깨는 이완되어 내림된다.

■ 골반바닥근의 조절과 근력강화 (■ 그림 11.1)

- 스펀지를 쥐어짜지 않고, 스펀지를 위쪽과 안쪽으로 끌어당긴다.
- 스펀지를 위쪽으로 끌어당긴다고 상상해 본다. 이때 스펀지가 터지지 않도록 주의한다(조임근을 활성화 시키지 않는다).
- 등쪽 골반바닥근 보다는 앞쪽 골반바닥근을 강조한다("양쪽 궁둥뼈를 꽉 붙이시오"는 전통적인 지시를 피한다).
- 먼저 날숨을 하면서 위의 동작을 연습하고, 그 다음 들숨을 하면서 위의 동작을 연습해 본다. 그 다음, 10초 동안 정상 호흡을 하면서 근육 톤을 유지한다(Hamilton 2009).

■ 누운 자세 (■ 그림 11.1)

배근육 훈련

- 배벽의 조절(납작하게 한다).
- 배꼽을 안쪽으로 끌어당긴다.
- 피부와 안쪽 근육 코르셋을 분리한다.
- 허리 주위 코르셋을 타이트하게 만든다.
- 개미 허리처럼 만든다.
- 실크 실로 배꼽을 허리뼈 쪽으로 당긴다.
- 말단(팔과 다리)을 잘 움직일 수 있도록 몸통 중심을 고정한다.

핵심 통합

- 활동적인 시작 자세(동적 긴장): 머리는 골반으로부터 멀리 떨어져 있어야 하고, 반대로 골반도 머리로부터 멀리 떨어져 있어야 한다.
- 엉치뼈와 가슴우리(특히 아래쪽 갈비뼈)가 매트 위에 잘 안착되어야 한다.

■ 엎드린 자세 (■ 그림 11.2)

몸통 근육의 강화

- 활동적인 시작 자세(동적 긴장): 머리는 골반으로부터 멀리 떨어져 있어야 하고, 반대로 골반도 머리로부터 멀리 떨어져 있어야 한다.
- 궁둥뼈를 발꿈치 쪽으로 당긴다/꼬리뼈를 약간 굽힌다. 이때 골반은 안정되어야 한다(카운터 뉴테이션).
- 허리를 좁게 만든다.

■ 앉은 자세 (◘그림 11.3)

곧은 앉은 자세

- 궁둥뼈로 지지한다.
- 중력을 이겨낸다.
- 밀고 당긴다: 매트 쪽으로 궁둥뼈를 밀고, 그 다음 위쪽으로 당긴다.
- 뿌리를 내리듯이 아래쪽으로 밀고, 허리를 똑바로 편한다.
- 골반으로부터 척추를 길게 만든다.
- 머리를 천장 쪽으로 뻗는다.

머리와 어깨의 정렬

- 어깨를 펴고 내림한다.
- 머리를 목으로부터 당겨 내고, 목을 어깨로부터 당겨 낸다.
- 어깨와 귀 사이에 큰 공간을 만든다.
- 양 팔과 어깨를 이완한다: 양 팔을 스파게티 요리처럼 만든다.

암 워크

- 양 팔을 어깨로부터 당겨낸다.
- 겨드랑이로부터 부드럽게 지지한다.
- 가운데손가락으로 벽을 오른쪽/왼쪽으로 페인트칠 하듯이 움직인다.

■ 옆으로 누운 자세 (◘그림 11.4)

안정화

- 지면으로부터 허리를 들어 올린다.
- 동적 긴장: 머리는 골반으로부터 멀리 떨어져 있어야 하고, 반대로 골반도 머리로부터 멀리 떨어져 있어야 한다.
- 허리를 좁게 만든다.

레그 워크

- 반대쪽 벽이나 거울 쪽으로 다리를 골반으로부터 길게 빼낸다.

■ 옆으로 지지한 자세 (◘그림 11.5)

팔을 통한 체중부하

- 손과 팔꿈치를 지지한다.
- 지면으로부터 손과 팔꿈치를 민다.
- 천장 쪽으로 가슴우리를 들어올리고, 그 다음 나머지 신체부위를 들어 올린다.

■ 네발 자세

- 팔/가슴우리의 근육: 어깨뼈 사이 복장뼈를 확주한다.
- 밀고 당긴다: 아래쪽으로 밀고, 위쪽으로 당긴다(수평 또는 수직으로 생각한다)
- 아래쪽으로 뿌리를 내리듯이, 그리고 위쪽으로 성장하듯이 뻗는다.

■ 선 자세 (◘그림 11.6)

- 양 발로 지지한다.
- 중력을 이겨낸다.
- 밀고 당긴다: 아래쪽으로 밀고, 위쪽으로 당긴다.
- 아래쪽으로 뿌리를 내리듯이, 그리고 위쪽으로 성장하듯이 뻗는다.

■ 완전 몸통 통합과 오버헤드 정렬 (물구나무 자세) (◘그림 11.7)

- 맞섬 운동: "맞섬으로 움직인다"
- 밀고 당긴다: 아래쪽으로 밀고, 위쪽으로 당긴다.
- 아래쪽으로 뿌리를 내리듯이, 그리고 위쪽으로 성장하듯이 뻗는다.
- 말단(팔과 다리)이 잘 움직일 수 있도록, 몸통을 고정한다.
- 골반과 갈비뼈 사이에 큰 공간을 마련한다.

■ 구르기 운동 (◘그림 11.8)

- 동적 긴장
- 가장 큰 원호로 구르기를 한다.
- 척추가 큰 "C"자를 그린다.
- 골반과 갈비뼈 사이에 큰 공간을 마련한다.
- 척추뼈를 하나하나씩 감는다.
- 배벽 조절을 유지한다.

■■ 촉각지시

양 손의 촉각 지지는 필라테스 운동의 특성과 실행의 질을 의미있게 전달할 수 있다; 터치의 사용은 여러 가

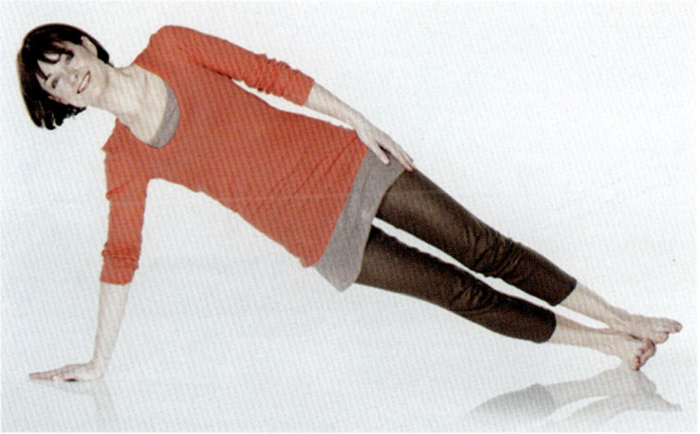

■ 그림 11.5 구두지시: 옆으로 지지한 자세

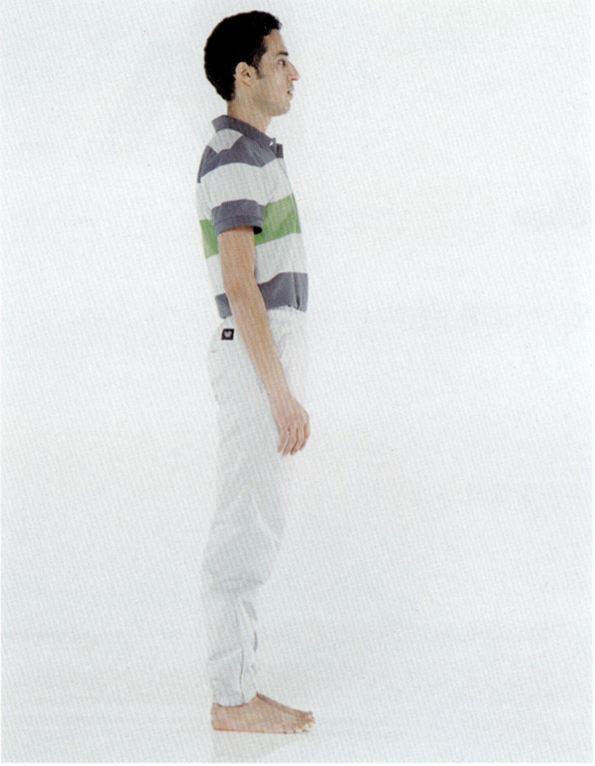

■ 그림 11.6 구두지시: 선 자세

지 방법과 다양한 효과를 가진다. 여기에서, 우리는 주로 신체적 지시의 역학적 측면 뿐만 아니라, 운동의 실행과 이해에 대한 효과에 초점을 맞춘다.

표적되고 숙련된 터치가 역학적 수준을 넘어서서, 학생에 대한 근본적인 효과를 가질 수 있는지를 체크해야 한다.

❗ 촉각지시에는 3가지 방법이 존재한다:

- 자세취하기 지시 (P)
- 가이딩 지시 (G)

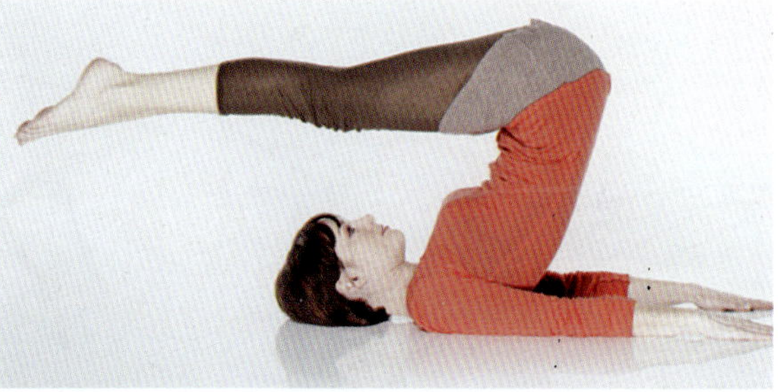

■ 그림 11.7 구두지시: Roll Over 동안 완전 몸통 통합

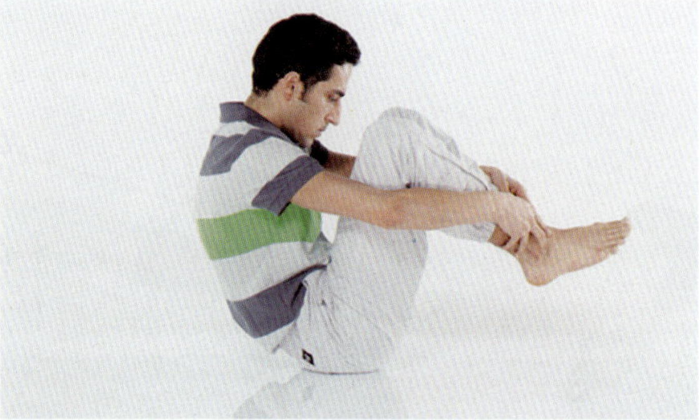

■ 그림 11.8 구두지시: 구르기 운동

- 저항을 통한 지시 (R)

■ **자세취하기 지시** (■ 그림 11.9)

운동을 성공적으로 수행하려면, 학생은 다소 수동적으로 자세를 취해야 한다.

예

자세취하기 지시(P)

- 누운 자세에서, 어깨는 팔이음뼈 근육의 중심에 배치될 수 있다.
- 목 근육의 길이를 따라 스트로킹함으로써, 머리는 목뼈의 젖힘을 피하는 자세를 취할 수 있다.
- 신체의 정렬을 향상시키기 위해, 운동을 시작하는 지점에 자세 보조도구(베개, 타월, 샌드백, 공)를 사용할 수 있다.

운동 동안, 도수 자세취하기 지시를 통해 적절하게 중재를 할 수 있다.

- 첫째, 잠재적으로 위험한 부정정렬을 예방하기 위해
- 둘째, 특정 운동 단계 동안, 올바른 정렬을 분명히 하기 위해

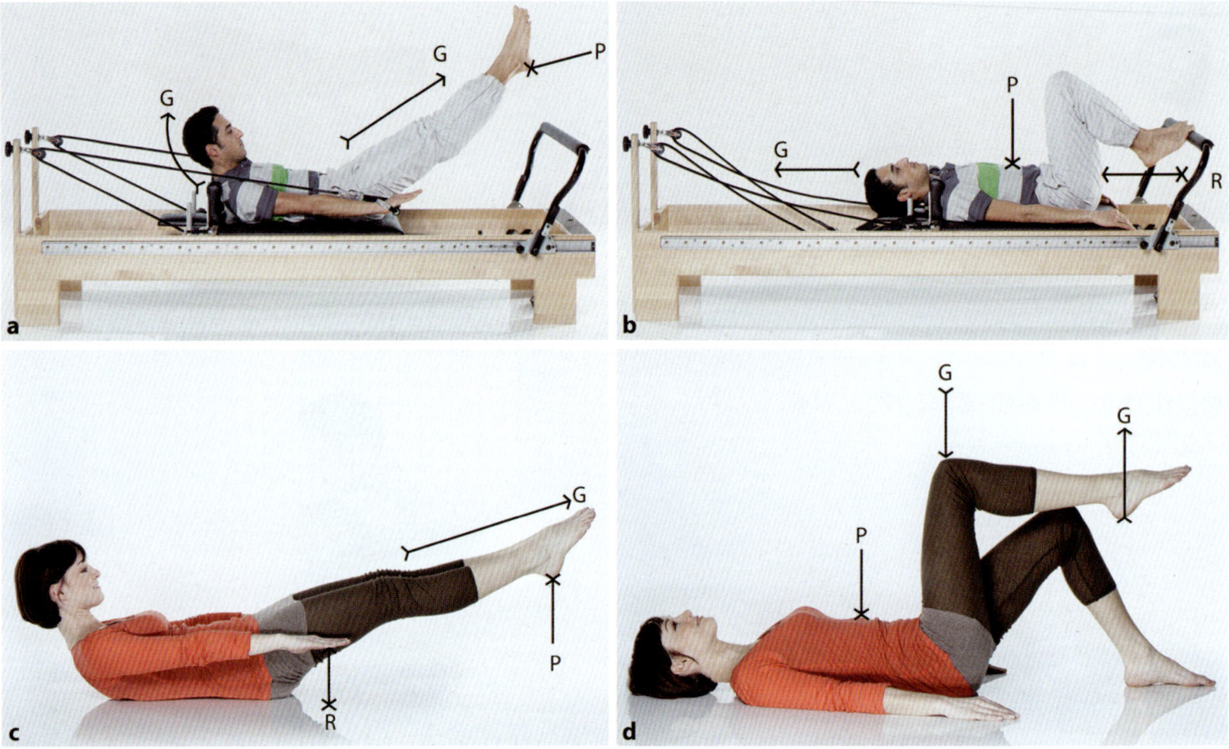

■ 그림 11.9a-d 자세취하기 지시(X): a Hundred, b 시작 자세: 양 다리를 굽힘함, c Hundred, d Femur Arcs: 양 다리를 굽힘하고 누운 자세.

▪ 가이딩 지시 (■그림 11.10)(G)

운동의 방향과 강도를 가이드하기 위해 **가장 가벼운 터치**를 이용할 수 있다. 이런 형태의 지시는 동적이지도 않고 또 강력하지도 않는 운동에 적절하다. 가이딩 지시는 운동의 폭이나 방향과, 그리고 척추 신장을 대개 돕는다.

▪ 저항(R)을 통한 지시 (■그림 11.11)

이런 강력한 안정화 지시는 명확한 외적 자극을 제공한다. **정적으로**(자세를 명확하기 위해)나 **동적으로**(동적 안정화로 움직임을 가이드하기 위해) 저항을 통한 지시를 이용할 수 있다.

부가적으로, 가동범위를 증가시키기 위해, 과활동 근육군을 단기간 억제시키는 유지-이완 기법(=신경생리적 기법 또는 PNF)을 이용할 수 있다.

모든 개인이 다르게 촉각지시(접촉)를 경험하는지를 체크해야 한다. 피부의 촉각 수용기와 피부밑조직의 압박 수용기를 통해, 말초 신호를 척수를 통해 뇌로 전달한다. 자극 처리는 항상 안정되고 명확해야 하는, 순간적인 **주관적 해석**의 대상이다.

❗ 경고

불명확하고, 운동에 적절하지 못한 촉각지시가 너무 빠르거나 또는 동시에 너무 많은 장소에서 수행되면, 가이드를 하기 보다는 오히려 혼란을 줄 수 있다.

▪▪ 형상화 (비유 사용)

Joseph Pilates는 운동에 대한 아이디어 뿐만 아니라 사람에게 적용될 수 있는 원리로부터 동물의 움직임을 연구했다. 그의 많은 운동들은 **동물로부터 명명**되었고, 움직임의 특성을 상징한다. "Kneeling Cat", Elephant", "Swan" 및 "Mermaid"와 같은 이름을 가진 운동들이 운동을 실시할 때 이용될 수 있는 움직임들이다.

필라테스 교육에서의 형상화 이용은 Mabel Todd의 작업(1937/2001), Andre Bernad의 작업(1997), 그리고 고 Erik Franklin(1998)의 작업을 할 때 얻어진 영감으로 지난 20년 동안 향상되어 왔다. 형상화를 이용한

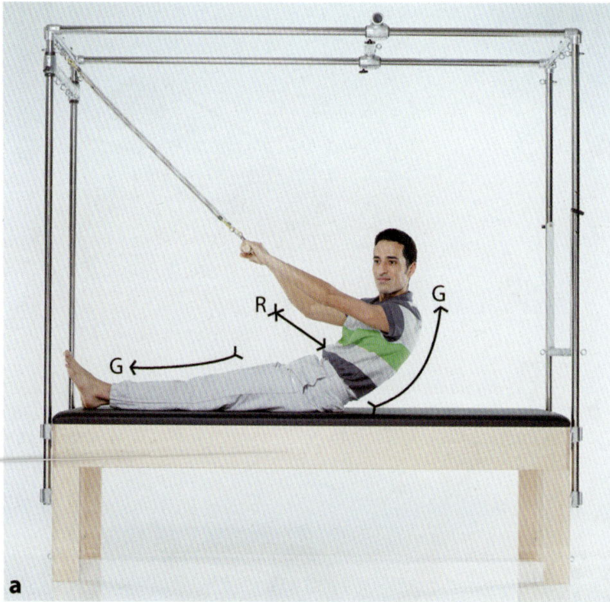

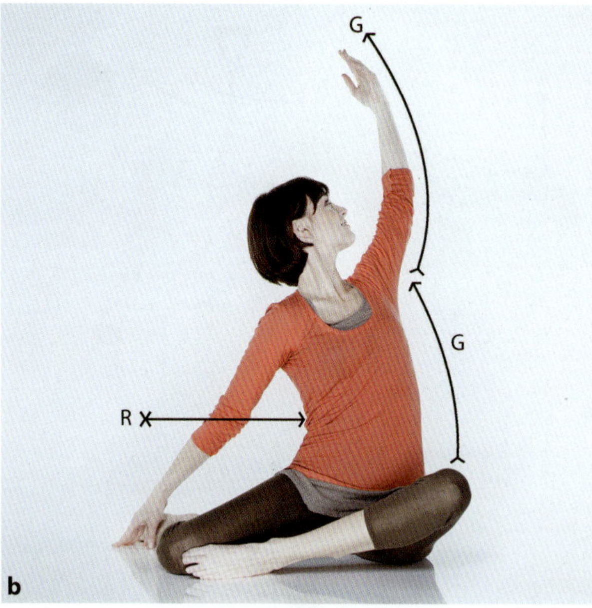

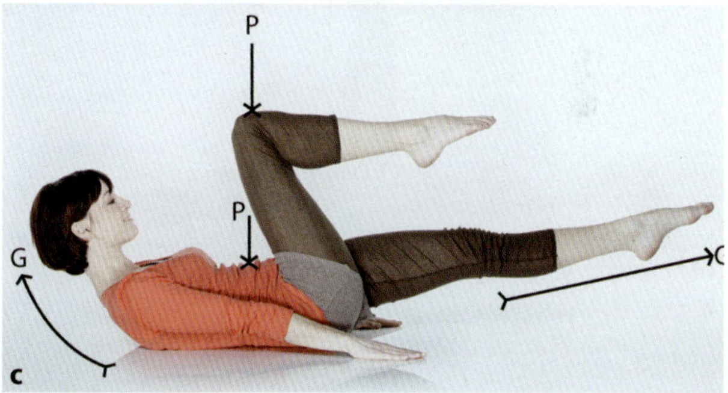

그림 11.10a–c 가이딩 지시(⇔): a Roll Down: 돌림, b Mermaid II: 돌림, c Single Leg Stretch: 양 팔을 바닥에 붙임.

지시의 **장점**은 수행의 질을 보여주는 운동 실행의 복잡한 특성을 반영한다. 이런 운동의 실행은 내적 자원으로 접근하는 결과로서 의미있게 변화한다.

❗ 시각지시가 다음과 같이 이용될 수 있다
- 직접 형상화
- 간접 형상화

형상화를 이용하는 지시의 몇 가지 예가 아래에 제시되어 있다. 형상화의 암시적인 특성 때문에, 이미지가 개인 경험에 근거되어 이용되거나 분석될 수 있다. 한 번도 코끼리를 보지 못한 학생을 위해, 이런 비유적인 지시는 제한적으로 이용될 것이다. 특정 사람이나 경험에 국한된 이미지들이- 예를 들어, "타이즈를 입은 것처럼 다리를 날씬하게 만들어라" -타이즈를 입어 보지 못한 사람들에게는 유용하지 않을 것이다. 학생의 단어는 학생의 내적 경험에 실마리를 제공할 수 있고, 그것은 형상화를 이용한 지시를 위한 시작점으로서 이용될 수도 있다.

■ 직접 형상화

❗ 직접 이미지는 신체를 직접적으로 표현한다.

학생은 공간과의 관계나 다양한 내용에 있어서 신체를 인지할 수 있도록 돕는 운동의 수행에 대한 지시를 받는다.

» 여러분의 열정과 젊음을 자랑스럽게 생각하시오 (Lolita San Miguel, quoting Eve Gentry 2011).

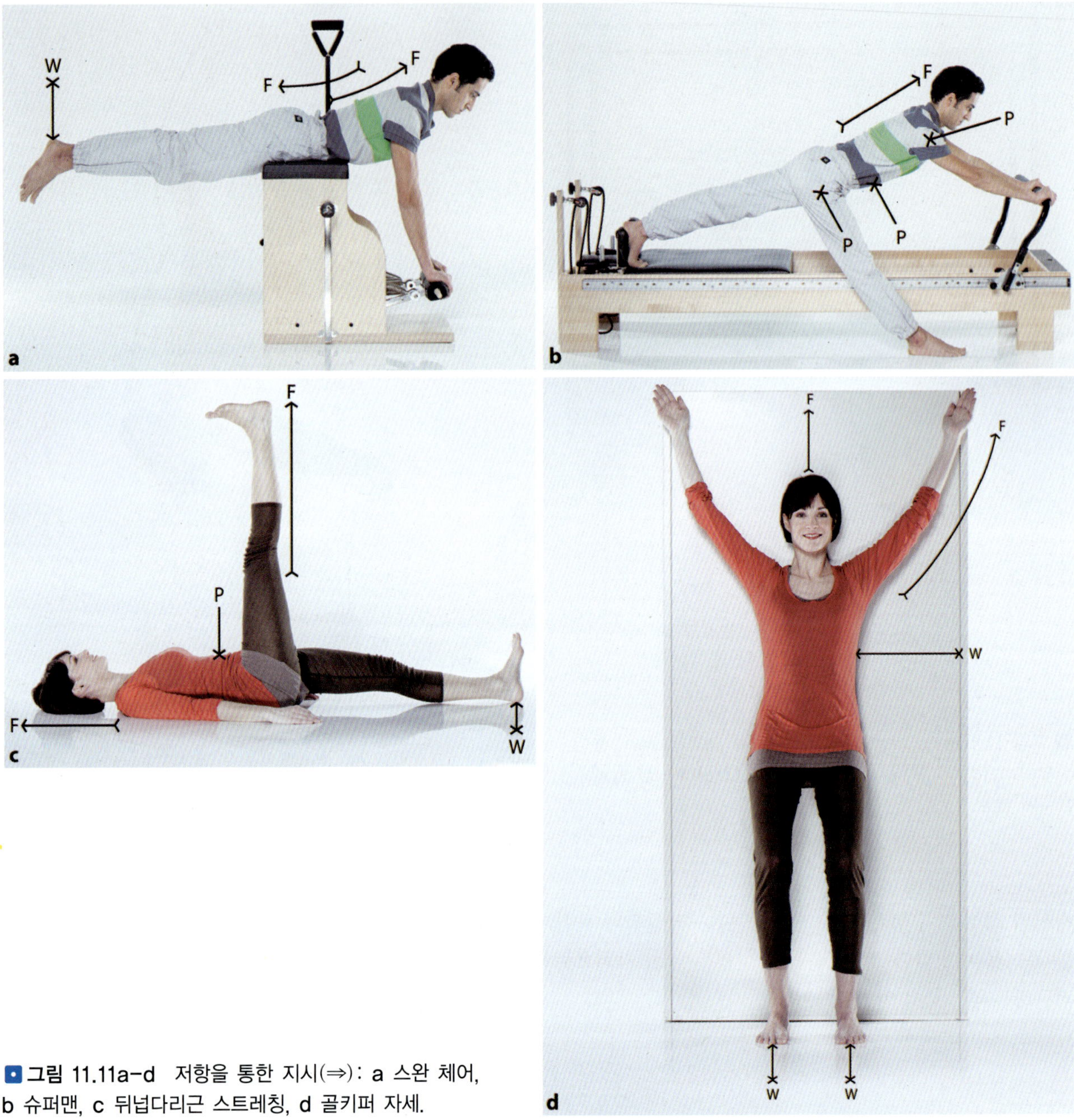

■ **그림** 11.11a–d 저항을 통한 지시(⇒): a 스완 체어, b 슈퍼맨, c 뒤넙다리근 스트레칭, d 골키퍼 자세.

호흡

- 들숨을 하는 동안, 아래쪽 갈비의 뒤쪽을 팽창한다.
- 날숨을 하는 동안, 천장 쪽으로 몸을 키운다.

척추 신장

- 천장 쪽으로 머리를 뻗는다.
- 배를 척추쪽인 뒤쪽과 위쪽으로 끌어 당긴다.

몸통 조절

- 배와 등으로 척추를 지지하고, 척추뼈 사이의 공간을 만든다.
- 어깨를 펴고, 등을 길게 만들면서 허리를 좁게 만든다.

가동성

- 한쪽 척추뼈는 아래쪽으로 활주하고, 다른 쪽 척추뼈는 위쪽으로 활주한다.
- 엉덩관절을 골반 안에서 활주한다.

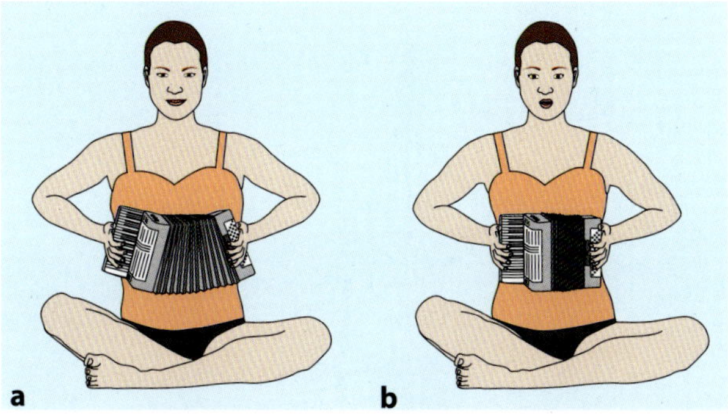

그림 11.12a,b 호흡:“아코디언처럼” 갈비뼈를 확장하고 수축시킨다. a “코를 통해 아래쪽 갈비뼈로 호흡을 한다”, b “입을 통해 날숨을 한다”.

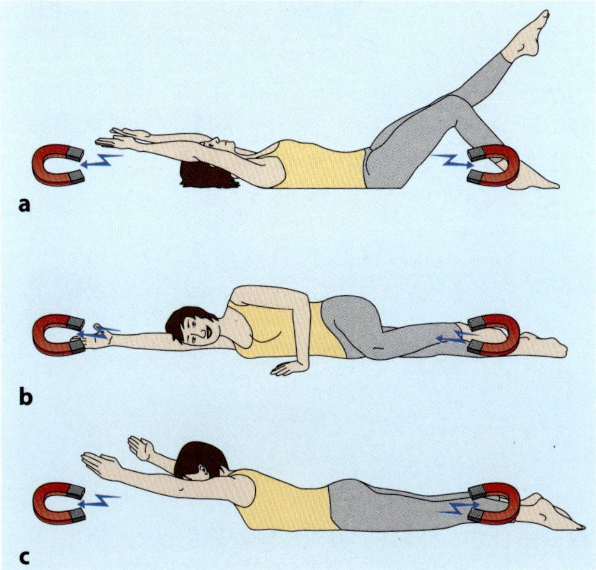

그림 11.13a–c 척추 신장:“2개의 자석으로 척추를 2개 방향으로 끌어 당긴다”. a 누운 자세, b 옆으로 누운 자세, c 엎드린 자세.

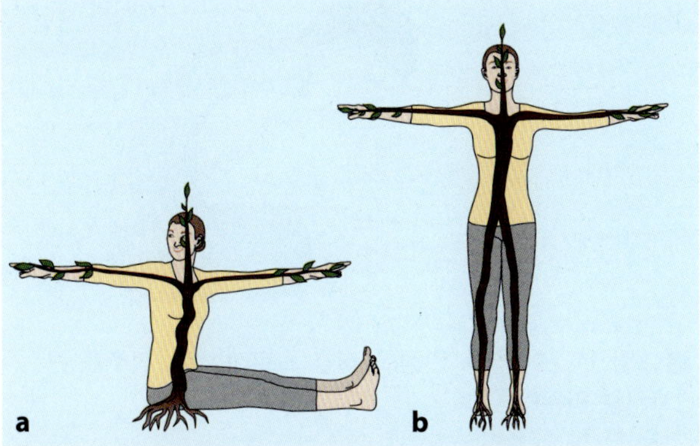

그림 11.14a,b 척추 신장. “뿌리를 내리듯이 아래쪽으로 누르고, 위쪽으로 뻗는다”. a 앉은 자세, b 선 자세.

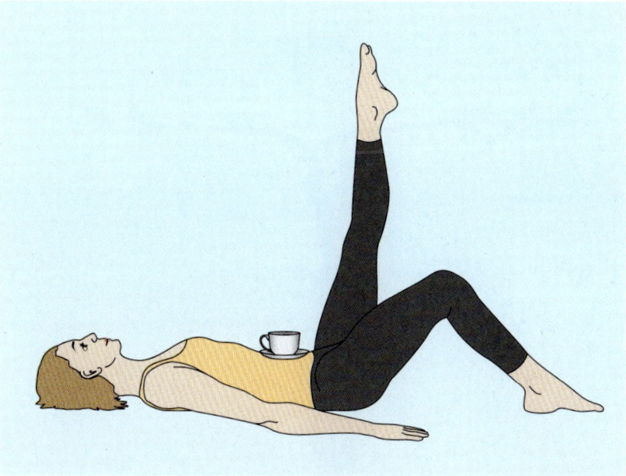

그림 11.15 누운 자세에서의 몸통 조절: “중심을 안정화 시켜서, 배 위에 놓인 컵의 물이 쏟아지지 않도록 주의한다”.

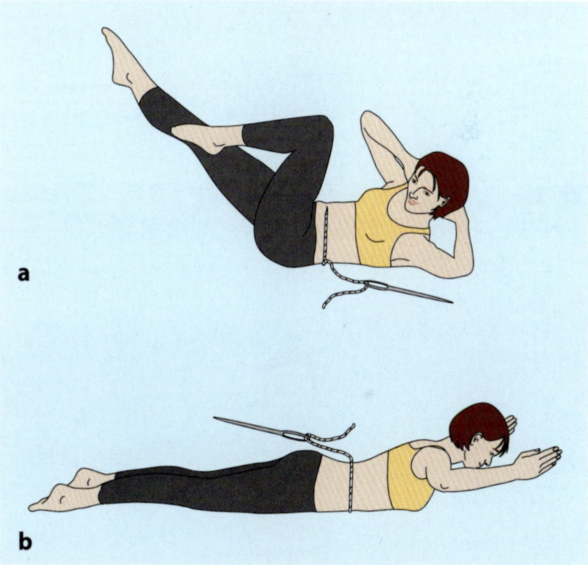

그림 11.16a,b 몸통 조절:“배꼽과 척추 사이의 거리를 일정하게 유지한다. 배꼽을 척추 쪽으로 당긴다.” a 누운 자세, b 엎드린 자세.

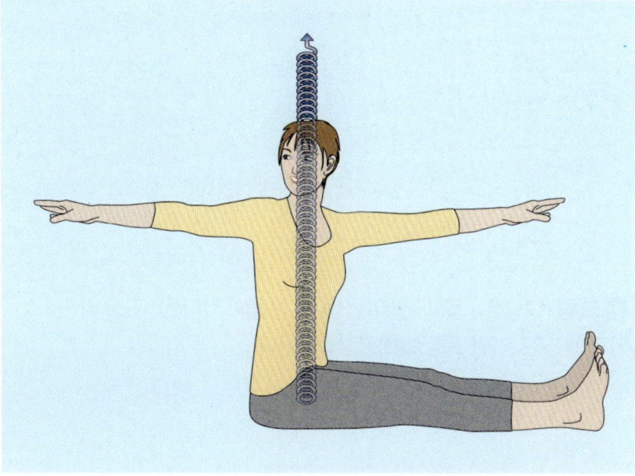

그림 11.17 앉은 자세에서의 돌림:“천장 쪽으로 나사를 돌리듯이 몸을 회전한다”.

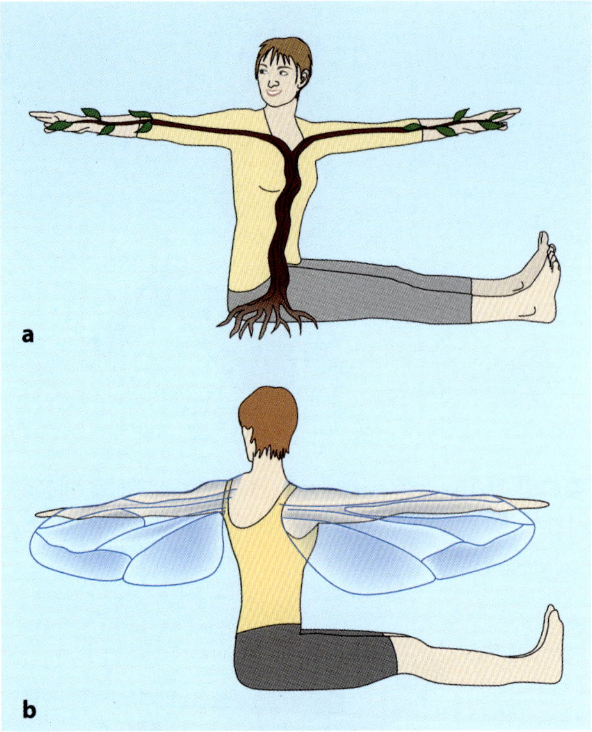

그림 11.18a,b 팔 운동: a "양 팔을 왼쪽과 오른쪽으로 길게 뻗는다". b "날개처럼, 양 팔을 가볍게 움직인다."

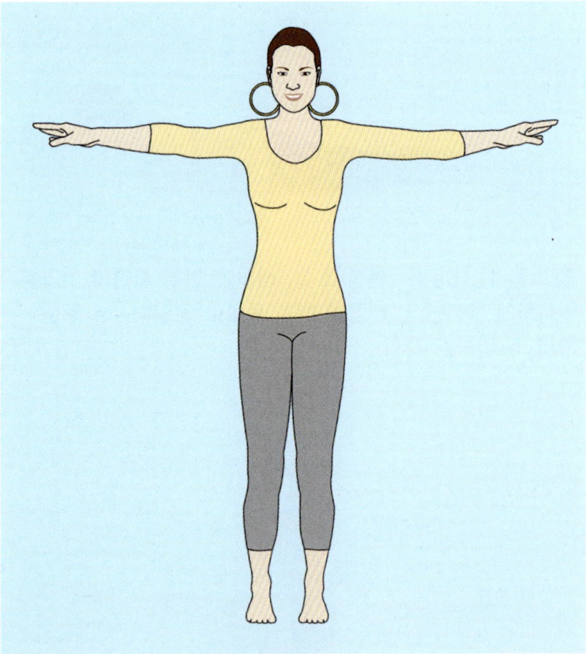

그림 11.19 팔과 팔이음뼈의 운동: "커다란 귀고리가 어깨에 닿지 않도록 어깨를 내림한다."

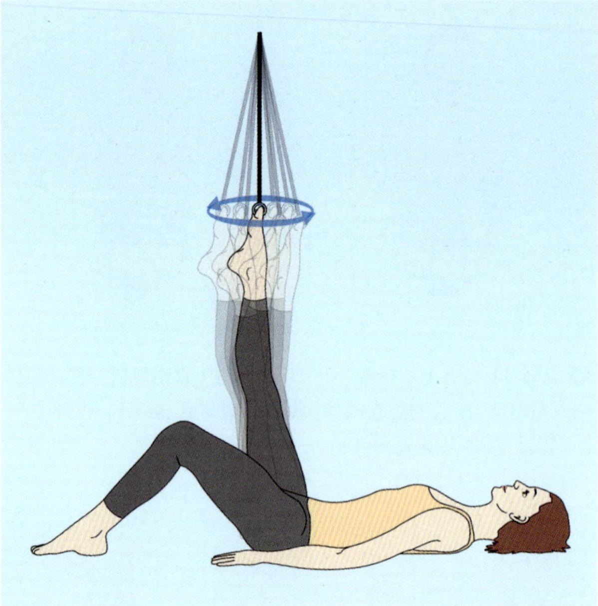

그림 11.20 다리 운동: "엄지발가락을 천장에 매단듯이 뻗은 후, 엉덩관절을 중심으로 다리로 원을 그린다."

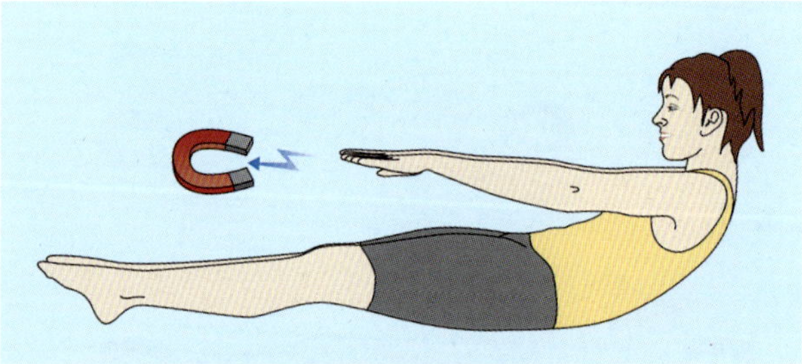

그림 11.21 척추를 굽힘하는 동작(윗몸 일으키기): "양 손 끝에 자석을 대고 반대편 벽쪽으로 양 손을 잡아당기듯이 움직인다"(rolling up).

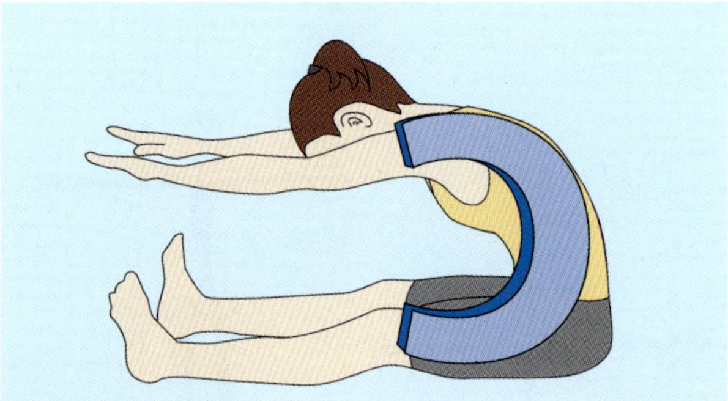

그림 11.22 척추 안정화(척추 스트레칭): "척추를 큰 C자처럼 만든다."

11

표 11.1 교육적 전략

지시	적합한 내용	학습 유형	문제
시연	자세, 운동 개별 훈련과 집단 훈련	시각	올바른 수행, 선택적 인지
구두지시	외적 연결 개별 훈련과 집단 훈련	인지	인지 수행을 강조하고, 신체 피드백을 약간 덜 강조
촉각지시	강한 감각입력 개별 훈련, 작은 집단 훈련	감각	정확성, 폭넓은 영향
형상화	개별 전략의 활성화 개별 훈련과 집단 훈련	비유	일상 생활로 전이되기 어려운 개성

팁

그림 11.12–그림 11.22는 직접 형상화를 이용한 지시를 보여주고 있다.

간접 형상화

❗ 우리는 강사의 마음에서 몸이 아주 별개의 것으로 전환될 때를 간접 형상화라고 말한다.

공간 이미지가 신체를 다른 환경을 전이한다.
- 해변가에 누워 있는 여러분을 생각해 본다.
- 여러분의 몸이 2개의 유리판 사이에서 움직인다.

신체의 일부나 전체가 아주 별개의 것으로 전환된다.
- 여러분의 골반은 샐러드를 담은 사발처럼 생겼다.
- 여러분의 다리는 좁고 튼튼한 나무처럼 생겼다.

감각 입력
- 꽃의 향기를 맡고 있다고 생각해 본다.
- 바람이 여러분의 등을 강하게 때리고 있다.

종합 이미지
- 여러분의 몸은 심포니 오케스트라처럼 생겼다.
- 우리의 삶은 강물과 같다.

형상화의 이점

형상화의 **장점**은 과대평가될 수 없다:
- 이미지를 이용하는 지시는 학생을 **정신적으로 자극**할 수 있고, 신체 제한을 극복할 수 있도록 돕는다.
- 종종 이미지는 운동 시 학생에게 **큰 효과**를 줄 수 있고, 그것은 다른 상황에서 **자발적으로 유발**될 수 있다. 복잡한 신체 반응을 유발시키기 위해 작은 팁이 종종 요구된다.
- 이미지가 운동의 특성을 빠르게 그리고 효율적으로 보여줄 수 있기 때문에, **집단을 위한 지시**로도 매우 적합하다.

요약

표 11.1 은 교육적 전략을 요약하고 있다.

11.2 특별한 지시

남성을 위한 특별한 지시

성별에 따른 운동 지시의 수정을 권장한다.

남성은 일반적으로 자세한 신체 현상을 잘 느끼지 못하거나 해석하지 못한다. 그러므로 특히 미묘하고 내적으로 지도되는 지시를 피하는 것이 가장 중요하다.

남성 클라이언트는 다음에 잘 반응할 것이다:
- 촉각지시, 자세취하기 지시
- 저항을 통한 지시
- 시연

형상화 지시는 **직접 형상화**에 초점을 맞추어야 한다:

- 남성의 신체 이미지(예, 넓은 어깨, 납작한 배, 똑바른 자세)를 반영한다.
- 그러나 이완과 평화의 질을 반영한다.

▪ 여성을 위한 특별한 지시

다음은 **여성을 지도**할 때 일반적으로 유용하다:

- 구두지시
- 촉각지시, 가이딩 지시

여성에 대한 바람직한 신체 이미지는 종종 운동 수행에 드라마틱한 영향을 준다. 그러므로 여성 학생이 신체의 일반적이고 개인적인 목적 이미지를 표현하고 개발할 수 있도록 도움을 주어야 한다.

여성은 머리, 목 및 어깨에서 자주 긴장하는 편이기 때문에, 이 부위들에 신경을 집중해야 한다.

▪ 환자를 위한 특별한 지시

신체 문제가 있다면, 외적 자극을 처리하는 방법에서 근본적인 변화가 나타날 수 있다. 자극을 위한 경로는 **통증 신호, 기능과 가동성의 제한**에 의해 우세해진다. 감각계와 고유수용계도 심하게 손상될 수 있다. 정보의 적절한 흐름을 확보해야 하기 때문에, 이런 지식을 가지고 있으면, 치료와 재활에 있어서 필라테스 운동에 대한 지시의 결과를 어느 정도 알게 될 것이다.

국소 안정화 조절의 시스템도 중추 억제 기전과 말초 억제 기전을 통해 변화될 수 있다. 이것은 환자로 하여금 근육 긴장을 의식적으로 인지하고 조절하는데 어려움을 제공한다. 신체 과정을 정상화하는데 도움을 주기 위해 필라테스 운동 동안 지시할 수 있다.

» 치료와 재활에 있어 필라테스 운동의 목표는 통증 없이 시작되어야 하고, 성공적인 운동은 목표를 달성하고, 환자의 기대를 넘어서야 한다 (Anderson 2005).

▪ 촉진

촉진 기법은 치유 과정에 대한 가장 큰 영향을 가지기 위해, 근육뼈대계에서의 연결 지식을 이용한다. 예를 들어, 접촉을 통한 피부 부위의 감각 자극은 국소 근육과 관련 순환에 영향을 줄 수 있다; 허벅지 안쪽의 부드러운 때림과 솔질은 다리 안정화 근육 사슬의 활성을 자극한다.

▪ 범람 효과 (오버플로우, overflow)

자극이 기능적으로 수정되고 충분한 길이와 강도가 인정되면, 자극의 효과가 **신체 반대쪽**에서 느껴지거나 자극의 위치로부터 **멀리 떨어진 곳**에서 느껴질 수 있다.

- 누운 자세에서 이루어지는 굽힘에서 폄 까지의 팔 운동도 앞쪽 몸통 근육을 자극할 수 있다.
- 신체 한쪽의 다리 운동은 반대쪽 다리에 훈련 효과를 줄 수 있다.

▪ 긍정적인 신체 이미지

최근 몇 년 동안, 재활 분야는 점진적으로 신체 상태에 대한 정신적 효과에 초점을 맞추어 왔다. 뇌가 움직임을 생각만 하더라도, 실제 움직임 수행에 요구되는 신체 과정이 시작한다. 이런 **피드-포워드 현상**은 과제를 수행하는 움직임 이전에, 움직임을 먼저 가시화함으로써 활용되어질 수 있다.

피드-포워드 사고는 기본적 억제를 수정하는 긍정적인 이미지를 가시화하도록 환자에게 요구함으로써 이용될 수 있다.

참고문헌

Anderson B (2005) Randomized clinical trial comparing active versus passive approaches to the treatment of recurrent and chronic low back pain. University of Miami, Miami

Bernard A (1997) An introduction to Ideokinesis. Contact Quarterly (Reprint No. 3). Ideokinesis and Creative Body Alignment. Summer/Fall, pp 24–25

Franklin E (1998) Locker sein macht stark. Kösel, München

Hamilton C (2009) Lokale Stabilität der Gelenke. Handout Hamilton, Regensburg

San Miguel L (2011) Oral communication. Conference, Mönchengladbach

Todd M (2001) Der Körper denkt mit: Anantomie als Ausdruck dynamischer Kräfte. Huber, Bern (Nach der Originalausgabe "The Thinking Body" 1937)

필라테스 훈련의 수행을 위한 기초

Verena Geweniger, Alexander Bochlander

12.1 예방적 필라테스 – 302
12.1.1 § 20 SGB: 필라테스 강좌 조성에 대한 현재의 위치 – 302
12.1.2 스포츠 재활협회와 기능 훈련 – 302
12.1.3 외래 재활 – 303
12.1.4 물리치료 장비 – 303

12.2 기록과 효율성의 근거 – 303
12.2.1 재활 – 304
12.2.2 물리치료 – 303
12.2.3 필라테스 스튜디오 – 304

12.1 예방적 필라테스

몇 십 년 동안, **예방을 위한 필라테스 운동**의 가치는 국제적으로 인정되어 왔다. 필라테스에 대한 관심은 피트니스 스튜디오의 확산과 인기 때문에, 지난 15년 동안 독일과 유럽에서 계속 성장해 왔고, 뚜렷하게 발전되어 왔다. 대중적인 측면에서 볼 때, 필라테스 훈련은 집단 매트 강좌들과 밀접한 관련성이 있다. 집단 매트 강좌들은 개인이든 작은 집단이든 필라테스 운동(장비 운동과 매트 운동)의 작은 부분이다.

훈련의 실제 목표가 예방 차원인 경우에서도, 우리는 필라테스를 통해 그들의 상태를 향상시키기 위해 **신체 정렬을 목적으로 하는 참가자**들을 종종 볼 수 있다. 이런 상황은 필라테스 교육자들에게 있어 자극이 될 수 있다:

- 훈련 과정 참가자에 대한 부담감 때문
- 또 교육적인 측면 때문

독자들은 9장의 **고위험-저위험 모델**을 참고하기 바란다. 필라테스 강사들은 자신의 전문 능력과 기술 능력 내에서 적절한 서비스를 참가자에게 제공해야 한다. 게다가 훈련을 시작하기 전에, 필라테스 강사들은 클라이언트의 건강 상태와 동기부여에 대한 적절한 정보를 습득할 책무를 가지고 있다.

12.1.1 § 20 SGB: 필라테스 강좌 조성에 대한 현재의 위치

독일에서, **예방적 건강 촉진**에 대한 법률적 근거는 아래의 **기준**을 따라 건강 보험을 통해 필라테스 강좌 조성에 영향을 준다.

- 직업 자격: 물리치료사나 자격을 갖춘 스포츠/체육 강사
- 독일 필라테스 협회의 지침을 충족하는 훈련 센터에서 최소 100시간의 필라테스 강사 훈련을 받은 사람.
- 자격을 갖춘 건강보험기관에 등록되어야 함.

❗ 필요한 서류가 제출되고 승인되었다면, 강좌료의 일부는 클라이언트의 특별한 건강보험 정책에 따라 상환될 것이다. 출석부도 제출되어야 한다.

The Medical Service of the Statutory Health Insurance Funds Association은 **필라테스 강좌 촉진**에 대해 다음의 진술을 공표했다(February 2009):

중앙건강보험협회의 **"예방 지침"**과 건강 촉진의 호환성은 **강사 자격과 관련된 모든 필수사항**을 준수하고, 건강보험회사에 의한 잠재적 상환에 대한 적격 필수기준이다. 이것은 모든 건강보험회사가 그들의 고객을 위한 촉진을 자동적으로 조성한다는 것을 의미하지 않는다; 이런 결정은 개별 보험회사에 의해 항상 이루어진다.

The Medical Service of the Statutory Health Insurance Funds Association의 기준에 대한 준수는 개별 사례에 따라 체크된다. 아래 이외에, 만약 부가적인 지침 **기준**이 충족된다면, 필라테스 강좌가 조성될 수 있다:

- 코스 강사는 운동에 대한 국가 자격을 가지고 있다.
- 코스 강사는 독일 필라테스 협회의 교육센터나 비슷한 기준을 갖춘 센터를 통해 훈련 과정을 이수해야 한다.
- 훈련은 집단으로 이루어진다.
- 집단의 최대 크기는 10-12명 정도이다.

12.1.2 스포츠 재활협회와 기능 훈련

재활 스포츠와 **기능 훈련**의 실행과 보상에 대한 가장 최근의 승인 버전은 2011년 1월(§ 44 SGB에서 나왔고, § 20 SGB에 따르는 1차 예방에 대한 그들의 또 다른 전략 목표를 설정했다.

목표는 신체 질병이나 장애를 가진 사람들이 이용할 수 있는 자가 도움 자원을 만드는 것이고, 이것은 일상생활의 인게이지를 증가시킨다. 이런 노력의 주요 목표는 다음과 같다:

- 현재 생활 상황의 향상
- 현존하는 증상의 악화 방지

1차 예방에 있어서 인증과 보상에 대한 지침 이외에, 독일 스포츠 협회에 의해 규정된 부가적인 필수조건도 충족되어야 한다. **기능 훈련**은 만성 질환에 대한 특별한 지식을 필요로 하는 분야이고, 물리치료사와 작업치료사에 의해서만 제공될 수 있다.

12

❗ 필라테스 훈련은 근본적으로 재활 스포츠와 기능 훈련의 분야에 적합하지 않다. 왜냐하면, 필라테스 훈련이 운동이나 스포츠 활동의 일반적인 유형이고, 또 그의 목표가 비특이적이기 때문이다.

12.1.3 외래환자 재활

❗ 복잡한 외래환자 재활 프로그램의 일부(심화 외래환자 물리치료)로서, 필라테스 훈련은 전통적인 훈련 치료를 보충하거나 대신할 수 있다.

모든 재활 단계 동안, 필라테스 장비의 적절한 사용과 운동 수정을 통해 환자를 효과적이고 효율적으로 지지할 수 있다. 승인된 지침을 필라테스 훈련 안으로 어려움 없이 통합시킨다.

12.1.4 물리치료 장비

독일 물리치료 시설에서 "물리치료 장비"의 사용에 대한 오늘날의 게시 조건은 다음과 같다:

- 적절한 전문 훈련 수행
- 5가지 훈련 장비(레그 프레스, 앵글 테이블, 수직 도르래 장치, 2개의 유니버셜 도르래 장비)

순환 훈련이 물리치료사의 감독 아래에서 5명까지의 소집단에서 수행, 계획, 기록될 수 있다. 그리고 종합적인 치료 팀 접근법을 실행할 수 있다.

❗ 필라테스 장비와 매트 운동은 훈련 장비에 대한 필수 조건을 충족할 수 있다. 강사가 충분한 전문 자격을 보유하고 있다면, 필라테스 훈련은 구조와 내용의 측면 모두에서 물리치료 장비에 대한 필수조건을 충족할 수 있다.

12.2 기록과 효율성의 근거

진전, 성취 및 특별한 수정을 모니터링하기 위해, 치료적 측면(또는 예방)에서 기록과 적절한 기록 유지는 필라테스 훈련에 있어 매우 중요하다. 부가적으로, 환자의 동기부여를 증가시키기 위해 평가와 훈련과정의 기록을 이용할 수 있다.

효율성의 증거는

- 일상 직무의 기록에 의해 제공될 수 있다.
- 작은 연구나 큰 과학적 프로젝트에서 시연될 수 있다.

많은 과학적 연구들은 ▶단락 14.2에 제시되어 있고, 추후 프로젝트에 의해 재확인되어야 한다.

12.2.1 재활

재활 과정의 목적은 손상이나 질병의 상태를 회복하는 것이다. 역학적 측면에서의 기능 이외에, 다른 중요한 기능적 측면도 고려되어야 한다. 이런 기능적 측면은 직장과 가정의 환경 뿐만 아니라, 환자의 활동에 따라 달라질 수 있다. 그러므로 그것은 **환자의 목표**에 대한 정확한 지식을 얻는데 매우 중요하다.

훈련 과정의 계획과 상세한 기록은 재활에 있어서 필수적이고, **기록**도 다음과 같은 매개변수를 충족해야 한다.

- 증상과 기능 제한에 대한 양적 및 질적 설명을 포함한, 초기 진단
- 적절한 측정의 계획
- 향상을 위한 예후

이런 과정은 동일한 기준을 이용하여 일정한 간격으로 반복되어야 하고, 4-6 주후 새롭게 진단되어야 한다(병리의 유형에 따라). 재활 팀의 협력과 정상 재활과정의 붕괴 발견이 보장될 수 있다.

12.2.2 물리치료

물리치료는 시간적 제한, 공간적 제한, 그리고 엄격한 운동 기간 등에 의해 종종 억제된다. 정확히 이런 이유

때문에, 필라테스 훈련에서 **치료 단계**의 기록이 유용한 것이다. 일반적으로, 관절 문제를 해결하는 개인적 책임과 의무가 장시간에 걸쳐 꼭 유지되어야 한다. 직무 환경에서의 명확한 기록은 매우 건설적이고 유용하다.

12.2.3 필라테스 스튜디오

운동의 다양성과 수정 때문에, 스태프들은 가능하면 완전하게 운동 프로그램을 기록하려고 노력해야 한다. **클라이언트의 목표**가 가장 중요하다. 건강에 대한 정보의 토대로서, 훈련을 시작할 때 얻어진 신체 피트니스와 운동 경험이 정의되고, 기록되고, 모니터링 될 수 있다.

부록

용어 해설 – 306

해부학적 위치와 방향에 대한 설명 – 308

연구 문헌 – 312

유용한 접속과 주소 – 314

참고문헌과 추천도서 – 316

찾아보기 – 319

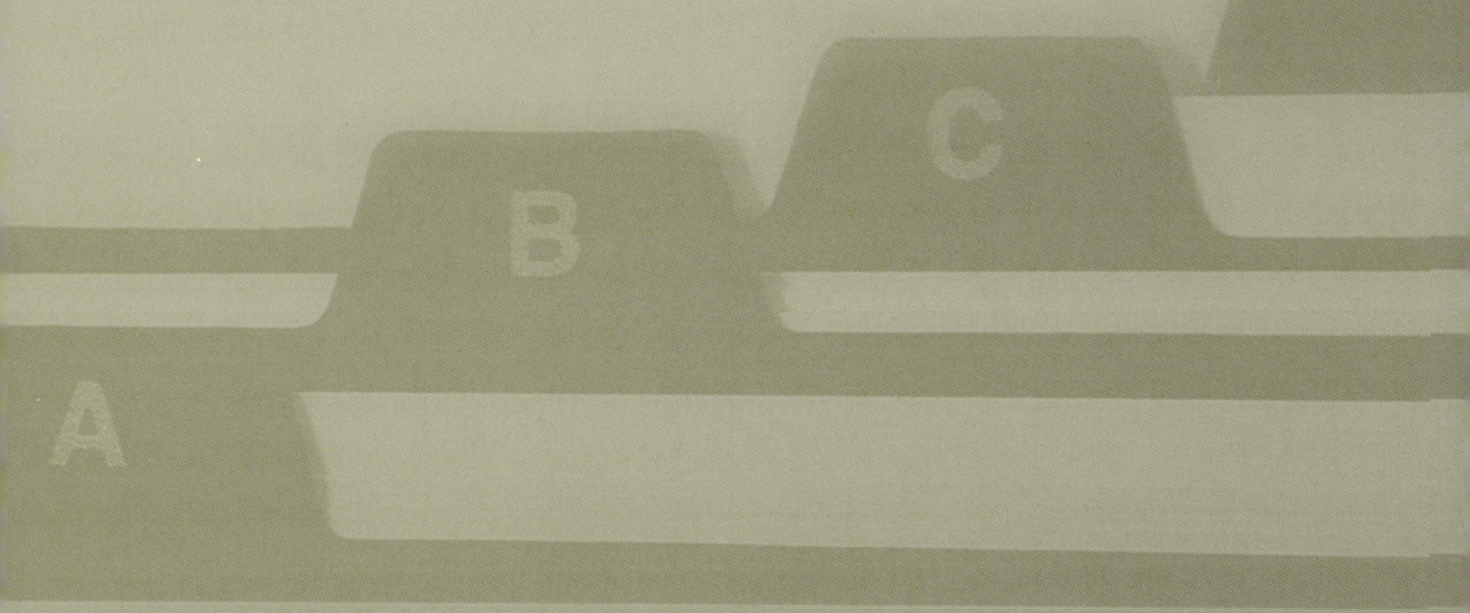

용어 해설

가로 근육계: 주로 가로 방향으로 주행하는 국소 안정근. 목뼈: 빗머리근. 어깨: 앞톱니근 (Vleeming에 따른), 가시아래근, 작은원근, 어깨밑근.
허리뼈: TA, 뭇갈래근.
엉덩관절: 궁둥구멍근, 쌍둥근, 폐쇄근.
무릎관절: 90° 굽힘 자세에서의 안쪽넓은근, 가쪽넓은근.

가로막 호흡: 가로막의 3차원 활성으로 호흡하는 경우

고유수용성: 관절 위치와 신체 위치의 내적 인지

골반-가슴우리 연결: 동적으로 안정화되는 몸통의 능동적 정렬 (중립, 굽힘, 폄 및 옆굽힘).

골반바닥근 장력: 골반바닥근의 생리적이고 반응적인 활성이다.

교차연결: 비조직화된 치유 조직; 유착

기능적 그룹: 기능적으로 연결된 신체 영역들

끝자세: 운동의 끝지점에서 능동적으로 유지하는 신체 자세

능동 구조물: 근육과 같이, 수축할 수 있는 조직

닫힌사슬: 운동의 먼쪽 관절이 안정된 표면에 연결된 것

동적 긴장: 작용근과 길항근의 기능적 공동 작용

밀고 당기기: 능동장력의 전통적 용어

수동 구조물: 힘줄, 인대, 근막, 관절주머니 및 뼈와 같은 비수축성 조직

순응: 내적 동의

시작 자세: 운동을 시작하는 자세

열린사슬: 운동의 먼쪽 관절이 안정된 표면에 붙어 있지 않는 경우

운동범주: 필라테스 운동 교수법의 분류

임프린트(imprint): 누운 자세에서 허리뼈를 지면으로 닿게 하는 골반의 능동 뒤쪽경사를 나타내는 전통적인 용어

전신 안정화: 1. 분절 안정화, 2. 적은 움직임, 3. 긴장성 활동

전이: 한 운동에서 다음 운동으로 의식적으로 이동하는 것.

정렬: 운동면에서 운동축의 방위

중간 자세: 운동 경로에서의 표적 신체 자세

중립 영역: 관절이나 척추의 능동 안정화된 운동 범위이다. 중립 영역의 조절은 근육과 구조물 사이의 상호작용이다. “국소 근육의 피드-포워드 기전은 운동의 효율성 소실 없이도 중립 영역을 제한한다. 전신 근육의 협력 작용은 강직으로부터 이것을 보호하고, 운동 효율성 비용을 줄여준다”(Hamilton 2009).

진전: 난이도 증가(반대말: 후퇴)

척추 관절운동: 균등하게 일어나는 분절 운동

척추 신장: 척추 정렬의 능동 강화

척추의 C자 곡선: 척추가 굽힘되었을 때 균등하게 그려지는 척추의 모양

테이블 상판 자세: 누운 자세에서 엉덩관절과 무릎관절을 90° 로 굽힘한 자세

텐서그리티(tensegrity): "긴장성 통합은 긴장성 단위를 의미한다." 이 용어는 R. Buckminster에 의해 만들어진 "tension"과 "integrity" 복합 용어이다. "텐서그리티 구조물의 안정성은 지속적인 압박 구조물에 비해, 뻣뻣함이 적고 탄성이 크다." 그리고 "최대 효율성"을 가진 구조물이다 (Myers 2010).

파워 실린더: 몸통 중심의 안정화에 영향을 주는 구조물. 능동 구조물: 실린더 근육(기능적으로 함께 작용하는 근육, 예, 가로막, 배가로근, 뭇갈래근의 깊은 부분, 골반바닥근). 수동 구조물: 척주, 원반, 척추뼈, 인대

파워 하우스: 협력작용을 하는 몸통 근육의 집단(능동)

피-드포워드 기전: 중추신경계에 의해 조절되는 사전 수축/사전 프로그래밍의 기전이다. 국소 안정근의 수축은 전신 근육의 활성보다 먼저 일어난다. 재발성 통증, 운동 부족, 나쁜 자세나 수술 등이 사전 수축의 억제와 분절사이 운동조절의 억제를 이끌어낼 수 있다. 국소 안정근의 사전 수축은 표적 훈련 (예, 허리골반 부위에서, 골반바닥근, 배가로근 및 뭇갈래근 등의 특별한 훈련을 통해)을 통해 재활성화되고 재학습될 수 있다. 이런 훈련은 강한 수축을 유도하는 것이 아니라, 타이밍과 협응을 훈련시킨다 (Hodges 1996; Hamilton 2009).

항상성: 건강한 상태(생리적)와 건강하지 못한 상태(병태생리적) 모두에서 일어나는 균형의 상태

협착증: 척추사이공간이 좁아진 것

활동적인 시작 자세: 운동 이전의 근육 참여로서, 척추 신장이나 동적 긴장을 통해 생성된 기본 긴장과 집중 및 호흡에 의해 달성된다.

후퇴: 난이도 감소(반대말: 진전)

해부학적 위치와 방향에 대한 설명

(From Wottke D (2004) Die große orthopädische Rückenschule. Theorie, Praxis, Didaktik. Springer Berlin Heidelberg)

▪ 축과 면

다음은 선 자세의 신체에 적용된다.

시상축: 신체의 앞쪽에서 뒤쪽으로 통과하는 축으로서, 가로면(수평면)과 수직을 이룬다.

가로축: 신체를 오른쪽에서 왼쪽으로 통과하는 축으로서, 가로면(이마축)과 수평을 이룬다.

세로축: 머리에서 발쪽으로 통과하는 축

시상면: 가로축과 수직을 이루는 면으로서, 신체를 좌우로 나누는 면이다. 시상면은 세로축과 시상축에 의해 형성되는 면이다(정중 시상면 = 정중면 = 대칭면).

이마면: 시상축과 수직을 이루는 면으로서, 이마와 평행을 이루고, 신체를 앞뒤로 나누는 면이다. 이마면은 세로축과 가로축에 의해 형성되는 면이다.

가로면: 세로축과 수직을 이루는 면으로서, 신체를 위아래로 나누는 면이다. 가로면은 시상축과 가로축에 의해 형성된다.

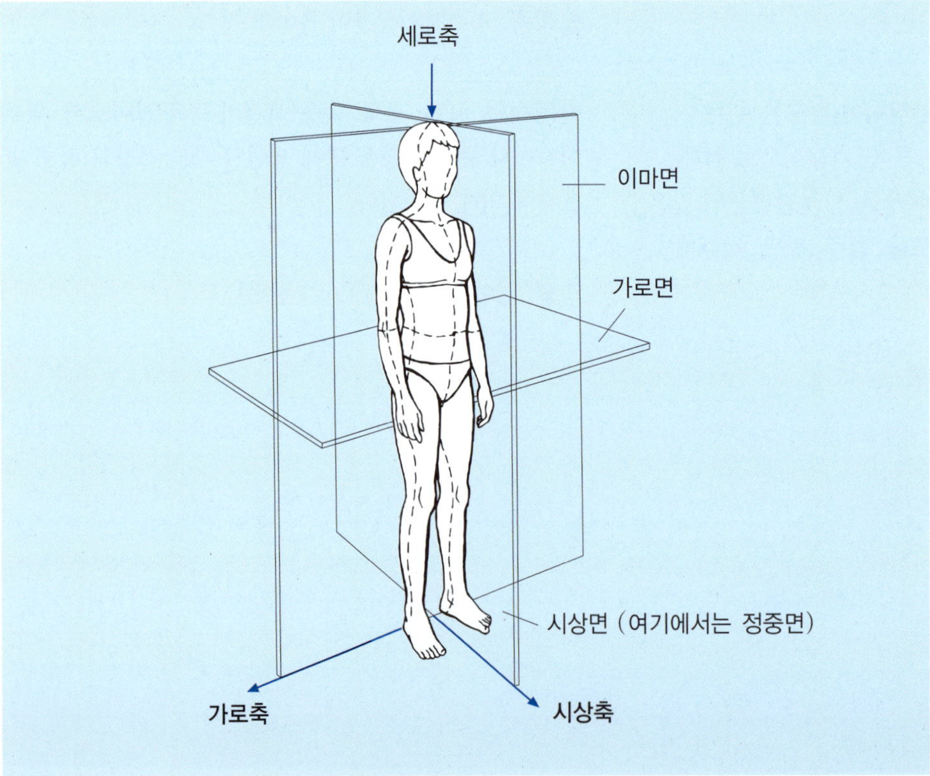

그림 A.1
사람의 해부학적 축과 면의 위치. 각 면은 2개의 축에 의해 형성되고, 3번째 축과 수직을 이룬다.
각 축은 나머지 2개의 축과 직각을 이룬다.

■ 위치와 방향에 대한 설명

앞면과 옆면에서 바라본 신체의 위치와 방향을 설명하고 있다.

앞쪽(anterior)	앞쪽으로
꼬리쪽(caudal)	발쪽으로
중앙쪽(central)	몸 중심 쪽으로
머리쪽(cranial)	머리쪽으로
오른쪽(dexter)	환자의 오른쪽
먼쪽(distal)	몸 중심에서 멀어지는 쪽
등쪽(dorsal)	등쪽으로
바깥(externus)	가쪽
아래쪽(inferior)	아래
안(internus)	안쪽
가쪽(lateral)	몸 바깥쪽으로
안쪽(medial)	몸 안쪽으로
손바닥쪽(palmar)	손바닥쪽으로
말단(peripheral)	신체 가장자리
발바닥쪽(plantar)	발바닥쪽
뒤쪽(posterior)	뒤쪽으로, 등쪽으로
깊은(profundus)	깊은 부위
몸쪽(proximal)	몸의 중심 쪽으로
노쪽(radial)	엄지쪽으로, 노뼈쪽으로
왼쪽(sinister)	왼편
얕은(superficial)	얕은 부위
위(superior)	위쪽
자쪽(unlar)	자뼈쪽으로, 새끼손가락 쪽으로
배쪽(ventral)	몸의 앞쪽으로
바닥쪽(volar)	손바닥 쪽으로

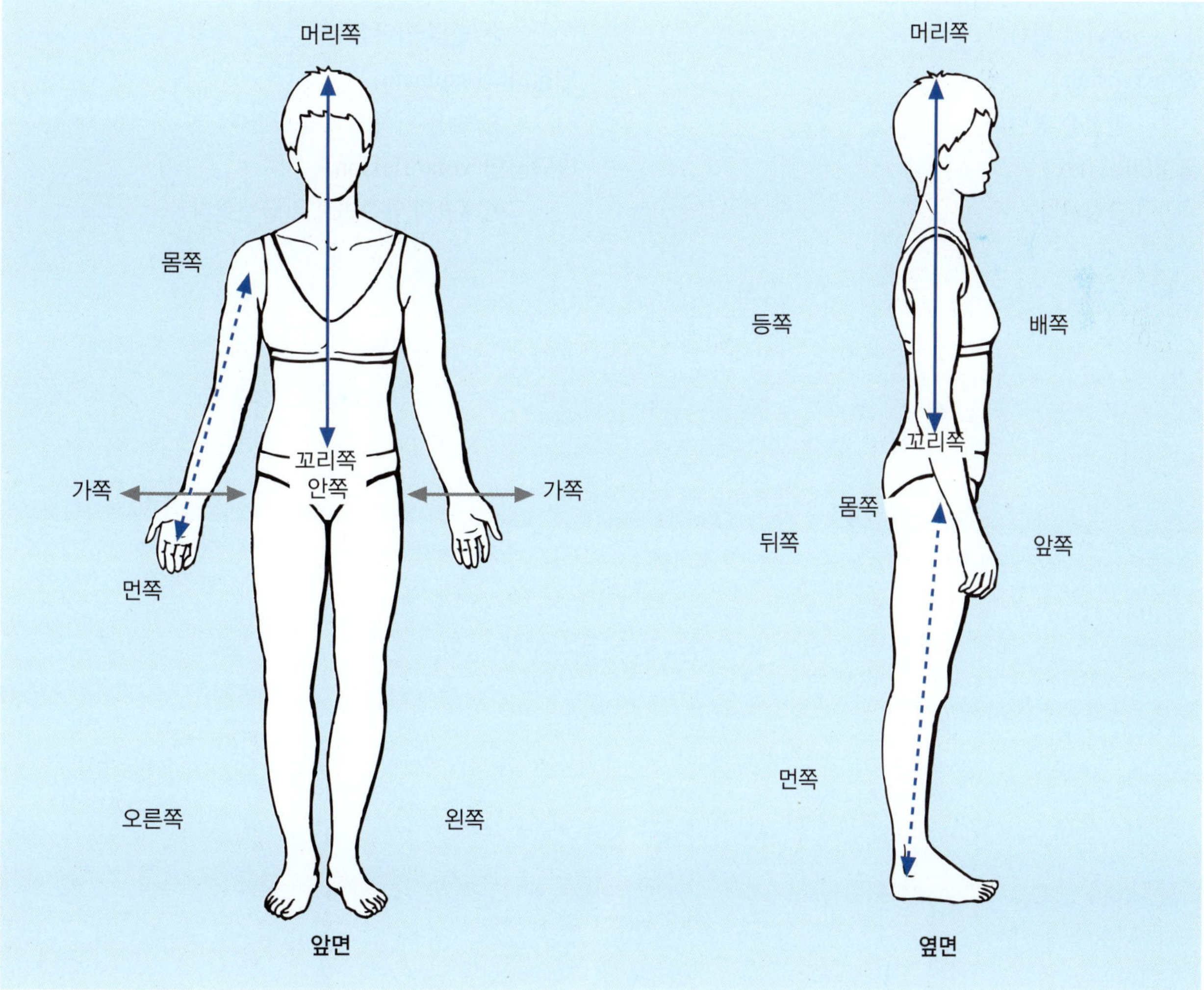

그림 A.2 앞면과 옆면에서 바라본 신체 위치와 방향

■ 움직임 방향

벌림(abduction)
팔이나 다리를 가쪽으로 움직인다.

벌림하다(abduct)
몸 중심에서 멀어지도록 움직인다.

모음(adduction)
팔이나 다리를 안쪽으로 움직인다.

모음하다(adduct)
몸 중심 쪽으로 움직인다.

앞쪽번짐(Anteversion)
팔/다리를 앞쪽으로 움직인다.

발등굽힘(dorsiflexion)
발/손을 들어 올린다.

올림(elevation)
수평으로 들어 올린다.

폄하다(extend)
똑바로 폄한다.

폄(extension)
관절을 폄한다.

굽힘하다(flex)
굽힘한다.

굽힘(flexion)
관절을 굽힘한다.

옆굽힘(lateral flexion)
옆으로 굽힘한다.

손바닥굽힘(palmar flexion)
손을 아래쪽으로 내린다.

발바닥굽힘(plantar flexion)
발을 아래쪽으로 내린다.

엎침(pronation)
손/발을 안쪽으로 돌림하여, 가쪽면을 들어 올리고, 안쪽면을 내림한다.

엎침하다(pronate)
손/발을 안쪽으로 돌림한다.

뒤쪽번짐(retroversion)
팔/다리를 뒤쪽으로 움직인다.

뒤침(supination)
손/발의 가쪽돌림

뒤침하다(supinate)
손/발을 가쪽으로 돌림한다.

바닥굽힘(volar flexion)
아래팔의 앞쪽면으로 굽힘한다.

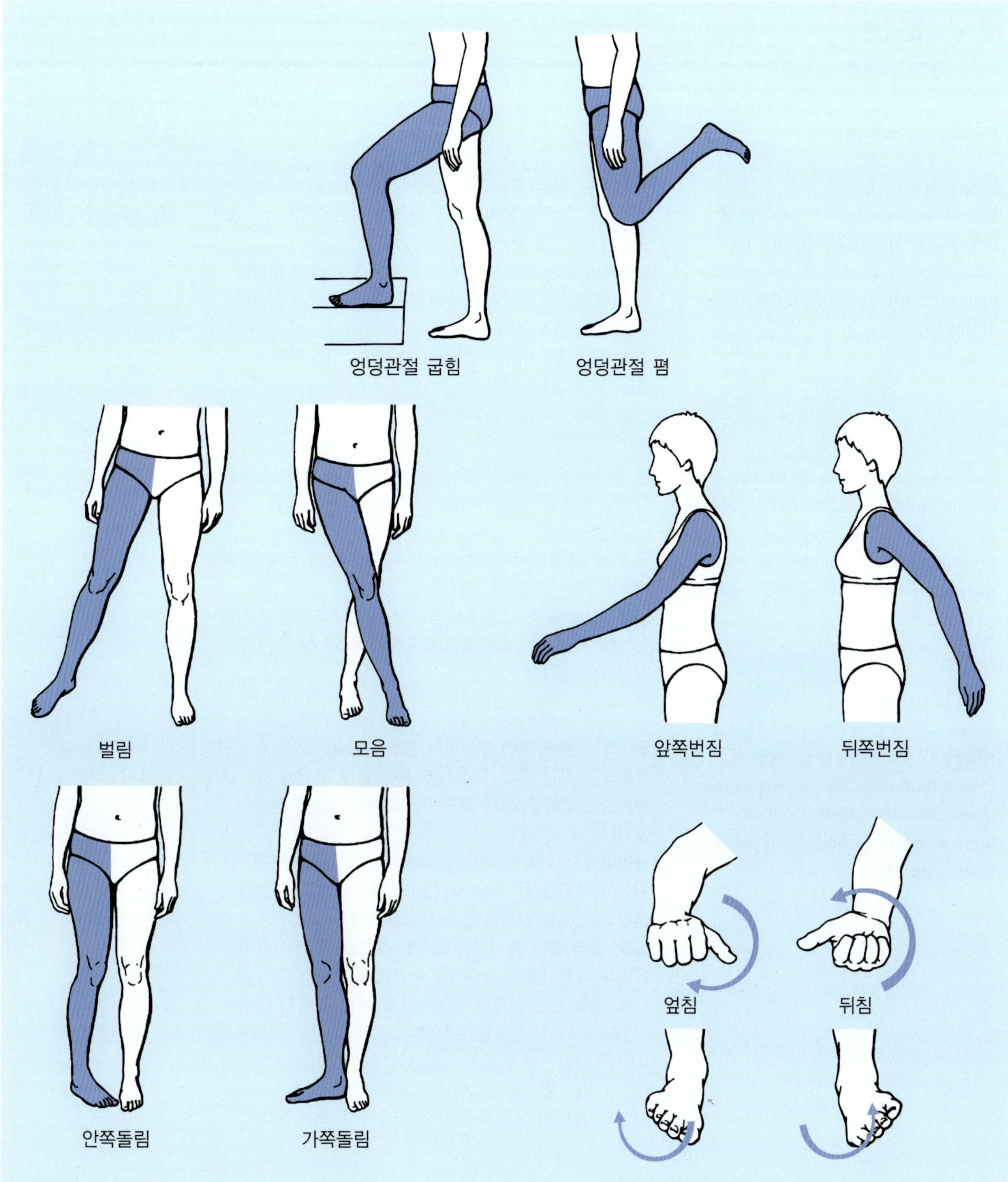

그림 A.3 팔다리 관절에 대한 움직임 용어

연구 문헌

연구활동(논문명)	요약	저자
Research activity Is the Polestar Pilates™ concept an effective continuation therapy for pelvic floor dysfunction after initial physiotherapy to maintain the success of therapy?	본 연구는 골반바닥 기능장애를 가진 여성이 8주간의 필라테스 훈련과 물리치료의 성공을 유지하거나 증가시켰는지를 조사한 사례연구이다. 필라테스 훈련 전후의 근전도 측정은 필라테스 훈련을 받은 대부분의 대상자에서 골반 근육의 향상된 신경근 조절을 보였다. **결과:** 필라테스가 초기 물리치료를 받은 대상자에게 효율적이었음을 보였다.	S.F. Stein, H. Wanger(2011)
Can isolated activation of M. transversus abdominis be more effectively triggered by Pilates training than by training with other equipment, and does this represent a link to the relief of nonspecific low back pain?	본 연구는 비특이성 허리 통증의 이완을 위해, 필라테스 훈련의 효과와 특화되지 않은 장비의 훈련 효과를 비교했다. 국소 배근육의 단독 활성, 통증 수준 및 기능 능력을 측정 전후로 양쪽 그룹에서 검사했다. **결과:** 장비 훈련 그룹은 일상의 기능에서 뚜렷한 향상을 성취했다. 그러나 배가로근의 단독 활성과 상관 관계는 설정되지 않았다.	K. Auer, E. Reineck(2010)
Effects of the Polestar method of Pilates training on the activity of the transversus abdominis, external oblique, internal oblique and pelvic floor muscles	필라테스 훈련 동안 골반바닥근과 깊은 배근육의 신경근육 유발의 비교를 했다. 대상자의 한 그룹은 과거에 필라테스 훈련을 경험했고, 다른 그룹은 필라테스 운동을 경험하지 않았다. 골반바닥근, 아래쪽 배근육과 부속 근육 등의 근전도 활성이 멀티 활동 검사 동안 처음 측정되었고, 선택된 필라테스 매트 운동동안 두 번째로 측정되었다. **결과:** 멀티 활동 검사는 필라테스 훈련을 받은 사람의 골반바닥근이 높은 지구력을 가졌음을 보였다. 그들은 매트 운동 동안 강하게 활성되었고, 훈련을 받지 않은 사람보다 더 잘 운동을 수행했다. 이것은 장기간의 필라테스 훈련이 골반바닥근의 근지구력을 증가시키고, 깊은 배근육의 활성을 향상시키고, 또 몸통 조절을 강화할 수 있다고 했다.	C. Kunkelmann (2010)

연구활동(논문명)	요약	저자
Pilates exercise as a therapeutic movement technique for depression – an intervention comparison with endurance training	2가지 운동치료 방법-필라테스와 유산소 운동(걷기/조깅)-이 입원한 우울증 환자에 대한 효과를 위해 분석되었다. 60명이 2 그룹으로 나누어지고, 2가지 중재 그룹으로 무작위 할당되었다. 각 대상자는 5주간의 치료 운동 프로그램(필라테스와 걷기의 3x/주 60분)을 받았고, 특별한 방법론적 접근을 반영하는 디자인과 우울증 발현에 초점을 맞추었다. 훈련 매개변수를 정의하려면, 대상자는 병후력 뿐만 아니라, 초기 진단, 지속 진단 및 결론 진단을 받아야 한다. 운동 프로그램을 끼고, 모든 대상자는 클리닉에서 우울증 치료를 받았다. 지구력 훈련의 항우울증 효과는 이미 여러 연구에서 밝혀졌다. **연구의 목적**은 필라테스의 적합성을 연구한 것이었고, 환자에 대한 필라테스의 효과가 얼마나 되는지를 확인하는 것이다. 다음의 매개변수는 중재 기간 동안 연구의 초점을 제공했다: 5주 동안의 협응과 최대하 지구력, 우울증의 변화, 신체 이미지, 능력과 확신. 분위기와 신체 이미지의 변화가 각 치료 기간 동안 검사되었다. 우울증 수준 이외에, 16주 이후 병후력이 신체 활동과 동기부여의 현재 수준을 나타낸다. 비록 데이터의 평가가 조사된 환자 샘플에서 뚜렷한 차이를 보여주었지만, 이들 차이는 기준 집단을 추론할 만큼 충분히 특별하지 않았다. **결과:** 요약하면, 필라테스 방법은 우울증 환자를 위한 적합한 운동치료로 고려될 수 있다. 그러나 본 연구는 지구력 방법에 비해 뚜렷한 차이점을 보여주지 못했다.	S.M. Opitz(2011)
Analysis of the effects of 8-week Pilates training on movement quality, using running as an example	본 연구는 달리기 선수를 대상으로 하여, 필라테스가 운동의 질을 향상시킬 수 있는지를 분석했다. 과거에 달리기 선수 경험을 가진 20-40세의 여성이 연구 대상자로 선택되었다. 대상자의 변화된 달리기 동작이 거론되었고, 8주간의 필라테스 운동의 이전과 이후에 운동의 포괄적 분석을 이용했다. 연구의 결과는 1-2개월 안에 이용될 수 있을 것이다.	H. Felder(2011)

유용한 접속과 주소

4.1 제조사

필라테스 장비와 공급

- Balanced Body equipment: www.sissel.de
- Gratz Pilates – Gratz Industries: www.pilates-gratz. com
- PEAK Pilates – equipment: www.peakpilates.com
- STOTT Pilates – equipment: www.stottpilates.com

필라테스 소도구와 매트

- OPTP: www.optp.com
- Sissel: www.sissel.de
- Core Band: www.kathycoreypilates.com
- TOGU: www.togu.de
- YOGISTAR: www.yogistar.com
- AIREX: www.airex.de

4.2 인정받은 강사 훈련 프로그램

■ APPI Health group

APPI Ltd Lower Ground Floor 50 – 52 Kilburn High Road London, NW6 4HJ, UK
info@appihealthgroup.com
www.appihealthgroup.com

■ BASI® Pilates

Natascha Eyber
Maisacher Straße 100a, 82256 Fürstenfeldbruck
natascha@basipilates.net
www.basipilates.de

■ Peak® Pilates

Core Pilates by Simone Hörster
Planufer92d, 10967Berlin
training@corepilates.de
www.corepilates.de

■ Essence–Pilates

Kerstin Reif
Kohlhökerstr.53, 28203 Bremen
studio@essence-pilates.de
www.essence-pilates.de

■ STOTT PILATES (www.merrithew.com)

Pilatesbody by Michaela Bimbi-Dresp
Wittelsbachestraße 16, 80469 München
Michaela.Bimbi-Dresp@t-online.de
www.pilatesbody.de

■ PILATES Bodymotion GbR

Britta Brechtefeld und Ute Weiler
Klutstein 22, 51467 Bergisch Gladbach
info@pilates-bodymotion.de
www.pilates-bodymotion.de

■ Pilates New York

Davorka Kulenovic-Bischoff
Ostendstraße 72, 70188 Stuttgart
info@pilates-newyork.de
www.pilates-newyork.de

■ Pilates Polestar

Krefelder Straße 18, 50670 Köln
info@pilatespolestar.de
www.pilatespolestar.de

■ Peak Pilates®

Studio Pilates Erlangen by Susan Colijn
Lazarettstr.4, 91054 Erlangen
studio@pilates-erlangen.de
www.pilates-erlangen.de

■ The Pilates Standard

Juliana Afram

Kanalstraße 38, 22085 Hamburg
juliana@powerpilatesonline.de
www.powerpilatesonline.de

■ THE BODY IN BALANCE STUDIO U.G.

Joanna Mounitfield
Mehringdamm 69, 10961 Berlin
info@pilatesberlin.de
www.pilatesberlin.de

■ art of motion training in movement®
– Switzerland & Australia

Karin Gurtner Zentweg 17a, 3006 Bern, Switzerland
info@art-of-motion.com
www.art-of-motion.com

■ Eco Pilates

Gangnam-gu #802, 722, Samseong-ro, Seoul, Korea
Email: toki37@hanmail.net
Phone: 02-3445-2470

■ Arch & Curl Studio

Cungdam-dong 6 BaekYoung Building 4th Floor, Gangnam-gu, Seoul, 135-949, Korea
Email: body@archncurl.com
Phone: 02-544-5217

■ M Pilates

5th floor, Sanggye jea-il building 324-4, Sanggye dong, Nowon-gu, Seoul, Korea
Email: popytle@naver.com

4.3 전문 조직

■ Deutscher Pilates Verband e. V.
– Association of Certified Pilates Instructors

Deutscher Pilates Verband e.V.(2006 설립)은 건전한 훈련을 이수하고, 지속적인 훈련 과정을 규칙적으로 이수할 의무를 가진 비영리적이고 전문적인 독일 필라테스 강사 협회이다.

설립 후, DPV는 독일 건강보험회사의 업무 파트너가 되었다. 이 협회는 § 20 SGB V를 따르는 예방을 위한 필라테스 매트 훈련의 인증을 얻고, 또 참가 조성을 확보하였다.

협회는 필라테스 강사의 입장에서, 정보를 구성원들에게 알려주는 것 뿐만 아니라, 교육의 질적 가치에 대한 자각을 증가시키는 것이 목적이다. DPV e.V.는 구성원들의 문제와 관심을 제시하고 있고, 공평하지 못한 경쟁으로부터 구성원들을 보호해 주며, 그들에게 자원과 조언을 제공해 준다. 유럽 연합 이외의 지역에서, 전문 교육을 이수한 강사들은 DPV가 주관하는 독자 시험을 통해 자격을 얻어야 할 것이다.

조직의 멤버쉽은 필라테스 강사의 자격 등급을 알려준다. 건강에 관심이 있는 사람들은 인터넷 웹사이트를 통해 자격을 갖춘 강사들의 목록을 찾을 수 있다.

■■ 접속

Alte Darmstädter Str. 12 A, 64367 Mühltal/Trautheim
Tel. +49-01-51-1200-3653
www.pilates-verband.de
www.pilates-forum.de
www.pilates-trainer.de

■ Pilates Method Alliance

Pilates Method Alliance(PMA)는 국제적이고, 비영리적인 전문 필라테스 협회이고, Joseph H. Pilates와 Clara Pilates의 가르침을 받들고 있다. 이 협회의 미션은 지역사회의 관심을 지지하고, 인증을 설정하고, 교육 표준을 지속하고, 또 필라테스 방법을 전파하는 것이다.

■■ 접속

Pilates Method Alliance
PMA PO Box 370906 , Miami, FL 33137-0906, USA
US Toll Free: +1-866-573-4945
Tel: +1-305-573-4946
Fax: +1-305-573-4461
info@pilatesmethodalliance.org
www.pilatesmethodalliance.org

참고문헌과 추천도서

Research Literature

References and Further Reading

Adamany K (2005) Post pregnancy Pilates. Penguin, New York

Adouni M, Shirazi-Adl A (2009) Knee joint biomechanics in closed kinetic-chain exercises. Comput Meth Biomech Biomed Eng 12(6):661–670

Anderson B (2005) Randomized clinical trial comparing active versus passive approaches to the treatment of recurrent and chronic low back pain. University of Miami, Miami

Anderson B, Spector A (2000) Introduction to Pilates based rehabilitation. Orthop Phys Ther Clin N Am 9:395–410

Anderson B (2004) Polestar Ausbildungshandbuch. Polestar GmbH, Köln

Bernard A (1997) An introduction to Ideokinesis. Contact Quarterly (Reprint No. 3). Ideokinesis and Creative Body Alignment. Summer/Fall, pp 24–25

Betz S (2009) Thera-Pilates® for Low Back Pain, Arbeitsbogen. POT-Tagung, Wiesbaden

Bimbi-Dresp M (2006) Das große Pilates-Buch. GU, München

Blech J (2007) Bewegung, die Kraft, die Krankheiten besiegt und das Leben verlängert. Fischer, Frankfurt/Main

Bohlander A (1997) Das Pilates-Polestar Konzept in der Physiotherapie. Ztschr für Physiotherapeuten 7:1147–1153

Brügger (1986) Die Erkrankungen des Bewegungsapparates und seines Nervensystems. Urban & Fischer, Frankfurt/Main

Bunton E, Pitney W, Kane A, Cappaert T (1993) The role of limb torque, muscle action and proprioception during closed chain rehabilitation of lower extremity. J Athl Training 28(1):10–20

Calais-Germain B (2006) Anatomy of breathing. Eastland Press, Seattle

Calais-Germain B (1999) Anatomie der Bewegung. Fourier, Wiesbaden

Chaitow L (2004) Maintaining body balance, flexibility and stability. Livingstone, London

Da Fonseca J, Magini M, de Freitas T (2009) Laboratory gait analysis in patients with low back pain before and after a Pilates intervention. J Sport Rehabil 18(2):269–282

Deutsche Rentenversicherung (2003) Grundsatzpapier der Rentenversicherung zur Internationalen Klassifikation der Funktionsfähigkeit, Behinderung und Gesundheit (ICF) der Weltgesundheitsorganisation (WHO)

Disse O (2007) Köperwahrnehmung bei chronischem Rückenschmerz im Rahmen kognitiver Verhaltenstherapie [Sensory motor learning as part of cognitive-behavioural therapy with chronic low back pain. Psychotherapie 12:101–114

Dowd I (2005) Taking root to fly – Articles on functional anatomy, 6th edn. Eigenverlag Irene Dowd, New York

Egoscue P, Gittines R (1999) Schmerzfrei Leben. Beust Verlag, München

Ehlenz H, Grosser M, Zimmermann E (2003) Krafttraining. Grundlagen, Methoden, Übungen, Trainingsprogramme. BLV Buchverlag, München

Ehrlenspiel F, Maurer H (2007) Aufmerksamkeitslenkung beim motorischen Lernen. Ztschr für Sportpsychologie 14(3):114–122

Emery K, de Serres S, McMillan A, Coté J (2010) The effects of a Pilates training program on arm-trunk-posture and movement. Clin Biomech (Bristol Avon) 25(2):124–130

Endleman I, Critchley D (2008) Transversus abdominis and obliquus internus activity during Pilates exercises with ultrasound scanning. Arch Phys Med Rehabil 89:2205–2212

Esamilla R, Fleisig S, Zheng N, Barrentine S, Wilk K, Andrews J (1998) Biomechanics of the knee during closed kinetic chain and open kinetic chain activities. Med Sci Sports Exerc 30:556–569

Feldenkrais M (1981) Die Entdeckung des Selbstverständlichen. Suhrkamp, Frankfurt/Main

Feldenkrais M (1985) Das starke Selbst. Suhrkamp, Frankfurt/Main

Fenske M (2007) Die segmentale Stabilisierung der Lendenwirbelsäule – Biomechanik, Wirkungsweise und Training der stabilisierenden Muskulatur. Physiotherapie 1:17–23

Fiasca P (2009) Discovering pure classical Pilates. Eigenverlag, Milton Keynes

Fischer P (2006) Wirbelsäulen-Fitness. Trias, Stuttgart

Franklin E (1998) Locker sein macht stark. Kösel, München

Friedman P, Eisen G (2005) The Pilates method of physical and mental conditioning. Penguin Books, London

Gallagher S, Kryzanowska R (1999) The Pilates method of body conditioning. Bainbridge Books, Philadelphia (PA)

Gallagher S, Kryzanowska R (2000) The complete writings of Joseph H. Pilates: Your Health 1934 – Return to Life Through Contrology1945, The authorized editions. Bainbridge Books, Philadelphia (PA)

Gladwell V, Head S, Haggar M, Beneke R (2006) Does a program of Pilates improve chronic non-specific low back pain? J Sport Rehabi 15:338–350

Gottlob A (2001) Differenziertes Krafttraining mit Schwerpunkt Wirbelsäule. Urban & Fischer, München

Grant K, Fletcher R (2001) Oral communication. Founding meeting of the PMA, Miami 2001

Grant K (2001) Oral communication. Founding meeting of the PMA, Miami 2001

Green Y, King M (2002) Pilates workbook for pregnancy. Ulysses Press, Berkeley (CA)

Halprin A (1997) Bewegungsritual – Tänzerische Meditationsübungen. Hugendubel, München

Hamilton C (2009) Lokale Stabilität der Gelenke. Handout Hamilton, Regensburg

Hanna T (2000) Beweglichg sein – ein Leben lang. Kösel, München

Hanna T (1986) Physical education as somatic education: A scenario of the future. In: Kleinman S (ed) Mind and body: East meets West. Human Kinetics Publishers, Champaign, pp 175–181

Herdman A, Selby A (1999) Pilates – creating the body you want. Gaia Books, London

Herdman A, Selby A (2000) Das große Buch Pilates. Econ. Ullstein, Berlin München

Herrington L, Davies R (2005) The influence of Pilates training on the ability to contract the transversus abdominis muscle in asymptomatic individuals. J Bodywork Mov Ther 9:52–57

Hides J, Jull G, Richardson C (2001) Long-term effects of specific stabilizing exercises for first-episode low back pain. Abstract Exercise physiology and physical exam. Lippincott Williams & Wilkins, Philadelphia

Hodges P (1999) Is there a role for transversus abdominis in lumbopelvic stability? Man Ther 4(2):74–86

Hodges P, Richardson C (1996) Inefficient muscular stabilization of the lumbar spine associated with low back pain: A motor control evaluation of transversus abdominis. Spine 21(22):2640–2650

Hüter-Becker A (ed) (2002) Bewegungssystem Lehrbuch zum Neuen Denkmodell der Physiotherapie vol. 1. Thieme, Stuttgart

Isacowitz R (2006) Pilates. Human Kinetics, Champaign (IL)

Janda V (1994) Manuelle Muskelfunktionsdiagnostik. Ullstein, Berlin

Johnson EG, Larsen A, Ozawa H, Wilson CA, Kennedy K (2007) The effects of Pilates based exercise on dynamic balance in healthy adults. J Bodywork Mov Ther 11:238–242

Journal Lennox Hill Hospital (1960) Scope Weekly Special (5 October 1960)

Junginger B (2009a) Presentation, Physiotherapist Congress 2009, Fellbach

Junginger B (2009b) Dysfunktion und Training des Beckenbodens. Uro-News. http://www.physiotherapiejunginger.de. Cited December 2009

Keller Y, Krucker J, Seleger M (2007) BeBo® Gesundheitstraining. BeBo Verlag, Zürich

Kempf HD (2010) Die neue Rückschule. Springer, Heidelberg Berlin New York

Kibler B, Livingston B (2001) Closed chain rehabilitation for upper and lower extremities. J Am Acad Orthop Surg 9(6):412–421

Klinkenberg N (2007) Achtsamkeit in der Körperverhaltenstherapie. Klett Cotta, Stuttgart

Knebel KP (2005) Muskelcoaching: Top in Form mit Stretching. Rororo, Hamburg

Korsten-Reck U, Marquardt K, Wurster KG (2009) Schwangerschaft und Sport. Dt Zeitsch für Sportmedizin 60(5):117–121

Kuhnt O (2005) Die kognitive Leistungsfähigkeit bei chronischem Lumbalsyndrom. Universität Gießen (Dissertation)

Lange C, Unnithan V, Larkam E, Latta P (2000) Maximizing the benefits of Pilates-inspired exercise for learning functional motor skills. J Bodyw Move Ther 4:99–108

Larence AS (1997) The Pilates Trademark Cancellation. Newsletter Vol. 1, No. 1, New York

Larsen C (1997) Die S-Form der Wirbelsäule. Physiotherapie ÖPV Wien 2:1–8

La Touche R, Escalante K, Linares MT (2008) Treating non-specific chronic low back pain trough the Pilates method. J Bodyw Mov Ther: doi:10.1016/j.jbmt.2007.11.004

Lesson D (2011) Written communication

Lyon D (2005) Pilates for men. Harper Collins, New York

Martins P (1997) New York City Ballet Workout: Fifty stretches and exercises anyone can do for a strong, graceful and sculpted body. William Morrow and Company Inc., New York

Massey P (2010) Pilates Anatomie. Riva, München

Maxwell J, Masters R, Eves F (2000) From novice to no know-how: A longitudinal study of implicit motor learning. J Sports Sci 18:111–120

McMullen J, Uhl T (2000) A kinetic chain approach for shoulder rehabilitation. J Athl Train 35(3):329–337

Melzack R (1999) From the gate to neuromatrix. Pain Suppl 6:121–126

Melzack R (2004/2005) Evolution of the neuromatrix theory of pain. The Prithvi Raj Lecture: Presented at the Third World Congress of World Institute of Pain, Barcelona

Myers TW (2004) Anatomy Trains, 1st edn. Elsevier, München

Myers TW (2010) Anatomy Trains, 2nd edn. Elsevier, München

Panjabi M (1992) The stabilizing system of the spine, Part I: function, dysfunction, adaption and enhancement. J Spinal Disc Techn 5(4):383–389

Paterson J (2009) Teaching Pilates for postural faults, illness & injury. Elsevier, Butterworth Heinemann, Oxford (UK)

Pilates Method Alliance (2005) The PMA Pilates Certification Exam Study Guide. Pilates Method Alliance Inc., Miami (FL)

Pilates Method Alliance (2007) The PMA Pilates Certification Exam Study Guide. Pilates Method Alliance Inc., Miami (FL)

Pilates Method Alliance (2007) Handbuch der PMA-Tagung "Pilates for everybody" 2007. Pilates Method Alliance Inc., Miami (FL)

Porterfield JA, DeRosa C (1991) Mechanical Low Back Pain: Treatment of

Redfield S (2011) Whisper Down Pilates Part I & II. http://www.physicalmethods.com. Cited 20 March 2011

Redfield S (2011) Chasing Joe Pilates. http://www.physicalmethods.com. Cited 20 March 2011

Richardson C, Hodges P, Hides J (2009) Segmentale Stabilisation im LWS- und Beckenbereich. Elsevier, München

Rivera J (1994) Open versus closed kinetic chain rehabilitation of the lower extremity: A functional and biomechanical analysis. J Sport Rehabil 3:154–167

Rodrigues S, de Guedes B, Samaria A, Torres B, Oliver N, Ediléa Monteiro O, Dantas M, Henrique E (2010) Pilates method in personal autonomy, static balance and quality of life of elderly females. J Bodyw Mov Ther 14(2):195–202

Rydeard R, Leger A, Smith D (2006) Pilates based therapeutic exercise: effects on subjects with nonspecific chronic low back pain and functional disability: a randomized controlled trial. J Orthop Sports Phys Ther 36(7):472–484

San Miguel L (2011) Oral communication. Conference, Mönchengladbach

Sapsford R, Hodges P, Richardson C, Cooper D, Markwell G (2001) Co-activation of the abdominal and pelvic floor muscles during voluntary exercises. Neurol Urodynamic 20(1):31–42

Schleip R (2009) Faszien im Zentrum der Aufmerksamkeit. Medical Tribune 13. http://www.somatics.de. Cited 4 June 2011

Schmidt M, Klümper A (1989) Basisgymnastik für Jedermann vol. I. Reba-Verlag, Darmstadt

Schmidt M, Klümper A, Rießland M (1990) Basisgymnastik für Jedermann vol. II. Reba-Verlag, Darmstadt

Schmidt M, Klümper A, Rießland M (1991) Basisgymnastik für Jedermann vol. III. Reba-Verlag, Darmstadt

Schöllhorn W et al (2009) Differenzielles Lehren und Lernen im Sport. Ztschr Sportunterricht 2:36–40

Segal NA, Hein J, Basford JR (2004) The effects of Pilates training on flexibility and body composition: An observational study. Arch Phys Med Rehabil 85:1977–1981

Seidenspinner D (2005) Training in der Physiotherapie. Springer, Heidelberg Berlin New York

Siler B (2000) The Pilates body. Broadway Books, New York

Stepper S, Strack F (1993) Attitudes and social cognition. Proprioceptive determinants of emotional and nonemotional feelings. J Pers Soc Psychol 64:211–220

Stinger R (1986) Sports performance. A five-step mental approach. JOPERD 4:82–84

Streicher H (2005) Virtuose Harmonie zwischen Nerv und Muskel-koordinatives Training in der Medizinischen Trainingstherapie. Die Säule 15(4):167–172

Todd M (2001) Der Körper denkt mit: Anantomie als Ausdruck dynamischer Kräfte. Huber, Bern (Nach der Originalausgabe "The Thinking Body" 1937)

Ungaro A (2002) Pilates. Dorling Kindersley Verlag, Starnberg

Vad V (2004) Back RX. A 15-Minute-a-day Yoga- and Pilates-Based Program to End low Back Pain. Gotham Books, New York

Valerius KP et al (2002) Das Muskelbuch: Anatomie, Untersuchung, Bewegung. KVM, Marburg

Van Lysebeth A (1999) Die große Kraft des Atems. Scherz Verlag, Bern München Wien

Van Wingerden B (1998) Bindegewebe in der Rehabilitation. Scipro, Frankfurt

Verstegen M (2010) Core Performance. Riva, München

Vleeming A, Mooney V, Stoeckart R (2007) Movement, Stability und Lumbopelvic Pain. Elsevier, London

Vleeming A (2011) Funktionelle Anatomie. Berlin (Kursunterlagen Juni

Weineck J (2010) Optimales Training. Spitta Verlag, Balingen

Weitzer K (2010) Sich vom Schmerz befreien – Spannungen abbauen – Ins Gleichgewicht kommen – Beschwerdefrei leben. Kösel, München

WHO (2005) Internationale Klassifikation der Funktionsfähigkeit, Behinderung und Gesundheit

WHO (2011) Global recommendations on physical activity for health. http://www.who.int/dietphysicalactivity/factsheet_recommendations/en/index.html. Cited 21 May 2011

Wilk K, Arrigo C, Andrews J (1993) Closed and open kinetic chain exercise for the upper extremity. J Sport Rehabil 5(1):88–102

Wulf G (2009) Aufmerksamkeit und motorisches Lernen. Elsevier, München

Wottke D (2004) Die große orthopädische Rückenschule. Theorie, Praxis, Didaktik. Springer, Berlin Heidelberg

웹사이트

http://www.ideokinesis.com. Cited19 June 2011

http://innere1.uk-koeln.de/forschung/ag-sportonkologie. Cited 25 September 2011

http://www.polestarpilates.com/files/Pilates%20References-2013a.pdf. Cited 12 February 2014

http://www.sportundschwangerschaft.de. Cited 19 June 2011

http://www.wido.de. Cited 24 April 2010

http://www.wikipedia.org/training. Cited 24 April 2011

필라테스 역사에 대한 DVD

Bowen M (n.d.) Joseph H. Pilates, demonstrating the principles of his method with Clara, students and friends. Compiled and edited by Mary Bowen from Joe Pilates's private film collection 1932–1945. From http://www.pilates-marybowen.com

Power Pilates Inc. (2005) Archival Footage of Joseph Pilates. From http://www.powerpilates.com

훈련 DVD/CD(권장사항)

Classical Pilates Technique (2002) The complete Mat Workout Series, Classical Pilates Inc. From www.classicalpilates.net

Classical Pilates Technique (2002) The complete Universal Reformer Series. Classical Pilates Inc. From www.classicalpilates.net

Classical Pilates Technique (2002) The Studio Equipment Series. Classical Pilates, Inc. From www.classicalpilates.net

Geweniger V (2001) Pilates Matwork. Sissel, Bad Dürkheim

Geweniger V (2005) Roller und Circle Workout. Sissel, Bad Dürkheim

Geweniger V (2005) Pilates Ball und Ball Workout. Sissel, Bad Dürkheim

Pilates Gesundheit (2010) Schlanke und gesunde Beine. Polyband, München

Pilates Gesundheit (2010) Gesunder Nacken und Schultern. Polyband, München

Pilates Gesundheit (2010) Starker und gesunder Rücken. Polyband, München

Pilates Gesundheit (2010) Die besten Übungen für 50. Polyband, München

Polestar Pilates Podcast Edition 1 (2011). Polestar, Köln

Romana on Pilates (2006) The Legacy Edition, 4 CDs. Basil Blecher

Ungaro A (2000) Portable Pilates Mat Class at the Pilates Center of New York. Tribeca Bodyworks, New York

필라테스에 대한 과학적 연구

Auer K, Reineck E (2010) Vergleichende Studie: Transversusspannung nach Pilates-/Kieser-Training – Auswirkung auf Schmerzlinderung [Comparative study on the effectiveness of Pilates compared with Kieser training]. Physical Therapy BAC, Hochschule 21 Buxtehude

Dudenhöfer M (2007) Veränderung der aktuellen und habituellen Befindlichkeit bei Frauen durch ein achtwöchiges Pilates Training. Deutsche Sporthochschule, Köln (Thesis)

Felder H (2011) Auswirkungen eines 8-wöchigen Pilates-Trainings auf die Lauftechnik. Sports Science BAC, Deutsche Sporthochschule, Köln (Effects of Pilates on runners' performance)

Giesecke N (2003) Kooperation als Unternehmensstrategie auf Auslandsmärkten an einem Marketingkonzept für die Polestar Deutschland GmbH. Deutsche Sporthochschule, Köln (Thesis)

Grenz K (2010) Effekte auf die WS-Form, isometrische Anspannung der Rückenstreckmuskulatur [Effects on spinal alignment and back stability]. Thesis, Universität HH Bewegungswissenschaften

Haider IB (2007) Die Steigerung der Aktivität des M. transversus abdominis durch Pilates-Training. Wien (Master's thesis)

Hamm M (2001) Zur Brauchbarkeit der Pilates-Methode für Balletttänzerinnen. Department of Sport, Mainz (Thesis)

Kunkelmann C (2010) Effizienz der Pilates-Methode/Auswirkung auf den Tonus von M. transversus, Mm. obliquus int./ext., Beckenbodenfunktion. Physical Therapy BAC, FH Fresenius, Idstein (Efficiency of Pilates for pelvic floor function)

Lambriew D (2011) Effekte des Pilates-Trainings innerhalb der Polestar Pilates-Ausbildung unter Verwendung des Polestar Fitness-Screenings [Effects of Pilates in an educational program with Pilates screening]. Master's thesis, Sports and Exercise Sciences, University of Salzburg

Lenz S (2010) Effizienz der Pilates-Methode bei Beckenbodendysfunktion. Physical Therapy BAC, FH Fresenius, Idstein (Efficiency of Pilates for pelvic floor dysfunction)

Opitz SM (2011) Pilates als bewegungstherapeutische Methode bei Depressionen – Ein Interventionsvergleich mit einem Ausdauertraining. Universität Rostock (Dissertation)

Ritter M (2005) Die Pilates-Methode – Trainingsmöglichkeiten für die Anforderungen im alpinen Skisport. Deutsche Sporthochschule, Köln (Thesis)

Stein SF, Wagner H (2011) Effizienz der Pilates-Methode als Folgetherapie nach BB-Dysfunktions-Therapie. Physical Therapy BAC FH Fresenius, Idstein (Efficiency for follow-up after pelvic floor reeducation)

Thielke S (2011) Pilates-Training für Wettkampfsportler einer Sportklasse, Auswirkung auf die Wettkampfleistung (Pilates in a competitive sports class). Physical Therapy BAC, Hochschule 21 Buxtehude

Wellhöfer A (2011) Unterstützende Wirkung von K-Tape auf die Effekte einer Pilates-Anfängergruppe [Supportive use of elastic tape in Pilates training]. Project in Cooperation with K-Tape, Köln

찾아보기

ㄱ

가동범위 43
가슴문 증후군 42
가쪽 근육계 32
갈비뼈 23
감각 기관 22
결합조직 23
골반 16, 23
골반대 32
골반바닥근 25, 28
과가동성 215
관절운동 21, 37
구르기 운동 292
그물섬유 23
근력 강화 훈련 2
근력 이음대 16
근막 23, 25
근수축 28
근육 균형 발달 13
근육계 23
근육뼈대계 212
근육뼈대계 유형 23
근육조직 30
기능 해부학 26
기능적 생체역학 31
기저면 43
긴종아리근 26
꼬리뼈 35

ㄴ

날숨 33
넙다리두갈래근 26
녹내장 41

ㄷ

다발성 경화증 276
닫힌사슬 272
돌림 운동 37
동적 긴장 21
들숨 32
등허리근막 26

ㄹ

런닝 226
레그 펌프 268
레그스 클로즈드 224
로어 암 서클 232
로어링 힐스 226
로코모션 23
롤링 운동 16
류마티스 관절염 277
리듬 13
리버스 스완 264
리포머 220

ㅁ

만성 허리 증후군 274
말초신경 31
매트 운동 15, 17, 270
머리와 어깨의 정렬 292
모음근 26
무지외반증 40
몸통 근육의 강화 291
몸통 안정근 25
몸통 조절 296
물리치료 9, 303
뭇갈래근 26

ㅂ

방사통 증후군 230
배가로근 28
배근육 훈련 291

배바깥빗근 26
배속빗근 26
번아웃 증후군 278
보조 운동 13
복장뼈 16
부드러운 운동 21
불안정 216
브릿지-싱글 레그 236
브릿지/레그 프레스 236
뼈관절염 39, 210
뼈대계 23
뼈밀도 25
뼈엉성증 41

ㅅ

사이드 스플릿 246
사이드 암 트위스트 264
생체역학 22
생활양식 질환 12
섬유근육통 278
섬유근육통증 42
손목굴 증후군 42
손상 210
숄더 위드 타워 바 258
수동불충분 27
수축성 조직 25
순환계 23
스완 다이브 262
스쿠터 242
스쿠터 스플릿 246
스탠딩 레그 스트레이트 240
스탠딩 힙 스트레치 240
스트레스 31
스파인 코렉터 220, 222
스포츠의학 2
신경가동 260
신경계 23
신장기법 21
신체 능력 156
신체 증상 3
심혈관 2

ㅇ

아급성 211
아웃워드 스파이랄 226
안정근 34
안정시 통증 213
안쪽 근육계 32
암 스윙 242
암 워크 232, 292
압박증후군 42
앞정강근 27
야간 통증 213
어깨세모근 34
어브도미널 수파인 234
업 스트레치 시리즈 238
업 앤드 다운 250
엉덩관절 230
엉치결절인대 26
엘라스틴 섬유 23
연골 23
열린사슬 272
열린운동사슬 23
염증 39, 230
운동 동안에 발생하는 통증 213
운동의 이해 2
운동조절 23
워킹 온 세일링 230
원반 팽창 39
위팔두갈래근 34
위팔세갈래근 34
인공관절 41
인대 25
인대조직 30
임신 42

ㅈ

자세 반사 23
자연스러운 운동 12
장애 210

재활 9, 303
재활의 과정 212
잭 래빗 238
저가동성 215
저항 운동 13
전신 과가동성 215
전신 운동 13, 20
전용 매트 프로그램 16
전형적인 실수 55
정확한 호흡의 학습 12
조절 운동 12
조절학 12
종양 277
중추신경 31

ㅊ

척주세움근 26
척주의 생리적 굽음 34
척추 12
척추 신장 21, 35
척추 협착증 40
척추전방전위증 40
체어 262
촉진 16
충돌증후군 (어깨관절) 42
측부 발아 31
치료적 필라테스 275, 212

ㅋ

캐딜락 248
코어밴드 61
콜라겐 섬유 23
쿼드럽페드 244
큰볼기근 26

ㅌ

탈장 41
통증 3
트라이셉 프레스 232

ㅍ

파랄레 224
파워하우스 16
팔이음뼈 32
포어풋 224
푸쉬 스로우 252
풋 인 스트랩 228
피트니스 선별검사 44
피트니스 훈련 2
필라테스 근지구력 훈련 214
필라테스 롤러 61, 220
필라테스 매트 훈련 25, 156
필라테스 밴드 220
필라테스 볼 220
필라테스 서클 61, 220
필라테스 아크 220
필라테스 운동 10, 16
필라테스 장비 13, 220
필라테스 철학 12
필라테스 호흡 15
필라테스 훈련 3, 287

ㅎ

핵심 통합 291
햄스트링 I 266
행동(behavior) 287
허리 통증 2
허리뼈의 앞굽음 34
헌드레드 234
협력적인 공동 수축 34
호흡 12, 20, 248
호흡 근육 32
호흡질환 2
힐스 224
힘줄과 인대 25
힙 위드 224, 228